高等院校医学类系列教材

介入放射学

案例版

主　编　陈义雄　陈　勇
副主编　曾庆乐　李果明　李　冲
编　委　（按姓氏汉语拼音排序）

陈　勇　南方医科大学附属南方医院介入科
陈存飞　广东医科大学附属医院介入科
陈建业　广东医科大学附属医院放射科
陈义雄　广东医科大学附属医院放射科
黄　昕　广东医科大学附属医院介入科
李　冲　湛江市中心人民医院介入科
李　涛　广东医科大学附属医院介入科
李果明　广东医科大学附属医院心内科
梁卫明　广东医科大学附属医院介入科
庞桦进　南方医科大学附属南方医院介入科
彭巧庆　广东医科大学附属医院放射科
王江云　南方医科大学附属南方医院介入科
叶　鹏　南方医科大学附属南方医院介入科
曾庆乐　南方医科大学附属南方医院介入科
周卫国　广东医科大学附属医院放射科

秘　书　陈存飞
主　审　李彦豪　南方医科大学附属南方医院介入科

科 学 出 版 社

北　京

内 容 简 介

医学源于实践，通过对一个个案例的分析与总结，发展为理论，再由理论回归实践。本教材以探索教学模式，加大教材改革为目的，各部分内容均以鲜活的案例起笔，通过列举案例并提出相关问题，启发学生思维，引导学生为解决案例而在后续理论学习中寻找救治方法与方案。教材内容包括学科范畴内的内科、外科以及妇科疾病的介入诊疗知识，以精选的案例、精美的影像图片、全面的介入技术贯穿全书，为培养学生独立思考、分析和解决本学科临床病症而著，切实体现了医学教学改革应以实践为本的思路。

本书供医药院样各专业层次学生使用，也可作为临床工作者参考用书。

图书在版编目（CIP）数据

介入放射学/陈义雄，陈勇主编. —北京：科学出版社，2016.6
ISBN 978-7-03-048503-8

Ⅰ. ①介… Ⅱ. ①陈… ②陈… Ⅲ. ①介入性放射学-医学院校-教材 Ⅳ. ①R81

中国版本图书馆 CIP 数据核字(2016)第 123311 号

责任编辑：王　颖 / 责任校对：张凤琴
责任印制：吴兆东 / 封面设计：陈　敬

科学出版社 出版
北京东黄城根北街 16 号
邮政编码：100717
http://www.sciencep.com
北京凌奇印刷有限责任公司 印刷
科学出版社发行 各地新华书店经销
*
2016 年 6 月第 一 版　开本：787×1092 1/16
2024 年 1 月第七次印刷　印张：19 1/2
字数：465 000
定价：98.00 元
(如有印装质量问题，我社负责调换)

前　言

介入放射学作为一门新兴学科在国内外只有三四十年的历史，但是它的发展和普及却非常迅速。介入放射学技术已经渗透到各个临床学科领域，甚至在改变着传统临床学科的诊疗理念和思维。介入放射学的教学模式也应该是一种创新的模式，为培养高素质、创新型和实用型医学人才，课程设置及教材建设的创新和变革必须随着理念和思维的创新而先行。我们组织编写本教材是为顺应教育部教学改革潮流，深化课程体系与教学方法改革，加大教材建设与改革力度，改进现有的教学模式，改革目前高等医学院校的教育现状，提高医学教学质量，培养具有创新意识和创新能力的医学人才。

在科学出版社的支持和鼓励下，我们编写了这部医学高等院校临床医学（医学影像专业）用的介入放射学案例版教材。本教材编写不改变现有教学体制，其教学核心内容不变，但该教材以临床应用实例为重点，体现本教材有别于其他教材的特色。本教材有以下特点：

1. 体现介入技术的实用性　本教材以各临床专科疾病介入治疗的实际案例为突破点，打破纯理论教学的枯燥无味，通过案例分析，提出相关的问题，启发学生思维；同时反过来加深对理论知识的理解。作为案例版教材，不重复教学大纲理论知识内容，而是结合理论知识对案例进行相应的分析和总结。充分体现了介入技术的临床实用性。

2. 体现介入学科的交叉性和前沿性　通过对传统的内科疾病、外科疾病、妇科疾病介入治疗的实际案例，结合医学影像学、分子生物学、分子材料学等，充分体现本学科的交叉性和前沿性。通过学习可以增强学生对边缘学科的兴趣，开拓创新思维和科学钻研精神。

3. 体现介入技术的微创及高效性　教育学生以研究（治疗）对象为中心，学会以最小的代价获得最大的（治疗）效果。

4. 体现本教材对其他介入放射学教材的补充而不越位　本教材以临床实践为立足点，与介入放射学教材相辅相成，相得益彰。大大增加了学生的学习兴趣，提高了学生探索和实践的技能。

5. 本案例版教材具备影像学的专业的特点　以大量的案例图片资料来展示，达到“看图识字”的良好视觉效果。

总之，本教材传授、更新医学知识，注重临床技术的实用性与创新性，以大量的图片、案例为引导，分析、解决临床实际问题，开阔思路，最大程度激发学生学习的积极性、主动性和创新性。

由于初次编写，疏漏在所难免，请读者、同行们批评指正。

编　者

2016 年 1 月

目　　录

第一章　介入放射学总论

第一节　介入放射学概念、范畴

介入放射学(interventional radiology，IR or IVR)是以医学影像诊断为基础，在医学影像设备的引导下，利用穿刺针、导管及其他介入器械或药物，对疾病进行治疗或采集组织学、细菌学及生理、生化资料进行诊断的学科。随着介入放射学的发展，学科不断分化，逐渐衍生出神经介入放射学、心脏介入放射学、血管腔内治疗学、综合介入放射学、儿科介入放射学等分支学科。介入放射学可以根据技术方法进行分类，也可以系统地进行分类。本教材的编写综合以上两种分类方法，介入技术专设章节进行编写，以突出其重要性。而在临床应用方面则按解剖部位、系统疾病在各论中系统讲述。正如介入放射学概念所述，各种影像学设备是作为前提条件，各种介入技术、方法是作为手段，而最终目的是对疾病的诊断和治疗。

介入放射学的分类：介入放射学按技术和方法可分为穿刺术、引流术、活检术、灌注术、栓塞术、成形术、消融术等(参见第二章)；按治疗领域可分为血管系统介入放射学(vascular interventional radiology)和非血管介入放射学(non-vascular interventional radiology)。

第二节　介入放射学发展简史

一、国外介入放射学的发展简述

血管造影技术最早始于1928年，Santos等完成第一例经皮直接穿刺主动脉造影。1940年古巴放射学家Farinas采用股动脉切开置管行主动脉造影，类似方法开展了右心房、右心室及肺动脉的导管技术。瑞典学者Jonsson首先采用经皮颈动脉穿刺术银线导管行主动脉造影。1953年，瑞典医生Sven-Lvar Seldinger首创了采用套管针、导丝和导管经皮股动脉插管行血管造影的技术，奠定了当代介入放射学的基础，并将该技术应用于许多领域，如经皮肝穿胆道造影、经皮肾穿肾盂输尿管造影等。

血管成形术是1964年美国放射学家Dotter率先使用同轴导管系统对狭窄的动脉进行扩展，形成了经皮腔内血管成形术(angioplasty)，1969年Dotter率先报道了经皮腔内将移植物(支架)置入犬股动脉、腘动脉，从而逐步形成了介入放射学腔内血管治疗的基石，并从此被逐渐应用于心脏冠状动脉、肾动脉及颈、脑血管的腔内治疗。随着DSA设备、新材料及新工艺的改进，血管腔内治疗学逐渐形成了介入放射学的各个亚专科——神经介入放射学、心脏介入放射学及外周血管介入放射学等。

介入栓塞技术始于1930年Brooks首先应用肌肉片栓塞创伤性颈动脉海绵窦瘘取得成功。1963年Nusbaum首先报道应用血管造影术可发现活动性出血，继而经导管注入加压素控制出血。随后相继有利用自身血血凝块栓塞治疗胃出血，利用各种栓塞材料如明胶海绵、组织胶、聚乙烯醇、可脱球囊、弹簧圈应用于出血、动静脉瘘的栓塞治疗的报道，日本学者打田由纪夫率先将栓塞术应用于肿瘤的治疗如肝细胞癌的化疗栓塞等。

介入放射学被学界广泛认可是在 20 世纪 70 年代后期，1976 年 Wallace 在 *Cancer* 杂志上以“Interventional”为题系统地阐述了介入放射学的概念。1979 年欧洲放射学会第一次介入放射学学术会议召开，介入放射学在国际学术界才达成了共识。

二、国内介入放射学发展简述

国内介入放射学起步晚于欧美国家。1973 年上海中山医院在国内首先报道经皮穿刺插管行选择性冠状动脉造影试验。1978 年上海华山医院率先报告应用国产穿刺针、导管做肾动脉造影，白求恩国际和平医院开始做选择性腹腔动脉造影、支气管动脉栓塞治疗大咯血。1982 年上海华山医院报告 PTA 治疗 1 例肾动脉狭窄，1983 年北京宣武医院报告 10 例 PTA 治疗肾动脉狭窄，1984 年刘子江等开展了支气管动脉抗癌药物灌注治疗肺癌。林贵等应用不同栓塞剂栓塞肝、肾动脉的试验研究，提出了肝癌双重供血的理论，报告肝动脉栓塞治疗肝癌，脾动脉栓塞治疗脾亢及选择性颈外动脉栓塞术等。1986 年中华放射学会在山东潍坊召开首届介入放射学学术会议，对国内介入放射学的发展产生了巨大的促进作用。1990 年卫生部发文决定将开展了介入放射学的放射科改为临床科室，改变了放射科的从属地位。1993 年国内首先报道了经颈静脉肝内门体静脉支架分流术(transjugular intrahepatic portasystemic stent shunt，TIPS)治疗肝硬化门静脉高压、胃底食管静脉曲张破裂出血，对介入放射学的发展起了重要作用。1993 年三甲医院评审将介入放射学的开展与否作为三级甲等医院的重要指标也推动了介入放射学的发展。1997 年国家科学教育委员会、卫生部联合发文将介入放射学项目列为“九五”公关课题，再次从国家战略层面对介入放射学予以肯定，从而为介入放射学在国内的迅速发展奠定了基础，并推动我国介入放射学在国内的广泛普及和全面发展。

第三节　介入放射学设备

一、DSA 设备

早期介入放射学的监视设备比较简陋，多从 X 线胃肠机开始，逐渐发展到快速连续摄片装置、小 C 臂数字减影血管机(DSA)、大 C 臂数字减影血管机(DSA)、全数字平板血管机、类 CT 平板血管机等。现在介入放射学设备已进入全数字化时代，包括功能强大的影像诊断，灵活多变的监视导引功能、云计算及海量数据传输和存储功能等。

在影像诊断方面，基本具备 X 线透视、点片、电影、数字减影、实时跟踪及步进功能，三维成像及类 CT 功能，以及图像实时缩放及各种测量(直径、长度、面积、体积)、器官功能评估(如射血分数、心脏瓣膜功能)等。

在监视导引方面，则可以灵活移动导管床、平板及 C 型臂，全方位、无死角观察病变部位、形态、大小、数目及比邻关系，并可借助三维重建、类 CT 功能、支架模拟释放功能达到精准的导引、插管、穿刺定位、输送和释放药物、栓塞材料和器械等，实现传统医学向精准医学的革命性转变。

在海量的数据传输和存储方面，可以实现实时远程会诊、影像资料及时反馈和永久性保存，实现全数字化革命进程。

二、超声

超声作为介入放射学的监视设备已越来越普及。超声可以作为独立的监视导引设备，也可以配合 DSA 使用。其优点表现在：方便、灵活、实时显影；精准、可视导引穿刺定位；无放射辐射。缺点：易受骨骼、气体等因素影响；可出现超声扫描相对盲区；操作者主观或手法影响较大。

超声作为介入放射学监视和导引设备主要应用于：

(1)穿刺活检：包括乳腺、体表病变、腹部实质性器官及胸膜病变。

(2)穿刺引流：包括胸、腹、盆腔积液，心包积液，脓肿、囊肿的穿刺抽液、引流，肾造瘘、胆囊造瘘等。

(3)导引血管、胆道等穿刺置管。

(4)肿瘤消融治疗。

三、CT

CT 在二维或三维图像具有显示病变部位、大小、形态、性质及比邻结构关系的明显优势。在定位穿刺活检消融治疗等临床应用有较大价值，同时，在诊断、疗效评估和随访复查时常常使用。其缺点是 X 线辐射损伤、价格昂贵，常不作为首先监视方法。

四、MR

MR 在图像显示方面具有与 CT 类似的特点和优势，但在应用的灵活性上还不如 B 超和 CT，而且必须有特殊的介入器械，价格也比较昂贵。同样不作为首先的监视方法。随着开放型 MR 和透视技术的进步及无磁导管、器械的开发，其临床应用范围也逐渐拓广。

第四节　介入放射学器械

一、常用介入器械

随着介入放射学应用领域及范围的不断拓展，新材料、新技术的不断涌现和工艺技术的进步，有越来越多的介入器械被开发及应用。下面介绍的是介入放射学最基本的器械，详细内容如下。

1. 穿刺针　是介入放射学最常用的基本器械，是建立由体表到体内通道的必备器械。通常可将穿刺针分为血管穿刺针和非血管穿刺针。血管穿刺针又分为动脉穿刺针和静脉穿刺针。穿刺针一般由锐利的针芯和外套管构成，根据不同用途，穿刺针外套设计可以两层或两层以上，或者单纯用于血管穿刺的没有针芯的中空穿刺针。穿刺针的大小，外径常用号表示(G)，内径常为了与导丝匹配用英寸(inch)表示或 Franch(F)表示。换算表如下：

1 厘米＝0.039 英寸＝30F，或 1 毫米＝0.0039 英寸＝3F。

1 英寸＝2.54 厘米＝7.62F，1F＝0.033 厘米＝0.013 英寸。

2. 导管 是介入放射学的主要器械，根据使用目的可分为造影导管、指引导管、球囊扩张导管、引流导管等；根据使用部位和用途不同，常有各种长短不一、粗细不同、形态各异的导管。微导管通常指外径小于 3F 的导管，同轴导管是指可以进入造影导管或指引导管内腔的导管。导管直径用 F 表示(1F＝0.335mm)，球囊长度和直径常用 cm 或 mm 表示，通常球囊的长度、直径单位要一致。

3. 导丝 是导入导管、支架等介入器械经行介入治疗的重要器械。根据物理特性或功能不同可分为普通导丝、超滑导丝、超硬导丝、交换导丝、微导丝灌注导丝等。导丝的直径用英寸表示。

4. 导管鞘 是为了避免导管、支架等介入器械反复进出血管、组织造成局部损伤的一种介入器械。它由带单向阀门的外鞘和能通过导丝的中空内芯组成。用硅胶制成的防反流阀门在防止血液外溢的同时，可以反复通过相应口径的导管、支架等。导管鞘的外套直径用 F 表示，而内芯的内径为了与能通过的导丝相匹配则用英寸表示。导管鞘还根据不同部位、年龄的需要，设计有金属长鞘、翻山鞘等特殊鞘管，供不同的介入需求来选用。

5. 支架 介入支架的作用是用于支撑狭窄管腔、隔绝或封闭病理性腔隙、窦道以达到恢复管腔流通功能。根据用途通常分为裸支架和覆膜支架；根据操作需要分为自膨式支架和球囊扩张式支架；根据放置时间需要分为可回收支架和不可回收支架（“永久性支架”）；根据部位可分为血管支架和非血管支架；按附加功能分为带有一定内治疗的药膜支架和有内放射治疗的粒子支架等。

二、特殊介入器械

除了上述 5 种器械是基本的、最为常用的介入器械以外。根据介入放射学治疗领域的不同需要，还有很多特殊器械，如用于防止下肢静脉血栓脱落造成肺梗死的下腔静脉滤器；用于取异物或结石的网篮；用于肿瘤穿刺治疗的激光、微波、射频、冷冻等器械；用于治疗血栓的旋切导管；用于椎间盘脱出治疗的椎间盘切割器等。随着介入放射学和医疗器械、材料及加工工艺的进步，有越来越多的介入器械被不断开发和临床应用。

第五节　介入放射学常用药物

介入放射学有别于内外科及其他临床学科，其显著特点是利用影像学设备，通过导管等介入器材进行选择性血管造影等检查、诊断和各种治疗的边缘学科。在诊疗过程中，形成了具有专科特色的临床用药特点。本节将重点介绍介入放射学的常用药物及其使用目的和特殊用法，以供学习参考。

一、造影剂

造影剂或称对比剂是介入放射学常用的药物之一。造影剂通常可分为高密度造影剂和低密度造影剂。高密度造影剂又可分为含碘造影剂和不含碘造影剂；含碘造影剂分为离子型造影剂和非离子型造影剂，其产品类型很多。不含碘造影剂主要有硫酸钡等；低密度造影剂主要有二氧化碳。介入放射学最为常用的造影剂为高密度含碘非离子型造影剂。下面介绍几种常见造影剂的临床应用。

1. 水溶性含碘离子型造影剂 为三碘苯的衍生物，其苯环上的一个侧链为羧基盐(—COOR)。其代表性药物为泛影葡胺(meglucamine diatrizoate)，离子型造影剂，注射液有60%和76%等几种浓度类型，常常配备有浓度30%试验液1ml，供皮试用。其主要禁忌证有：过敏体质；糖尿病；多发性骨髓瘤；心功能不全、严重心律失常、冠心病、肺动脉高压和发绀型先天性心脏病；肾功能衰减；严重肺和支气管病变；65岁以上及1岁以下患者。此外，冠状动脉、颅内动脉、脊髓动脉和脑室造影，均应选择非离子型造影剂。

2. 水溶性非离子型造影剂 其苯环上的一个侧链为酰胺衍生物(—CONH)，分低渗、高渗和等渗三种类型。其代表性药物如下。

(1)优维显(ultravist)：商品名碘普罗胺(lopamiro)，是一种低渗透压的非离子造影剂。本品主要优点为全身副作用小，局部刺激性轻。

(2)碘比乐(iopamiro)：是一种低渗透压的非离子造影剂。本品主要优点为全身副作用小，对局部血管和组织刺激性也轻。适用于各种血管造影、泌尿系统造影及神经放射统造影和CT增强等。规格：碘比乐300(300mgI/ml)、碘比乐370(370mgI/ml)。本品在巨球蛋白血症、多发性骨髓瘤、严重肝病和肾病者慎用。

(3)安射力(optiray)：商品名碘佛醇，是一种新型的含三碘低渗非离子造影剂，含有六个羟基且均匀分布，不与血浆蛋白结合，不发生代谢，不易通过血脑屏障或脑细胞膜。碘佛醇主要通过肾脏排泄，临床使用反应更小，安全性更高。适用于各种放射学造影检查，更适用于有高危因素患者。

(4)威视派克(visipaque)：商品名碘克沙醇，为含六个碘离子的非离子造影剂，其最大特点是与血浆等渗。本品与血浆蛋白结合率＜2%，在体内不代谢，以原型排出体外，是目前安全性最高的造影剂。适用于有高危因素的患者。常见不良反应为轻度感觉异常，如冷、热感。胃肠道反应少见，罕见喉头水肿、支气管痉挛、肺水肿和过敏性休克。

3. 非水溶性碘造影剂 碘化油或超液化碘化油(lipiodol)，为植物油与碘结合的一种有机碘化合物，以往用于淋巴管造影、子宫输卵管造影和支气管造影等。目前本品用于和化疗药物混合制成乳化剂对肿瘤进行化疗栓塞，也用于对一些血管畸形的硬化治疗。碘油经肝动脉灌注后长时间滞留于肝癌组织内，时间可达数月甚至1年，而正常肝组织由于存在自我清除系统，数天后碘油就被清除消失。这一特征是肝动脉碘油栓塞治疗的基础。其机制可能是：①肿瘤内新生血管丰富，血流量大，碘油可由于虹吸作用而选择性流向肿瘤区；②肿瘤血管缺乏肌层和弹力层，缺乏神经调节，血流缓慢，有利于碘油滞留；③肿瘤细胞分泌的渗透增强因子有利于包括碘油在内的各种物质渗透出毛细血管，使碘油容易滞留于肿瘤内；④肿瘤组织内缺乏单核-巨噬系统和淋巴系统，不利于碘油的清除；⑤坏死所致的死腔形成，也不利于碘油被清除。碘油的治疗作用主要是：①载体作用，与抗肿瘤药等乳化后，作为载体与肿瘤细胞结合；②缓释作用，碘油与肿瘤抗药物乳化后，微小油滴缓慢释放药物，从而起到对肿瘤细胞持久杀伤的作用；③进入非瘤组织药物减少，减轻了对正常组织的损害；④示踪作用，碘油在 X 线下显影，术者可动态掌握栓塞动向，控制栓塞程度。规格制剂：含碘 40%，10ml；含碘 30%，2ml。禁忌证包括：①对碘过敏者；②老年结节型甲状腺肿、甲状腺癌；③严重多器官功能衰竭者。

二、血管收缩药与血管扩张药

血管收缩药与血管扩张药主要用于改变血管的直径、血流速度和血流量，从而获取更好的造影或治疗效果。此类药物通常是在选择性插管的情况下使用。

(一) 血管收缩药

血管收缩药主要用于减少或降低动脉血流或正常组织的血流速度，使病变部位组织得以充分显影或灌注。例如，对怀疑早期肝癌肝动脉造影前使用血管收缩药，由于肿瘤血管缺乏完整的内皮系统，病变部位血管不受影响，而正常部位血管收缩，有利于显示病灶形态及肿瘤染色，提高病灶的检出率。同时在治疗时可以较少治疗药物进入正常组织而造成肝损伤。又如，消化道出血的患者，使用血管收缩药物如垂体后叶素可以达到止血效果。此外，此类药物能使部分腺体分泌增加，如胰腺内分泌肿瘤，可提高此类肿瘤的检出率。

1. 肾上腺素(epinephrine)　为最常使用的血管收缩药物，是α受体激动剂，具有升压作用。肾上腺素用于肾动脉、肾上腺动脉造影，主要是用于肿瘤的诊断。由于肿瘤血管缺乏完整的内皮系统及α受体，注射肾上腺素后，病变部位血管不受影响，而正常部位血管收缩，有利于显示病灶形态及肿瘤染色，提高病灶的检出率。除此之外，肾上腺素还用于低血压、心源性休克、失血性休克的抢救。常规用量：0.3mg/次，总量不超过 1mg。

2. 加压素(vasopressin)　又称为抗利尿激素(ADH)，既作为诊断性药物应用于血管造影，又可用于治疗消化道出血。诊断性用药主要用于血管造影如腹腔动脉造影、肝动脉造影、胃十二指肠动脉造影、肠系膜动脉造影等，可以明显提高影像质量；用于治疗时，可经肠系膜上动脉或腹腔动脉缓慢灌注或滴注治疗消化道出血，也可行静脉滴注。副作用为血压升高、心动过缓、冠脉缺血、尿量减少及胃肠道痉挛等。常用剂量：5mg/次。

3. 血管紧张素(angiotensinamide)　是目前作用最为强烈的血管收缩药物，为 8 肽激素类药物。其作用部位为血管末梢，不影响主干和大的分支。常用于肾肿瘤、胰腺病变、肝肿瘤、骨和软组织肿瘤的动脉造影。其副作用为血压升高、心动过缓。常用剂量 1mg/次，溶于 5%葡萄糖注射液或等渗氯化钠注射液 500～1000ml，缓慢静脉滴注，1～10μg/min，不宜突然停药，应逐步减量。

(二) 血管舒张药

血管舒张药主要作用为扩张血管，增加血流量。在诊断方面，用于血管造影时可以增加被检查区域血管的血流量，使图像显示更为清晰。如腹腔动脉或肠系膜上动脉造影插管间接门静脉造影；或对出血性疾病的诊断时使用血管扩张药，可提高出血的检出率。在治疗方面，插管过程的各种因素造成血管痉挛，使得导管无法抵达病变部位而影响治疗效果。此时使用血管扩张药，可以解除血管痉挛，顺利完成插管和治疗。

1. 罂粟碱（papaverine）　对血管、支气管、胃肠道及胆道等的平滑肌都有解痉和松弛作用。临床上常用于预防和治疗脑血管痉挛、冠心病和肺梗死，亦用于下肢动脉痉挛及血栓性疼痛的治疗。介入手术中，常用于扩张血管，增加血流量，提高插管成功率，改善造影图像质量和效果等。常用剂量：30～60mg/次，肌内注射或静脉注射，也可以导管内注入，总量不超过300mg/24h。

2. 前列腺素（prostaglandin，PG）　较常用的类型为 PGE_1 和 PGF2a 两种，作为辅助用药，常常用于四肢动脉造影、间接门静脉造影、盆腔动脉造影及腹腔动脉和肠系膜动脉造影等。此外，也用于插管过程导致的血管痉挛治疗，效果满意。剂型及用法：注射剂：2mg/支。通常用法为：PG E_1 2mg 加到生理盐水，静脉点滴。

3. 硝酸甘油（nitroglycerin）　主要药理作用是松弛血管平滑肌。本品可用来解除动脉痉挛、控制高血压及行药物性血管造影。缓解动脉痉挛常规动脉内注射 50～200μg。副作用为低血压、头晕等。

4. 硝普钠（sodium nitroprusside）　本品为强有力的速效血管扩张药。对动、静脉平滑肌均有直接扩张作用。通过扩张血管，使周围血管阻力减低，产生降压作用；扩张血管作用还能减低心脏前、后负荷，改善心排血量，从而使心力衰竭症状缓解。主要用于高血压危象、高血压脑病、恶性高血压、嗜铬细胞瘤栓塞前后阵发性高血压的紧急降压，也用于麻醉期间血压的控制。制剂与规格：注射用硝普钠 50mg/支。用法：静脉点滴，开始剂量为 0.5μg（kg · min），根据疗效逐渐以 0.5μg（kg · min）递增，通常维持剂量为 10μg（kg · min），总量 3500μg/kg。

三、止血、抗凝及溶栓药物

此三类药物是血管疾病腔内介入治疗最为常用的药物，其用法、用量及用药途径因不同的疾病不尽相同。下面给予介绍。

（一）止血药物

止血药物多用于防治各种出血，如咯血、消化道出血及外伤出血等。在介入放射学诊疗过程中，还可以配合血管收缩类药物，选择性或超选择性动脉插管注入进行局部止血治疗，或配合各种栓塞疗法进行有效止血治疗。下面介绍几种常用止血药物的临床应用。

1. 维生素 K（vitamin K）　最常用的有维生素 K_1 和维生素 K_3，前者广泛存于食物中，后者需人工合成。维生素 K 主要特点为起效较为迅速，不良反应较少。维生素 K_3 主要用于凝血酶原减少、维生素 K 缺乏症及新生儿自然出血症的防治，也用于长期使用广谱抗生素引起维生素 K 缺乏性出血。在介入放射学主要是用于慢性肝脏疾病如阻塞性黄疸、肝硬化。常用剂量：肌内注射，4mg/次，2～3 次/天。维生素 K_1 有降酶、利胆的功效，可用于慢性肝炎患者。常用剂量：肌内注射或静脉注射，10mg/次，2 次/天。术前用量可为 25～50mg/天。

2. 鱼精蛋白（protamine）　是从鱼类精子中提取出来的鱼精蛋白硫酸盐，在体内与肝素结合，使其失去抗凝能力。用于抗凝治疗过程中肝素过量所引起的出血的止血治疗。每 1mg 可中和肝素 100U。制剂规格：注射液 50mg/5ml，100mg/10ml。

3. 凝血酶(thrombinum) 本品为猪血中提取的凝血酶原，是一种快速而有效的局部止血药。可用于术中不易结扎的小血管止血、外伤出血和消化性溃疡出血等。制剂规格：粉针剂 2000U/瓶。临床应用时，用等渗盐水新鲜配制，局部止血浓度为 50～250U/ml 的溶液或直接使用干燥粉末。本品严禁注射，如出现过敏反应时应立即停药。

4. 巴曲酶(batroxobin) 本品又名立止血注射液。剂型规格：粉针剂 1000U/瓶。用法：1000U 肌内注射、皮下注射或静脉注射。

（二）抗凝药

1. 肝素钠(肝素)(heparin sodium)肝素是一种黏多糖，在体内由肥大细胞分泌而自然存在于血液中。在体内外均能延缓或阻止血液凝固。其抗凝机制可能为：①阻止血小板凝集和破坏，妨碍凝血激活酶的形成。②对抗凝血激活酶，妨碍凝血激活酶原变为凝血酶。③抑制凝血酶从而妨碍纤维蛋白原变成纤维蛋白。临床上主要用于血栓栓塞性疾病、DIC 早期高凝状态的治疗、血管造影、心导管检查、血管腔内介入治疗、心脏手术及血液透析等。制剂规格：注射液 100mg(12 500U)/2ml。一般抗凝治疗可用 6250U 加入 500ml 等渗盐水或葡萄糖溶液中缓慢滴注或直接经导管注入动脉或静脉以达到全身肝素化，防止血栓形成。肝素使用过量时可引起自发性出血，可用鱼精蛋白中和抢救。

2. 华法林钠(warfilone sodium) 该药属双香豆素衍生物，能抑制维生素 K 竞争性地与肝脏有关的酶蛋白结合，阻碍维生素 K 的利用而达到抗凝作用。主要应用于治疗血栓栓塞性疾病，防止血栓的形成与发展。常用于溶栓治疗术后、球囊扩张术后、留置支架术后的抗凝治疗。制剂规格：片剂：2.5mg/3mg/5mg。一般首剂量 3～5mg，维持剂量 2.5mg/d。使用本品过量可引起自发性出血，使用维生素 K 可以纠正。严重肝肾疾患、高血压、活动性消化性溃疡、孕妇等禁用。

3. 阿司匹林(aspirin)本品系常用解热镇痛药，又有抗血小板聚集作用，临床已广泛应用于抗凝治疗。用于预防动脉粥样硬化、短暂性脑缺血、心肌梗死等，以及用于溶栓治疗后的维持用药、防止术后血栓形成等。制剂规格：肠溶片 0.1g、0.3g。预防用药 0.1g/d 或 0.3g/隔日。副作用主要为对胃黏膜的刺激作用，可引起恶心、呕吐、上腹部灼痛，长期服用可引起消化道出血。

4. 双嘧达莫(dipyridamole) 又名潘生丁(persantin)，通过抑制血小板聚集，而起到抗凝作用。用于防治血栓性疾病、治疗 DIC 及术后防止血栓形成等。制剂规格：片剂 25mg/片；注射剂 10mg/2ml。口服可用 25～50mg，3 次/日，口服；在 DIC 高凝期和心脏换瓣术后，可用 50mg 加入等渗葡萄糖液中缓慢静脉滴注；亦可深部肌内注射，10mg/次，6h 一次。本品主要副作用为头痛、头晕、恶心、呕吐等。

（三）溶栓药

1. 链激酶(streptokinase) 本品具有溶栓作用，其首先与血浆性纤溶蛋白酶结合构成激活剂，再去激活其余的纤溶酶原为纤溶酶，用于溶解纤维蛋白原和纤维蛋白，从而使血栓溶解。临床用于多种血栓栓塞疾病，以急性广泛深静脉血栓形成、急性肺栓塞、动静脉插管造成阻塞和周围动脉急性血栓栓塞最为有效。介入治疗中直接动脉灌注 100 万 U/h，缓慢灌注或微泵入。静脉初次剂量 50 万 U+100ml 生理盐水/30min，维持剂量 60 万 U/6h。由于该药可引起严重心律失常，故临床已少用。

2. 尿激酶(urokinase)　本品为高效的溶栓药，能直接促使无活性的纤溶酶原变为有活性的纤溶酶，使组成血栓的纤维蛋白水解。尿激酶是目前介入放射学治疗血栓的最常用药物。常用剂量：50 万 U/h 直接动脉缓慢灌注。

3. 组织纤溶酶原激活剂(tissue plasmingogen activator t-PA)　为第二代溶栓药物，20 世纪 80 年代起可以通过 DNA 基因重组合成。本品是一种存在于血管内皮组织的丝氨酸蛋白酶，属于天然的血栓选择性纤溶蛋白酶原激活剂。t-PA 能选择性与血栓表面蛋白结合形成复合物，能有效地使纤溶酶原转化为纤溶酶，而与血浆内纤溶酶原亲和力极低，因此可降低全身纤溶状态、减少出血。其半衰期为 7～10min。一般动脉内给药 20～100mg。

四、抗肿瘤药物

抗肿瘤药是肿瘤介入治疗必不可缺的。常用抗肿瘤药物按其来源一般可分为六类，即烷化剂、抗肿瘤抗生素、植物药、抗代谢类、激素类及其他类型。根据对肿瘤细胞各种增殖周期起作用的不同，又将抗肿瘤药物分为两大类。一类是细胞周期非特异性药物：主要影响 DNA 分子的复制或功能，用于增殖期或非增殖期细胞，如烷化剂、大部分抗肿瘤抗生素及糖皮质激素；另一类是细胞周期特异性药物：仅对于增殖期某阶段起作用，主要包括作用于 S 期的抗代谢药如氟尿嘧啶等，作用于 M 期的植物类药如长春新碱等。近年来还研发出提高机体免疫功能及抗转移等新型抗肿瘤药物。最新研究出治疗肿瘤的分子靶向药物如多吉美(索拉菲尼)等。分述如下。

(一)烷化剂

烷化剂又称烃化剂或细胞毒类药物，为细胞周期非特异性药物，对增殖细胞群和非增殖细胞群的肿瘤细胞都有杀伤作用。其作用特点是使细胞的 DNA、RAN、酶及蛋白质变性或功能改变从而抑制肿瘤细胞的增长和繁殖。但是其对肿瘤组织和正常组织均有杀伤作用，尤其是对生长活跃的骨髓及黏膜上皮组织作用更为明显。

代表性药物：环磷酰胺(cyclophosphamide，CTX)及异环磷酰胺(ifosfamide，IFD)本品在体外无抗癌活性，进入体内后，在肝微粒体酶催化后分解释放出烷化作用很强的氯乙基磷酰胺，与 DNA 形成交叉联结等共价结合，破坏 DNA 的结构和功能，使肿瘤细胞死亡，发挥抗癌作用。本品抗肿瘤谱较广，主要用于恶性淋巴瘤、白血病、肺癌、乳腺癌、卵巢癌、宫颈癌等。毒副作用：骨髓抑制、胃肠道反应、膀胱炎和脱发等。剂型：粉针剂 100mg/瓶、200mg/瓶。介入治疗通常为 200～400mg 溶于 50ml 生理盐水选择性动脉插管缓慢灌注。

(二)抗代谢药

抗代谢类药物为细胞周期特异性药物，主要抑制细胞 DNA 的合成，因此对 S 期最敏感，有时也抑制 RNA 与蛋白质合成，故对 G_1 期和 G_2 期也有作用。代表性药物如下。

1. 氟尿嘧啶(5-氟尿嘧啶)(fluorouracil，5-FU)本品属细胞周期特异性药物，主要杀伤 S 期细胞，对增殖期细胞各期有一定作用。其主要在肝脏分解和代谢，通过转换成氟尿嘧啶脱氧核苷酸，干扰核酸和 DNA 的生物合成，从而抑制肿瘤生长。本品抗癌普较广，临床主要用于消化道癌，常与丝裂霉素、阿霉素等合用。可用于经动脉插管灌注治疗原发或继发性肝癌，也可用于乳腺癌、卵巢癌、肺癌、宫颈癌、胃癌、膀胱癌及胰腺癌等。毒副作用：主要为胃肠道反应，也可引起骨髓抑制、脱发、共济失调等。常见剂型：250mg/10ml。用药途径：动脉灌注、静脉推注、静脉点滴、腔内或瘤内注射及口服等，此外还可用软膏或霜剂外敷。

2. 甲氨蝶呤（methotrexate，MTX） 为抗叶酸药。通过抑制二氢叶酸还原酶，使脱氧尿苷酸不能转变为脱氧胸苷酸，阻止 DNA 合成，主要作用于 S 期。临床主要用于淋巴细胞白血病、淋巴瘤，对脑肿瘤、骨肉瘤、乳腺癌、头颈部癌、肺癌、肝癌、消化道癌也有作用。毒副作用：口腔炎、胃肠道反应、骨髓抑制等。剂型：粉针剂 5mg/支。用量 100～200mg/次。

3. 吉西他滨（健择）（gemcitabine） 本品适用于治疗不能手术的晚期或转移性胰腺癌及治疗局部进展性或转移性非小细胞肺癌。常用剂型：粉针剂 200mg/支。

（三）抗肿瘤抗生素

抗肿瘤抗生素类药物通过抑制细胞 DNA 的合成而发挥它们的细胞毒性作用。此类药物中的氨基葡萄糖能帮助药物进入细胞内，尤其是心肌细胞。因此对心肌有明显毒性作用。常用抗肿瘤抗生素介绍如下。

1. 丝裂霉素 C（mitomycin C，MMC） 本品具有两个烷化中心，即乙烯亚氨基和氨甲酰基，可使细胞的 DNA 解聚，同时阻碍 DNA 的复制，从而抑制肿瘤细胞分裂。属细胞周期非特异性药物，其抗肿瘤普较广，作用迅速，但治疗指数不高，毒性较大。临床主要用于消化道癌，如胃癌、肠癌、肝癌及胰腺癌等，疗效较好。对肺癌、乳腺癌、宫颈癌及绒毛膜上皮癌等也有效。还可用于恶性淋巴瘤、癌性胸腹腔积液。主要毒副作用：骨髓抑制和胃肠道反应，偶见心、肺、肾毒性。剂型：粉针剂 2mg/支和 10mg/支。常用剂量：①介入治疗中直接动脉灌注 4～8mg/次；②腔内注射 4～10mg/次，4～6 次为一疗程，也可作膀胱内灌注；③口服，2～6mg/d，总量 100～150mg 为一疗程。

2. 阿霉素（adriamycin，ADM） 为蒽环类抗生素，能阻止 RNA 转录，抑制 DNA 合成，也能阻止 DNA 复制，属细胞周期非特异性药物，其抗肿瘤普较广，对 S 期和 M 期作用最强，对 G_1 期及 G_2 期也有作用。本品主要在肝脏代谢，从尿中排出仅 5%，因此如肝肾功能不良可使其毒性增加。临床上用于急慢性白血病及恶性淋巴瘤，也用于乳腺癌、卵巢癌、小细胞肺癌、胃癌、肝癌、膀胱癌、骨肉瘤、软组织肉瘤等。主要毒副作用：心肌损害、骨髓抑制、消化道反应、皮肤色素沉着和脱发等。剂型：粉针剂 10mg/支。介入治疗 40～60mg/次，一次性冲击治疗，3～4 周可重复治疗。

3. 表柔比星（epirubicin，EPI） 为阿霉素的同分异构体，其作用机制及主要用途均类似阿霉素，但对心脏毒性及骨髓抑制作用较小，疗效优于阿霉素，治疗指数较高。剂型：粉针剂 10mg/支。用法用量：同阿霉素。

（四）植物类抗肿瘤药

此类药物是从植物中提取的生物碱，通过结合微蛋白、微管和有丝分裂锤的蛋白质组成部分，干扰并阻断中期的细胞分裂，是有丝分裂的抑制剂，是细胞周期特异性药物。常用植物类抗肿瘤药物如下。

1. 依托泊苷（etoposide） 本品为细胞周期依赖性和特异性抗肿瘤药。主要所用于细胞周期的S期和G_2期抑制有丝分裂前期的DNA合成。临床上用于小细胞肺癌、睾丸癌、淋巴瘤和急性非淋巴细胞白血病。介入治疗中直接动脉灌注40～80mg/次。

2. 喜树碱(camptothecin，CPT)　其羟基衍生物为羟基喜树碱(hydroxycamptothecin，HCPT)，其作用靶点为DNA拓扑异构酶Ⅰ(TOPO-Ⅰ)，TOPO-Ⅰ在DNA复制、转录及修复中以及在形成正确的染色体结构、染色体分离浓缩中发挥重要作用。喜树碱类能特异性抑制TOPO-Ⅰ活性，从而干扰DNA结构和功能。本品属细胞周期非特异性药物，但对S期作用较强，对G_1期、G_2期也有作用。临床主要对胃癌、绒毛膜上皮癌、恶性葡萄胎、急慢性粒细胞白血病有效，对膀胱癌、大肠癌、肝癌也有一定的疗效。毒副作用：泌尿系统刺激症状、消化道反应、骨髓抑制及脱发等。剂型：注射液2mg/2ml，5mg/5ml。

(五)杂类

1. 顺铂(cisplatin，CDDP)　本品属细胞周期非特异性药物，具有细胞毒性，可抑制癌细胞的DNA复制过程，并损伤其细胞膜上结构，有较强的广谱抗癌作用。临床用于卵巢癌、前列腺癌及睾丸癌等泌尿系统恶性肿瘤，联合其他抗癌药物治疗恶性淋巴瘤、乳腺癌、头颈部鳞癌、甲状腺癌及成骨肉瘤，效果显著。配合放射治疗晚期非小细胞肺癌、鼻咽癌及食管癌等，疗效突出。对肝癌及软组织肉瘤也有一定疗效。主要毒副作用：消化道反应、骨髓抑制、周围神经炎、耳毒性和肾毒性。剂型：注射液20mg/支，30mg/支。介入治疗中直接动脉灌注20～40mg/次。静脉滴注：顺铂10～20mg+生理盐水250ml/d，避光2h内滴完。每个疗程200～400mg。

2. 卡铂(carboplatin，CBP)　第二代铂类抗癌药，作用机制同顺铂，其抗肿瘤活性较强。主要用于小细胞肺癌、卵巢癌、睾丸癌、头颈部鳞癌、膀胱癌和宫颈癌等。用法同顺铂。剂型：100mg/支。

3. 乐沙定(奥沙利铂)(oxaliplatin，L-OHP)　新一代(第三代)铂类抗癌药，作用机制同顺铂，毒副作用较轻。临床用于大肠癌、胃癌、卵巢癌有较好疗效，对非小细胞肺癌、霍奇金淋巴瘤、头颈部肿瘤有效。剂型：粉针剂50mg/支。

(六)激素类

激素是一类对机体功能起调节作用的化学物质。激素的失调能诱发多种肿瘤如垂体前叶、卵巢、睾丸、肾上腺皮质及甲状腺的肿瘤等。因此，利用调节体内激素的平衡可以有效地抑制肿瘤生长。

1. 性激素　包括雄激素、雌激素和孕激素。①雄激素：一方面可抑制垂体前叶分泌促卵泡素使卵巢分泌雌激素减少；另一方面可直接对抗雌激素。常用药物：二甲基睾酮、丙酸睾酮。临床用于晚期乳腺癌，尤其是骨转移患者。②雌激素：作用于垂体和下丘脑，减少脑垂体促间质细胞激素分泌，使睾丸间质和肾上腺皮质的雄激素分泌减少，也可以直接对抗雄激素对前列腺癌组织生长发育的作用。常用药物：己烯雌酚。可用于前列腺癌、绝经期乳腺癌。③孕激素：为合成黄体酮衍生物如甲羟孕酮(安宫黄体酮)，用于肾癌、子宫内膜癌、乳腺癌等。

2. 肾上腺皮质激素　对淋巴细胞有直接溶解作用和抑制有丝分裂的作用，为细胞周期非特异性药物，作用于S期、G_2期，并对G_1～S期边界有延缓作用。常用药物：泼尼松、泼尼松龙等，临床用于急性淋巴细胞性白血病及恶性淋巴瘤。

(七)免疫生物制剂及分子靶向药物

此类药物主要包括生物反应调节剂、抗肿瘤侵袭转移剂、多药耐药的逆转剂和新生血管生成抑制剂4个方面。

1. 生物反应调节剂(biological response modifier, BRM) 是全面调节人体生命活动平衡的生物制剂，主要包括生物工程细胞因子、过继转移免疫细胞、单克隆抗体偶联物及基因重组分子疫苗。生物反应调节剂通过直接或间接调整宿主与肿瘤的生物应答而产生治疗效果。常用药物有：①白介素Ⅱ(interleukin, IL-2)，主要用于转移性肾癌和黑色素瘤的治疗。②干扰素(IFN)包括IFN-α、IFN-β、IFN-γ等，主要治疗慢性粒细胞性白血病、T细胞白血病淋巴瘤等。

2. 抗肿瘤侵袭转移剂 主要作用于4个靶点：①抑制黏附；②抑制基质金属蛋白酶；③抑制血管生成；④干扰信号传导。在研或已在临床应用的药物有抗整合素肽、马立马司他(marimastat)、血管抑素、内皮抑素蛋白激酶C等。

3. 多药耐药(multidrug resistance, MDR) 其逆转剂涉及临床常用的多种抗肿瘤药物，目前研究主要可分为钙通道阻滞剂(维拉帕米)、钙调蛋白抑制剂(氯丙嗪)、奎宁类、激素类(克罗米芬)、抗激素类(他莫西芬)等。

4. 新生血管生成抑制剂(tumor angiogenesis inhibitor, TAI) 是指能有效阻止肿瘤血管生长和转移的药物。主要作用包括：①抑制基膜降解；②直接抑制内皮细胞增殖；③抑制血管生成因子活化；④抑制内皮细胞特异性整合素/生存信号；⑤其他如抑制钙内流等。常用药物有：沙利度胺(反应停)、内伐单抗、埃罗替尼、吉非替尼、索拉非尼等。

第六节 栓塞物质

血管栓塞的目的是为了阻断血流，而栓塞物质的选择和使用，则需把握如下原则：必须保证能够在X线或其他影像手段下显影；释放或留置的全程必须在影像学监控下完成。而作为栓塞物质应具备如下条件：①能顺利通过导管进入血管内，起到相应的栓塞作用；②无毒或低毒；③无抗原性；④人体组织相容性良好，不引起排异或严重异物反应；⑤无致畸和致癌性。栓塞物质的种类、性能及临床应用等在第二章第二节详细讲述。

(陈义雄)

第二章　介入放射学技术

第一节　基本介入技术

介入放射学(Interventional Radiology)是在影像引导下对体内病变进行诊疗的学科。因此，首要的技术就是将特殊的器材(如导管、导丝和支架等)引入到体内，也是进行介入诊疗的基本技术。这些技术包括：穿刺、插管、选择性和超选择性插管等。与外科的基本技术类似，如切开、缝合和止血等，是初学者必须掌握和熟练的。本节介绍的仅是基本技术中的基础知识和操作方法，其中最重要的是 Seldinger 技术。

一、穿刺技术

(一)穿刺器械

1. 金属穿刺针　根据直径的大小常用的有 18G 的普通穿刺针及 20～22G 的微穿刺针(如 Chiba 针)。根据主要用途可有：普通穿刺针、活检针、经皮穿刺注药针。

2. 普通穿刺针　分为空芯针(图 2-1-1)、有芯针(图 2-1-2)及塑料外套管针(图 2-1-3)三种。空芯针使用较方便，当穿刺动脉见血喷出，而穿刺静脉回抽有血时，可直接送入导丝。有芯针目前已较少用。塑料外套管针较前两者略细，其操作方法为：穿刺后见有回血时，一手固定穿刺针尾端，另一个手将外套管送入 0.5～1mm，这时拔出穿刺针，观察外套管有无回血，有回血则直接送入导丝；无回血则缓慢退外套管，见回血再送入导丝；若一直没有回血，则将外套管及穿刺针冲洗后安装重新穿刺。

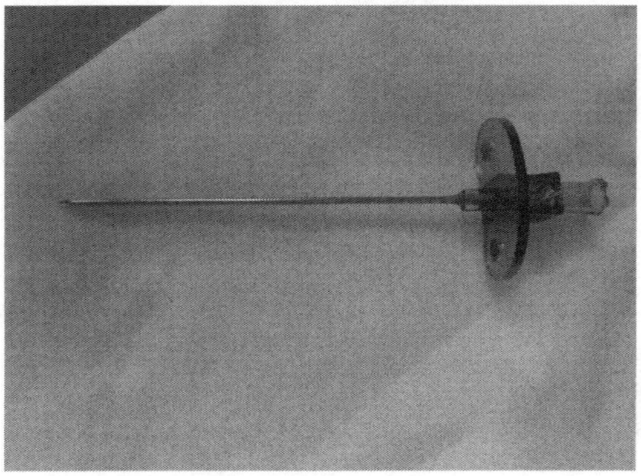

图 2-1-1　空芯针

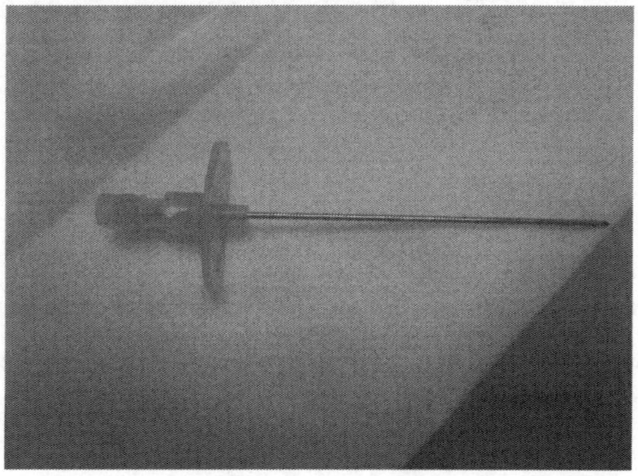

图 2-1-2　有芯针

3. 导引导丝　有 0.035 英寸或 0.018 英寸两种尺寸。头端较软，以减少对血管的损伤，末端较硬，增加支撑力。

4. 导管鞘及扩张器(图 2-1-4)　两者在穿刺中常需配合使用。导管鞘是置于体外与血

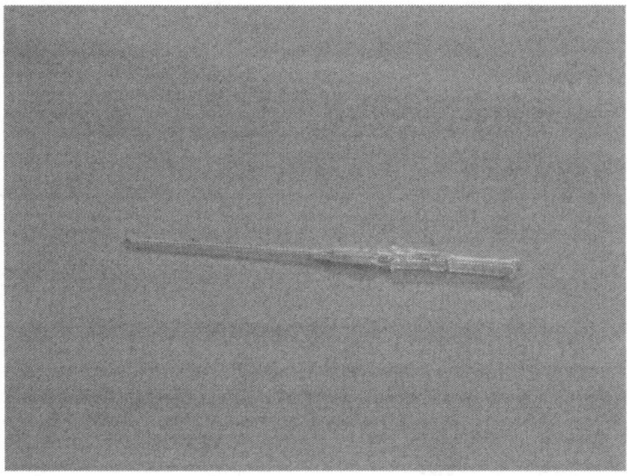

图 2-1-3　塑料外套管针

管内的固定、连接通道，包括常用血管鞘、“金属鞘”、“翻山鞘” 等不同类型。导管鞘由防漏阀、侧臂、鞘管组成。导管鞘及扩张器均根据内径的大小，分为 4～24F 等不同型号，根据不同介入手术的要求，选用不同的导管鞘及扩张器。穿刺前将导管鞘及扩张器组装好，当顺利送入导丝后，可经导丝送入导管鞘

5. 微穿刺套装（图 2-1-5）　因其穿刺针较细，安全性较高。一般可用于小儿、凝血功能欠佳、触摸不清或需反复穿刺的患者。缺点是价格较贵。常用的是 Cook 的微穿刺套装，包括：21G 穿刺针、0.018 英寸的微导丝、导管鞘及扩张器。该穿刺针为空芯针，穿刺后见血喷出或回抽有血，则可送入微导丝，再经微导丝将组装好的导管鞘及扩张器送入，退出扩张器，可经导管鞘送入 0.035 普通导丝，最后可经普通导丝送入手术用的较粗大的导管鞘。

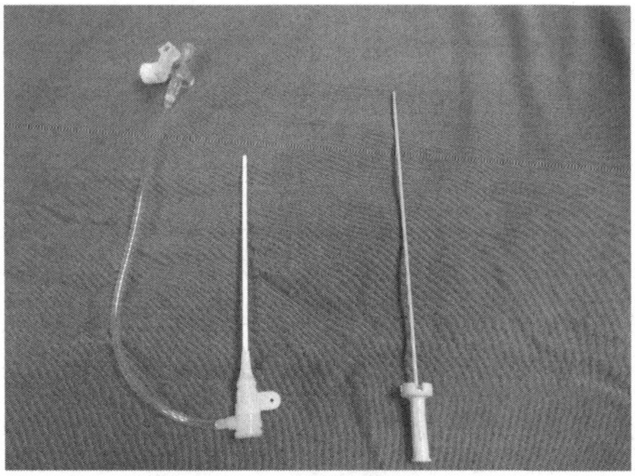

图 2-1-4　导管鞘及扩张器

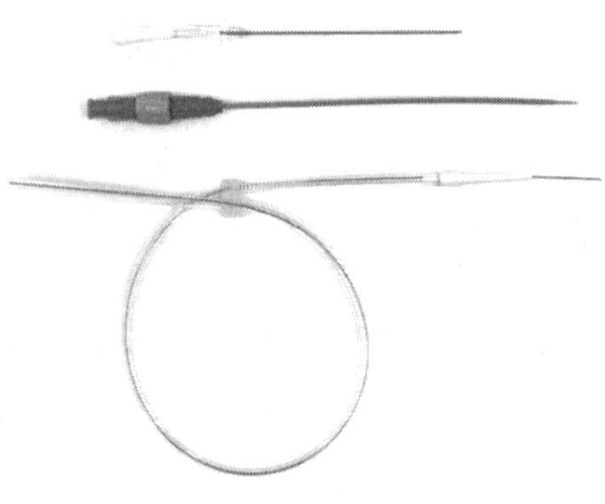

图 2-1-5　微穿刺套装

（二）定位方法

1. 触摸法　为介入血管穿刺，特别是动脉穿刺最常用方法。本法需依靠食指和中指的指腹触感。一般用食指和中指指腹触摸动脉搏动的最强及最清晰点，且感受动脉血管的走行方向。动静脉常常伴行，可摸清动脉搏动后，再根据解剖关系判断静脉的位置。

2. 透视引导法　血管走行常伴有明显的骨性标志，因此透视下可选择骨性标志帮助判断血管的位置。或者通过血管造影显示靶血管的解剖位置，如在 DSA 下做路径图或 Overlay，辅助穿刺。

3. 超声引导法　超声可直接显示血管及其与周围结构的解剖关系，引导穿刺具有明显的优势，也是临床上应用广泛的技术之一。特别对血栓栓塞的静脉、深在或难以触摸的动脉、小儿血管等。超声引导穿刺可提高穿刺成功率，减少血管损伤，降低术后血肿的发生率等均有较大的好处。超声引导下行腘静脉置管（图 2-1-6）、肱动脉置管（图 2-1-7）。

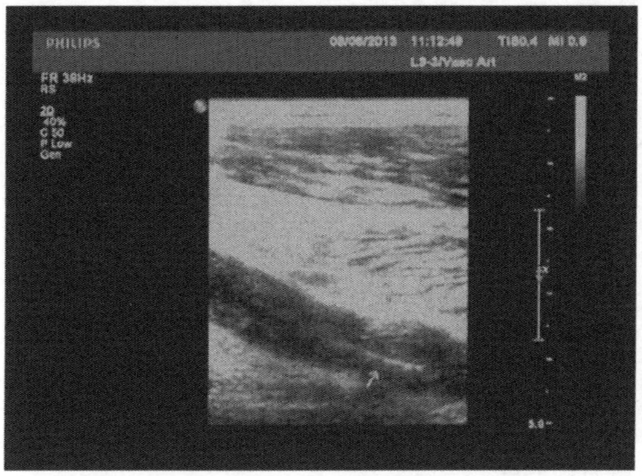

图 2-1-6　超声引导下行腘静脉置管

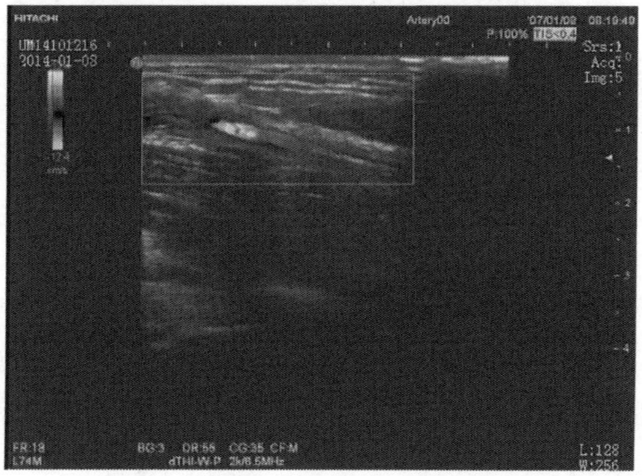

图 2-1-7　超声引导下行肱动脉置管

上述 3 种常用的穿刺定位方法也可相互补充，灵活选择。其原则是：提高成功率，减少穿刺的创伤。

二、穿刺插管技术

(一)Seldinger 血管穿刺法

1. 确定进针点　可通过触摸法、透视法、超声引导法等多种方法确定准备穿刺血管的位置及走行方向。皮肤进针点常在血管进针点(血管靶点)的下方 1～2cm，两进针点连线的方向理想的是与血管走行方向一致(图 2-1-8)。

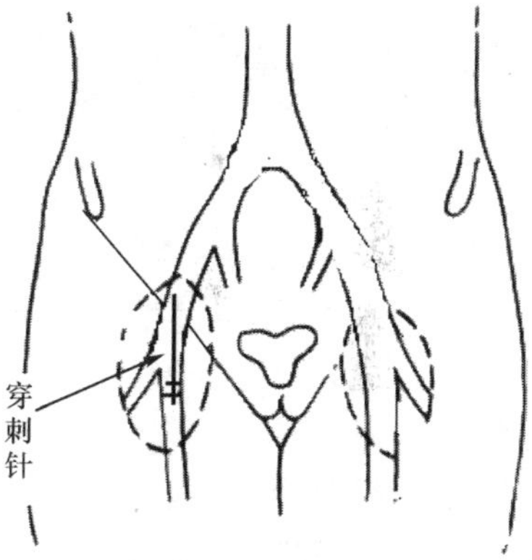

图 2-1-8　两进针点连线的方向理想的是与血管走形方向一致

2. 消毒、铺巾、切开皮肤　一般以穿刺点为中心向外消毒 10～15cm 大小的范围即可。铺无菌洞巾。4～7F 的导管鞘一般不用切开皮肤，大于 7F 的导管鞘前，则需用刀片适当切开皮肤进针口。

3. 局麻(图 2-1-9)　使用 5%的利多卡因局麻，局麻进针点应该与穿刺皮肤进针点为同一个位置。以皮肤表面局麻和血管鞘旁局麻为主。

4. 穿刺(图 2-1-10)　持针有不同方式，常用的包括上持针、水平持针及下持针法。穿刺针与水平面呈一定角度，可根据患者的肥胖情况和穿刺血管的情况，调整角度。穿刺针斜面向上，以方便送入导丝，否则导丝可能反向行走。先经局麻点进入皮下，进针方向尽量与该血管走行同一直线。穿刺血管时，进针要相对迅速。若没有回血，则将穿刺针退至皮下，重新调整方向穿刺。

5. 皮肤进针点、靶点、路径　穿刺时皮肤进针点与血管进针点(靶点)完全不同。靶点是穿刺目的，也就是触摸搏动最强点、骨性标志点或者超声显示点，也是术后拔鞘压迫点。两者应在血管走行的同一条直线上。两者之间是穿刺路径。路径包括穿刺的距离和角度。每个患者因体型、胖瘦等原因而穿刺路径不同，即穿刺深度和角度不同。

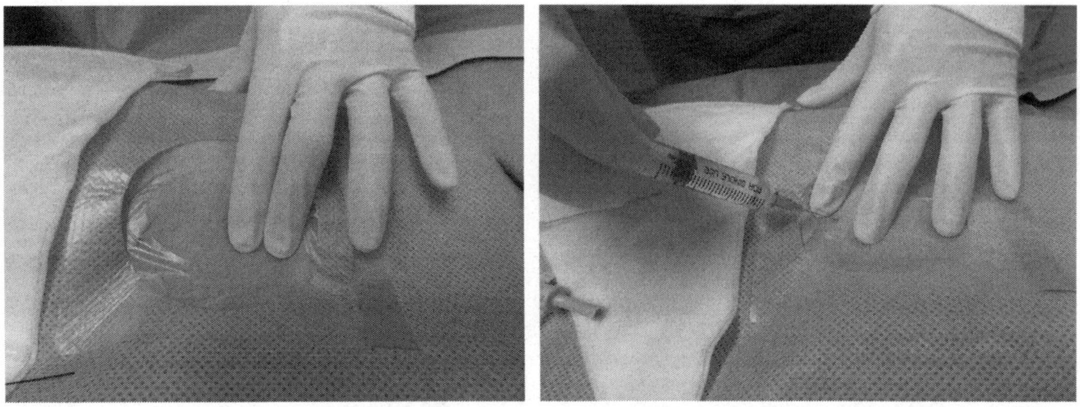

图 2-1-9　穿刺前局部麻醉

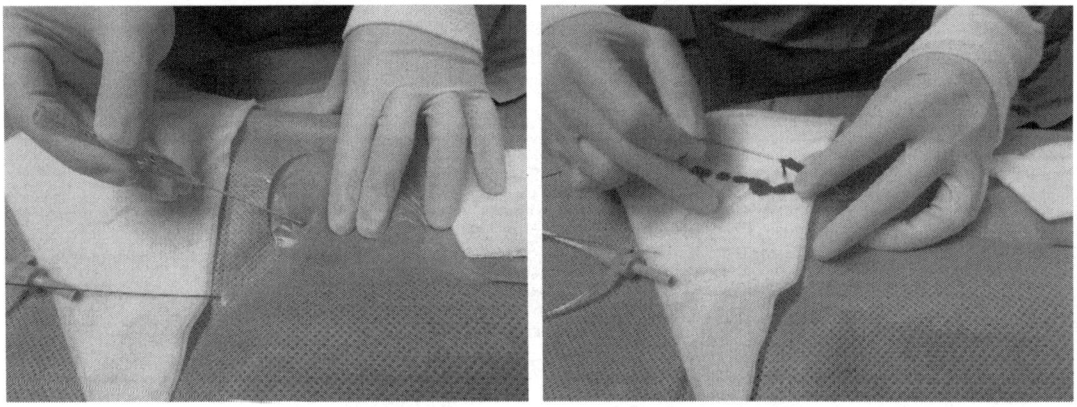

图 2-1-10　动脉穿刺

6. 送入导丝（图 2-1-11）　穿刺见有动脉血喷出或静脉回血顺利时，可缓慢经穿刺针或外套管送入导丝。但需密切注意有无阻力，当有阻力时，则在透视下观察导丝的运动情况，看是否在穿刺口处盘圈或进入细小血管分支。在穿刺口处盘圈时，则先拔出导丝，观察回血情况，必要时可适当后退穿刺针，当回血良好后，再进导丝。导丝进入细小血管分支的情况，则后退导丝，重新将导丝选择至要穿刺的血管内。如仍失败，则拔出穿刺针，重新穿刺。导丝需送入 20cm 以上，以保证足够的支撑力。

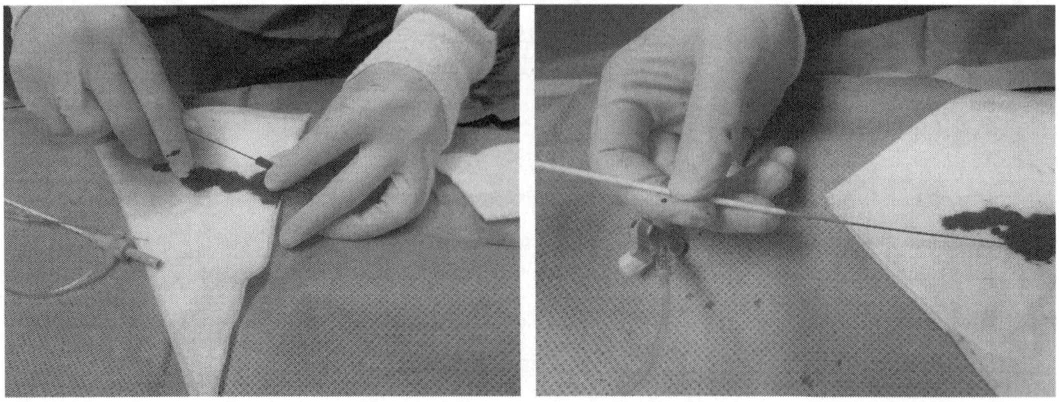

图 2-1-11　穿刺见有动脉血喷出或静脉回血顺利时，可缓慢经穿刺针或外套管送入导丝

7. 退出穿刺针、送入导管鞘（图2-1-12）　当导丝送入足够的长度后，可退出穿刺针，并轻压迫穿刺点防止出血。将组装好的导管鞘及扩张器经导丝送入。完全送入后，拔出扩张器及导丝。经侧臂注入肝素盐水冲洗导管鞘。至此，导管鞘被送入到靶血管内，建立了一个从体外到靶血管的通路。

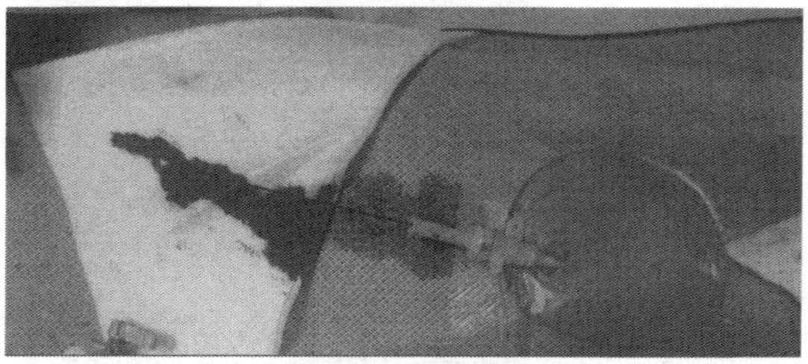
图 2-1-12　退出穿刺针、送入导管鞘

8. 术后压迫及包扎　压迫是血管靶点，而不是皮肤进针点。压迫力度以皮肤进针点无渗血为宜。6F 以内的导管鞘动脉常压迫 10min 左右，静脉则 2～3min。10F 以上的导管鞘建议使用缝合器或外科手术缝合。高血压及凝血功能较差患者，压迫时间适当延长。术中肝素化患者，可在术后 6h 再拔鞘。压迫成功的标志是松开压迫手而无血液渗出。压迫成功后先在穿刺点放置适量的纱布，再用弹力胶布加压包扎。加压包扎的力度以可扪及动脉搏动为宜。返回病房后，局部再用 2kg 的沙袋压迫 6h。6h 后，患者方可下床活动。

9. 穿刺插管术后反应及并发症

(1) 穿刺口出血及术后血肿：这两种情况常常同时发生。多见于凝血功能欠佳及高血压患者，术后压迫欠佳、术后制动不严也可导致。防止本类情况发生的要点在于术后压迫穿刺点要准确，压迫时间要足够，返回病房后，注意观察患者血压及穿刺点出血的情况，及时给予对应处理。若出现出血量较大，则需重新压迫。若出现大量的血肿，则可使用注射器抽取积血，24h 后给予热敷等物理疗法。

(2) 动静脉瘘或假性动脉瘤：这两种情况较少见，多由穿刺损伤导致。常表现为介入术数周后出现局部搏动性肿块或听及血管杂音。可行血管超声检查明确诊断。假性动脉瘤可给予局部压迫处理。较大的假性动脉瘤及动静脉瘘则根据患者临床症状，必要时可外科手术缝合或介入治疗。

(3) 腹膜后血肿：为较严重的并发症。常见的为股动脉高位的后壁穿刺，穿刺点位于股骨头以上，拔鞘后无法压迫止血所导致。表现为术后血压进行性下降，严重时可危及生命。防止该并发症的要点在于规范穿刺，术后注意观察患者血压。处理方法以外科手术切开缝合或介入治疗。

10. 常用的血管穿刺插管

(1) 股动脉逆行性穿刺插管：为介入诊疗最常用动脉血管入路。股动脉一般穿过腹股沟韧带的中点，在股骨头内 1/3 走行，向上汇入髂动脉（图 2-1-13）。动脉穿刺点尽量在腹股沟韧带和股骨头之间，以利于压迫止血。在腹股沟韧带上方摸清股动脉搏动点及其走行方向后，在腹股沟韧带下方进针，皮肤进针点在韧带下 1～2cm。角度在 35º～45º。穿刺成功后，则送入导丝。穿刺部位欠佳，易进入分支血管，股动脉其上方有腹壁下动脉分支（图 2-1-14），下方有股深动脉分支（图 2-1-15），此时送入导丝时有阻力，需要透视下进一步明确，并调整导丝进入髂动脉和主动脉。

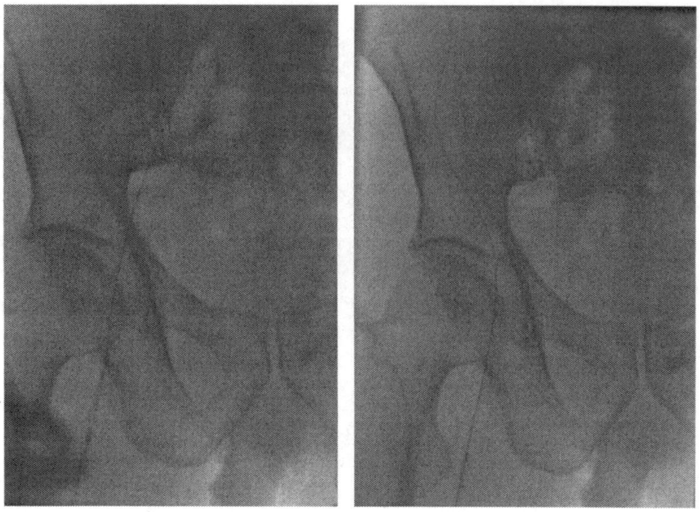

图 2-1-13　股动脉走行图

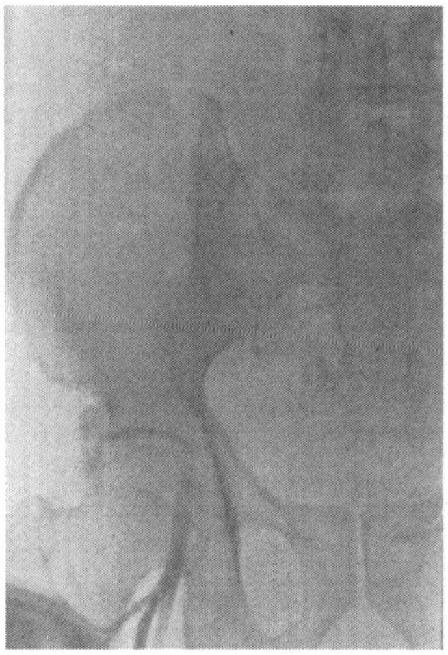

图 2-1-14　导丝送入腹壁下动脉分支

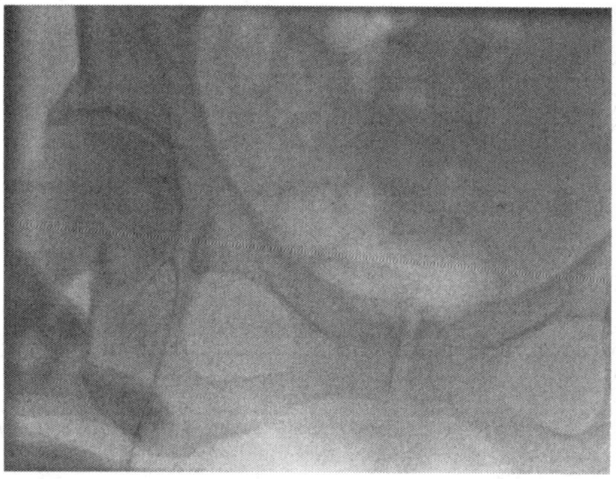

图 2-1-15　股深动脉显影及导丝进入股深动脉

(2)股动脉顺行性穿刺插管：主要用于下肢膝下动脉开通治疗的入路。穿刺前需确定股动脉及股浅动脉开口以下 4cm 范围内的动脉无明显狭窄或闭塞。与股动脉逆行性穿刺插管的区别在于：触摸的部位在腹股沟以下，而穿刺的部位在腹股沟以上，血管靶点尽量选择在股动脉。同时穿刺见血喷出后，需在透视下送入导丝，并确定导丝进入了股浅动脉，才可送入导管鞘。

(3)股静脉穿刺插管：为介入诊疗最常用的静脉入路。股静脉在股动脉内侧 0.5～1cm 伴行。常用无芯针进行穿刺，以方便回抽。穿刺角度和深度与股动脉穿刺类似，常先扪及股动脉搏动点后，再在股动脉内侧 0.5～1cm 穿刺。回抽或见暗红色血液流出后，可送入导丝，见导丝在脊柱右侧行走后，可经导丝送入导管鞘。

(4)桡动脉穿刺插管(图 2-1-16)：常用于冠脉及胸主动脉夹层的造影。做桡动脉穿刺插管前，需做 Allen 试验。Allen 试验阴性患者不能行桡动脉穿刺插管。桡动脉置管管径一般不大于 6F。桡动脉穿刺的皮肤进针点选择在桡骨茎突近端的内侧 0.5cm 左右，腕部桡动脉搏动处为穿刺的动脉靶点。该处动脉表浅且细小，宜用微穿刺套装或塑料套管针穿刺。桡动脉压迫可用压迫器(图 2-1-17)。

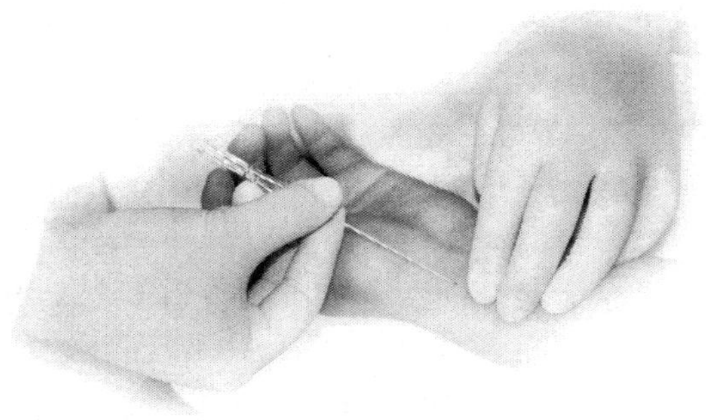

图 2-1-16　桡动脉穿刺插管

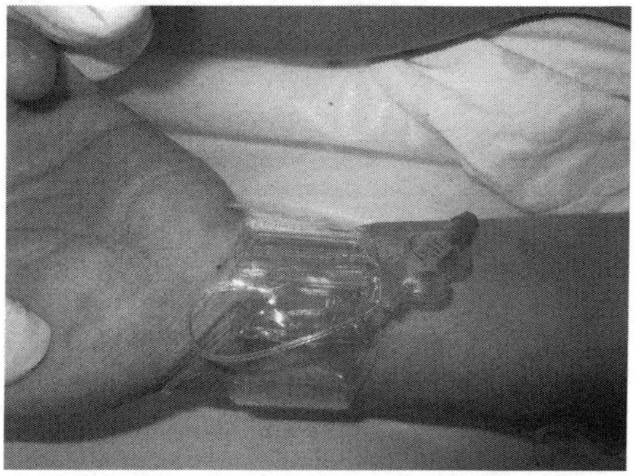

图 2-1-17　桡动脉压迫可用压迫器

Allen 试验的目的：检查手部的血液供应，桡动脉与尺动脉之间的吻合情况。方法步骤：①术者用双手同时按压桡动脉和尺动脉。②嘱患者反复用力握拳和张开手指 5～7 次至手掌变白。③松开对尺动脉的压迫，继续保持压迫桡动脉，观察手掌颜色变化。若手掌颜色 10s 之内迅速变红或恢复正常，即 Allen 试验阳性，表明尺动脉和桡动脉间存在良好的侧支循环。相反，若 10s 手掌颜色仍为苍白，即 Allen 试验阴性，这表明手掌侧支循环不良。

(5) 肱动脉穿刺插管(图 2-1-18)：肱动脉穿刺一般多选择左侧，由此插管易入降主动脉。肱动脉在肘窝附近较表浅，可作为穿刺的动脉靶点。皮肤进针点可选择动脉靶点的肱动脉走行路径的正下方约 2cm 处。穿刺时上肢外展，掌心向上。皮肤进针点取肘窝皱折线附近 1～2cm 范围内，肱二头肌内侧缘，针尖指向动脉搏动点。

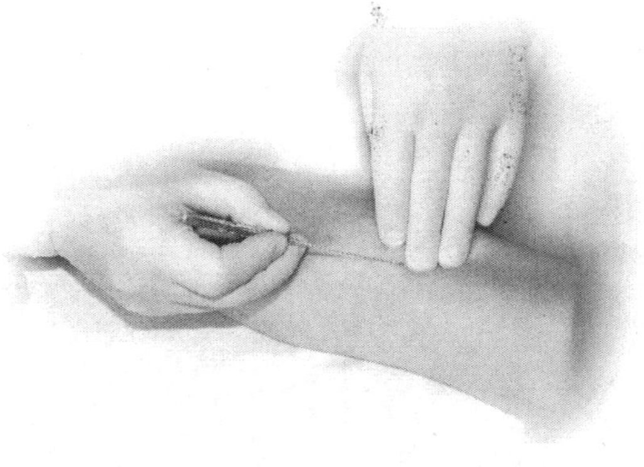

图 2-1-18　肱动脉穿刺插管

(6) 锁骨下静脉穿刺插管：常用于中心静脉置管或输液港。锁骨下静脉自第 1 肋骨外缘由腋静脉延续而成，向内行至胸锁关节后方，与颈内静脉汇合。锁骨下静脉与附近筋膜结合紧密，位置较固定。穿刺时患者头部偏向对侧，肩关节放松，手臂伸直靠近同侧肢体。锁骨呈“S”字形，内侧 2/3 凸弯向前，外侧 1/3 凸弯向后。皮肤进针点常在锁骨内外侧交界的外下方 0.5～1cm，向胸锁关节穿刺，穿刺针尽量不超过胸锁关节。穿刺角度为 10º～15º，深度为 2～4cm。用无芯针进行穿刺，后接一个 5ml 装有适量生理盐水的注射器。边穿刺边注射器保持负压，见暗红色血液顺利流出时，可送入导丝。透视下证实导丝已进入右心房则表明穿刺成功。

(7) 颈静脉穿刺插管：常用于中心静脉置管或上、下腔静脉的介入诊疗，是常用静脉入路。颈内静脉与颈总动脉伴行，位于其外后方，其全程走行大部位于胸锁乳突肌深面，上 1/3 部分位于该肌之后缘，在胸锁关节后方与锁骨下静脉汇合。穿刺前将患者头部偏向对侧，将肩部适当垫高。皮肤进针点在胸锁乳突肌后缘中上 1/3，向胸锁关节穿刺，穿刺针尽量不超过胸锁关节。穿刺角度在 15º～20º，深度 3～5cm；用无芯针进行穿刺，后接一个 5ml 装有适量生理盐水的注射器。边穿刺边注射器保持负压，见暗红色血液顺利流出时，可送入导丝。透视下证实导丝已进入右心房则表明穿刺成功。

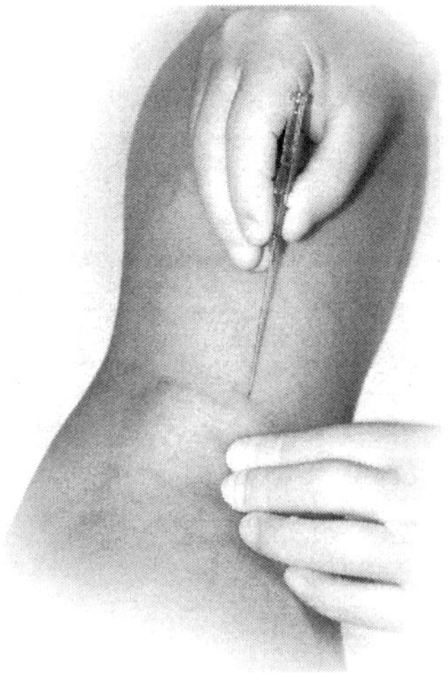

图 2-1-19　腘动脉穿刺插管

(8) 腘动脉穿刺插管（图 2-1-19）：腘动脉逆行性穿刺插管较少用，常用于股动脉血管病变的逆行性开通治疗。腘动脉自大腿中、下 1/3 交界处，在股后正中线内侧约 2.5cm 起始，向外下走行至膝关节后面与腘窝正中线相交，然后垂直下降至胫骨粗隆水平，此线即是腘动脉的体表投影。即透视下投影腘动脉于股骨髁间窝水平居膝后中央，在膝关节平面以下，腘动脉多位于膝部中线偏外。腘动脉穿刺时体位多采用俯卧位和侧卧位。借助彩色多普勒超声引导、DSA 路径图下穿刺时多采用俯卧位。可尝试侧卧位盲穿，患侧肢体朝上。腘动脉俯卧位穿刺进针点宜选择腘窝皮肤皱褶处以下 1～2cm 正中偏外侧，穿刺针倾斜 30°～45°由下向上，进针深度常常较深，超过 5cm。穿刺针多采用 18G 塑料外套管穿刺针。穿刺过程中可能无法由套管穿刺针尾观察到典型动脉血充盈过程。可采用穿刺针进入一定深度后撤出内芯，可通过塑料套管后撤过程有无动脉血喷出或滴出来判断。

（二）套管法（trocar）

套管法是使用套管针（图 2-1-20），先在影像设备如 DSA 透视、B 超等引导下经皮穿刺到靶部位后，即建立了从体外到靶部位的通路，再在穿刺针的导引下，采用多重相配套的套管逐级引入到靶部位，逐级扩大通路，以建立一个可满足引入其他介入器材并行后续操作的通路。如腰椎间盘切吸治疗要建立的工作通路（图 2-1-21）。

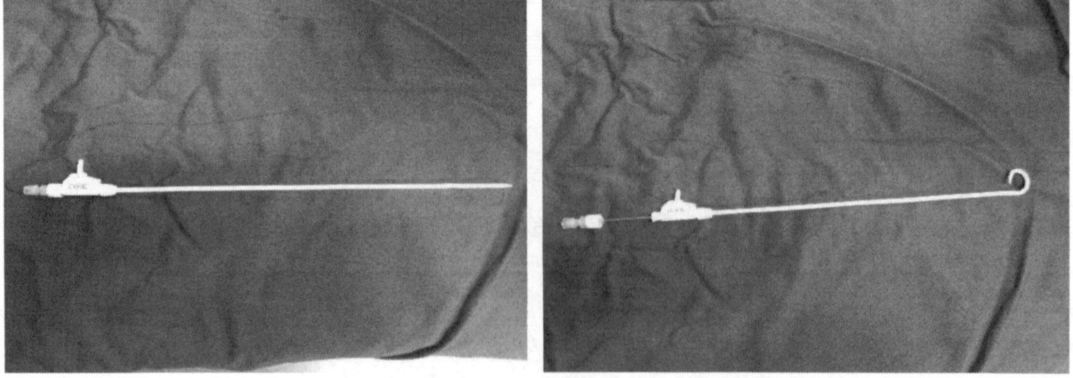

图 2-1-20　Cook 穿刺套管针及引流管

（三）可撕脱鞘技术

可撕脱鞘技术（图 2-1-22）是采用带可撕脱鞘的穿刺针直接穿刺血管或其他靶部位，穿刺成功后拔除针芯直接经鞘送入导管等器材，最后将鞘后撤并撕成两半拔除。这种导入器材的方法不需要使用导丝引导，但可撕脱鞘较粗大，穿刺的创伤较大，多用于粗大的静脉（如锁骨下静脉、股静脉）的导管置入或电极的置入等。

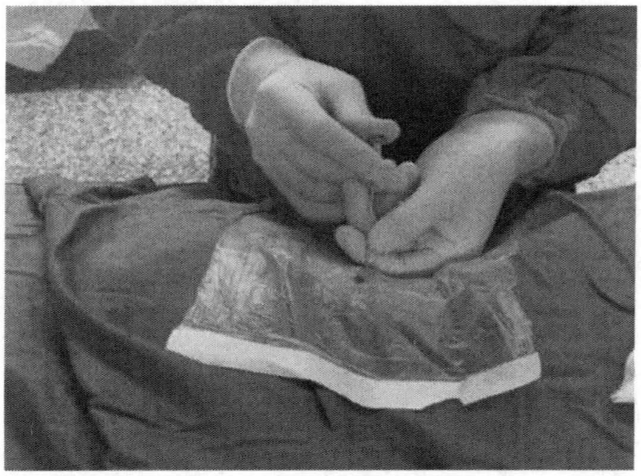

图 2-1-21　腰椎间盘切吸治疗

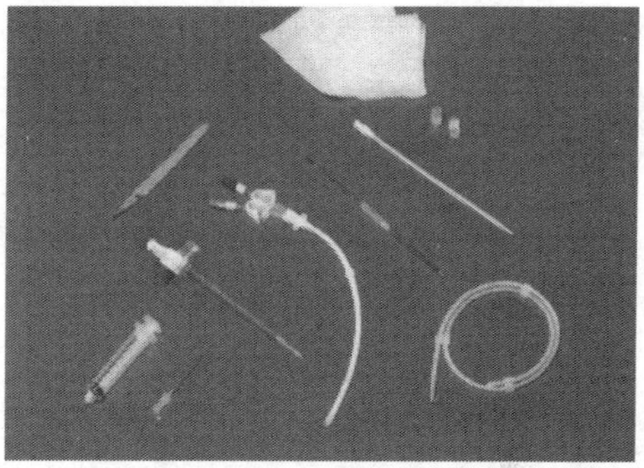

图 2-1-22　可撕脱鞘套装

（四）直接法

直接法是直接采用穿刺针完成引入介入器材到体内的方法。常用的有：①在穿刺针外直接配套引流管，通过穿刺的方法即将引流管引入到靶部位。操作的特点是先 B 超、DSA 透视或 CT 等精确定位，切开皮肤，然后争取一次穿刺成功，且尽量保持穿刺位置良好，穿刺成功后，就将穿刺针的外套管送入，并拔除穿刺针来完成整个操作。其优势在于一次穿刺，不涉及导丝、导管的更换，操作简单。但其的缺点为：穿刺针较粗，损伤较大。②将治疗或其他目的的器材做成针的形状，直接采用穿刺的方法，将针送到靶部位，如射频消融针。

三、选择性和超选择性插管技术

选择性血管插管术通常是指在穿刺插管的基础上将导管插入主动脉和上、下腔静脉的二级分支。插入二级以上分支，特别是细小血管可称为超选性血管插管术。在穿刺插管的基础上，将导管超选择插入目标血管，是进一步的介入诊疗的前提条件，也是介入手术成功的关键环节。

（一）器材

1. 普通导管　由聚乙烯类塑料、X 线可视性材料和加固材料（超细金属丝编织成网）经特殊工艺制成。由头端、颈部、管体及尾端几部分组成。头端较软，在插管过程中不易损伤血管，有平头和锥形头（tapered）之分。头段塑形成多种形态，有良好的形状记忆功能，适于插管。比较常用的有 Cobra 管（俗称眼镜蛇管）、RH 管（俗称肝管）、单弯管及猪尾巴导管等。管体的硬度各生产厂家略有不同，较柔软者利于插管时顺导丝跟进，较硬者可增强支撑力及扭矩力。尾端能插入导丝、与注射器及与高压注射器连接。目前常选用直径为4～5F（1F=0.33mm）的导管，其内腔可通过直径为 0.035～0.038 英寸的导丝，方便选择性及超选择性插管。导管内、外腔表面光滑阻力小。

2. 微导管　通常将外径在 3F 以下的导管称为微导管（图 2-1-23）。与普通导管不同的是，微导管非常柔软，需与微导丝配合使用，并需与普通导管或导引导管同时使用，组成同轴导管系统（图 2-1-24）。微导丝头端可以使用塑形针塑形，部分微导管头端也可在高温下（通常采用蒸汽）塑形，适于超选择性插入细小的靶血管。使用其行血管造影时对比剂的注射速率通常不超过 2ml/s。

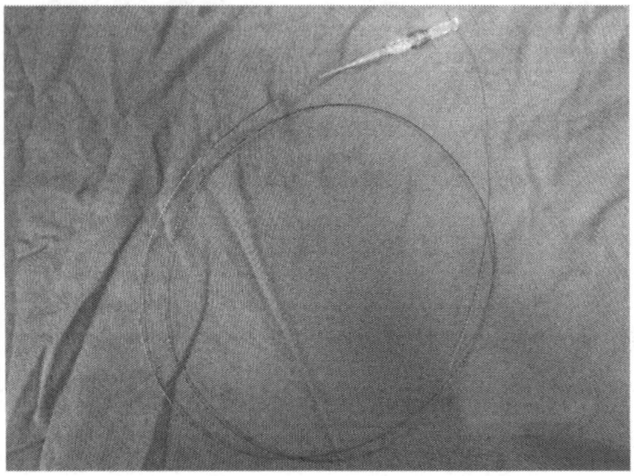

图 2-1-23　微导管同轴导管系统

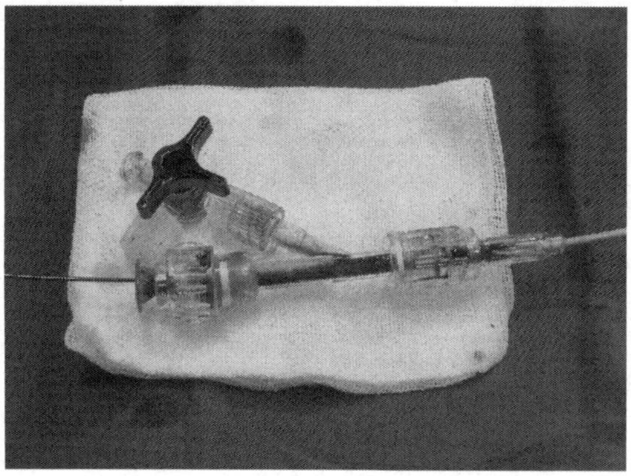

图 2-1-24　微导管同轴导管系统

3. 导引导管　是用于引导普通导管、微导管、球囊导管、可脱球囊导管和支架的导管，通常直径在 6F 以上，管壁比普通导管薄而硬，因而支撑力强。由于与其他导管配合使用时，两导管腔内有较大空隙，易形成血栓。因此，在头颈部应用时须连接“Y”阀及加压注入生理盐水冲洗两导管之间的腔隙，以免形成血栓进入靶血管导致误栓。

4. 导丝　为引导导管进入血管的由不锈钢或钛合金制成的金属丝。普通导丝的直径为0.035 英寸或 0.038 英寸，与所使用的普通导管的内径相匹配。头段细而柔软，顺应性好，利于进入血管分支，同时可避免损伤血管内膜。主干较硬，支撑力强，利于引导导管跟进。根据头段形态可分为直头导丝，J 型导丝和弯头导丝。后者适用于选择性和超选择性插管。根据导丝的硬度和表面顺滑性可分为：

（1）普通导丝：其主干硬度适中，由核心钢丝和螺旋形外钢丝组成。

（2）超硬导丝：其主干的硬度较前者明显增加，支撑力更强，制作材质与前者类似或为钛合金制成的杆。

（3）超滑导丝：其内芯为钛合金制成，不易折曲变形，外有亲水物质涂层，与水或血液接触后表面十分光滑，可插入迂曲的血管，为选择性插管的必备工具。超滑超硬导丝具备前二者的特点，适于超选择性插管和导管的跟进。

（4）超长（硬）导丝：一般指长度为 180～260cm 者，主要用于导管交换，超硬者还有利于置入粗大的支架输送器。

(二)选择性插管和超选择性插管方法

能否进行选择性或超选择性插管是血管介入诊疗操作成功的关键。导管插入血管的方式一般分两步进行，先选择性插管，再视情况进行超选择性插管。

1. 选择性插管　可先通过人体骨性标志定位、造影、"冒烟"等方式寻找主动脉和上、下腔静脉的二级分支，再通过推拉式或旋转式等插管方法，将导管插入。

(1)推拉式插管：以 Cobra 管、猎头管及 Simmons 管等为代表，这种类型的导管颈部弯曲度较大，插入大血管后导管头端能与大血管内壁紧密相贴形成张力。术者推拉导管时，一旦导管头端触及血管开口，由于自身的张力就可顺势而入。因此，熟悉各分支血管开口的位置和走行方向，对术者是非常重要的。

(2)旋转式插管：以 RH 管及 Yashiro 管为代表，颈部为双弯曲或多弯曲导管，且弯曲于不同方向。当导管头端插入血管分支后，旋转导管就能顺血管走行方向插入。操作要点是须先"冒烟"了解血管分支的走行方向，再决定顺时针或逆时针旋转导管，以顺利进入血管分支。

2. 超选择性插管

(1)导丝引导法：这是超选择性插管中应用最广泛的技术。首先将导管插入靶血管开口部，注入对比剂(俗称"冒烟")或造影了解血管走行方向。随后送入经导管送入导丝，并控制导丝头的行进方向，将导丝送入靶部位后，固定导丝尾端，再推送导管前行，使导管顺导丝而插入。此项技术的关键是术者必须控制好导丝，插入靶血管并进入足够的长度以增加支撑力，便于导管跟进。否则会因导丝前端偏软、支撑力不足，致导管在血管转弯处弹出而不能跟进。在跟进导管时，导丝尾端的位置应得到良好的固定，使导丝拉直图(图 2-1-25)。

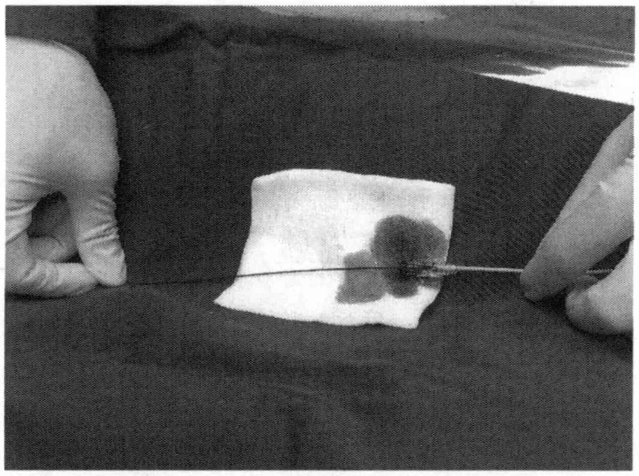

图 2-1-25　右手固定导丝，导丝拉直图

(2)导管成袢技术：是一种实用的超选择性插管技术，仅用一根导管(常为眼镜蛇管或猎头管)即可完成明显向下弯曲的血管的超选择性插管(Cobra 导管成袢超选择子宫动脉图 2-1-26)。成袢方法是先将导管插入一粗大的二级动脉，如肾动脉、对侧髂总动脉和肠系膜上动脉等。插入深度约5cm。再直接加以旋转和推送导管，使导管插入段退出并成袢。如不能从二级动脉退回主动脉，则送导丝硬头至该动脉起始部，再旋转及推送导管，使插入部退出动脉回到腹主动脉内，袢即告形成。若袢的远肢长度少于 5cm，导管端则难以触到腹主动脉壁而无法插入靶血管。根据旋转方向不同而形成左袢、右袢。左袢用于向右分支动脉的选择性插管，如肝动脉等。右袢则相反。成袢技术常用于先尾向再转头向走行动脉的插管，如胃左动脉和肝右动脉等(图 2-1-27)。

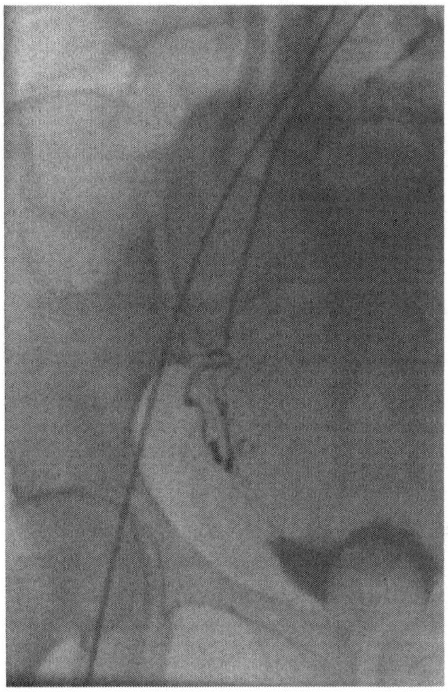

图 2-1-26　Cobra 导管成袢超选择子宫动脉

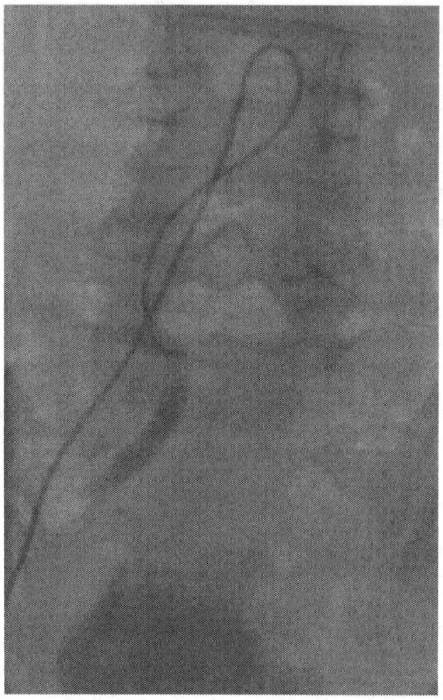

图 2-1-27　左侧髂内动脉成左袢超选同侧髂内动脉

（3）同轴导管（微导管）技术：多在靶血管细小或迂曲成角，常规导管难以超选择插管时采用本技术。同轴导管（微导管）技术，即用普通导管或导引导管与微导管配合使用，以进行超选择插管。导引导管可用常规导管或导引导管，选择性插入二级血管分支的开口，然后将微导管插入，经同轴导管使用微导管行超选择性插管。

头颈部血管插管使用同轴导管技术时，为增加管腔润滑度和避免同轴导管之间隙内血栓形成，需要连接“Y”型阀门及加压输液袋，持续注入生理盐水。

（4）上入路下行插管技术：股动脉穿刺插管是行介入治疗的常规入路，但某些血管，特别是血管二级分支长段下行后再上行者，如腹腔干、起源于肠系膜上动脉的肝右动脉等，以及主干水平走行、分支成直角向上或下行者，如左肾上腺静脉和左精索静脉等。下入路超选择可能会有困难。在这些情况下，可以考虑选择经锁骨下动脉或肱动脉等入路，也就是上入路进行超选择性插管。上入路插管使原双弯的血管变为单弯，技术成功率可以提高。

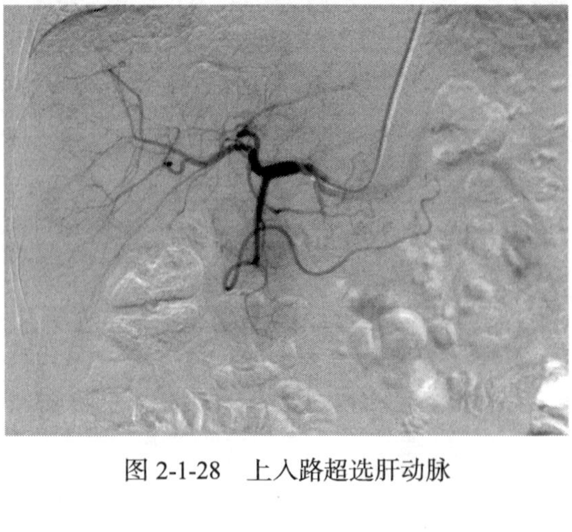

图 2-1-28　上入路超选肝动脉

针对下肢动脉硬化性闭塞症，特别是双侧病变者，经上入路进行动脉造影及开通血管治疗，也是一个不错的选择。而锁骨下动脉药盒植入术，也是一个上入路的典型技术（图 2-1-28）。

第二节　经导管血管栓塞术

经导管血管栓塞术(transcatheter arterial embolization，TAE)是指在超声或DSA透视等影像引导下，将导管插入靶血管后，通过导管注入栓塞物质，在血管局部造成机械性堵塞或(和)化学性破坏作用，引起血小板集聚、血栓形成，导致靶血管闭塞，从而达到治疗肿瘤、降低器官功能、改变局部的血流动力学和止血等治疗效果。该术具有全程监控、微创、可重复性、栓塞程度可控、成功率高等特点。

TAE后对靶血管及其相应的组织器官功能的影响，与多种因素有关，如栓塞水平、选择的栓塞物、组织器官的功能状态和栓塞程度等。其中栓塞水平有以下几种。

(1)毛细血管水平：毛细血管是极细微的血管，管径平均为6～9μm，连于动、静脉之间，互相连接成网状。需用液态栓塞剂才有可能达到该水平，如碘油、乙醇和胶等。毛细血管水平的栓塞，难以形成侧支循环，故一定程度的栓塞，可导致器官、组织的坏死。一般用于肿瘤或动静脉畸形的栓塞。

(2)小动脉、微小动脉水平：管径在0.3～1mm之间，为小动脉。管径在0.3mm以下者为微动脉。需要细小的颗粒栓塞剂才可达到该水平栓塞。由于毛细血管尚未栓塞，小动脉水平的栓塞后，仍可形成侧支循环。因此对脏器供血的影响，取决于侧支循环的形成情况和栓塞的范围。对上消化道如胃、十二指肠动脉的栓塞，因侧支血管丰富，栓塞后发生器官坏死的可能性小。而针对终末血供的肾、脾、脑等血管的栓塞，因难以形成侧支循环，则有发生靶血管供血区坏死的可能。常用来栓塞治疗AVM、肿瘤或止血治疗。

(3)动脉主干栓塞：管径在2mm以上。一般使用钢圈栓塞。管径较粗大的动脉，可使用血管封堵器或覆膜支架进行栓塞。由于侧支循环容易建立，所以主干栓塞对于大部分器官影响较小，但对于终末血供的器官，如脾、肾、脑等栓塞，则仍可发生器官坏死。可用于末梢栓塞后的加强栓塞或保护性栓塞，也可用于某些血管畸形的栓塞，如肺隔离症。

(4)静脉栓塞：静脉与动脉相比管径一般较粗，且可扩张。另除门脉系统外，静脉血液回流心脏，不正确的栓塞有发生致命性肺栓塞的风险。因此，必须选择正确尺寸和合适的栓塞材料，一般选择钢圈或封堵器栓塞，直径必须是靶血管直径的1.5倍以上。但一般病理情况下的静脉回流，常常发生引流方向的改变或血液回流缓慢。因此，可以选用硬化剂鱼肝油酸钠或无水乙醇进行静脉末梢的栓塞。

一、栓塞材料

1. 颗粒状栓塞物　肉眼观为细小颗粒状，经导管注入后停滞在小动脉和微小动脉水平，局部逐渐累积产生机械性堵塞，同时刺激血栓形成以栓塞靶血管。常用于小动脉或微小动脉的栓塞。颗粒直径在300～1000μm之间，根据靶血管的粗细，可以选择不同大小的颗粒。若选择的颗粒过小，有可能发生颗粒无法停留，发生远处栓塞的风险。若栓塞颗粒过大，则有可能不能到达末梢的细小动脉，导致栓塞效果欠佳。注射栓塞颗粒时，常采用脉冲团注法。常用的颗粒有明胶海绵、聚乙烯醇(PVA)和微球。

(1)明胶海绵：为蛋白胨制成，无毒，无抗原性，原用于外科止血。其为海绵状，空间内含有空气，浸水后则排出空气，体积可以压缩，可经较小的导管注入血管内，当进入血管后，体积再次膨胀，而堵塞血管。其栓塞效果一般持续 7～21 天，可吸收溶解，被称为中期栓塞剂。

现在市售的明胶海绵分为片状和瓶装两种。片状者约 60mm×20mm×2mm 大小，价格低廉，使用前需自行剪裁。剪裁方法：先压扁明胶海绵片，再用直剪将其剪成 1mm 大小的长条。再将这些长条均匀剪成 1mm×1mm 大小的颗粒，并装进 2ml 或 5ml 的注射器内。排空注射器和颗粒里的空气后，再吸入少量乙醇以消除颗粒间静电和消毒。吸入适量的生理盐水，以稀释乙醇并排除后，备用。根据靶血管和导管的大小，可以剪更小或更大的颗粒，并尽量均匀。明胶海绵也可剪成长条用于栓塞。同法将海绵压扁，再剪成 2mm×(5～7) mm(长度同注射器乳头相似)。注射器吸入造影剂并排空空气，仅余乳头残留少量空间，将剪成的长条送入乳头后，即可使用。

现在还有已经制好瓶装的明胶海绵颗粒，大小有 300～500μm，500～700μm，700～1000μm 等型号。使用方便，但价格稍贵。可直接混合造影剂后使用。

(2) 聚乙烯醇(PVA)：有机化合物，无味，溶于水。不可降解，不可吸收，其制成的颗粒为永久栓塞剂。包括 200～1000μm 大小的规格。可直接与适量造影剂混合使用。与造影剂混合好后，可观察颗粒在注射器内的悬浮状态，悬浮良好，则可使用。若颗粒比重较大，则增加造影剂的量。反之，则增加盐水的量。微导管尽量避免注射大于 700μm 的 PVA 颗粒。

(3) 微球(microspheres)：是指由高分子材料制成的微小球状实体，球形或类球形，一般制备成混悬剂供栓塞使用。微球粒径范围一般为 100～1000μm。其栓塞使用方法与 PVA 类似，也为永久性栓塞剂。但微球的形状均为球形或类球形，大小较相近，而 PVA 为不规则形，故微球的栓塞效果较好。

(4) 带药微球：是一种药物新剂型，是利用聚乳酸、明胶等高分子聚合物材料作为载体，将固体或液体药物包裹固化而形成的微小球状实体的固体骨架物，其直径大小不一，一般在 100～300μm，甚至更大，属于基质型骨架微粒。根据微球基质材料的不同，一般可以将带药微球分为两大类：一类是不可降解微球，如已基纤维素、玻璃等；另一类为可降解微球，如明胶、白蛋白、淀粉和葡聚糖等。可降解药物微球在降解的过程中体积不断缩小，可以进入细小的血管，同时药物缓慢释放，起到了药泵的作用，药物的疗效可以得到大大地提高。介入使用的带药微球常常携带紫杉醇、丝裂霉素等化疗药物或中药等，在栓塞的基础上，增加化疗药物效果。带药微球具有缓释性、靶向性和栓塞性三大特点。

2. 液态栓塞剂 包括无水乙醇和鱼肝油酸钠等。液态栓塞剂破坏毛细血管以达到栓塞的目的，注射量大时，可达到广泛栓塞。浓度越高，栓塞效果越好。但由于无 X 线示踪功能，使用时难以把握注入的量。为避免过量注入，造成栓塞剂反流而误栓塞，有以下两种方法：①加入少量造影剂或 0.5～1ml 的碘油，配置成混悬剂进行示踪。这两者混合时，会产生一些浑浊，多不影响使用。②少量多次注入，间断造影，根据血流速度的变化判断注入的量，如血流速度明显变慢，即停止注入。多数液态栓塞剂量大时会引起药物中毒或因为局部刺激性强烈而引起血管痉挛和剧烈疼痛。

(1) 无水乙醇：又称无水酒精，指浓度大于 99%(质量分数)的乙醇。其具有强烈的蛋白凝固作用，注入血管后造成血液中的蛋白凝固和细胞崩解，堵塞毛细血管，同时造成血管内皮细胞的坏死，促进血栓形成，进而导致血管的栓塞。无水乙醇浓度越高，效果越好。无水乙醇在血管中流动，浓度逐渐降低，作用将逐渐减弱。

(2)鱼肝油酸钠：属于血管硬化剂的一种，局部注射后，亦可造成血液中的蛋白凝固和细胞崩解和血管内皮细胞的坏死，促进血栓形成，促进内膜增生，逐渐闭塞血管。常用于静脉畸形、曲张静脉的治疗。鱼肝油酸钠可与空气混合配制成泡沫硬化剂来使用。由于空气的存在，减少了鱼肝油酸钠的用量，且为制成的泡沫，可延长在血管内滞留的时间，效果更好。鱼肝油酸钠可与空气采用 1∶4 的比例吸入于一 10ml 的注射器内，通过三通与另一个 10ml 的注射器相连，再通过轮流推注射器来混合。当鱼肝油酸钠与空气混合成乳白色液态泡沫硬化剂后就可待用。

3. 胶状栓塞剂　指的是用来栓塞血管的医用胶，可栓塞小动脉和毛细血管水平。常用的有二氰基丙烯酸异丁酯(IBCA)和 Onyx 两种。可与超液化碘油混合使用，混合的碘油越多，则凝固的时间延长，由此可达到不同的栓塞水平。此类栓塞剂降解缓慢，一般被视为长期的栓塞剂。可用于动静脉畸形(AVM)、小动脉瘤等的治疗。

(1)二氰基丙烯酸异丁酯(IBCA)：是一种高分子聚合物，为液态，但与离子性液体，如血液、盐水等接触后发生快速聚合反应，形成固体，并释放热量。由于其聚合反应很快，一被注出血管后，就可能导致血管壁与导管头端粘连，导致拔管困难等并发症。因此，需反复使用葡萄糖水等冲洗导管，以防导管被堵塞。

(2)Onyx：是一种非黏附性液体栓塞剂，由次乙烯醇异分子聚合物(ethylene-vinyl alcohol copolymer，EVOH)、二甲基亚砜溶剂(DMSO)及显影剂钽粉组成。这种聚合物注入血管后接触血液的周围部分先凝固，内部仍为液态，完全固化时间约为 5min。在完全固化前受到继续注射的推力才会向阻力最小的方向流动。停止注射，可以改变胶的流向，具有较好的可控性。Onyx 还具有可注胶时间长、不易粘管的特点。

4. 大型栓塞物　是指从导管释放出来后，直径较大，能栓塞比导管粗得多的血管或血管瘤腔的栓塞物质。包括金属弹簧圈、可解脱球囊和封堵器等。理论上栓塞物可栓塞管径相同大小的血管，但由于动脉血流较快和静脉可扩张等原因，进行栓塞治疗时，要选择比血管管径更大的栓塞物。

(1)不锈钢弹簧圈(spring coil，简称钢圈)：有普通钢圈、毛钢圈、塔形钢圈、微弹簧圈等多个类型。直径通常为属弹簧圈。其释放前也为线状，释放后自行盘圈。在确认位置良好后才释放，释放方式有电解、水解、机械解脱这三种方式。多用于脑动脉瘤的栓塞，也可用于粗大的动静脉的栓塞治疗。

(2)可脱球囊：为乳胶制成。注入稀释的造影剂后膨胀，充盈后尺寸(直径×长度，mm)：7.5×10、7.5×20、8.5×11 和 9.5×16 等。多用于颈动脉海绵窦瘘的栓塞治疗。将球囊放至合适的位置后，注入造影剂令其膨胀至合适大小，即可撤退微导管，而球囊上的乳性胶圈会自动封闭，防止造影剂流出。

(3)封堵器：常用于栓塞高血流量的中至大的血管，具有释放准确、不易移位、血管再通率低的优点。直径从 4mm 到 16mm，以 2mm 的幅度增加。一般可通过 5F 的导管释放，当直径增大时，则需要使用较大直径的导引导管。封堵器在释放前可回收，当确认位置良好后，通过旋转封堵器的尾端导丝，则可释放。所选用的封堵器直径需比所栓塞血管大 30%～50%。

二、操作技术

TAE 术是介入常用的技术之一，但也有可能引起并发症。本术成功地完成取决于术者对栓塞疾病的了解、栓塞前的充分造影评估、对靶血管的成功选择、选用合适的栓塞材料、栓塞程度的控制及栓塞后的造影评估。

1. 塞前的造影评估 进一步明确诊断，了解所栓塞血管的部位、性质及变异情况，观察是否有血管的危险吻合，了解血流动力学情况，并初步评估栓塞后的可能并发症。

2. 超选择靶血管 上越接近靶血管而避开非靶血管进行栓塞，效果越好，且更能避免并发症的发生及减少术后反应。但对于走形迂曲、复杂的靶血管，常规的插管往往难以成功，此时可选择使用微导管，或改用其他形状的导管及使用超滑、超硬等导丝配合等技术，以提高超选择的成功率。如果不能超选，则根据靶血管所在的器官及侧支循环等情况，衡量利弊，来决定是否栓塞。在侧支循环丰富或双重供血的器官，栓塞对器官功能的影响可能减少。

3. 选择栓塞剂 ①根据靶血管的直径、血流速度及栓塞水平选择合适大小的栓塞剂。②根据超选择的水平来决定栓塞剂的类型，不能完全避开非靶血管栓塞时，可适当选用一些温和的栓塞剂，如明胶海绵等。③根据病变性质和治疗目的来选择栓塞材料。针对恶性肿瘤的治疗，可以选择永久的栓塞剂。而针对良性的病变，则可选用中短期的栓塞剂。④根据靶血管的器官背景，来选择栓塞材料。所在的器官背景对栓塞剂的选择影响很大，如脑血管的栓塞剂的选择就比外周血管更严格。同时脏器功能的状况，也会影响栓塞剂的选择。选择合适的栓塞物是TAE术成功的关键之一。前述的栓塞剂类型也可选择2种或以上，注入栓塞剂的顺序也可根据术者的经验决定。

4. 释放栓塞材料 这是栓塞过程中，最重要的一步，也是成功的关键。需密切观察DSA显示器，手眼协调来精确释放并控制好栓塞程度。其释放栓塞剂的方法常用的有：

（1）低压流控法：常用于注射碘油等液态栓塞剂或颗粒栓塞剂。即选择到靶血管后，保持注射器一定的压力（压力以不引起栓塞剂反流为准），不阻断血管血流，由血流将栓塞剂带到靶血管的末梢而完成栓塞。由血流速度的快慢及栓塞剂是否反流的情况，来决定推注注射器的压力。密切观察DSA显示器，但血流减慢及明显减慢时，说明大部分靶血管已被栓塞，则需降低注射压力，减慢栓塞剂的流速。造影观察血流已经接近停止或出现造影剂反流，则说明前面的血管已几乎完全栓塞，需要暂时停止注药。

（2）间歇式团注法：常用于颗粒栓塞剂的释放。即选择靶血管后，团注法“冒烟”显示血流的速度，然后以同样的速度来释放栓塞剂。血流减慢后，则相应减小推注的压力和速度及延长注射的间歇期。每次推注之间保留一个间歇来观察血流的速度和流向。该技术成功的关键，也在于密切观察血液的速度及方向，避免栓塞剂反流，导致异位栓塞。

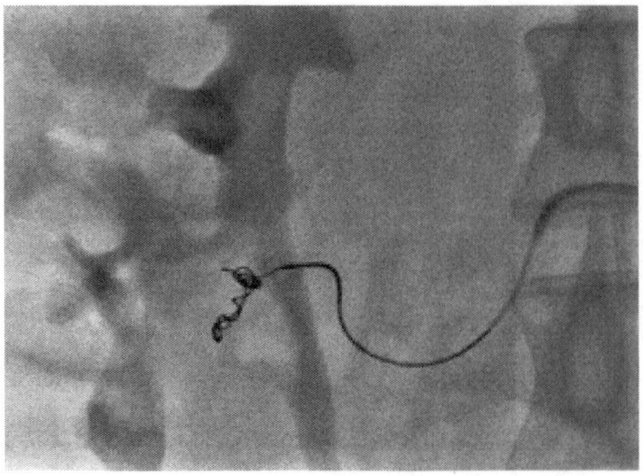

图 2-2-1 定位法释放微钢圈栓塞出血动脉

（3）定位法：常用于大型栓塞剂的释放。该法的关键在于定位的准确。释放过程中，避免导管头端的移位及确保栓塞剂成功释放，且位置准确（图 2-2-1）。

5. 栓塞程度的控制 是完成治疗目的和减少并发症的关键之一。栓塞程度不足则可能无法达到治疗效果，而栓塞过度则会导致并发症的发生。栓塞程度控制的好坏与术者的经验密切相关，初学者使用介入栓塞技术时，更需谨慎。术中密切观察的靶血管的血流速度是与栓塞程度密切相关。当血流开始减慢时，说明栓塞程度已经达到30%～60%；当血流明显减慢时，则栓塞程度已经达到60%～90%；但血流接近停滞或停滞时，则说明栓塞程度已经达90%以上。血管痉挛等因素也会导致假性完全栓塞的情况，需注意鉴别。

三、临床应用范围

1. 富血供肿瘤的治疗 通过对肿瘤供血血管的栓塞，减少肿瘤血供，同时配合化疗药物的使用，达到缩小肿瘤的目的(图2-2-2、图2-2-3肝癌栓塞前后)。由于栓塞的不完全特性，一般难以达到根治性栓塞。可用于肿瘤的姑息性治疗及术前栓塞治疗。对于肿瘤血管的栓塞，一般是采用毛细血管或微小动脉水平栓塞，尽量避免血管主干水平栓塞。单纯主干水平栓塞，短时间内形成侧支血管建立，可影响治疗效果，且对下一次治疗可能造成困难。

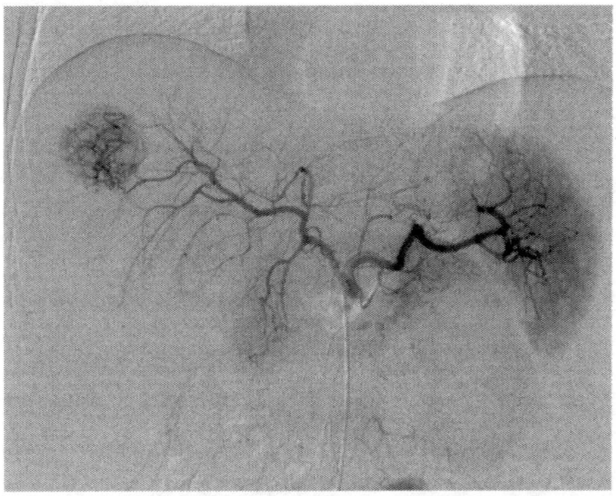

图2-2-2 肝动脉造影后显示：肝右动脉增粗、分支增多，发出供血动脉参与肝右叶肿瘤供血。肿瘤血供丰富

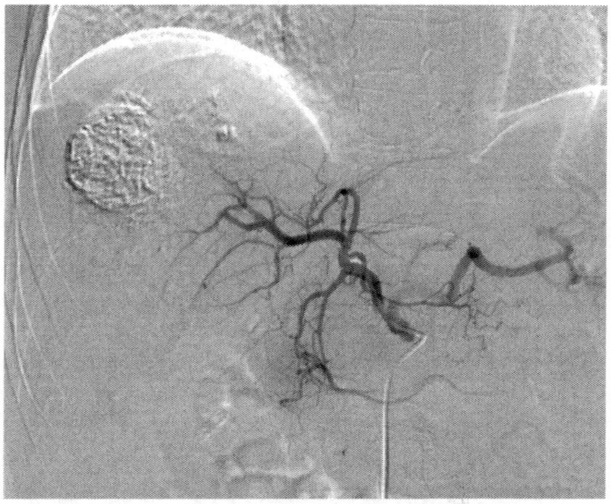

图2-2-3 超选择肿瘤供血动脉后进行碘油及PVA颗粒栓塞治疗。复查提示肿瘤血管血流中断，染色消失

2. 止血治疗 通过闭塞血管或降低血管压力、减慢血流来达到止血的目的。临床应用广泛，基本全身各个部位的出血，均可选用，疗效显著，是介入学科最卓有成效的工作之一。一般针对的是动脉性出血，也可治疗食管胃底静脉曲张破裂出血。动脉性出血，栓塞出血小动脉，栓塞材料可选择明胶海绵、PVA或者钢圈。食管胃底静脉曲张出血，则直接栓塞曲张静脉，一般选用较大直径的钢圈、封堵器或鱼肝油酸钠等硬化剂。栓塞前需考虑出血器官的血供特性及栓塞后侧支循环建立的情况，来决定栓塞的水平、方式、材料、范围。选择末梢血管栓塞，侧支循环难以建立，可导致组织器官的梗死，影响组织器官功能(图2-2-4、图2-2-5肾出血栓塞前后)。

如出血部位多重血供者(如肝脏)(图2-2-6、图2-2-7肝外伤出血栓塞前、后)、侧支循环易于建立者(如上消化道)(图2-2-8、图2-2-9十二指肠出血栓塞前、后)，则需采用末梢性栓塞，甚至出血血管破口前、后的栓塞来达到止血目的。

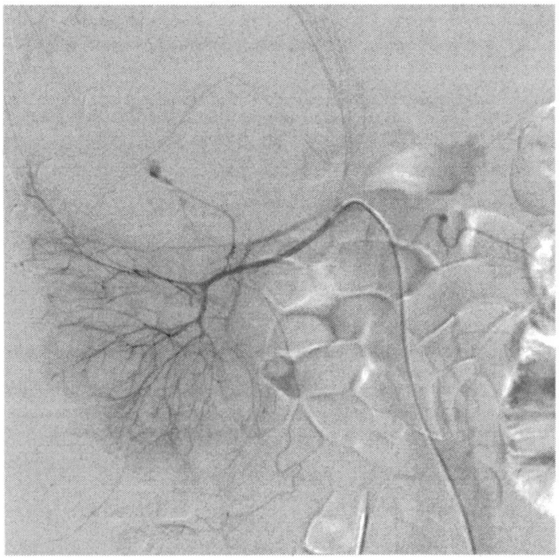

图 2-2-4　肾动脉造影提示肾动脉分支破裂，假性动脉瘤形成

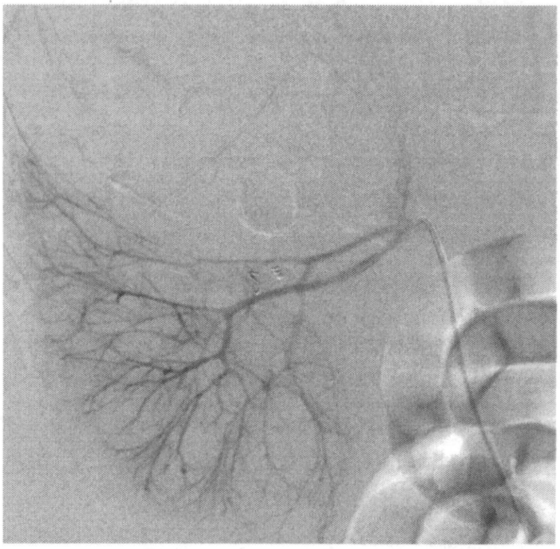

图 2-2-5　超选择栓塞后出血动脉分支及假性动脉瘤均不显影

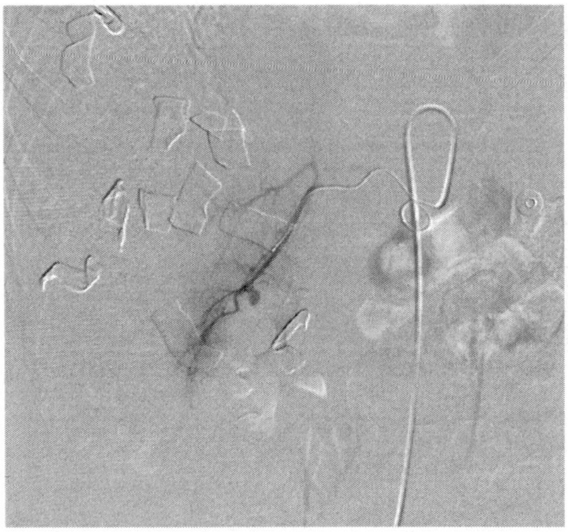

图 2-2-6　肝动脉造影提示肝右动脉分支破裂，假性动脉瘤形成

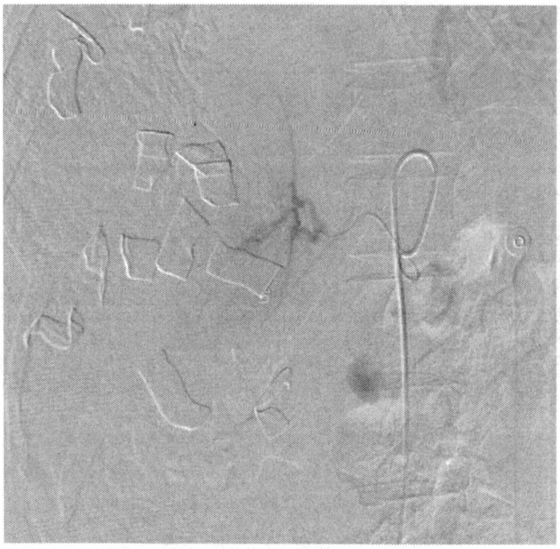

图 2-2-7　超选择栓塞后肝动脉出血动脉分支及假性动脉瘤均不显影

3. 血管畸形的硬化治疗　不同的血管畸形类型，选用对应的栓塞方式和材料。动静脉畸形（AVM），以栓塞小动脉、细小动脉和毛细血管为主，栓塞材料选用 PVA 和胶。静脉畸形，则采用硬化畸形静脉的治疗方式，以鱼肝油酸钠较为常用（静脉畸形造影图 2-2-10、泡沫硬化图 2-2-11）。硬化栓塞过程中，尽量避免栓塞正常血管及组织，是该治疗方案的重要原则。

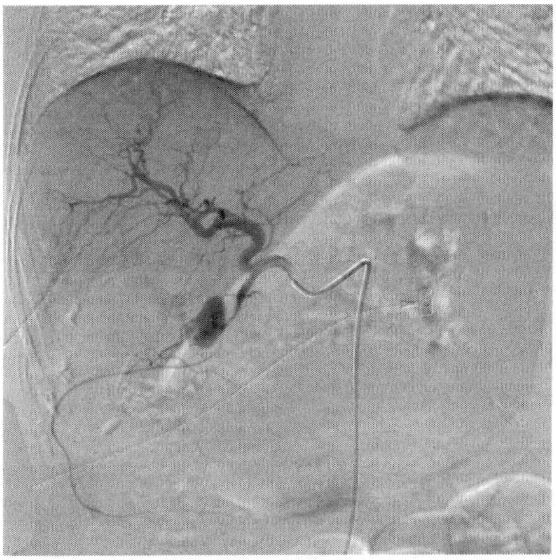

图 2-2-8　造影显示胃十二指肠动脉造影剂外渗

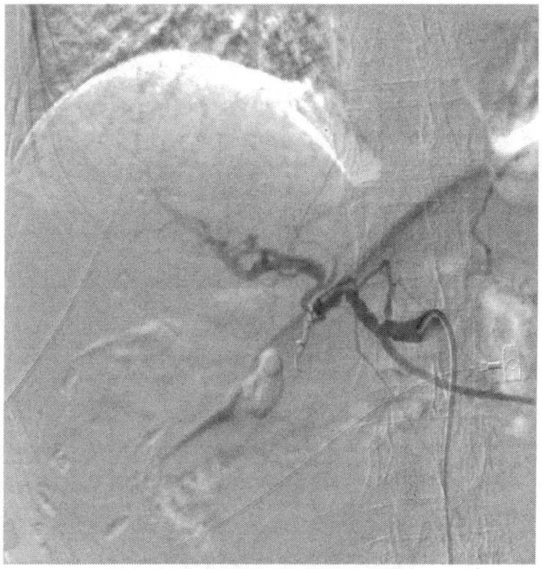

图 2-2-9　栓塞治疗后胃十二指肠动脉血流中断，未再见造影剂外渗

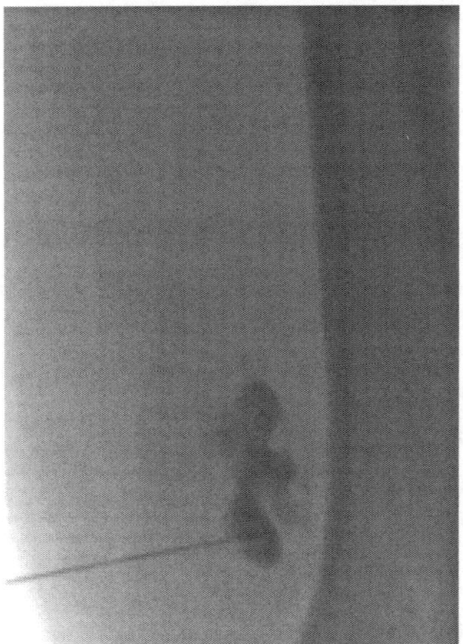

图 2-2-10　造影显示畸形静脉团

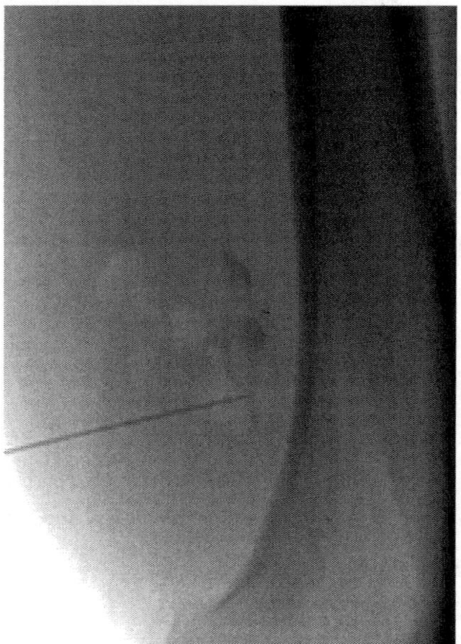

图 2-2-11　经皮穿刺注入泡沫硬化剂治疗静脉畸形后，病灶内泡沫硬化剂停留

4. 降低器官功能　一般用于治疗脾功能亢进，通过栓塞部分的脾动脉血管分支，减少脾脏的血流，导致脾脏部分坏死，来达到类似外科手术切脾的效果，但保持了部分脾脏功能(图 2-2-12、图 2-2-13)。一般是采取小动脉水平的栓塞，栓塞材料可以选择明胶海绵、PVA 或者钢圈。肾萎缩后肾功能丧失，但又成为患者高血压的主要原因，此时，可栓塞肾动脉，去除高血压的原因。

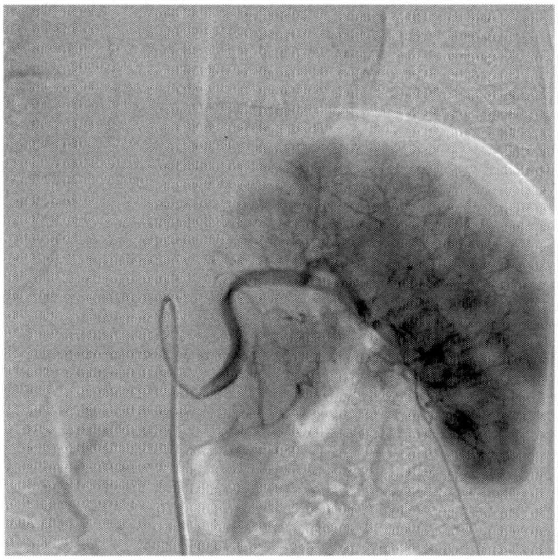

图 2-2-12　脾部分性栓塞前行脾动脉造影

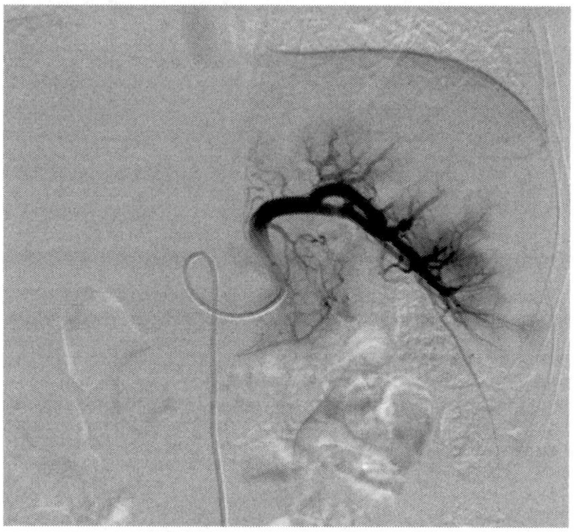

图 2-2-13　脾部分性栓塞后复查造影显示脾脏部分血管已被栓塞

血流动力学改变：对有吻合支的血供器官，栓塞一支，有利于另一吻合支增粗、增多供血。如食管癌患者，外科切除术前，行胃十二指肠动脉和胃左动脉栓塞，有利于食管动脉和胃短动脉血供的增加，从而减少外科切除术后吻合口瘘的风险。

四、栓塞术的不良反应及并发症

栓塞术中的不良反应主要为血管神经反射及疼痛。血管神经反射主要为超选择插管过程中嵌入性插管、操作较粗暴或栓塞过程中剧烈疼痛导致，主要表现为胸闷、大汗淋漓、脉搏细数及心率减慢，严重者出现氧饱和度和血压下降。通过暂停手术、吸氧、使用阿托品、止痛和补液等处理后，一般均可好转。严重的血管神经反射，需尽快结束或终止手术。栓塞术中的疼痛很常见。使用烈性栓塞剂如乙醇、胶等均可导致剧烈疼痛，可经导管注入利多卡因或使用止痛药物处理，必要时可静脉麻醉辅助。另外，使用颗粒栓塞剂进行快速栓塞或短时间内的大面积栓塞均可导致疼痛。可使用止痛药物处理。

1. 栓塞术后的不良反应　主要表现为栓塞后综合征，包括：发热、疼痛、食欲不振、恶心呕吐及无力感等，以术后 24h 内较严重，一般持续 3～4 天后可逐渐缓解。可给予退热、止痛、止吐、营养支持等对症处理。其中发热为栓塞后大面积组织坏死导致，如低于 38.5℃可予以观察，高于 38.5℃则给予退热处理。但反复寒战高热，使用退热药物效果欠佳或退热后短时间内再次发热的，需要与坏死后继发感染相鉴别。

2. 栓塞术后的并发症　指的是栓塞术后发生的非靶器官坏死、靶器官过度损害等情况。主要由于栓塞剂过量、异位及栓塞剂选择不当等原因所导致。过度栓塞是指栓塞程度和范围超过预期，可导致严重的术中和术后的不良反应。包括：靶器官功能损害、组织坏死等。要避免过度栓塞，主要是注意栓塞剂的用量。应尽量分次少量注入栓塞剂，同时在栓塞过程中，反复“冒烟”或造影了解栓塞程度。异位栓塞：包括反流性误栓和顺流性误栓。反流性误栓主要发生在栓塞过程中，栓塞剂使用过量、注药过快、压力过大或导管弹出、异位等导致。顺流性误栓则多发生在静脉栓塞过程中，主要由于选择不恰当的栓塞剂或注射压力过大导致的肺或远端器官栓塞。异位栓塞可导致严重的并发症，如大范围的肺栓塞就可致命。

第三节　经导管药物灌注术

【案例 2-3-1】

患者，女性，58 岁，因“结肠癌术后半年，右上腹疼痛 3 天”入院。入院前曾于当地医院查上腹部 B 超，提示肝内多发肿物。入院查体：右上腹压痛，无反跳痛。入住我院后相关辅助检查：CA19-9≥1338kU/L；上腹部 CT 提示：肝内多发转移瘤，考虑结肠癌术后肝转移。

问题：

(1) 经导管药物灌注术的原理是什么？

(2) 灌注术的适应证有哪些？

(3) 灌注术的种类有哪些？

经导管药物灌注术(transcatheter arterial infusion，TAI)是指经皮穿刺后，通过导管建立一个由体表到目标病灶动脉血供的通道，再通过该通道往目标病灶灌注药物进行治疗的技术。其目的在于提高局部灌注的血药浓度，延长药物与目标病灶的接触时间，而降低全身的血药浓度，以提高疗效，并降低毒副作用。

【原理】 多数药物必须与病灶接触才能发挥作用，因此，疗效与病灶局部药物的浓度及与药物接触的时间有关。静脉全身用药为常规的用药途径。药物进入静脉后，随血液流动散布全身，并逐渐经肝、肾代谢排出体外。病灶局部的血药浓度与体循环血管内的血药浓度相平行。但分布在病灶血管的药物往往只占注射药物很少的一部分。因此要提高疗效，必须增加注射药物的总量或延长注射时间，而这往往会提高药物毒副作用。而 TAI 术，药物首先直接到达病灶的供血动脉，再通过血液循环在体内 2 相分布，并逐渐经肝、肾代谢排出体外。因此，可大大提高病灶局部血药浓度及延长作用时间。TAI 的临床应用需要理解和运用以下 3 个基本原理。

1. 局部给药的药代动力学基本公式　药物局部浓度=1+ 表面总清除率 / 局部血流量。

对某一种药物，其表面总清除率的数值是恒定的。因此，提高局部浓度，从降低局部的血流量考虑。超选择插管后注药，可提高药物的局部浓度。采用球囊导管膨胀球囊完全阻滞动脉血流后，再灌注药物。此时，局部的血流量最小，而药物的局部血流量最大。

2. 首过效应　是指药物第一次经过靶器官时被提取和代谢的现象。由于首过效应的存在，使用导管直接灌注治疗的药物经过病灶后再两相分布到全身器官时的浓度，与静脉全身用药后的浓度相较，就明显下降。因此，减少了药物对全身其他非靶器官的影响，降低了药物的毒副作用。如采用蒽环类药物盐水阿霉素经肝动脉灌注后，多数被肝组织摄取和代谢，经肝静脉回流到体循环的两相分布的药物量已大大减少。铂类药物在血液中，可被蛋白质螯合而失去效能。经静脉给药后，通过肺循环再到体循环，约 90%的铂类药物已被血液中蛋白质螯合。如采用局部给药，药物可直接分布到病灶，失去了与血液中蛋白质螯合的时间，分布在病灶内的铂类药物仍为游离铂而具有其药物的效能。因此，经动脉局部给药，大大提高了铂类药物的效能，这也是首过效应的另一个方面。

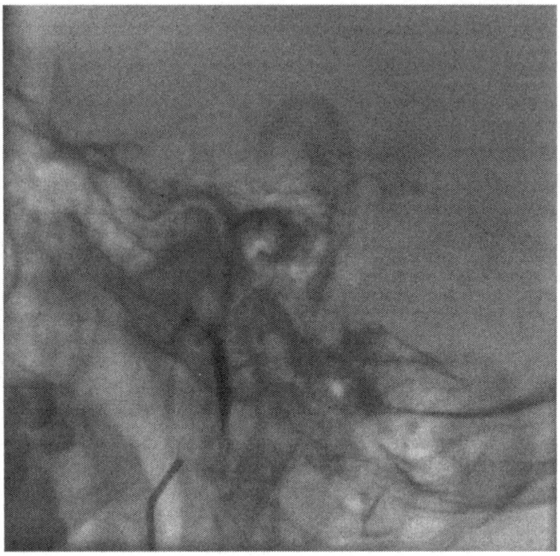

图 2-3-1　动脉注入造影剂与化疗药物混合药液。由于造影剂比重较大，显示药液主要位于血管下方，形成层流现象

3. 层流现象（图 2-3-1）　是指药液进入血管随血液的流动过程中，因为其在血液中的比重不同，将会更多停留在血液的上层或下层，从而导致病灶上部或下部获药不同的情况。静脉全身用药，层流现象影响小，因为其注药处与病灶距离远，药物到达病灶时，特别是经过肺循环后，已和血液充分混合。但经导管药物灌注术，因导管与病灶距离近，则必须考虑到层流现象的问题，否则将会影响治疗效果。如 5-FU 药液的比重较血液轻，患者平卧位局部给药，药物可能会较多地进入腹腔干和肠系膜上等向腹侧开口的血管，而较少进入腰动脉等向背侧开口的血管。如需克服上述层流现象的影响，则可选择患者俯卧位给药。为避免层流现象，可以考虑后退导管，延长导管头端与病灶的距离，使药物与血液充分混合，或脉冲式团注，提高药物的注射率，促使药物推开血液、占据血管，而不在血液中分层流动。

【适应证】

(1) 实体肿瘤的灌注化疗治疗，包括：鼻咽癌等头颈部肿瘤、肺癌、肝癌、肾癌、肢体肿瘤、盆腔妇科肿瘤等的治疗。

(2) 动静脉血栓的灌注溶栓治疗。

(3) 消化道出血的灌注止血治疗。

(4) 局部严重感染的抗生素灌注治疗。

(5) 血管痉挛，局部灌注解痉药物治疗。

(6) 肢体缺血性疾病，如糖尿病足等，灌注扩张血管药物治疗。

【血管灌注术技术步骤】　利用 Seldinger 技术建立体表到靶血管的导管通道。常用的穿刺插管部位有股动脉、锁骨下动脉、肱动脉及腋动脉等。

根据目标病灶的位置及血管情况，选用不同的导管插管。到达靶血管后先造影了解病灶的性质、大小、供血血管及侧支血管情况、导管的位置情况（图 2-3-2）。

若无法避开正常血管，为减少手术并发症及术后反应，可先行保护性栓塞（图 2-3-3）。

超选成功后，根据不同病变，可直接使用普通导管灌注，或换用专用导管进行灌注，如溶栓导管或球囊导管等。灌注过程中，注意层流现象。

【技术关键】

(1) 选择一个合理的穿刺入路，即靠近灌注病灶，且便于血管选择操作。

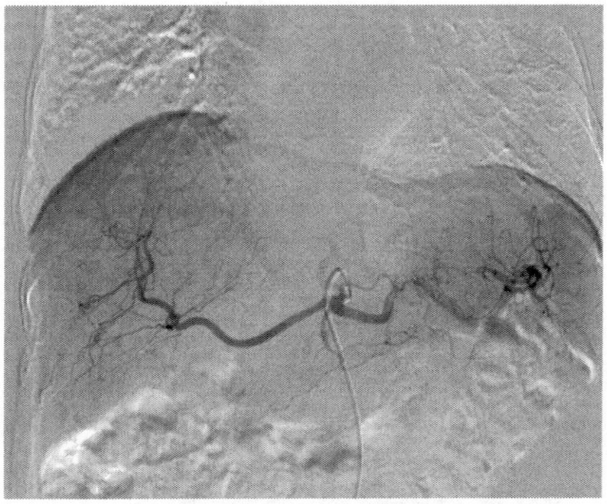

图 2-3-2 案例中的患者行肝动脉造影发现肝内散在多发的淡染色病灶，以周边强化为主

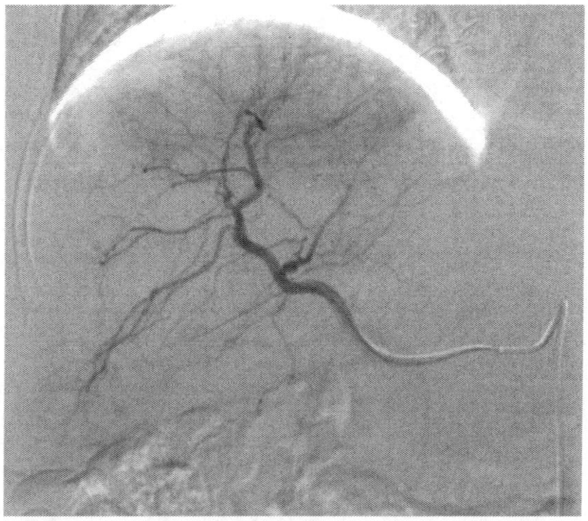

图 2-3-3 案例中使用微导管选择插管至肿瘤供血动脉主干后灌注药物尽量超选入或接近病灶供血动脉，以避开正常血管，必要时可选用微导管

(2) 充分造影了解病灶情况，并尽量超选择插管后灌注。

(3) 灌注过程中，要考虑到首过效应和层流现象的影响。

【经导管药物灌注术的种类】 短时间冲击性灌注治疗：持续时间数分钟至数小时，一般经普通导管直接灌注治疗，可直接手推或输液泵持续泵入治疗。多用于浓度依赖性的化疗药物的灌注治疗，如抗肿瘤药物蒽环类和抗生素类。

较长时间序贯灌注治疗：持续时间一般超过 24h，达数天，甚至数个月。普通导管一般使用 1 周左右，但置入药盒导管系统后，可延长使用时间达数个月或 1～2 年。置入导管药盒系统后，一般采用输液泵或便携式弹性灌注泵泵入。常用于时间依赖性化疗药物的灌注治疗，如 5-FU、甲氨蝶呤等，或溶栓治疗。但该灌注方式，存在导管可能移位、堵塞、血栓形成等并发症，需定期复查了解药盒导管系统情况。

【并发症及副作用】 恶心、呕吐、食欲不振等化疗副作用。常见于动脉灌注化疗，但较静脉全身化疗的反应轻(案例中的患者灌注术后主要表现为恶心、呕吐，余无不适)。

血管闭塞、血栓形成：为导管头端刺激血管，或置管长时间灌注治疗时使用不当导致。

血管出血：常见于溶栓治疗，故灌注溶栓的过程中，需定期造影复查了解血栓情况及复查出凝血功能。

第四节 球囊导管扩张成形术

【案例 2-4-1】

患者，女性，43 岁，因“反复腹胀伴双下肢水肿 3 年”入院。否认既往有慢性乙型肝炎病史。入院前曾于当地医院查上腹部 B 超，提示肝脾肿大。入院查体：腹部膨隆，移动性浊音(+)，双下肢凹陷性水肿。入住我院后行上腹部 CT 检查提示：下腔静脉狭窄，考虑为布加综合征。

问题：

(1)下腔静脉狭窄可选取何种球囊进行扩张成形治疗？

(2)球囊的分类有哪些？

(3)球囊导管扩张术的并发症有哪些？

病例介入手术过程：（图 2-4-1～图 2-4-4）

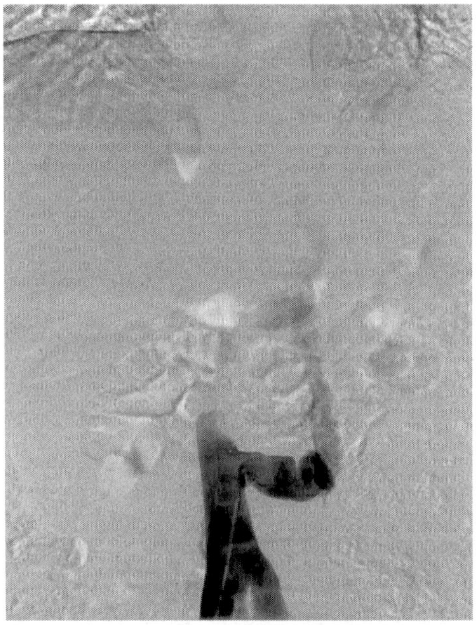

图 2-4-1 下腔静脉造影肝段下腔静脉未见显影，回流的血液经开放的侧支循环回流

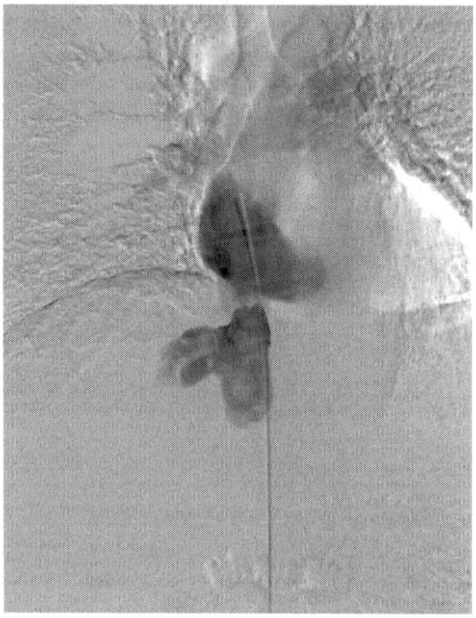

图 2-4-2 成功将导管通过狭窄段进入心房，再造影显示肝段下腔静脉膜性狭窄

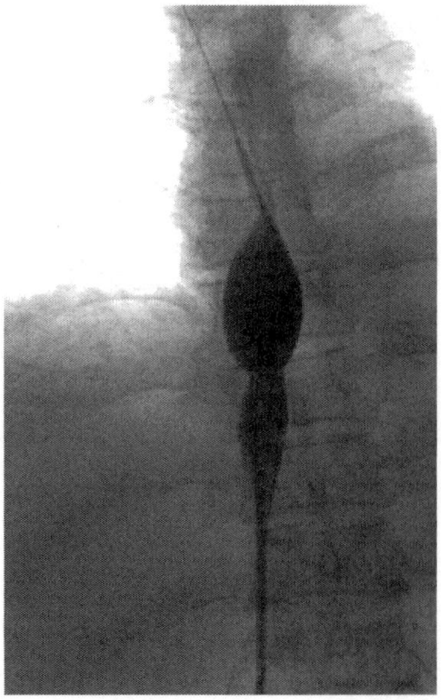

图 2-4-3 下腔静脉球囊扩张，可见明显的腰征

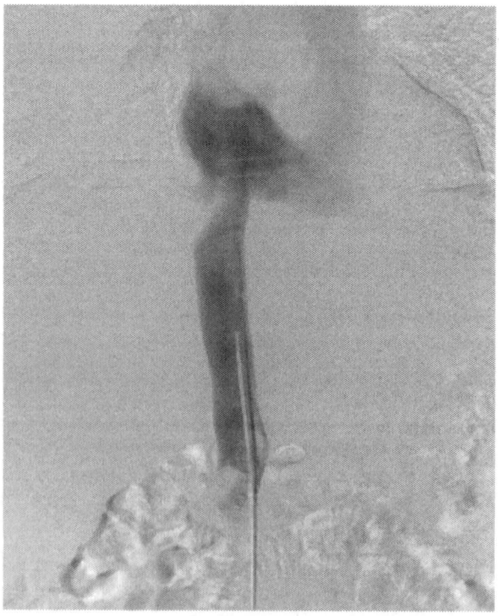

图 2-4-4 球囊扩张后造影复查提示下腔静脉血流恢复通畅

球囊导管扩张成形术(percutaneous transluminal angioplasty，PTA)是利用球囊导管，采用高压注射的方法膨胀球囊，可对血管管腔或非血管管腔病理性狭窄处进行扩张成形或建立新的人工通道的介入技术。该技术包括经皮血管成形术和非血管性管腔狭窄球囊扩张成形术。其基本原理在于通过膨胀球囊对狭窄处的组织进行有限度的损伤或撕裂，使其管腔重建成形或配合支架的置入建立一个新的人工通道。重要参数如下。

命名压(nominal pressure)指球囊获得预定直径所需要的球囊内充盈压，一般命名压为6～8atm(1atm=101 325Pa)。

爆破压(rated burst pressure，RBP)指体外测试时反复充盈球囊40次，99.9%球囊不会破裂的最大充盈压。

顺应性(compliance)是指球囊充盈时每增加一个大气压(atm)球囊外形或体积相应发生的变化，是球囊拉伸能力的指标。球囊完全充盈后，球囊顺应性越高，随充盈压继续增加，球囊体积或外形进一步增大的趋势越明显。但对绝大多数扩张球囊导管来说，增加充盈压时球囊的长度并不发生变化，体积的变化主要体现在球囊直径的变化上。

【球囊的分类】 依球囊顺应性，可分为非顺应性、顺应性及半顺应性球囊。

1. 非顺应性球囊 最常使用，其材质为聚乙烯(PE)、聚对苯二甲酸乙二醇酯(PET)、聚酰胺和聚氨酯。其膨胀到额定爆破压力(RBP压力)时，继续加压只能使球囊破裂而预设的直径不会扩大。耐高压和膨胀力强是其优点，有利于扩张严重化或纤维化的坚硬病变。可用于血管和非血管管腔狭窄的扩张成形治疗，还可应用于分叉病变、开口病变、支架重叠处和支架内再狭窄等不易扩张的病变。非顺应性长球囊用于长段闭塞病变时可明显降低血管成形术后内膜损伤所致的夹层的发生率。

2. 顺应性球囊 材料为聚氯乙烯(PVC)。与非顺应性球囊相反，顺应性球囊在压力增加至命名压或扩张到预定直径后，随充盈压继续增加其直径和体积可不断增加。遇到阻力时，球囊形态可发生变化并向阻力小处扩张，这样施加的挤压力量明显减少，但持续升高充盈压球囊两端肩部过度膨胀可导致病变周围正常血管壁损伤引发夹层。因此，扩张狭窄病变易造成夹层使得顺应性球囊一般不用于血管成形术。但利用顺应性球囊适应血血管形态塑形这一特性，可用于覆膜支架植入后的贴覆整理和MOMA脑保护装置。当置入覆膜支架隔绝腹主动脉瘤时，由于支架贴覆不良，可产生内漏。而利用顺利性球囊可顺应血管形态的特性，可使支架和血管贴覆良好，减少内漏发生。而MOMA脑保护装置，也是利用顺应性球囊这一特性。在颈内动脉重度狭窄置入支架治疗前，先用球囊闭塞颈外和颈总动脉，让病侧颈内动脉血液逆流，而减少支架置入过程中的脑栓塞的风险。

3. 半顺应性球囊 指球囊充盈压在命名压和爆破压之间继续增加时球囊直径在预定直径之上仍有0.25～0.75mm的增加范围。半顺应性球囊在充盈超过命名压后通过控制压力可精确调控球囊直径，可用于制作膝下小截面长球囊。半顺应性球囊在高于14atm后可出现“狗骨头现象”，即：对病变的挤压力不足以扩开坚硬的病变，且病变两端突起的球囊部分可能损伤病变两端的正常血管壁组织，造成边缘效应引发支架两端的再狭窄或病变处的夹层。如果在高达20atm的压力时，不仅可能扩不开病变，同时有可能造成严重的血管破裂穿孔或夹层事件。

4. 特殊球囊

(1) 大球囊：是指直径大于 15mm 的球囊导管，主要用于大血管及其他管腔的扩张治疗。如布加综合征的下腔静脉扩张治疗及贲门失弛缓症的扩张治疗。

(2) 高压球囊：是指可耐受 15～20atm 而不破裂，膨胀力较普通球囊大，适用于以纤维结缔组织为主的坚韧性狭窄的扩张。

(3) 冷冻球囊：有低温成形球囊、输送装置和热电偶三个部分组成，是用一氧化二氮(N_2O)作为扩张媒介。它既包括了机械性的球囊扩张，也包括了低温疗法的生物学效应。主要用于钙化严重及关节部位的血管扩张。

(4) 切割球囊：在非顺应性球囊的表面巧妙地纵向装上 3 或 4 个刀片。刀片的工作高度为 0.127mm，长度为 15mm。未使用时刀片被折叠的球囊塑料膜掩盖，扩张时刀片被打开，首先接触组织并切割成 3 或 4 个小口，而后扩张成形。由于切割的作用，球囊的环向作用力减小，相应减少了对血管壁的损伤，同时也减少了一般球囊扩张后血管弹性回缩的程度。切割球囊可用于坚韧性狭窄、股动脉以下血管狭窄和支架置入术后再狭窄的治疗。

【PTA 操作步骤】 在球囊扩张成形术中，球囊导管需与相应的导丝、导引导管及压力泵等相互配合来完成整个操作。

术前通过 CT、X 线、超声等多个手段，做到充分了解狭窄部位的长度、程度及管腔的情况。

选择合适的入路：不同部位的扩张治疗，需选择不同的入路。好的入路，在于尽可能接近狭窄部位、便于导丝穿过狭窄及引入球囊，且方便安全。

造影了解狭窄位置的情况：先将导管送至狭窄部位近端，通过造影，再次了解狭窄部位的相关情况，包括狭窄的性质、部位、程度、长度及两端的情况。选好合适大小、长度和类型的球囊。

导丝通过狭窄段：与球囊配套导丝穿过狭窄闭塞段是整个球囊扩张成形术能否成功的关键。通过狭窄段一般较易，但通过完全闭塞段，特别是长段的闭塞则有一定的挑战。术者的经验较为重要，即所谓的熟能生巧。选择合适的导管、导丝，操作力度以轻柔旋转为主，使用钻挤法通过闭塞部位。及时的发现和明确是否进入假道，并及时调整，使导管导丝进入真腔内。如为动脉闭塞性病变，导管导丝进入内膜下的假道后，需设法使其重返真腔。

使用球囊扩张成形：球囊的直径一般和狭窄两端的正常管腔一般大小或稍大 1～2mm，长度可超过狭窄段 1～2cm。但长度不应超过狭窄段 2cm，否则容易导致正常血管的损伤，甚至导致血管夹层(无名动脉狭窄球囊扩张图 2-4-5、夹层图 2-4-6)。当球囊的中心到达狭窄部的中心时，开始扩张治疗。可使用注射器直接膨胀或使用压力泵膨胀球囊。多注入用生理盐水稀释后的造影剂，行贲门失迟缓症的治疗时则采用空气。扩张过程中，当见球囊扩张呈现“腰征”(图 2-4-3)时，加大注射力度或压力泵的压力，直到“腰征”消失。回抽造影剂，抽扁球囊。复查造影，了解狭窄段的扩张情况。若狭窄扩张良好，则手术结束。若不够理想，则再使用球囊扩张 1～2 次。必要时，可使用直径更大一些的球囊进行扩张。

球囊扩张成功后，复查造影。狭窄段明显解除，生理功能恢复是技术成功的标志。

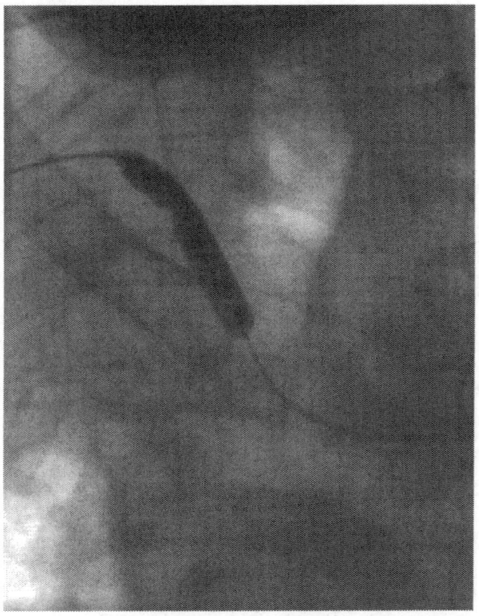

图 2-4-5 无名动脉狭窄球囊扩张

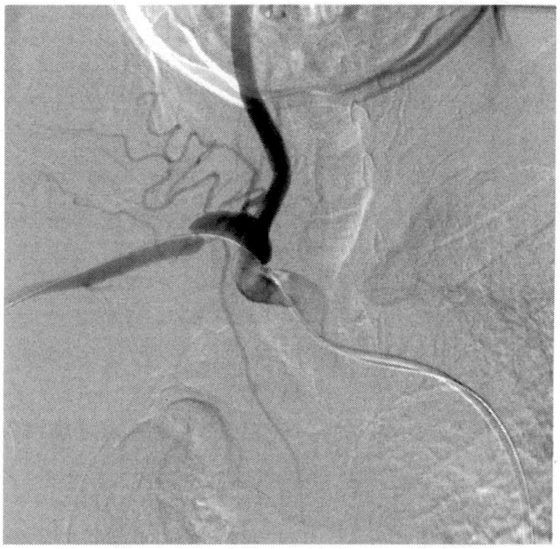

图 2-4-6 无名动脉狭窄扩张后，锁骨下动脉形成夹层

【并发症】

(1) 球囊破裂：在球囊扩张时，当注射的压力大于产品的额定爆破压时，就有可能导致球囊的破裂。球囊破裂后一般不会形成碎片，后果并不严重，偶可因为球囊中存有气体导致血管堵塞。

(2) 管腔破裂：不恰当的扩张或者局部病理组织过于脆弱时，可发生即时或迟发性的管腔破裂，导致血管出血、假性动脉瘤及食管-气管瘘等并发症，严重时可出现生命危险。

(3) 再狭窄：再狭窄是 PTA 的远期并发症。再发生率取决于管腔的性质、狭窄的程度及长度。管腔越狭窄，狭窄段越长，则越容易发生再狭窄。可再次球囊扩张或行支架植入术解决再狭窄的问题。

第五节 支架置入术

【案例 2-5-1】

患者，男性，57 岁。因肝癌行肝移植后 14 天，腹胀、双下肢水肿 7 天。查体发现腹部膨隆，移动性浊音(+)。双下肢水肿。上腹部增强 CT 提示：肝段下腔静脉狭窄。

问题：

(1) 下腔静脉狭窄应该选择何种支架？

(2) 支架的定位方式有哪几种？

(3) 支架置入术的常见并发症有哪些？

病例介入手术治疗过程见图 2-5-1～图 2-5-3。

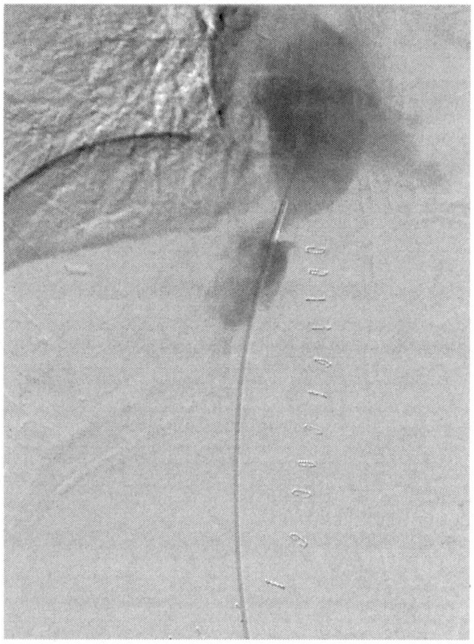

图 2-5-1 下腔静脉造影提示下腔静脉狭窄

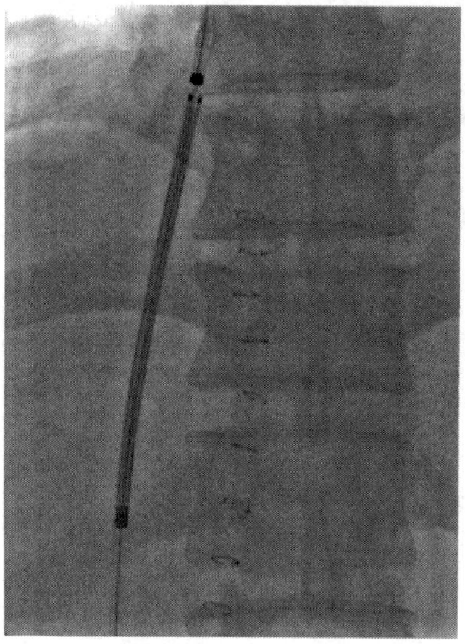

图 2-5-2 引入支架后骨性标志放大定位

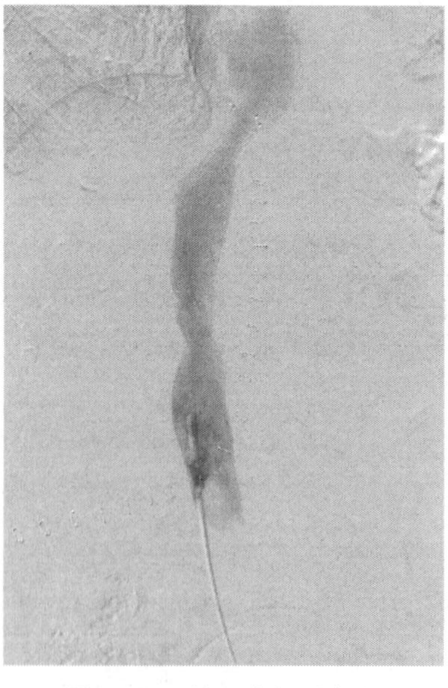

图 2-5-3 放置支架后复查

支架置入术是指在 X 线透视引导下，将支架置入病变管道的一系列技术，其目的主要是狭窄或闭塞管道的重建、新建通道和隔离异常通道的作用。支架的支撑力可撑开狭窄或闭塞管道，使原有管道管径扩大，恢复通畅。覆膜支架则类似人工血管可在人体内建立一个新的通道，并隔离异常通道，改变血流动力学。永久性支架置入血管后常有原管腔内膜爬行生长于支架表面并将其覆盖，即内膜化。

【应用范围】

1. 通道的重建 人体生理管道系统狭窄或闭塞引起的通过功能障碍及相关的临床症状，特别是恶性疾病导致的，采用支架支撑为唯一的治疗手段者。可用于动静脉血管系统、食管和气管等管道结构病变。

2. 建立新的通道 如经颈静脉肝内门体分流术（TIPS）、动脉血管内膜下成形术等。

3. 隔离异常通道 如腹主动脉瘤、动脉夹层和食管-气管瘘等。

【器材】

1. 网状内支架 由医用不锈钢丝或金属钽丝编织，或采用镍钛合金管状物经激光镂刻而成。此类支架支撑力和柔顺性较好，输送释放系统管径小，释放较方便，为常用的支架；包括编织型和镂刻型支架两种支架，可用于血管内、胆道、食管和气管等。一般气管选用编织型，因咳嗽易造成镂刻型支架断裂。

2. 螺旋状支架　由单条温度记忆金属卷绕而成，其中无网眼，支撑力强，柔顺性较好，适用于管道无分支部位的支撑。主要用于胆道和前列腺肥大引起的尿道狭窄等，亦可用于关节部位的血管狭窄。

3. “Z”形支架　由不锈钢丝制成，分节连接。其支撑力强，但柔顺性稍差和间隙较大，输送系统及支架的内径较大。主要用于气道、食管和大血管等。

4. 塑料支架(内涵管)　由塑料管制成，常有防滑装置，其支撑力强，可取出，价格便宜。缺点为易滑脱，内径小，易阻塞，并因其直径不能伸缩，需较大的引入通道方能置入。常用有胆道内涵管和鼻泪管支架。目前在临床上的应用逐渐减少。

5. 覆膜支架(graft，covered endoluminal stent)　是在网状或“Z”形支架上覆以聚四氟乙烯(PTEF)或聚酯(polyester)等制成的薄膜。目前临床上常用前者。用于TIPS、腹主动脉瘤和部分假性动脉瘤的腔内隔绝术。

6. 涂层支架　表面涂层可修饰支架表面特征以改善其生物和物理学特性，以减少再狭窄的发生率。材料可使用铬、钛、金与铂等，还可使用陶瓷、多聚体基质。也有使用抗血栓制剂，如肝素和磷酸胆碱等。目前临床上使用的大部分涂层支架是采用多聚体基质，基质内含有抗再狭窄的药物，如西罗莫司、紫杉醇和雷帕霉素等，称为药物涂层支架(drug-eluting stent，DES)。

7. 可回收支架(临时支架)　可用于良性非血管狭窄病变和恶性管腔狭窄病变预计可以进行有效治疗前(图2-5-4)。

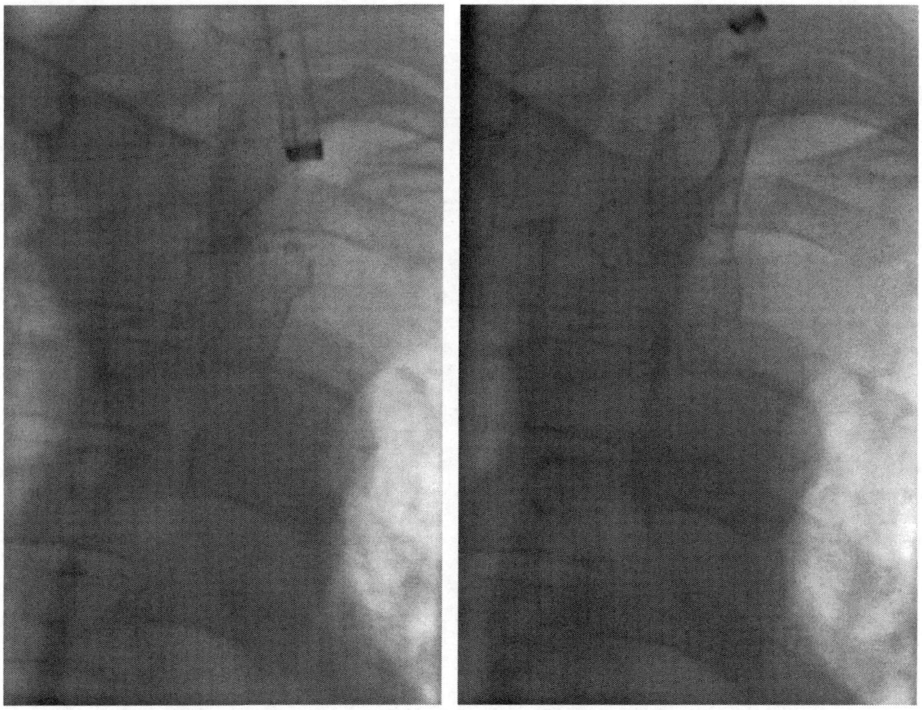

图2-5-4　食道可回收支架及回收过程

单丝螺旋或单丝编织式支架：回收时只要用活检钳等抓紧支架头端的金属丝缓慢回抽，支架就像被剥茧抽丝样拉出体外。

8. 拆线式支架 网状编织或“Z”型支架的近端用结实的丝线缠绕一圈，并余出 2～3cm，打结。回收时在纤维内镜引导下或透视下，用带钩的金属丝勾住丝线。再轻轻后撤，使支架近端回缩变小。沿金属丝送入 10～12F 的导管鞘。最后拉支架进入导管鞘，一并撤出体外。临时食管支架，可直接拉线将支架拉出体外，而不用送入导管鞘。

9. 支架送放系统 是将支架压缩、固定、运送到预定部位并可将支架释放的一套导管系统。其基本结构包括外鞘导管、压缩后的支架和释放装置。该系统又包括以下几种类型。

(1)外鞘式：适用于自膨式支架，最常用，即支架压缩固定于支架送放系统的头端，当送放系统将支架送至预定部位后，则固定其尾端，后撤外鞘，随着外鞘的后退，支架逐渐自行膨胀固定。在这个支架释放的过程中，支架容易向前移位，故放送系统的尾端必须良好固定。

(2)外套内扩式：适用于球囊扩张支架。该系统的支架压缩固定于球囊导管的头端，中心与球囊导管的中心一致。通过导管鞘或导引导管，将支架和球囊导管沿着导丝送至预定部位。注入稀释的造影剂将球囊逐渐膨胀，随着球囊的扩张，支架也随之膨胀，并最终固定于血管内壁，然后再抽瘪球囊并退出球囊。因为在球囊扩张型支架输送至预定部位的过程中，固定在球囊上的支架有可能发生脱离，导致异位释放，故需要通过长导管鞘或大型号的导引导管将其送至预定部位。与自膨式支架相比，球扩支架在释放过程中，只需膨胀球囊就可完成支架的释放，故支架定位较准，可以做到精确释放，故常用于肾动脉、椎动脉开口支架。另外，球扩支架释放后，如受外力压迫可变形，故不能用于四肢等部位的血管内。

(3)捆绑式：支架由丝线捆绑固定于导管的头端，而丝线的另一端在导管的尾端。当支架输送至预定部位后，后拉丝线，则支架则由前端逐渐打开。捆绑型支架直径较粗，外层有线捆绑，不光滑，不容易通过狭窄，甚至导致狭窄部位的血管损伤，故需要先将导管鞘或导引导管送至预定部位后，再送入支架，并后撤导管，最后完成支架的释放。

(4)直推式：用于塑料支架的释放。现在已经很少使用。

【支架植入术的操作步骤】 引入造影导管至预定放置支架部位的近端并造影：了解该部位的位置、长度、直径、狭窄程度和该部位血流动力学情况。

选用合适的支架：根据放置部位的不同，选用不同输送系统的支架。支架要完全覆盖病变部位，中心与病变部位的中心一致，并两端各长 0.5～2cm。支架直径一般比预定部位的管径大 1～2mm，静脉系统支架则相对要更大一些。根据支架作用的不同，需用覆膜或裸支架。

导丝通过狭窄或闭塞段，是本术的关键。其方法类似 PTA 术。由于支架的放送系统往往较球囊导管更粗，顺应性更差，导丝通过后，引入支架放送系统通过可能更困难。为提高支架放送系统的通过率，可选择以下方法：①更换超硬导丝提高支撑力。②先采用小球囊预扩闭塞段。③先选择较易通过闭塞段的抗折长鞘或者导引导管，通过后再引入支架放送通过。

支架定位：良好的定位方法是准确释放支架的关键。常用定位方法有以下 2 类。

1. 标志定位法 采用一定的标志标识出支架预定置放的位置。①体表定位法；即在体表用金属标志物显示支架释放的预定部位。②球囊扩张定位法；先用球囊扩张狭窄段，以球囊出现的“腰”为之间预定置放的中央，如 TIPS 支架的定位。③透视下解剖标志定位法：在透视下根据椎体或气管分叉等可视解剖位置进行定位。④造影定位法：释放支架前，行造影，明确支架置放的位置，然后在透视屏上标出位置。以透视屏上标出的位置指导下一步的支架放送和释放的位置。前述标志定位法能准确标识支架预定释放的位置，但未能实时监控支架的释放过程。且一些标识的位置，有可能受到呼吸、胃肠蠕动和患者或术者在操作过程中位置的变化等因素的影响，导致支架放置位置的不理想。

2. 实时定位法　支架放置到预定的位置后，释放过程中也能有效地观察到支架和闭塞段的解剖位置，能全过程监控支架放置和释放，提高了支架置入术的准确性。①路径图定位法：即引入支架后，经过导引导管做路径图，充分显示狭窄段的情况，再在路径图的指引下释放支架。也可采用造影后的 Overlay 功能。多用于相对固定的部位，如颈动脉支架的释放。②实时造影定位法：支架置放到预定位置后，引入另一导管并在支架释放前、过程中和释放后造影，以实时显示支架释放过程和闭塞段的解剖位置。如肾动脉支架释放前，可在引入另一导管在腹主动脉造影，以显示支架和闭塞段的解剖位置。③实时导管标识法：支架放置到预定的释放位置后，引入另一导管，以标识出支架释放的位置，并以标识导管的位置指导支架的释放。如主动脉夹层行主动脉支架置放前，在左锁骨下动脉置放一个标识导管，标出锁骨下动脉的解剖位置，指导主动脉支架的置放。实时定位法较标志定位法操作较繁琐，但可实时监控支架的置放和释放，是较为准确的方法。

成功释放支架后后撤支架送放系统并造影了解支架释放的情况：需在透视下逐步释放支架，支架若出现移位，则及时调整位置。但在支架前 1/3 已经打开后，则一般已经无法调整。后撤导管亦需要在透视下进行，避免扯动支架。造影复查需了解支架的贴合、扩张、通畅情况及附近正常管道的情况。

【术中并发症及防治】

1. 支架异位置放　即支架在置放和膨胀后，不在合适的位置。临床上这种情况较常见。其原因包括支架定位不准和支架释放不当。因此在支架置入术前，术者应该充分了解即将使用的支架的特性及释放方式，在支架释放前良好定位和释放的过程中及时调整，能降低发生率。支架异位置放后，可能无法完全发挥预定作用，甚至在体内成为异物。针对无法完全发挥预定作用者，可再补充一个支架与原有支架适当重叠。而针对成为体内异物者，则根据其停留的部位采取不同的补救措施；在胃肠道者，可无需处理，让其随大便排出就可，但需密切观察。停留在终末的血管分支（如髂内动脉）不影响血流者，亦无需处理，可定期复查。停留在血管内，影响血流或仍可活动者，则需使用抓捕器抓捕出体外。

2. 支架释放困难　支架完全不能释放者，则应立刻取出，明确是否产品问题，给予更换。若释放了一部分，则较难处理，通常需要外科协助处理。

3. 支架送放器撤出困难　一般支架释放成功后，都需在透视下，保留导丝，逐步撤出支架，避免移动支架。若出现送放器撤出困难，考虑其与导丝之间摩擦力过大，可在送放器的侧臂注入生理盐水，或将导丝和送放器一起撤出。若出现送放器挂于支架网眼，则可旋转着将送放器先向前送再后退，或重新推入输送器外套管，至两者完全吻合后再撤出，但均需避免扯动支架。

【术后并发症】

1. 支架脱逸　主要见于消化道支架置入术后数天或者数月。主要原因包括：支架直径过小，不能固定于狭窄处；术后患者剧烈呕吐或者腹泻。支架置放前所在部位痉挛，置放后局部痉挛逐渐解除。

2. 支架断裂　支架金属疲劳后，可发生断裂，一般发生在运动的跨关节血管、承受压力较大的大血管或反复剧烈咳嗽的气管支架。

3. 支架内再狭窄 包括支架置入术后的急性再狭窄和中远期的再狭窄。

术后急性发作的再狭窄，主要为支架内急性血栓形成导致，可通过术后使用抗凝、抗板药物预防。若出现了血栓，则通过置管溶栓、抽栓、球囊扩张或再置入支架处理。

中远期的狭窄主要为血管内膜增生、纤维化导致，恶性肿瘤的进展、增生也是其中一个原因。通过术后长期使用抗板药物，选用覆膜支架或药物涂层支架，可在一定程度上降低再狭窄率。

第六节　影像引导下经皮穿刺活检术

【案例 2-6-1】

患者，男性，76 岁，因“发现肝脏占位 2 周”入院。患者 2 周前 B 超体检发现肝右叶占位，无伴腹痛等不适。既往无慢性乙型肝炎病史。入院查体：腹软，肝脾肋下未及，无压痛及反跳痛。入住我院后上腹部增强 CT 检查提示：肝占位，肝硬化。AFP 检查阴性。

问题：

(1) 该患者如何进一步明确诊断？

(2) 经皮穿刺活检术的定位方法有哪几种？

(3) 经皮穿刺活检术的常见并发症有哪些？

病例介入手术过程：肝动脉造影可见肝右叶肿瘤染色见图 2-6-1；碘油栓塞后复查造影见图 2-6-2；DSA 下穿刺活检见图 2-6-3。

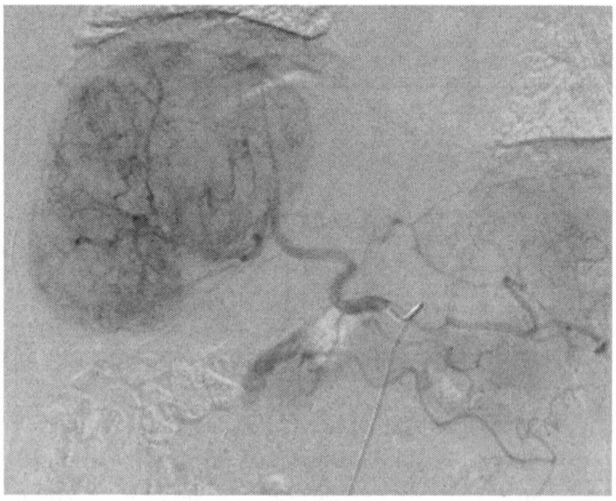

图 2-6-1　肝动脉造影可见肝右叶巨块型肿瘤染色

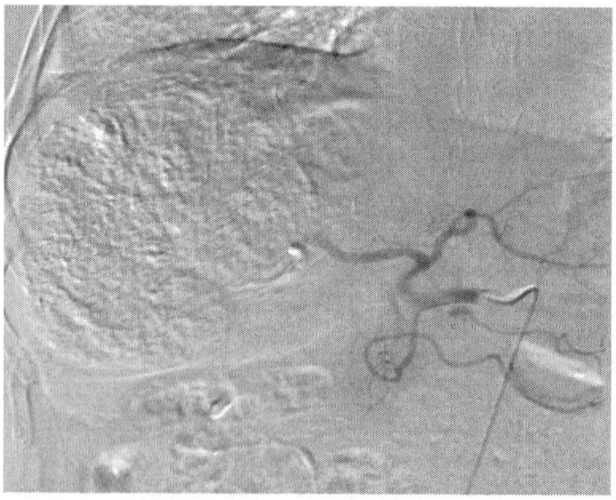

图 2-6-2　碘油栓塞后复查造影显影肿瘤血管中断，染色消失

经皮穿刺活检术是在影像设备的引导下，将活检针经皮穿刺入病变部位，以获取病理学、生化学、细菌学标本进行疾病诊断和鉴别诊断的微创操作技术。病理检查是肿瘤诊断的“金标准”，而针对感染的病灶，取得细菌学标本，意味着更有效的抗感染治疗。因此，安全准确的经皮穿刺活检术在临床工作上发挥着重要作用。

1. 穿刺活检器械

(1)抽吸针：多用 20～22G Chiba 针，后接注射器。穿刺成功后保持负压进行抽吸取活检。由于针较细，穿刺损伤小，但缺点是抽取组织少，只能进行细胞学和细菌学检查。

(2)组织切割针：多用 16～19G，针芯前端设有小槽，以便获取组织。可与可装卸式活检针配合使用。另外也有一次性的组织切割针，本身带有弹射装置。该针可取得较多的组织，方便病理活检及免疫组化检查。

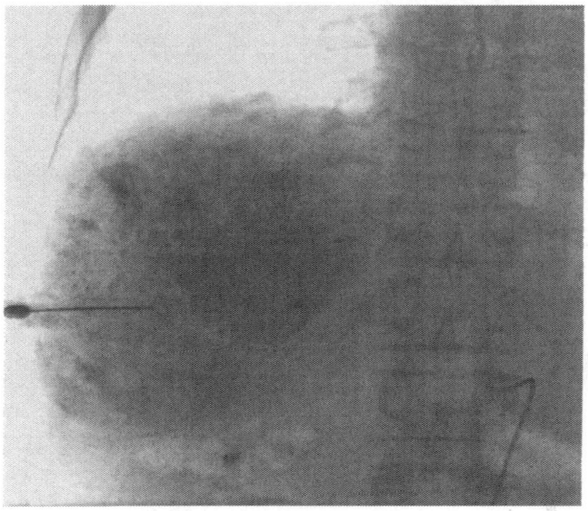

图 2-6-3　DSA 下穿刺活检

(3)骨活检针：常用的有锯齿状旋切针和螺旋状切割针，可获得较大的骨组织标本。

2. 影像引导和定位设备

(1)X 线透视：一般用于 X 线显像对比良好的肺部、骨骼组织的穿刺活检。DSA 造影进行病灶定位后或结合 CT 片，也可针对肝脏等腹部病灶进行穿刺活检。具有操作相对简单、可以变换体位和定位快的优点，且可在透视下实时监视进针的深度和方向。

(2)B 超(图 2-6-4)：主要对腹部器官的穿刺活检，也可用于淋巴结的穿刺活检。定位清楚、实时监视整个穿刺过程、能确定进针的深度和方向、且能改换穿刺活检的入路，穿刺的成功率和准确率高。

(3)CT(图 2-6-5)：具有良好的空间分辨率和密度分辨率，可清晰地显示各器官的病变及与周围组织的解剖关系。全身多个器官都可适用，对细小的病灶也可定位，提高了穿刺成功率，降低了手术风险。但 CT 穿刺一般不能实时监控，必须反复的 CT 扫描来辅助穿刺，患者接受的辐射量增加。

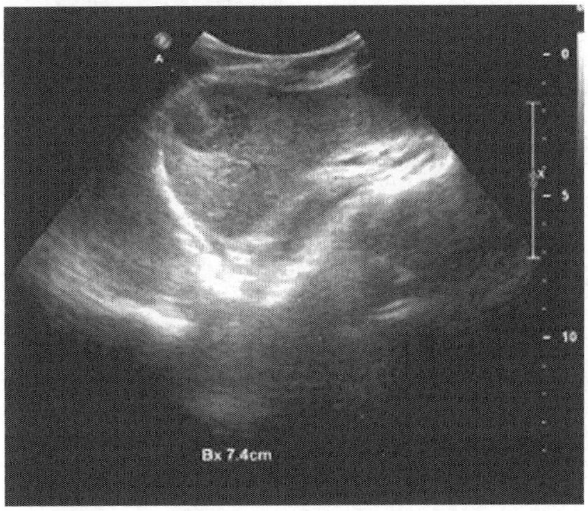

图 2-6-4　B 超引导下行肝内病灶穿刺活检术

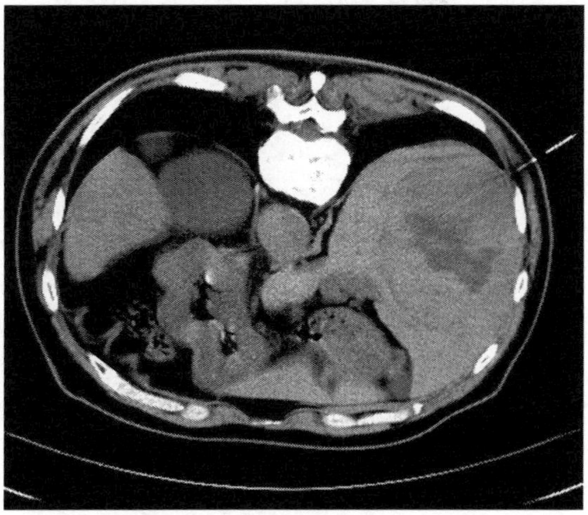

图 2-6-5　CT 引导下行肝内病灶穿刺活检术

【适应证及禁忌证】

1. 适应证 明确占位性病变的病理诊断和分型，协助恶性肿瘤的分期。感染性或疑似感染性病灶取细菌学资料。明确弥漫性病变(肝硬化、肾小球肾炎)的性质和范围等。

2. 禁忌证 不可纠正的严重的凝血功能障碍。缺乏安全的穿刺路径或病灶无法在导引设备下良好显示。严重的心肺功能损害或生命体征不稳定。患者无法配合及血管性病变是相对的禁忌证。

【影像引导下经皮穿刺活检术】

(1)术前完善血常规、凝血功能等检查，排除手术禁忌证。凝血功能较差者，可给予输入血浆、冷沉淀、维生素 K_1 等改善凝血功能。

(2)穿刺前给予适当镇静、镇痛处理，必要时可考虑在静脉麻醉下行穿刺活检术。

(3)术前行 CT、B 超等检查充分了解穿刺病灶的大小、位置及与毗邻器官的关系，特别是与大血管及空腔器官的空间关系。选择合适的引导设备。尽量做到术前明确活检进针的部位、深度，甚至角度，设定好一个良好的穿刺路径。穿刺路径尽量选择最短的路线，穿刺途中避开重要的组织器官及大血管。穿刺针与病灶保持垂直或平行可提高成功率。行肺穿刺活检时避免穿过叶间胸膜。行器官包膜下病灶的穿刺活检，尽量穿过部分正常组织后再进入病灶，以降低出血的风险。

(4)确定皮肤进针点，局麻。穿刺呼吸动度有影响的脏器，则训练患者的屏气，确保患者在穿刺活检过程中的呼吸运动能与术者配合。

(5)穿刺进针。不同的影像引导，穿刺进针的方法不同。

1)透视下穿刺活检：在确定进针的深度和角度后，在 X 线引导下，直接穿刺病灶，在确认穿刺成功后，取活检。

2)B 超下穿刺活检：选择一个适合的穿刺层面，引入屏幕穿刺引导线。在 B 超监视下穿刺针延引导线进针，穿刺病灶成功后取活检。

3)CT 下穿刺活检：将体表定位的标尺贴于病灶表面，行 CT 扫描，选择一个最好的穿刺层面及进针点。确定进针的深度及角度。用活检针穿刺病灶，进入预定好的深度后，则停止进针。再次 CT 扫描，确定穿刺针是否穿刺成功。若位置良好，则开始活检。活检后，则再行 CT 扫描，排除并发症。

(6)在确保安全的情况下，一般可进行 2～3 次的穿刺活检，以确保穿刺到病变组织。肿瘤病灶的穿刺组织常为鱼肉样，取出后一般放入甲醛内保存。感染性病灶则可带有脓液，取出后放入培养瓶内，进行培养。

【手术并发症】 均少见，具体有以下几种。

(1)出血。可通过术前输入凝血因子，术后给予止血药物进行预防。术后小量的穿刺出血，可予观察。大量出血时则可考虑介入栓塞止血，必要时外科干预。

(2)针道转移或感染扩散。

(3)靶器官或邻近器官的损伤，如气胸等。

第七节 经皮穿刺引流术

人体内的组织器官因炎症、肿瘤等原因可引起局部分泌液或脓液的增多和潴留，产生相应的临床症状，并引起不良后果。而引流术则是在 B 超、DSA 透视或 CT 定位辅助下，使用穿刺技术，并通过引流管将局部蓄积的液体引出体外的技术。CT 定位较准确，但目前尚不能实时监控。B 超、DSA 透视可实时监测，但解剖结构欠精确。不同部位的引流，采用不同的定位技术，必要时可不同技术相互配合使用。引流术类似于 Seldinger 血管穿刺技术，也包括穿刺、置入导丝和经过导丝引入引流管等步骤。

穿刺针：种类很多，如 18G 或 21G 的胆道穿刺针，根据穿刺目标的解剖位置的不同，可采用不同的穿刺针。

导丝：根据穿刺针的不同，选用配套的导丝。但导丝必须能提供足够的支撑力，以引入引流管。

引流管：也有管径粗细、内外引流等的区别，有 8.5F、10.2F、12F 及 14F 等。常用的有 Cook 的胆道引流管。

我们常用的引流术包括胆道引流术、囊肿引流术及脓肿引流术。

引流术的并发症及预防如下。

(1)穿刺引起的并发症，包括疼痛、出血、邻近脏器损伤等。可以通过术前提前镇痛、术后适当使用止痛、止血药物来预防和处理。但最重要的是术中对引流病灶穿刺的精确定位，尽量减少穿刺的次数。同时可考虑选择微穿刺套装进行穿刺。

(2)引流管堵塞或移位：黏稠的引流液容易导致引流管堵塞。而患者不经意的牵扯可能会导致引流管移位。故针对黏稠的引流液，可以尽量选择较大管径的引流管，并在术后给予引流管冲洗。在术后需给予引流管良好的固定，必要时可在皮肤表面缝合固定，且定期复查了解引流管的位置。

一、经皮穿刺囊肿引流术

【案例 2-7-1】

患者，男性，27 岁，因“右上腹闷痛不适 2 个月”而在外院就诊，行 B 超、CT 检查均提示肝右叶巨大囊肿(约 11cm×7cm)。患者拒绝外科手术而要求穿刺引流治疗。

问题：

(1)经皮穿刺囊肿引流术如何操作?

(2)囊肿的诊断是什么?

囊肿就是长在体内某一器官，呈囊袋状的占位病变，其内容物是多为液态的。良性囊肿常为薄壁，而恶性囊腺癌则常为厚壁，且常伴有囊壁包块。常见的囊肿有肾囊肿、肝囊肿、单纯性的卵巢囊肿和“巧克力”囊肿等。较小的囊肿常无症状，亦无需特别处理，但可定期观察。较大的囊肿可压迫周围正常组织，影响正常组织的功能，并产生疼痛或局部不适，需给予处理。经皮穿刺囊肿引流术相比以往的外科切除手术，具有创伤小、术后恢复快等优点，已得到临床广泛应用。

【诊断】 B 超、CT 等检查均可明确诊断。若排除恶性囊肿的可能，需行穿刺抽取囊液后，将囊液反复送细胞学检查，或结合肿瘤标志物检查，和 PET 等其他临床资料明确诊断。

【禁忌证】

(1)凝血功能明显异常者。

(2)恶性囊肿，需外科手术切除者。

【介入操作】 结合B超及CT片的定位信息，用18G的Cook的胆道穿刺针经右侧第10肋上缘与腋中线交点，向第10胸椎穿刺(图2-7-1)。

见囊液顺利回流后，可经穿刺针注入造影剂，进一步证实穿刺成功(图2-7-2)。

再经穿刺针引入超滑导丝。尽量送入较长导丝，以提供足够的支撑力方便引流管引入。导丝在囊腔内盘圈，也是一个成功进入囊腔的标志(图2-7-3)。

经导丝再引入外引流管。至于引流管的管径，可根据囊液的黏稠程度，囊肿的大小做出选择。一般较粗的引流管，往往引流效果更好(图2-7-4)。

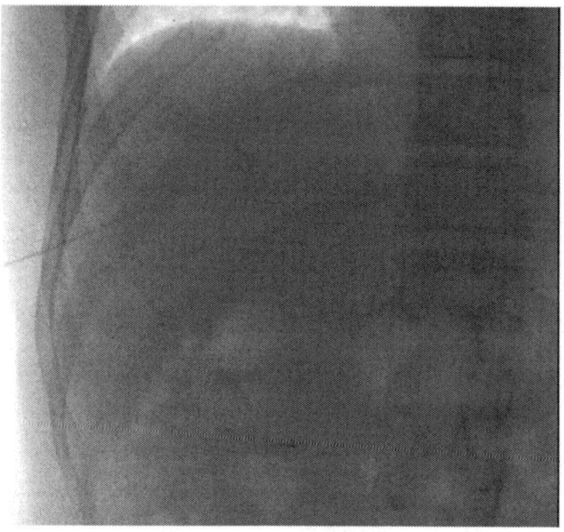

图2-7-1 结合B超及CT片的定位信息，用18G的Cook的胆道穿刺针经右侧第10肋上缘与腋中线交点，向第10胸椎穿刺

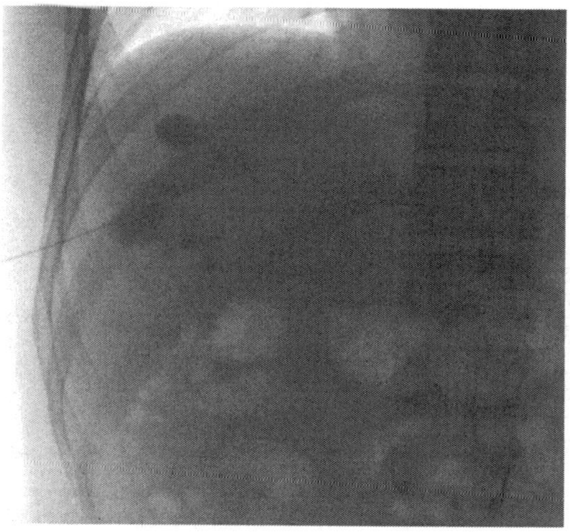

图2-7-2 见囊液顺利回流后，可经穿刺针注入造影剂，进一步证实穿刺成功

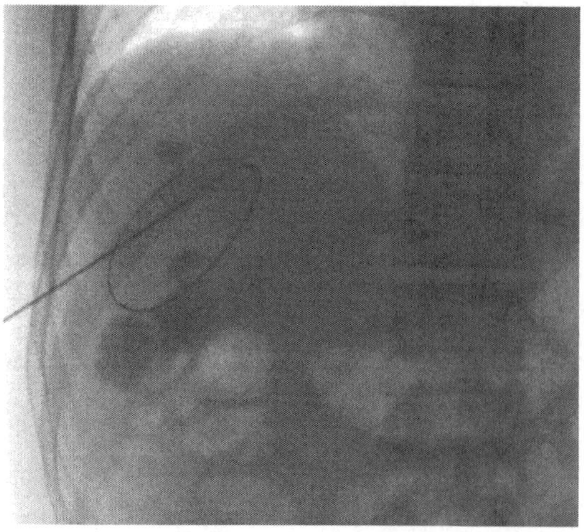

图2-7-3 再经穿刺针引入超滑导丝。尽量送入较长导丝，以提供足够的支撑力方便引流管引入。导丝在囊腔内盘圈，也是一个成功进入囊腔的标志

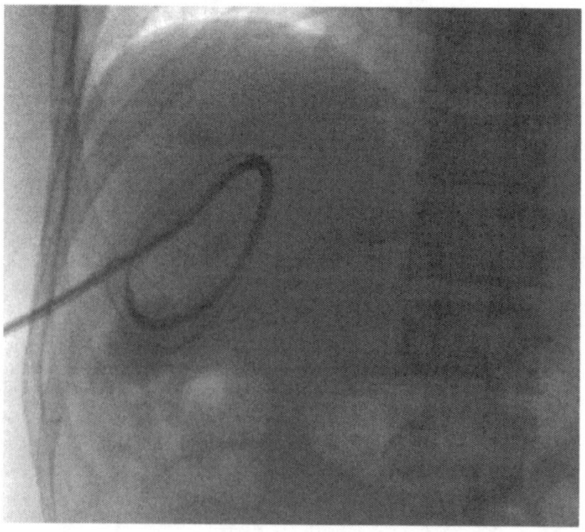

图2-7-4 经导丝再引入外引流管

引流管固定见图 2-7-5。

术后处理：①固定引流管，防止引流管脱落。②尽量排空囊腔，囊液送细胞学检查，排除恶性可能。③囊肿排空后，可考虑注入无水乙醇以硬化囊壁，防止囊液再发。④术后定期经引流管造影复查，了解囊肿大小。见囊腔明显缩小后，可拔出引流管。

【疗效评价】 囊肿较前明显缩小，且短时间内体积保持稳定。临床压迫症状消失。

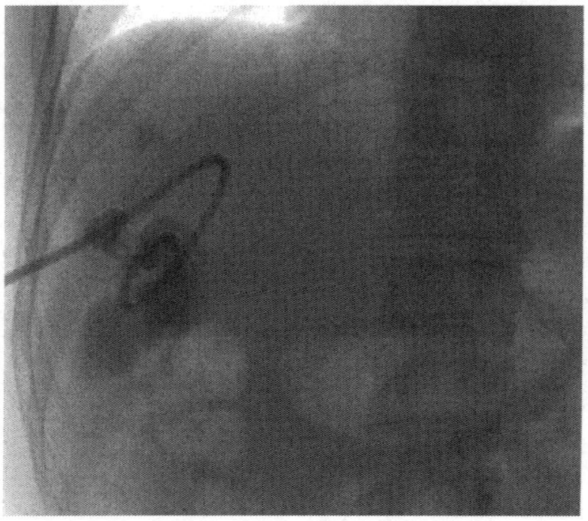

图 2-7-5　引流管固定

二、经皮穿刺脓肿引流术

【案例 2-7-2】

患者，男性，56 岁，因腹痛而查体发现腹主动脉瘤，并顺利行腹主动脉瘤腔内修复术。术后逐渐恢复。但术后 3 个月患者出现发热、寒战，伴腰背部疼痛，而返院。行腹部 CT 检查提示腹主动脉瘤腔及双侧腰大肌脓肿。遂在 CT 下行脓肿穿刺引流术。

问题：

(1) 经皮穿刺脓肿引流术如何操作？

(2) 术前、术后处理及注意事项有哪些？

脓肿是急性感染过程中，组织、器官或体腔内，因病变组织坏死、液化而出现的局限性脓液积聚，四周有一完整的脓壁。常见的致病菌为金黄色葡萄球菌。脓肿可原发于急性化脓性感染，或由远处原发感染源的致病菌经血流、淋巴管转移而来。往往是由于炎症组织在细菌产生的毒素或酶的作用下，发生坏死、溶解，形成脓腔，腔内的渗出物、坏死组织、脓细胞和细菌等共同组成脓液。由于脓液中的纤维蛋白形成网状支架才使得病变限制于局部，另脓腔周围充血水肿和白细胞浸润。最终形成的肉芽组织增生为主的脓腔壁。脓肿由于其位置不同，可出现不同的临床表现。脓肿液化后，静脉使用的抗生素往往难以进入脓肿腔内杀灭脓液内的细菌。因此，脓肿的治疗需要充分的引流。传统的外科手术切开方法可治疗浅表的脓肿，但对体内深部的脓肿治疗则创伤较大。因此，经皮穿刺脓肿引流术，对治疗深部的脓肿意义重大。

【诊断】 有感染的病史。临床上表现为反复的寒战、高热，且使用抗生素后，体温无明显下降或下降后又再次升高。实验室检查显示白细胞、中性粒细胞百分数、降钙素原等炎症指标明显升高。糖尿病患者多发。行 B 超、CT 等检查可进一步明确脓肿的位置。

【禁忌证】 无绝对的禁忌证。凝血功能异常、全身情况较差、不能配合手术是相对的禁忌证。

【介入操作】 先 CT 扫描了解脓肿的大小、范围。由体表的金属定位点和选好的 CT 扫描平面，来确定进针点和平面，并进一步确定进针的角度和深度（图 2-7-6）。

根据进针的深度，选用 18G 的胆道穿刺针。体表麻醉后，按计划好的进针角度和深度，逐步进针。进入到预计的深度或见到脓液流出后，再次 CT 扫描确定穿刺针的针尖位置，并排除穿刺损伤的可能(图 2-7-7)。

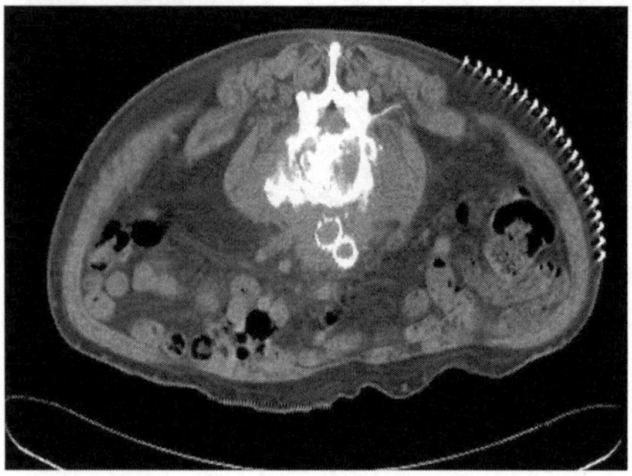

图 2-7-6　先 CT 扫描了解脓肿的大小、范围。由体表的金属定位点和选好的 CT 扫描平面，来确定进针点和平面，并进一步确定进针的角度和深度

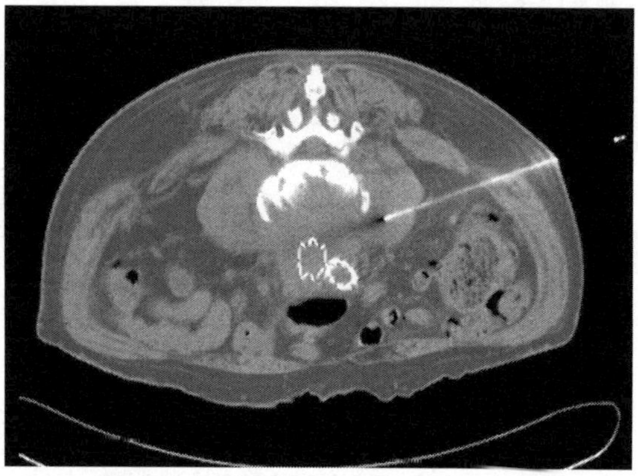

图 2-7-7　根据进针的深度，选用 18G 的胆道穿刺针。体表麻醉后，按计划好的进针角度和深度，逐步进针。进入到预计的深度或见到脓液流出后，再次 CT 扫描确定穿刺针的针尖位置，并排除穿刺损伤的可能

CT 扫描提示穿刺成功后，一手固定穿刺针，另一手引入超滑导丝。尽量引入较长导丝，以提供足够的支撑力(图 2-7-8)。

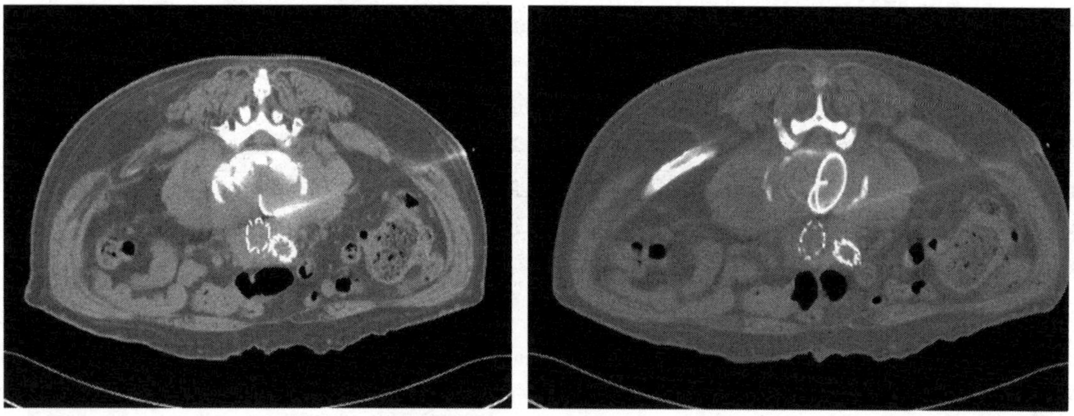

图 2-7-8　CT 扫描提示穿刺成功后，一手固定穿刺针，另一手引入超滑导丝。尽量引入较长导丝，以提供足够的支撑力

经导丝，送入引流管，并固定。最后再扫描确定引流管头端的位置是否良好(图 2-7-9、图 2-7-10)。

术前、术后处理及注意事项：①术前止痛；②术中心电监护；③术中穿刺尽量选择较短及较安全的路径，避开重要的器官及大血管；④穿刺角度尽量选择与体表成垂直角度或水平角度进针，以提高成功率；⑤穿刺到大血管或肠道等器官，一般可采取迅速退针，避免送入导丝及引流管等后续操作进一步损伤，并密切观察处理；⑥术后监测心率、血压 6h，若术后出现出血、急腹症等症状，则及时处理，必要时外科手术；⑦术后充分引流；⑧留取脓液标本送细菌培养，指导抗菌药物治疗。

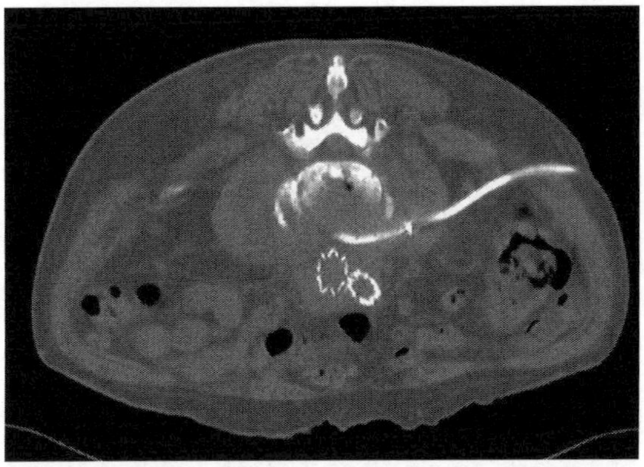

图 2-7-9 经导丝，送入引流管，并固定

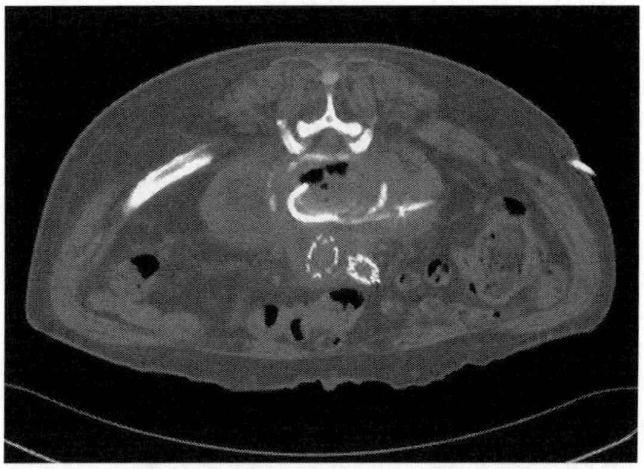

图 2-7-10 最后再扫描确定引流管头端的位置是否良好

【疗效评价】 脓肿较前明显缩小，且感染症状得到控制，白细胞等炎症指标下降。

第八节 消 融 术

【案例 2-8-1】

患者，男性，57 岁，确诊原发性肝癌，行肝动脉化疗栓塞术后 1 个月，返院治疗。复查 CT 提示肝内病灶大部分碘油沉积良好，小部分病灶碘油沉积缺失。再次行肝动脉化疗栓塞术，造影显示碘油缺失区病灶由胃十二指肠动脉的细小分支供血，无法直接动脉内注药治疗。患者肝功能为 Child A 级，一般情况良好。

问题：

(1) 肝动脉化疗栓塞术后残留肝癌病灶如何进行消融治疗？

(2) 射频消融和微波消融治疗的原理和适应证有哪些？

(3) 消融术的并发症有哪些？

病例介入手术过程见图 2-8-1～图 2-8-4。

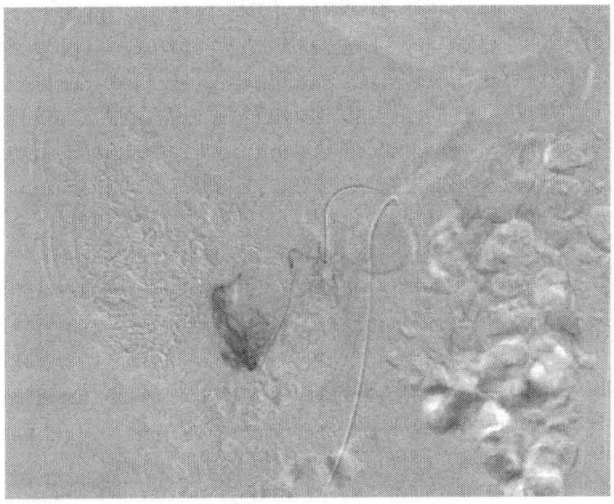

图 2-8-1 动脉造影显示胃十二指肠动脉发出分支参与残余肿瘤供血

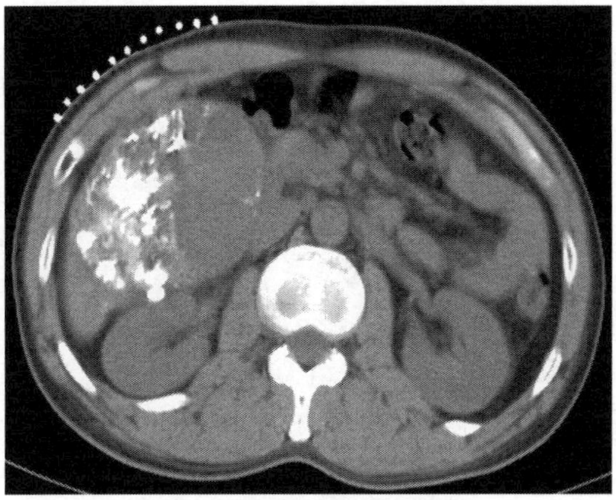

图 2-8-2 CT 扫描进一步证实碘油缺失；并进行确定穿刺定位

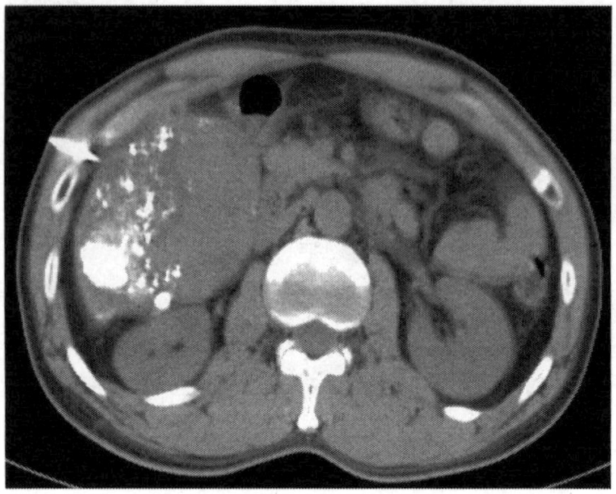

图 2-8-3　微波针 CT 引导下穿刺成功图

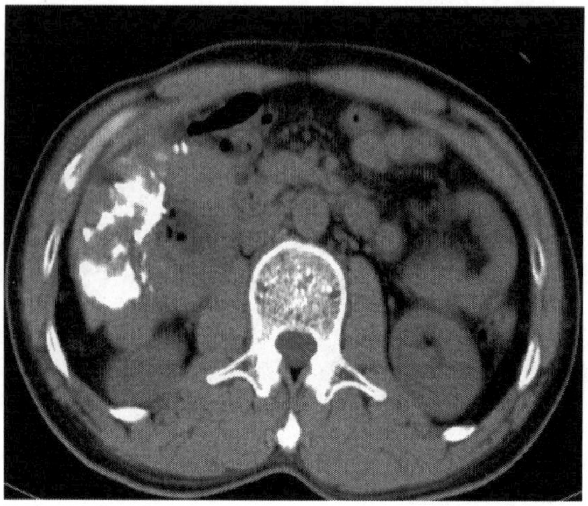

图 2-8-4　消融后显示局部病灶坏死

消融术（ablation）是在DSA透视、CT或超声等影像技术的引导下对肿瘤组织进行穿刺，并利用穿刺针局部产生的物理效应，或通过穿刺针注入化学性损伤药物导致肿瘤组织坏死的技术。可分为物理消融和化学消融。物理消融指的是利用射频、微波、氩氦刀等手段产生的高温或低温使肿瘤组织凝固坏死，来达到灭活肿瘤的目的。而化学消融指的是通过注入无水乙醇、碘油化疗药物乳剂等损伤性物质进入肿瘤内，达到直接对肿瘤产生破坏作用的效果。

目前物理消融中的射频消融（radiofrequency ablation，RF）和微波固化消融（microwave coagulation therapy，MCT）是使用最多和最成熟的技术。针对早期的小病灶，其可取得与外科手术相同的根治性效果。而针对较大病灶，则可取得缩小病灶，减轻瘤负荷、止痛等姑息性效果。且可与肝动脉化疗栓塞术等相互配合，治疗介入后的残留病灶。

【原理】　射频消融是在高频交流电作用下，瘤内离子往复高频震动，离子间摩擦产热，热度 40～60℃，高温可以使肿瘤细胞脱水，细胞内蛋白变性，细胞凝固、坏死，以后逐渐被机体吸收。多极 RFA 的穿刺针展开后，一个位点一次治疗中组织凝固坏死的最大直径达 4～4.5cm。部分研究表明，对于直径小于 3cm 的位置良好的早期肝癌患者，射频消融近期与远期疗效与手术相比无明显差异。

微波是一种频率为 300MHz～30GHz 的电磁波，波长极短，能量高度集中。微波固化消融灭活肿瘤过程是组织内的极性分子在微波场的作用下高速运动摩擦产生热量。当温度升高到 60℃以上时，肿瘤细胞的蛋白质变性凝固，导致其不可逆性坏死。灭活的肿瘤组织可生产热休克蛋白，刺激机体的免疫系统，提高机体的免疫功能，起到抑制肿瘤细胞扩散的作用。具有热效率高，升温速度快，热场均匀等优点。 体外试验证实单次用 60W、300s 可达到肝组织 3.7cm×2.6cm×2.6cm 大小的凝固性坏死灶。在此基础上，应用不同的时间与功率组合，可形成更大的类球型坏死区，理论上直径 5～6cm 的肿瘤可以一次原位灭活。

RF 和 MCT 的疗效与肿瘤的大小、部位、形状、血供情况，穿刺是否准确到位，消融的温度、功率、时间，患者的配合和耐受程度及患者的身体状况有关。因此，选择合适的穿刺引导工具、良好规划进针路线、确保进针位置良好，在消融前先动脉介入栓塞血管，并术前、术中良好镇痛等处理，可以促使取得更好的消融疗效。但在实际操作中，由于肿瘤大小、位置等的影响，往往难以一次达到完全的消融，多残留部分尚未灭活的病灶。因此，消融治疗后，仍需继续随访观察，及时发现和处理残余病灶。

RF 和 MCT 的区别：治疗肿瘤直径小于 2cm 的小肝癌，在消融范围、肿瘤复发率、累积生存率及治疗并发症等方面，微波消融与 RFA 比较并无技术优势，微波消融在肿瘤完全消融率及局部复发率方面与 RFA 相当。微波消融与 RF 比较，具有消融速度快、效率高、范围大等优点，但也存在消融范围不稳定的缺点。

【适应证和禁忌证】

1. 适应证

(1)位于肝脏、肺和部分的骨、软组织等的实体瘤，特别是恶性肿瘤。

(2)病灶不应多于 5 个；多个病灶者，单个不超过 3cm。

(3)无法耐受外科手术治疗或暂时不合适外科手术治疗或拒绝外科手术。

(4)介入和外科手术后残留和复发的病灶。

2. 禁忌证

(1)发生在空腔器官的肿瘤。

(2)无适当的穿刺入路。

(3)病灶与大血管或其他器官邻近。

(4)恶病质或合并其他的严重疾病。

(5)难以控制的腹水。

(6)严重肝肾功能不全。

(7)严重的出血倾向，血小板计数在 4×10^9/L 以下，PT 超过正常值的 35%。

(8)肿瘤巨大者或病灶弥漫者为相对的禁忌证。

【消融术操作】 术前完善 B 超、CT 等相关影像学检查，了解肝内病灶的大小、数目及位置。完善肝功能、血常规、凝血功能等检查。术前 4h 禁食、禁水。术前半小时使用地西泮、吗啡镇静及镇痛，必要时可考虑静脉麻醉下治疗。

根据病灶情况，选超声、DSA 透视或者 CT 作为穿刺引导，并设定安全合理的穿刺入路。

对于直径小于 3cm 的瘤灶可行单点消融，直径 3～5cm 者行 2～3 点消融，大于 5cm 者则行 4～8 点消融。根据病灶的情况，可以选择仰卧位、侧卧位或俯卧位。然后在影像设备引导下，确认治疗针的方向、角度及深度，穿刺中应避开大血管、重要结构等。当治疗针刺入瘤灶后，应行多方位、多角度观察以明确治疗针穿刺的准确性，并可根据情况对治疗针做适当调整。为使疗效确切，消融范围应至少达到瘤灶边缘 0.5～1cm 以上。对于较大肿瘤实行多点消融时应先从肿瘤深部开始，拔针时应注意同时消融针道以降低发生针道转移率并可减少术后出血的发生率。

【术后不良反应、并发症及处理】 术后不良反应包括：疼痛、恶心、呕吐、纳差、倦怠及腹胀等不适感，一般持续 2～3 天，可自行缓解。可给予适当止痛、止吐、静脉营养支持处理。

手术并发症及处理如下。

1. 胆心反射 因手术刺激或疼痛引起迷走神经兴奋而导致的心功能障碍，表现为心动过缓，可伴血压下降、心律失常甚至心搏骤停。相应措施：术前可应用阿托品 0.5mg 静脉注射降低迷走神经兴奋性并给予镇静、镇痛药。术中发生立即停止 RFA 治疗，静脉注射阿托品。对低血压等给予相应的急救措施。

2. 心包填塞、气胸、胸腔积液等　多由误穿所导致。相应措施：术前做好充分影像学评估，术中嘱患者屏气后入针，避免误穿。术中发生应立即停止手术，并做好引流等准备。

3. 肝脓肿　治疗区组织液化坏死继发感染或消融区形成胆汁瘤继发感染。相应措施：有感染危险因素及消融体积较大者可预防性应用抗生素。术后发生应给予相应抗感染措施。

4. 出血　肝包膜、实质撕裂，肿瘤破裂、血管损伤、针道消融不充分等。相应措施：穿刺避开大血管，术毕消融针道。活动性出血可行动脉栓塞或消融止血。对有休克的患者积极抗休克治疗，必要时可行手术探查。

5. 胆管及胆囊损伤　治疗针引起的胆管及胆囊的机械性或热损伤。相应措施：轻微胆管扩张可保守治疗。梗阻性黄疸者可行胆道引流术。

6. 肝动-静脉瘘　因损伤肝动脉及门静脉或肝静脉分支导致。相应措施：分流量小的肝动脉-静脉瘘无需治疗，大者可行栓塞治疗。

7. 胃肠道损伤　消融邻近胃肠道的肿瘤可导致。相应措施：可注入气体或液体分离肿瘤与邻近胃肠道后再进行消融治疗。胃肠道穿孔时，禁食禁水、胃肠减压，并及时行外科手术治疗。

8. 肿瘤种植　主要因反复穿刺及针道消融不充分引起。相应措施：术前做好影像评估，术中注意消融针道。

9. 皮肤灼伤　治疗针所引起的局部皮肤热损伤。相应措施：应用烫伤膏、对症处理并预防感染。

【术后疗效评估】　评估局部疗效是在消融后 1 个月左右，复查肝脏增强 CT、MRI、超声造影等之一或多个影像学检查，以评价消融疗效。疗效可分为：①完全消融：增强 CT、MRI 或超声造影提示，肿瘤所在区域为低密度(超声表现为高回声)，动脉期未见强化。②不完全消融：增强 CT、MRI 或超声造影提示，肿瘤病灶内局部动脉期有强化，提示有肿瘤残留。对治疗后有肿瘤残留者，可以进行再次消融治疗。若 2 次消融后仍有肿瘤残留，视为消融治疗失败，应放弃消融疗法，改用其他治疗方法或联合其他方法。

第九节　综合介入技术

综合介入技术即对患者的某一疾病个性化综合应用各种介入技术进行诊疗或者综合应用各种介入技术完成某一介入操作的过程。前述的各种介入技术不是孤立的，其临床应用也不是单一的。对某一疾病的治疗是综合应用的，也就是科学序贯的。临床的诊疗过程中介入技术也只是手段之一，常用的还有内科和外科的手段，采用介入技术也可能是临床诊疗过程中的某一阶段。常用的内科、外科和介入诊疗的手段，在临床的应用过程中也是个性化和综合应用。以肝癌合并胆道梗阻为例，需要先采用胆道支架或引流术，减轻患者黄疸，改善肝功能，然后采用肝动脉化疗栓塞术治疗肿瘤。经颈静脉肝内门腔分流术(transjugular intrahepatic port-system，TIPS)是公认的综合技术最多、最复杂的介入手术。以其为例，简述综合介入技术的应用。

TIPS 涉及颈静脉穿刺置管，下腔静脉、肝静脉的选择插管，经肝静脉穿刺门静脉，球囊扩张和支架置入等多项介入技术。

1. 颈静脉穿刺置管(图 2-9-1)　经右颈内静脉穿刺成功后，直接引入 10F 的长导管鞘，以方便接下来的 TIPS 穿刺针、球囊和支架的引入和操作。采用导管导丝技术将导丝经过右心房，送入下腔静脉内。

2. 选择肝静脉插管(图 2-9-2)　采用有一定弯度的导管，如 Cobra 管、TIPS 穿刺套装内的保护鞘管或 TIPS 穿刺针等，将导丝直接经下腔静脉送入肝静脉。再引入保护鞘管至肝静脉造影，明确肝静脉的位置和解剖形态。一般优先选择肝中静脉。

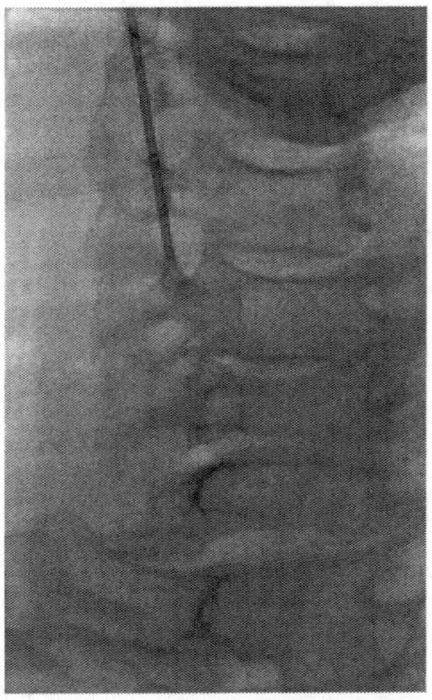

图 2-9-1　颈静脉穿刺置管

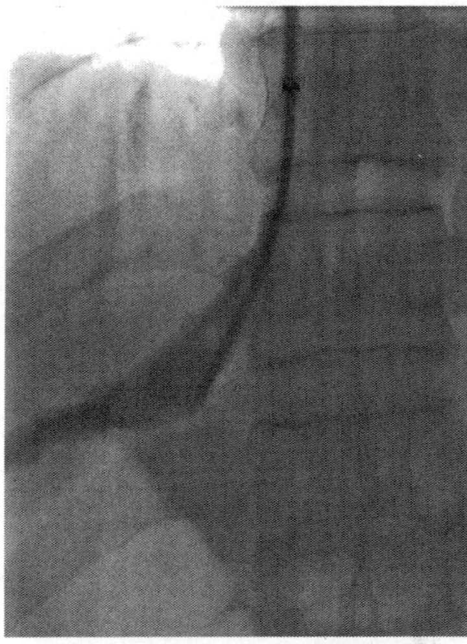

图 2-9-2　TIPS 穿刺套装内的保护鞘管送入肝静脉，并"冒烟"证实

3. 门静脉穿刺(图 2-9-3、图 2-9-4)　是本术的关键和难点。因为是需要经过体内的肝静脉直接穿刺门静脉，而不是经过体表的某一点穿刺门静脉，同时门静脉的解剖位置在透视下亦不能实时显示。保护鞘管引入肝中静脉后，引入 TIPS 穿刺针。在透视下，依据 CT 或其他影像学资料，推测门静脉的解剖位置，穿刺门静脉。尽量穿刺门静脉左右支或者主干分叉部。门脉穿刺成功后，将导丝送至脾静脉或肠系膜静脉。引入导管至门静脉，行门脉造影和测压，观察门脉的血流动力学。

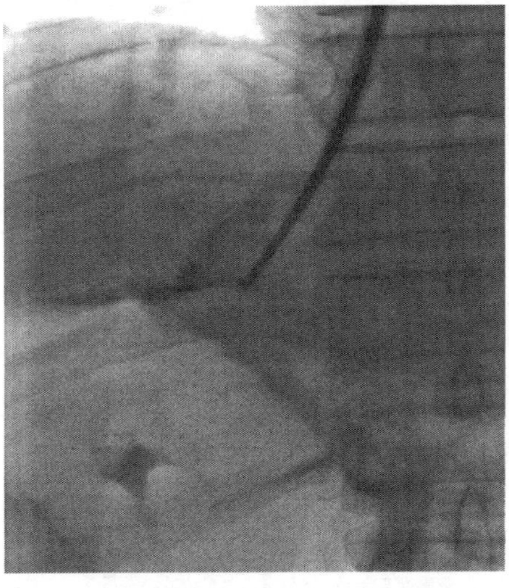

图 2-9-3　穿刺针穿刺后回抽见血，"冒烟"证实已经穿刺门静脉成功

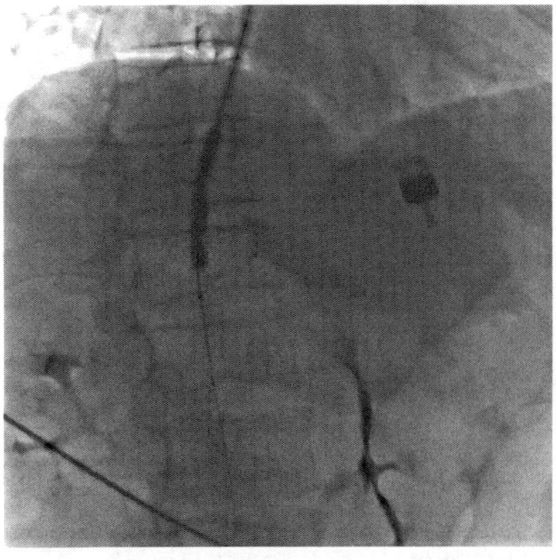

图 2-9-4　引入导管造影显示扩张的门静脉及曲张的食管胃底静脉

4. 球囊扩张术（图 2-9-5） 通过导丝引入球囊进入门静脉。由于球囊导管需经过穿刺的肝实质通道，有时引入困难。因此，可以选择引入的导丝为超硬导丝，甚至可以在 TIPS 穿刺针的支撑下，先将保护鞘管引入门静脉，扩张穿刺道。球囊导管引入门静脉后，先后进行门静脉端、肝静脉端的扩张术。通过球囊扩张出现的“腰征”可以明确穿刺通道的肝静脉及门静脉的位置及它们与脊柱的骨性标志的重叠位置。进而通过对脊柱的骨性标志的测量，来确定所选择支架的长度。也可以根据脊柱的骨性标志来定位释放支架。

5. 支架置入术（图 2-9-6、图 2-9-7） 在球囊扩张术顺利完成后，选择支架。目前多用覆膜支架，以减少术后支架通路再狭窄的可能，也有 TIPS 专用支架。选择合适直径和长度的支架。根据膈肌和脊柱的骨性标志及球囊扩张时显示的标志定位释放支架，尽量使支架的覆膜部分覆盖肝实质的穿刺通路。再引入导管至门静脉造影和测压。观察分流后的门脉血流动力学，评估疗效。

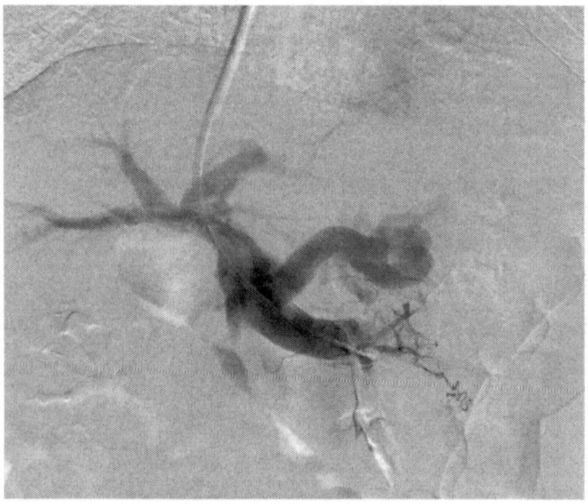

图 2-9-5 球囊导管引入门静脉后，先后进行门静脉端、肝静脉端的扩张术

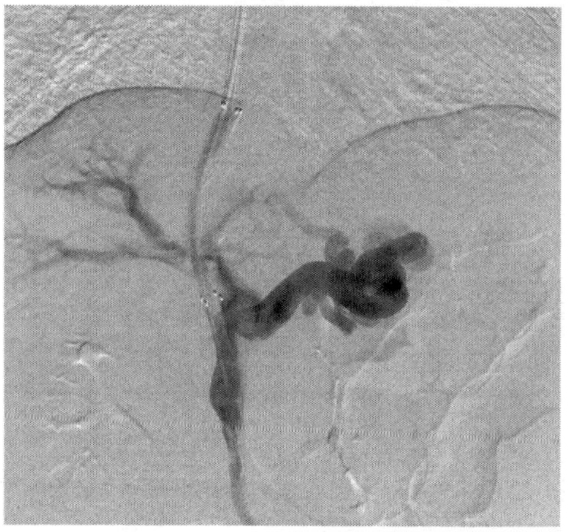

图 2-9-6 置入支架后，复查提示血流欠通畅

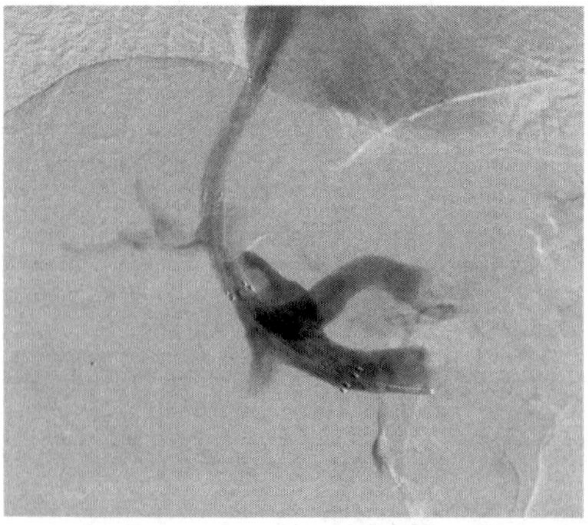

图 2-9-7 再置入一枚支架，复查显示门静脉部分血流经支架回流，支架内血流通畅，曲张的食管胃底静脉末梢未见显影

综上所述，大部分的介入手术都是多项介入技术的综合应用。要做好一项介入手术，需熟悉手术操作流程，把握每一项介入技术，并把每一项技术相互融合，科学序贯完成，以提高手术的成功率。

（庞桦进）

第三章　神经介入放射学

第一节　概　　述

神经介入放射学(inverventional neuroradiology)是介入放射学的重要组成部分和分支学科，始于20世纪70年代。对一些难治性脑血管疾病，如脑动脉瘤、动静脉畸形、动静脉瘘等，介入栓塞治疗已大部分取代了外科手术；对高血运性肿瘤，术前灌注化疗或栓塞治疗也取得显著效果；对急性脑血栓的动脉溶栓治疗也初显成效。经过30多年的发展，这门分支学科在临床上的应用越来越广泛。

一、基本设备

数字减影血管造影(digital subtraction angiography，DSA)系统是利用电子计算机处理数字化的影像信息，消除骨骼和软组织影像的减影技术。DSA设备主要包括：X线球管、影像增强器、电子摄像机、电子计算机、显示器(监视器)磁盘和操作台，辅助设备有诊疗床和高压注射器等(图3-1-1)。而现代DSA设备已采用全数字采集技术，采用平板探测器，不需要影像增强器。

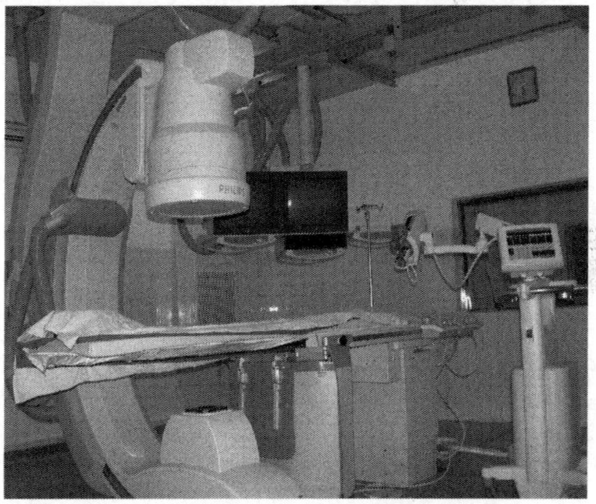

图3-1-1　数字减影血管造影系统(DSA)

DSA在介入诊断、治疗中的功能：①连续或脉冲透视：自动控制kV/mA，高分辨率实时采集，实时显示，图像回放。减少了X线曝光时间及注造影剂次数。②快速连续图像采集：1～30幅/s，上万幅图像实时存储。可以详细观察血管形态、结构和心脏功能。③路径成像：可以指导插管。④测量程序软件：可以根据需要测量血管大小，距离、夹角、流速、射血分数等。⑤连续或步进跟踪采集：一次注射造影剂可以沿血管走行跟踪采集成像。⑥旋转采集：一次注射造影剂可以显示180°～360°连续旋转不同角度的血管图像，提高疾病的检出率和病变最佳显示部位。⑦记忆功能：对理想的显示部位，可以设定记忆，方便临床诊疗操作。

二、脑血管造影的基本方法

(一)常用器材

1. 一般导管　①猎人头(Headhunter)导管，规格4F～7F，长度100～110cm，内径可通过0.038英寸导丝，双弯，单孔，适用各年龄段患者。②西蒙(Simmons)管，5～7F，长度100～

110cm，内径可通过 0.038 英寸导丝，三弯，单孔，适用于动脉迂曲较明显的中、老年患者。

2. 介入治疗用导管　①Magic 导管：总长度 155cm，最前端 10cm 为 1.8F，中间段 25cm 为 2.5F，这两段为硅胶材料，后面 120cm 为 3F，为聚乙烯材料。可同轴通过一般导管进行超选择插管。②Tracker 导管：由 3～4F 乙烯导管和 2.2F Teflow 导管组成，适用于近端角度较大的血管。

3. 导丝　根据导管内径的大小选择导丝，常用 0.035 英寸或 0.038 英寸导丝与 5～7F 导丝匹配，微导管则专门有匹配的微导丝。

（二）插管路径

经股动脉路径是最为常用、最为安全的插管路径，其他路径包括腋动脉路径、肱动脉路径、颈动脉路径（较少用）。

（三）经股动脉路径全脑动脉选择性插管技术

1. 右颈总动脉　先将导管端通过主动脉弓进入升主动脉，此时若导管端口向下，则略回撤导管并逆时针转动导管，使其端孔向上，略做推送则进入无名动脉，继续前推并略做逆时针旋转则进入右颈总动脉。若操作困难时，借助导丝送入导管，尤其是动脉硬化严重更应借助导丝，以防止导管进入夹层或引起硬化斑块脱落。

2. 右颈内动脉　导管进入右颈总动脉后，正位导管端孔于 C_5 或 C_6 水平向外侧或侧位向后（背侧）可进入右颈内动脉。

3. 左颈总动脉　一般在完成右颈总动脉插管后，导管后撤，端孔朝上，即可进入左颈总动脉。或导管先送入升主动脉，回撤并顺时针旋转导管使其端口向上进入左颈总动脉。

4. 左颈内动脉　导管进入左颈总动脉后，正位导管端孔于 C_5 或 C_6 水平向外侧或侧位向后（背侧）可进入左颈内动脉。

5. 颈外动脉　导管进入颈总动脉后，于 C_5 或 C_6 水平正位导管端孔朝内侧或侧位朝前则可进入颈外动脉。

6. 右椎动脉　导管先进入无名动脉后，端孔向下越过颈总动脉进入锁骨下动脉，再将端口转向上，转拉或送可进入右椎动脉。

7. 左椎动脉　走向与降主动脉、左锁骨下动脉的上升段几乎成直线，只要将导管端口朝降主动脉外侧壁推送，极易进入。

（四）脑动脉造影操作步骤

1. 麻醉　通常对于意识清楚，基本能够合作的患者采用局部麻醉。常用 2%的利多卡因 5ml，先在穿刺部位皮下注射 1ml，再退至皮内注射 0.5ml，其余注入股动脉周围。对于意识不清、躁动而不予配合者（包括儿童）则宜采用全身麻醉。

2. 穿刺　采用改良 Seldinger 穿刺技术，行经皮股动脉穿刺，成功后置入 5F 或 6F 动脉鞘。注入适量肝素盐水抗凝。

3. 造影剂的选择及应用参数　造影剂均采用非离子型如三代显（iobitridol），优维显（ultravist）或欧乃派克（omnipaque）等。造影剂所用参数为：①主动脉弓：15ml/s，总量 30ml，压力 500psi 145psi=1MPa；②颈动脉：4～6ml/s，总量 6～8ml，压力 300psi；③推动脉：2～4ml/s，总量 4～6ml，压力 300psi；④若设定行旋转 DSA，则宜：3～5s 内完成采集，对比剂总量为正侧位之和，如行颈动脉造影，造影剂总量应 12～16ml，依次类推。

4. 插管及造影顺序　通常先行主动脉弓插管造影，初步了解双侧颈动脉、椎动脉有无狭窄或闭塞，有无夹层动脉瘤或血栓等，明确动脉位置有无变异。然后分别做颈总或颈内、外动脉插管造影、椎动脉插管造影。造影均应要求做正侧位，对可疑病变或病变部位显示不理想时，加做双斜位造影。对某些动脉瘤需更好显示感兴趣部位（如瘤颈）可做旋转 DSA。

（五）造影注意事项

（1）预防使用地塞米松 5～10mg，有消化性溃疡者例外。

（2）在插管等操作过程中，应注意造影管内血栓形成的可能，要求经常回抽血液并用肝素盐水冲洗管腔，以免造成栓塞。

（3）对动脉硬化严重者，宜分步造影并在插管过程中借助导丝，以免导管误入夹层，撤出导管亦应先将导丝送入并出导管端口，然后撤出导丝、防止导管端划伤血管内膜。

（4）造影结束，拔管及撤出导管鞘后，穿刺部位局部压迫止血 15min 后再加压包扎，平卧 6～8h 以上，并密切观察穿刺部位有无渗血，触摸同侧足背动脉搏动情况。

第二节　脑血管疾病介入治疗

脑血管性疾变主要包括脑动静脉畸形（AVM）、脑动脉瘤、硬脑膜动静脉瘘、颈内动脉海绵窦瘘（CCF）、烟雾病（moyamoya）及各血管狭窄或闭塞。无论是出血或缺血性脑卒中，明确发病原因定性和定位诊断是极为重要的，因为任何盲目的治疗都可能加重患者的病情或丧失最佳的治疗时机。全脑血管造影是明确诊断的最佳选择，是诊断脑血管病的“金指标”。它不仅提供血管实时影像，而且能充分显示从动脉到静脉整个循环过程的周期、血管形态、分布与走行等变化，使临床医师能全面了解和判断脑卒中的可能原因、部位、病变程度，从而选择最佳的治疗方式和手段。CTA 和 MRA 也可以提供良好的诊断信息，它的无创检查对脑血管疾病作为初诊和筛选。

（一）颅内动脉瘤

【案例 3-2-1】

患者，男性，50 岁。左前额疼痛 20h 入院。患者 20h 前在打羽毛球时突然头痛，左额明显，继而出现呕吐。无大小便失禁，神智清楚，肢体功能无障碍。急查头颅 CT 显示“蛛网膜下隙出血”入院。入院后行 DSA 检查发现左侧前交通动脉瘤，瘤体可见尖角，提示破裂出血。用 GDC 弹簧圈栓塞动脉瘤。术后造影见动脉瘤不显影，载瘤动脉通畅。

问题：

（1）颅内动脉瘤常用影像检查手段有哪些？金标准是什么？

（2）颅内动脉瘤介入治疗的优缺点有哪些？

颅内动脉瘤（intracranial aneurysm）是一类严重威胁人类生命的脑血管病，是蛛网膜下隙出血最为常见的原因。脑动脉瘤的主要致命危险是直接破裂出血。每次破裂出血的病死率约为 30%，动脉瘤破裂后在 72h 内死亡者约 90%合并有颅内血肿和脑疝。有文献报道，单个动脉瘤第 1 次破裂出血，病死率为 20%～30%，第 2 次出血病死率为 40%～60%。每次出血后还会增加 20%～30%的致残率。另有报道第 1 次出血后经保守治疗存活的病例，有 35%在 1 年内因再次出血而死亡，51%将在 5 年内死亡。

【临床表现】

1. 预兆症状　头晕、头痛、动眼神经麻痹(后交通动脉瘤)。

2. 蛛网膜下隙出血　突然出现的激烈头痛、呕吐、烦躁不安、意识障碍、癫痫发作等。

3. 全身症状及并发症　中枢性高热、尿崩症、应激性溃疡、水电解质紊乱。

4. 脑血管痉挛　是导致蛛网膜下隙出血致死和致残的主要原因之一，常出现在出血后第 3 天，7～8 天达到高峰，之后逐渐缓解。

【诊断】　腰穿是诊断颅内动脉瘤破裂蛛网膜下隙出血的直接证据。颅内动脉瘤的诊断及有效的治疗极其重要，早期诊断包括 CTA、MRA、DSA，近年来介入医学的快速发展和新型栓塞材料的出现，为颅内动脉瘤的诊断和治疗提供了重要的手段。

目前，主要和可靠的诊断方法是进行数字减影全脑血管造影。脑动脉瘤最常见于颅底动脉环(Willis 环)周围，其好发部位依次为后交通动脉、前交通动脉、大脑中动脉(内侧段、分叉部、侧裂段)。大脑前动脉、椎基底动脉、眼动脉段、颈内动脉、大脑后动脉。形态上分囊性动脉瘤、葫芦状动脉瘤、蛇状动脉瘤、梭形动脉瘤和宽基底动脉瘤等。大小分：小型动脉瘤(<5mm)，中型动脉瘤(5～10mm)、大型动脉瘤(11～25mm)和巨大型动脉瘤(<25mm)。

诊断颅内动脉瘤主要靠 DSA。造影可显示动脉瘤其位置、大小、数目、形态和脑血循环情况，给临床制订详细的治疗方案，造影诊断的准确性可达 95%左右。

(1)直接征象：颅内动脉的囊状、梭状或任何形状的局部膨突，均为动脉瘤(图 3-2-1)。其边缘可光整或不整，其基底可呈窄的蒂状或宽的基底与载瘤动脉相连。部分动脉瘤因伴自发性血栓形成而表现瘤内充盈缺损，也可表现为网状或密度不均。由于造影剂充盈显示的是动脉瘤腔，而不是动脉瘤的全貌，故在动脉瘤腔内血栓形成的病例中，判断动脉病的大小时要注意到血栓的影响因素。动脉瘤的破裂多在瘤底部及侧壁。动脉瘤破裂的直接表现为造影剂的外溢(直接征象)，(图 3-2-2)，但不很多见，而造影表现为瘤体的不规则、有刺状突起或与瘤体大小不对称的占位性改变则提示动脉瘤破裂或曾经破裂(间接征象)。

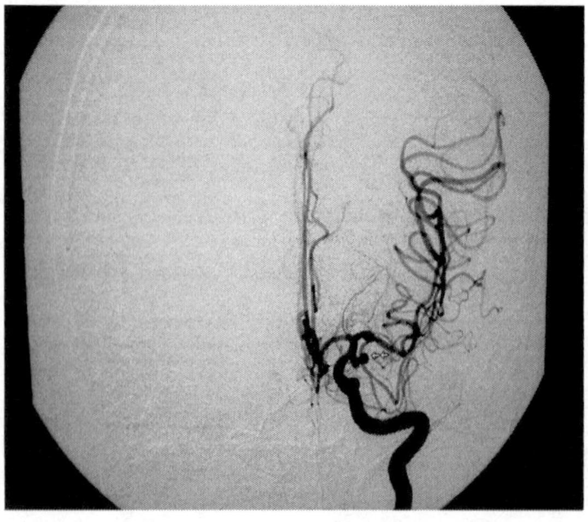

图 3-2-1　DSA 示不规则动脉瘤

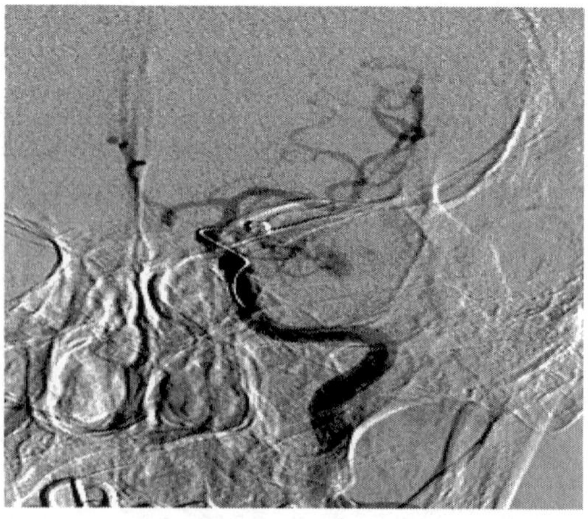

图 3-2-2　动脉瘤破裂出血，造影剂外溢

(2) 间接征象：包括 ①脑血管痉挛：表现为动脉纤细或粗细不均，多为动脉瘤出血后血管自身调节作用或使用药物所致。②脑内血肿：占位性改变，主要表现为血管受压移位。并可根据血管移位的特点，推断破裂动脉瘤的位置。③脑水肿：主要表现为脑血循环慢，颈内动脉分支纤细、变直、彼此分离。④脑梗死：常表现为载瘤动脉远端狭窄中断或闭塞不显影。

不同部位的颅内动脉瘤表现有各自不同的特点，具体如下。

后交通动脉瘤：通常指颈内动脉后交通动脉分叉处动脉瘤，在我国为 36.3%～53.6% 居首位。其首发症状动眼神经麻痹占 56%～81%和蛛网膜下隙出血。造影表现为颈内动脉后交通动脉段局部囊状膨突（图 3-2-3、图 3-2-4）。因动脉瘤主要向后膨突，有“翘屁股”征之说，动脉期侧位显示最佳，其次为斜位。但应注意与正常后交通动脉起始部正常的锥形膨大鉴别。如膨大≥3mm 则可视为异常。

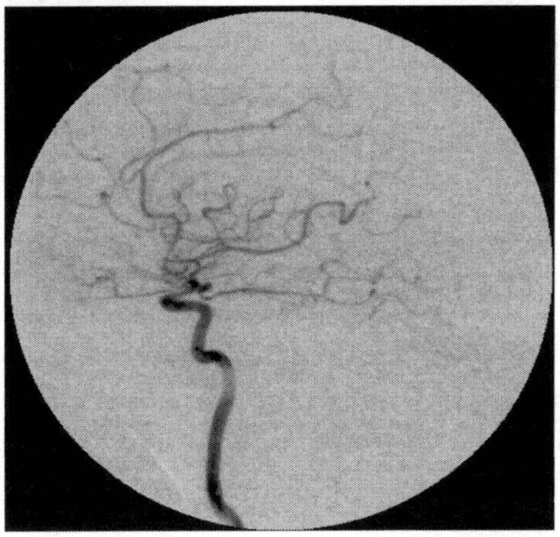

图 3-2-3　DSA（侧位）显示后交通动脉瘤

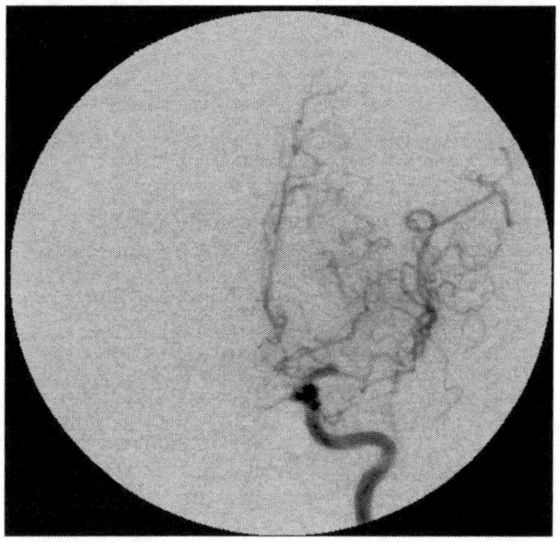

图 3-2-4　DSA（正位）显示后交通动脉瘤

前交通动脉瘤：发病率 30%～37%，仅次于后交通动脉瘤。主要临床特点为起病急骤，突然剧烈头痛，继之昏迷-清醒-昏迷，其意识障碍发生较为显著。DSA 以斜位显示为最佳（图 3-2-7、图 3-2-10）。而判断动脉瘤膨突方向则以正、侧位为宜，故对怀疑有前交通动脉瘤者，至少要摄取正侧、斜位造影片。必要时做旋转 DSA 以免漏诊，同时可选取佳显示位置。

大脑中动脉瘤：发病率在 16%～33%，且绝大多数发生于分叉部。其 DSA 侧位表现瘤顶 45%突向外侧，38%突向下方，15%突向上方，仅 4%突向内侧。

颈内动脉动脉瘤：是指发生在颈内动脉海绵窦段、床突上段、终末段的动脉瘤，不包括眼动脉瘤及脉络膜前动脉瘤。发生率占颅内动脉瘤的 8.3%～15.4%，中青年多见。颈内动脉瘤多呈囊袋状，易发展成为巨大动脉瘤（图 3-2-5、图 3-2-6），但破裂概率较小。

椎基底动脉瘤：发生率占 3.8%～15%，基底动脉分叉部动脉瘤最常见，其次为大脑后动脉瘤。其 DSA 表现特点为动脉体积较大，多呈巨大球形动脉瘤，瘤壁有伴动脉硬化斑块和瘤壁血栓。

【介入治疗】　颅内动脉瘤的治疗通常包括外科手术夹闭瘤颈和血管内治疗（即介入治疗）。介入治疗主要包括单纯弹簧圈栓塞术、球囊辅助弹簧圈栓塞术、支架结合弹簧圈栓塞术、球囊辅助 Onxy 栓塞术、覆膜支架隔绝术和载瘤动脉栓塞术等。

1. 栓塞治疗原则　尽可能地闭塞动脉瘤，同时保持载瘤动脉通畅。

2. 栓塞材料　目前临床上所应用的闭塞动脉瘤的材料主要是 GDC（guglielmi defachable coil），它是铂金材料，是可脱、可控性微螺旋圈系统。主要是靠电熔断解脱。

目前新推出水解式可脱性铂金螺旋圈，在临床上已广泛应用。

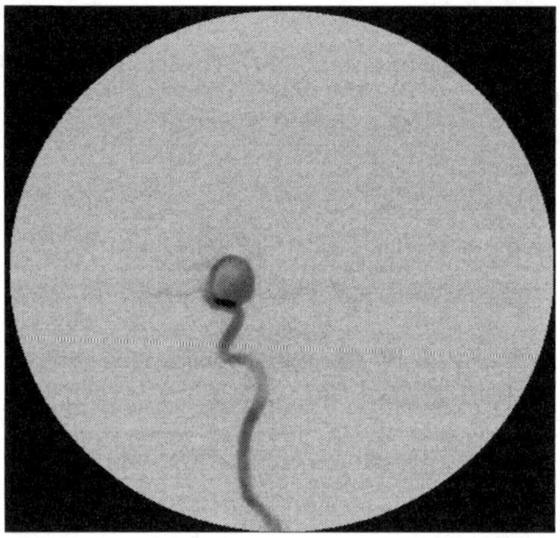

图 3-2-5 DSA 侧位显示巨大颈内动脉瘤

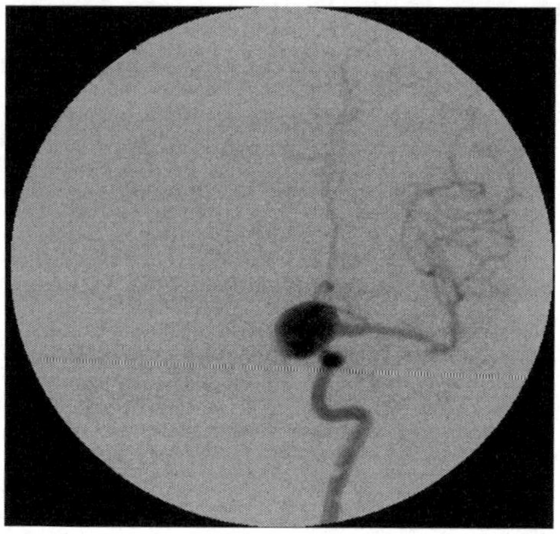

图 3-2-6 DSA 正位显示动脉瘤

3. 介入栓塞治疗适应证

(1)微导管能抵达瘤腔的各种窄颈颅内动脉瘤。

(2)或暂时不适合外科手术者。

4. 介入治疗禁忌证

(1)不可纠正的出血性疾病或出血倾向为绝对禁忌证。

(2)血管过于扭曲或入路过于狭窄或动脉瘤过小，导管无法进入。

(3)全身状况不能耐受麻醉及介入手术。

(4)梭形动脉瘤。

5. 介入治疗方法

(1)GDC 栓塞动脉瘤的方法：①血管途径：常用股动脉穿刺插管，在某些特殊病例，可选用桡动脉或肘动脉，选择性脑动脉造影。②微导管的操作：根据造影结果显示的动脉瘤颈和载瘤动脉的角度，可对微导管前端根据需要进行蒸汽塑形。在微导丝的辅助下，逐渐将微导管送入动脉瘤内，然后撤出导丝。③螺旋圈的选择与放置：根据测量结果，第一枚螺旋圈直径大小应选择与动脉瘤直径相一致，在动脉瘤内释放并可自主成网篮，后续的螺旋圈逐个填塞动脉瘤，原则是直径应逐渐减少，最后填塞至动脉瘤基本密实后再行造影复查(图 3-2-7～图 3-2-11)。

(2)对于宽颈动脉瘤，为了避免弹簧圈突入载瘤动脉，可以采用球囊辅助或支架辅助弹簧圈栓塞。球囊辅助技术是 1994 年 Moret 首先提出，方法是微导管进入瘤腔后，再送入 1 个柔软的球囊，充盈球囊，覆盖瘤颈，然后通过微导管送入弹簧圈栓塞，松开球囊。重复上述步骤直到动脉瘤完全被栓塞。一般球囊阻塞时间不超过 4min，整个治疗过程要充分抗凝，以防动脉内血栓形成。支架辅助技术是 1977 年 Higashita 首先报道，主要应用于宽颈或梭形动脉瘤。方法是先经导管释放 1 枚柔软的支架覆盖动脉瘤颈，然后经支架网孔送入微导管至腔内，行弹簧圈栓塞。

(3)覆膜支架植入：2002 年 Islak 率先应用裸支架联合覆膜支架治疗 2 例颅内巨大动脉瘤获得成功。此后覆膜支架越来越多地被引用于颅内动脉瘤及其他颅底血管疾病。覆膜支架植入可迅速隔绝动脉瘤，同时也隔绝其他侧支血管，所以覆膜支架只能用于无重要侧支或穿支发出的动脉。

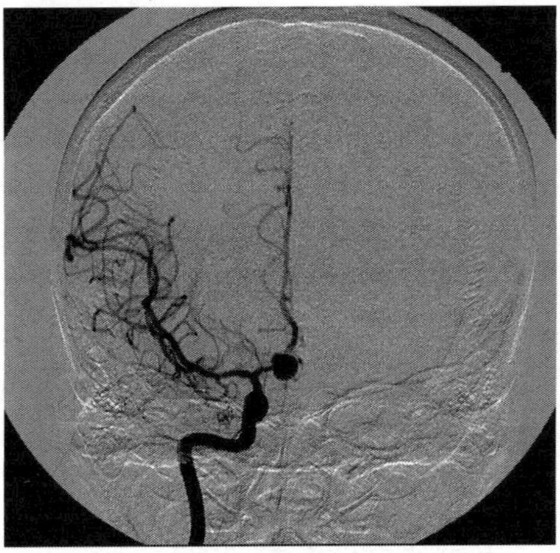

图 3-2-7　DSA 示前交通动脉瘤

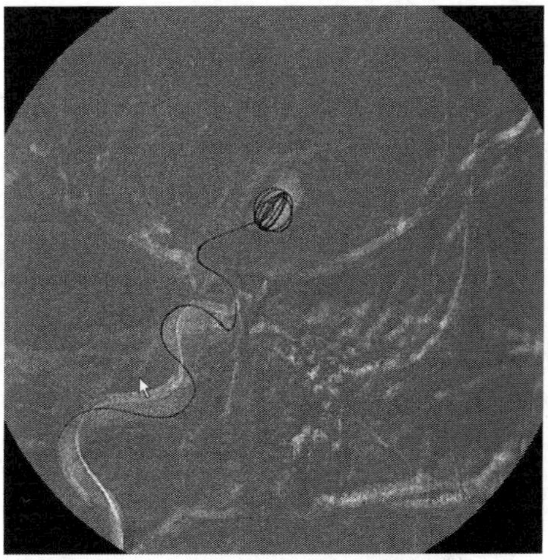

图 3-2-8　路图下行微螺旋圈栓塞

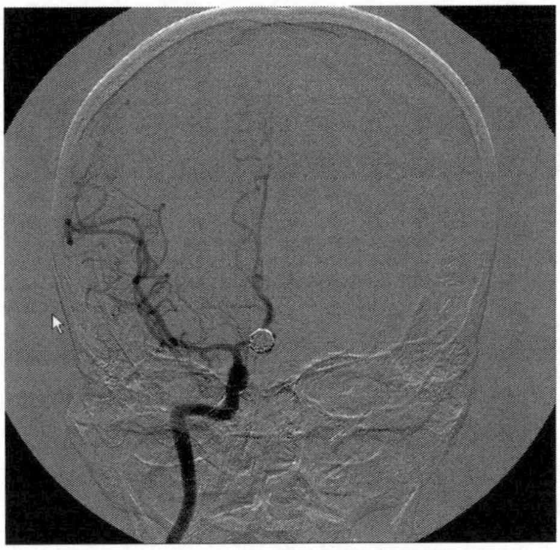

图 3-2-9　栓塞后 DSA 示瘤体闭塞

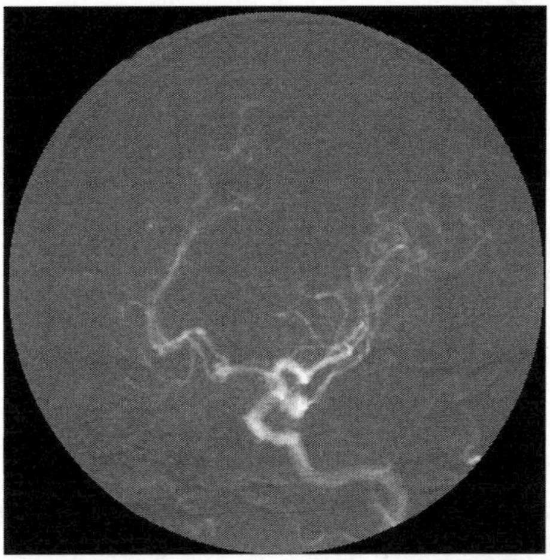

图 3-2-10　DSA 显示大脑前、后多发动脉瘤

(4) Onyx 栓塞：Onyx 是一种栓塞动脉瘤的液态胶，主要成分是乙烯基乙烯乙醇聚合物与微粒粉化钽粉的混合物。先将微导管送入动脉瘤，应用专用球囊闭塞瘤颈，经微导管缓慢注入 Onyx 并充盈动脉瘤，然后回抽球囊，撤出微导管。此方法较为复杂，临床效果还有待观察和研究。

(5) 载瘤动脉栓塞术：对于不能用以上介入治疗的某些特殊类型或部位的动脉瘤如颈内动脉海绵窦段或椎动脉的巨大动脉瘤，则需闭塞载瘤动脉。而行此术前，必须做系列代偿试验如暂时阻断同侧颈内动脉或椎动脉血流试验，来观察对侧代偿功能。若代偿良好，才可以闭塞载瘤动脉。

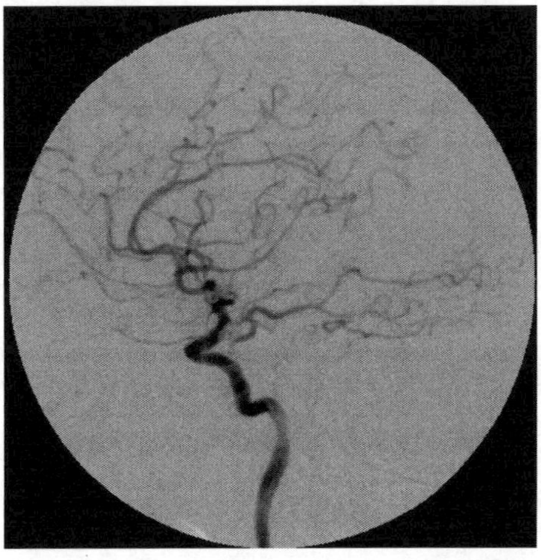

图 3-2-11　DSA 显示大脑前、后多发动脉瘤栓塞后

否则，放弃此栓塞术。

6. 并发症及防治

(1) 脑血管痉挛：蛛网膜下隙出血及导管导丝腔内刺激均可导致脑血管痉挛。预防和处理方法是尼莫通 10mg 每日一次或罂粟碱 60～180mg 静脉滴注或动脉直接灌注。同时维持足够的动脉灌注压。

(2) 血栓形成：是颅内动脉瘤 GDC 等治疗常见并发症，发生率为 4.6%～10.1%。主要预防措施是治疗全程全身肝素化。紧急处置措施可以行局部溶栓，必要时行血管成形术。

(3) 动脉瘤破裂：发生率为 1.2%～3.7%。一般与操作有关，包括导管、导丝和微弹簧圈释放或过度栓塞都可以导致动脉瘤破裂。预防主要是要求操作仔细、手法轻柔，操作全程在透视(路径图)监控下完成，同时恰当的微导管塑形也极其重要。如果出现动脉瘤破裂出血，应迅速中和肝素，降低血压，继续填塞弹簧圈，完全闭塞动脉瘤。如果无法进一步栓塞止血，必须迅速外科夹闭。

(4) 脑缺血：大动脉瘤 GDC 栓塞后机械性压迫可造成血流减缓，载瘤动脉栓塞后，代偿不足均可导致脑缺血的发生。处理办法主要是升压、抗凝、扩容，若无效，可考虑搭桥手术。

(5) 支架植入相关并发症：包括支架变形、移位，支架再狭窄、急性血栓形成等。术前抗血小板治疗、术后抗凝抗血小板治疗可有效预防急性血栓形成和支架再狭窄。

7. 疗效评价 动脉瘤 GDC 栓塞的临床结果显示，选择性栓塞动脉瘤是一较安全的治疗技术，其死亡率及致残率较低，国内谭显西等报告 100 例急性破裂性颅内动脉瘤，死亡率约 5%。最近一次全球范围内栓塞与手术夹闭治疗动脉瘤的长期结果的随机研究表明，血管内栓塞的再出血率显著低于外科手术，同时治疗所造成的并发症也远低于常规手术。此外，外科医师与神经介入医师的默契配合有助于提高颅内动脉瘤治疗的整体水平。

(二) 脑动静脉畸形

【案例 3-2-2】

患者，女性，14 岁。头痛、呕吐 6h。既往有癫痫发作史。急查入院后 CT 检查提示蛛网膜下隙出血及小钙化灶。

问题：

(1) 该患者如何进一步明确诊断？

(2) 治疗上做如何选择？

脑动静脉畸形(cerebral arteriovenous malformation，AVM)系胚胎期血管丛形成动脉、静脉和毛细血管的正常发育发生障碍而引起的脑血管畸形，AVM 是脑血管畸形的最常见类型，是出血性脑血管病的主要类型之一。Mccqmikc(1996 年)将脑血管畸形分为：①毛细血管扩张症；②海绵状血管瘤；③血管曲张；④动静脉畸形；⑤静脉性血管瘤。

【发病机制】 AVM 病灶中动静脉之间缺乏毛细血管结构，动脉血直接流入静脉，血流阻力骤然减少，导致动脉压下降，静脉压升高，由此产生一系列血流动力学的改变和病例生理的改变。包括①脑或蛛网膜下隙出血：原因为动脉迂曲扩张，血管壁受损，局部破裂出血；伴发的动脉瘤破裂出血；静脉内压力增高，导致静脉曲张破裂出血；大量的血液迅速进入静脉，可导致病灶周围脑组织灌注减少，出现“盗血现象”，导致供血小动脉扩张，如血压升高，这些扩张的小动脉可能破裂出血。引流静脉的狭窄或血栓形成，也较易引发出血。②脑缺血：畸形团大，"盗血现象"就会明显，而正常脑组织也就容易出现脑缺血。③脑过度灌注和颅压升高：脑盗血使病灶邻近脑组织内的小动脉扩张，导致局部过度灌注，并可导致静脉压升高，出现局部脑肿胀、颅压升高。

【临床表现】

1. 出血　多发生于青年人，表现为剧烈头痛，伴呕吐，可出现意识障碍。

2. 抽搐　额叶、顶叶、颞叶的 AVM 已发生抽搐，一些病例可诱发癫痫发作。

3. 头痛　小病灶无出血时多无头痛，较大病灶多有长期头痛病史，类似偏头痛。

4. 进行性神经功能障碍　主要为运动或感觉性功能障碍，常发生于较大的 AVM，由大量的脑盗血现象所致。

【诊断】　AVM 主要发生在脑前、中动脉供血区，其他如大脑后动脉，椎-基底动脉供血区亦可发生。CT 和 MRI 对 AVM 形有一定的诊断价值。CT 表现平扫可见不规则的低、等或混杂密度病灶，部分可见钙化灶，增强扫描表现为斑点状或团块状强化，有时可见与血管团相连的迂曲供血动脉或引流静脉。MRI 的最大特点是病灶内可见流空血管。DSA 对 AVM 最具诊断价值，其主要是观察 AVM 的部位，大小、形态、供血动脉、引流静脉、动静脉循环时间、窃血现象及正常脑血供情况等，为诊断、治疗及预后提供依据，具体表现如下。

1. 畸形血管团　多位于皮层下区，呈团块状、蚯蚓状或密集成球的血窦状。(图 3-2-12、图 3-2-13)，部分畸形血管呈楔形，基底部位于脑皮质，尖端指向脑室。有些较小的病变，血管造影有时不能显示畸形血管团，仅显示供应动脉和引流静脉，与动静脉瘘相似。这部分病变多在脑实质内，病理所见微血管成分很少。隐匿型血管畸形病灶很小，血管造影多不能显示，有时仅见一两支血管增粗，但常可以造成出血并形成脑内血肿，在深部尤其是脑室旁的病变可造成脑室内出血。

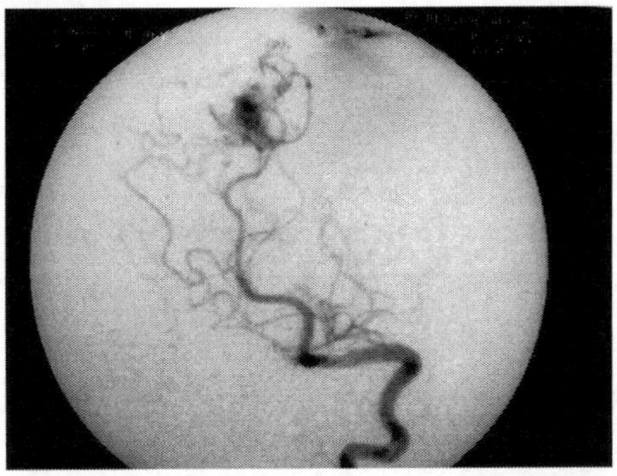

图 3-2-12　DSA 大脑后动脉分支动静脉畸形

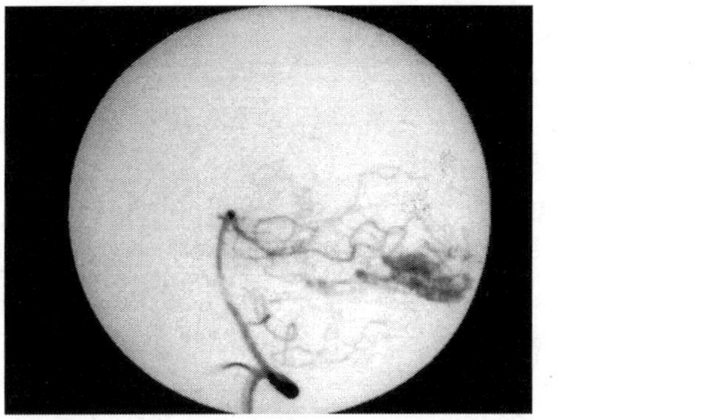

图 3-2-13　侧位显示畸形团形态

2. 供血动脉　DSA 是了解 AVM 的供血动脉可靠手段，通常需做全脑血管造影，全面了解供血动脉情况。AVM 的供血动脉可以是一支或多支，可以是颈外动脉也可以是其他动脉供血，或者是联合供血。单支供血者首选介入栓塞治疗，对于多支供血动脉，高流量的 AVM，切除前可分次栓塞。

3. 引流静脉　由于 AVM 的破裂出血多发生在畸形血管的静脉部分，故了解引流静脉的数目、流向、位置及形态与结构非常重要。引流静脉的数目与 AVM 的出血率成反比，即引流静脉数目越少，AVM 的出血率越高。引流静脉的方向分：①浅表引流，即 AVM 向上吻合静脉、Labbe 静脉、上矢状窦和横窦内引流；②深部引流，即 AVM 向 Rosenthal 基底静脉、Galen 大脑大静脉、下矢状窦、直窦内引流；③双向引流，即 AVM 同时兼有深、浅两个方向的引流。

4. 循环时间 AVM 循环时间是指供血动脉显影至出现引流静脉所用时间。

5. 窃血现象 由于 AVM 供血动脉具有高血流低阻力特征，与营养畸形血管周围正常脑组织的血管争夺血流，使本应流向正常脑组织的血液直接或间接通过短路流至畸形血管内，致使脑组织缺氧，出现相应的神经功能缺失症状，即脑“窃血”现象。AVM 循环时间越短，说明脑窃血现象越严重。

AVM 危象：①位于基底核和深部的 AVM 易出血，因为其多经深静脉引流，且引流静脉较易狭窄，故造成静脉高压后导致出血。②直径小于 2cm 或直接供血动脉短而粗的 AVM 易出血。③AVM 并发动脉瘤者易出血。④引流静脉细小或数目较少者易出血。⑤累及脑室的 AVM 易出血。⑥大型 AVM 造成大量的血液盗流，易引起窃血现象。⑦累及硬膜的 AVM 常可引起头痛及蛛网膜下隙出血。

【介入治疗】 利用 DSA 进行全脑血管造影对诊断脑 AVM 的类型、大小、血供及引流特点有最直接的影像学根据，并且同时经血管内栓塞处理 AVM 具有简捷、有效的特点，从而使对 AVM 的血管内治疗日益为人们所接受。

1. 适应证 ①AVM 位于脑深部或脑功能区；②直径>3cm 的病灶；③属高流量，低阻力类型；④因各种原因不能进行外科手术或放射治疗者；⑤特别适应于伴有脑动脉瘤和癫痫发作的高危性畸形。

2. 禁忌证 ①病变为低血流，供血动脉纤细，微导管无法到达血管畸形内；②病灶为穿支供血，区域性功能闭塞实验产生相应的神经功能症状缺失者；③全身衰竭状态，不能耐受治疗或不同意治疗者。

3. 材料和方法 AVM 常用的栓塞材料有氰基丙烯酸正丁酯（NBCA）、Onyx 胶、微螺旋圈、真丝线段等。

（1）麻醉方法：多采用镇静加局麻，小儿采用氯胺酮复合麻醉。

（2）栓塞方法：多数采用经股动脉穿刺置管入路，行全脑血管造影，以确定 AVM 的类型、部位、供血动脉的来源数量，循环时间、引流静脉的数目及方向。在决定栓塞血管畸形团的位置后，先送入引导管至主血流一侧的颈内动脉或椎动脉内，再将 Magic 或 Prowler 系列微导管借助血流的冲击和微导丝送入到畸形团的动脉端，注入 NBCA 混合液栓塞，栓塞后即刻撤出微导管。再行 DSA 了解栓塞结果（图 3-2-14、图 3-2-15）。

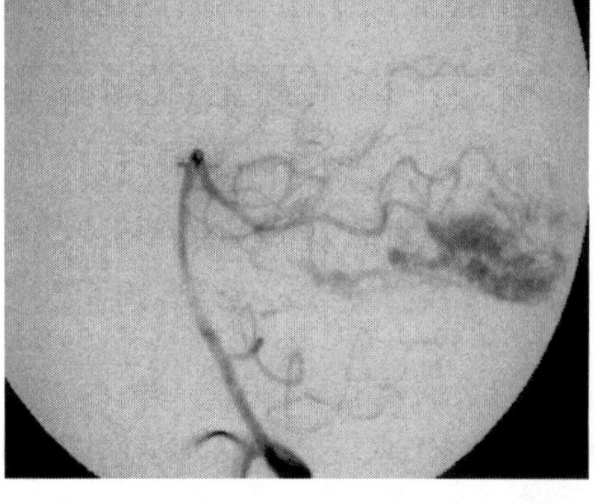

图 3-2-14 椎动脉造影示大脑后动脉分支 AVM

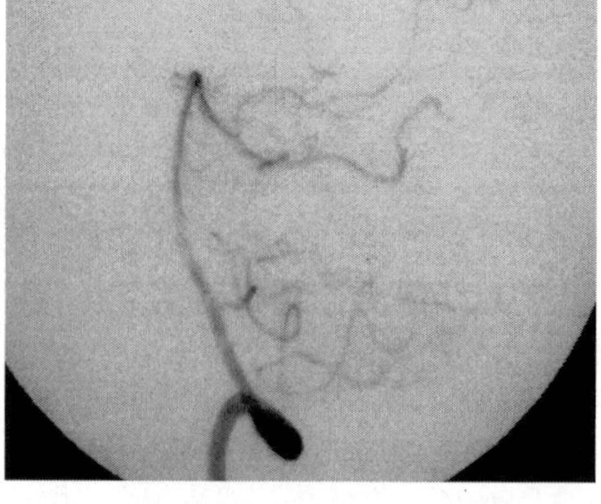

图 3-2-15 NBCA 栓塞后 AVM 消失

使用 NBCA-碘苯酯混合液注意事项：①当畸形血管团循环时间<1.5s 时，先向畸形团

送入微螺旋圈数枚，以形成网状支架并减缓血流速度，使循环时间延长至 2s 以上后，再注入 30%的 NBCA 和碘苯酯混合液；②当畸形血管团的循环时间长于 2s 时，直接注入 30%NBCA 与碘苯酯的混合液。

Onyx 胶的使用则更为简便和安全，目前临床上更多采用 Onyx 胶栓塞 AVM。其特点是 Onyx 胶不黏管，微导管进入 AVM 病灶内后缓慢注入 Onyx 胶，直至将 AVM 填满后再迅速撤出微导管。术后口服氯吡格雷 75mg/d，共 1 周。

4. 疗效评价 随访材料表明，液态的 NBCA 可以直接在 AVM 病灶内铸形，所以栓塞效果是肯定的。而微螺旋圈隔壁真丝线段在多数情况下仅堵塞后畸形血管的动脉部分，使潜在的畸形血管供血支可在短时期内重新开放，造成复发。但由于畸形血管团的主要供血来源已被阻断，或合并的灶内和灶旁动脉病已被栓塞，所以畸形血管再出血的可能仍会减小。如果对未被栓塞彻底的 AVM 行手术或伽马刀等治疗，则会取得更为满意的结果。

（三）硬脑膜动静脉瘘

硬脑膜动静脉瘘（dural arteriovenous fistla，DAVF）是指动静脉直接交通在硬脑膜及其延续的大脑镰和小脑幕的一类血管性疾病，颅内外供血动脉直接与颅内静脉窦沟通，也称为硬脑膜动脉血管畸形（dural arteriovenous malformation，DAVM）。分单纯型脑膜动静脉瘘和混合型脑膜动静脉瘘两类。

【临床表现】 搏动性耳鸣及头颅血管性杂音为该病的特征性症状和体征。此外，头痛、颅内出血、颅内压增高及中枢神经系统症为一般临床表现。

【诊断】 全脑和颈部血管造影表现如下。

全面的选择性脑血管、颈部血管造影（DSA）是目前确诊本病的唯一有效检查手段。在 DSA 检查中要注意瘘口的类型、瘘口的部位、供应动脉、引流静脉及静脉分流方向。

瘘口部位最常见在横窦壁、海绵窦壁，其次为上矢状窦壁，而小脑幕、大脑镰或凸面硬脑膜等则少见。不同部位的硬脑膜动静脉瘘表现如下。

1. 横窦、乙状窦区硬脑膜动静脉瘘 与 62.6%，主要供血动脉来自单或双侧颈外动脉的分支如枕动脉、脑膜中动脉、脑膜后动脉、耳后动脉、颞浅动脉、咽升动脉脑膜支，单或双侧颈内动脉的分支如小脑幕内侧动脉、小脑幕外侧动脉、椎动脉分支及颈深动脉和颈升动脉。瘘口流入单或双侧横窦、乙状窦。宜选择血管内栓塞治疗，必要时配合行横窦孤立术或横窦、乙状窦栓塞术。

2. 单或双侧海绵窦区脑膜动静脉瘘 占 11.9%，主要供血动脉来自单或双侧颈外动脉的分支如咽升动脉、颌内动脉的分支，颈内动脉的脑膜支、脑膜垂体支、海绵窦下动脉。瘘口流入单或双侧海绵窦。宜选择性血管内栓塞治疗，必要时配合经岩上（下）窦入路栓塞海绵窦，以阻断颈内动脉海绵窦段的脑膜支。

3. 小脑幕硬脑膜动静脉瘘 占 8.4%，主要供血动脉来自单或双侧颈内动脉分支如小脑幕内、外侧动脉，颈外动脉分支如脑膜中动脉、枕动脉的脑膜支。瘘口流入直窦，穿蛛网膜下隙引流到皮层静脉，再入相应的静脉窦或经头皮静脉回流。宜选择性血管内栓塞治疗，也可配合手术治疗。

【介入治疗】 本病治疗原则是闭塞瘘口。目前外科手术结扎供血动脉的手段已基本被临床放弃，而血管内栓塞治疗则为此病提供了获得解剖学治愈的机会。但对于供血动脉相当复杂、侧支循环丰富的病例，则需经多次栓塞治疗，逐步达到减轻临床症状或治愈的目的。

1. 适应证 ①有出血史；②难于耐受的颅内血管杂音；③进行性神经功能缺失；④局部压迫症状明显；⑤颅内压增高。

2. 禁忌证 ①有“危险吻合”栓塞无法避开危险吻合者。②超选择插管不能避开供血动脉发出的供应正常脑神经组织的穿支动脉者。

3. 栓塞材料的选择 常用聚乙烯醇颗粒(PVA)、纤毛螺旋圈、可脱性球囊、NBCA 或 Onyx 胶等。

4. 栓塞方法 先行颈部、全脑血管造影以明确诊断，同时了解瘘口部位和类型、供血动脉来源，引流静脉，有无危险吻合等。然后置入导引导管，再送入微导管并超选择插入供血动脉接血瘘口，注入 PVA 颗粒，栓塞并随时注射造影剂了解栓塞情况，当发现血流速度变慢或滞留时应停止栓塞。如果微导管可直接抵达瘘口部位，则最好用 NBCA 胶进行栓塞。栓塞完毕后须再行造影了解栓塞效果。

对于一些经动脉系统无法抵达或接近瘘口的病例，也可以经静脉路径栓塞。

5. 并发症 最严重的并发症是栓子脱落造成肺动脉栓塞。预防的办法：可以用压迫同侧颈或双侧颈动脉，以减少脑内血流量；挤压双侧颈静脉造影颅内血液回流的压力升高，直接降低动静脉瘘口的血流速度，可帮助栓塞材料容易固定在瘘口处，防止脱落。

(四) 颈内动脉海绵窦瘘

【案例 3-2-3】

患者，女性，49 岁。因“外伤后颅内出现血管杂音，左侧眼睑充血、水肿，左眼球突出 2 周”入院。头颅 CT 增强扫描提示左颈内动脉海绵窦瘘。DSA 显示左颈内动脉 C_4 段海绵窦瘘，向眼上静脉及岩下窦引流。经颈内动脉-海绵窦内释放可脱性球囊闭塞瘘口，保持左颈内动脉通畅。术后上述症状消失，随访 1 年 9 个月无复发。

问题：

(1) 影像学如何发现 CCF?

(2) CCF 如何进行介入治疗?

颈内动脉海绵窦瘘(carotid-cavemous fistula，CCF)是由于颈内动脉海绵窦段，或其分支及海绵窦周围颈外动脉硬膜小分支破裂与海绵窦之间形成异常的动静沟通所致，是硬脑膜动静脉瘘的特殊类型。

【诊断】

1. 临床表现 CCF 的临床表现有头痛、搏动性突眼，血管性杂音，球结膜水肿、充血，眼球运动障碍、视力减退，神经系统功能障碍及蛛网膜下隙出血等。

2. 脑血管 DSA 表现 ①造影剂可经颈内动脉直接或间接进入海绵窦，使海绵窦、眼静脉和岩上窦静脉早显；②动脉期大脑前、中动脉可因“短路”而显影不佳；③静脉期颅内各组静脉显示差。

【介入治疗】

1. 栓塞材料 常采用 Balt 乳胶球囊、Boston 硅胶球囊，也有使用铂螺旋圈、钨螺旋圈、纤毛螺旋圈、NBCA 胶、PVA 颗粒及覆膜支架的报道。

2. 栓塞途径 常规经股动脉穿刺方式颈内动脉入路顺行栓塞。当 CCF 的瘘口较小或难以用球囊或其他方式操作时，可经股静脉穿刺颈内静脉途径，由岩下窦或岩上窦入路进入瘘内栓塞。亦可经眼上静脉入路栓塞。

3. 栓塞治疗的原则 闭塞瘘口，保留颈内动脉通畅。

4. 介入治疗方法 当导引导管进入颈内动脉后，先行造影明确瘘口的大小、位置，并根据瘘口大小，选择合适的球囊，并将球囊微导管蒸汽塑形，以便有利于球囊进入瘘口。球囊送出导引导管进入颈内动脉后，在透视下略充盈 0.1～0.2ml 造影剂，充盈的球囊随血流前进，当其突然拐头时，提示球囊已通过瘘口进入海绵窦。此时注入造影剂继续充盈球囊，当造影证实瘘口闭塞后，缓慢解脱球囊。栓塞成功的标志为：①球囊位于海绵窦内，颈内动脉腔外；②海绵窦不再显影；③颈内动脉血流通畅；④血管杂音消失。

（五）烟雾病

烟雾病（moyamoya）是 1966 年日本学者铃木根据脑血管造影中颅底异常血管网犹如烟雾而命名。其病理特点为脑底动脉环的血管狭窄或闭塞，周围广泛侧支血管网形成、血管狭窄或闭塞的原因主要是血管内膜纤维组织增生、脂肪沉积内弹力膜部分或完全缺如、中层萎缩变薄或缺如、外膜一般无变化。

【诊断】

1. 临床表现 主要为脑供血障碍或脑出血所产生的症状、体征。

2. DSA 表现 脑血管 DSA 是确诊本病的唯一方法（图 3-2-16）。

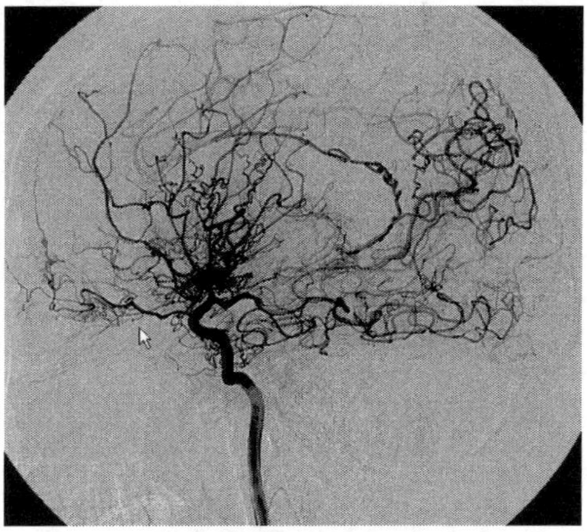

图 3-2-16 DSA 显示大脑前、中动脉闭塞，脑底大量侧支循环建立

（1）脑动脉的改变：包括颈内动脉颅内段大脑中、大脑前动脉，椎-基底动脉系统的脑底动脉环及颈外动脉的颞浅动脉、脑膜中动脉广泛性狭窄或闭塞。

（2）颅底异常血管网：基底节附近穿支异常血管网扭曲、扩张呈扇形密集、犹如烟雾状。脑底异常血管网主要由脉络膜前动脉、Heubner 动脉、豆纹动脉、后交通动脉、脉络膜后动脉，大脑后动脉至丘脑分支、基底核和内囊扩张的毛细血管构成。额部异常血管网则由眼动脉扩张、其眶支可与颅内血管沟通。

（3）大量的侧支循环建立：包括脑内动脉末梢之间吻合，颈内支颈外动脉的侧支循环，硬膜支与皮质支的侧支循环。

（六）急性脑梗死

【诊断】 急性脑梗死的早期诊断主要依据临床表现，并结合 CT 除外脑出血等情况。常规 CT 及 MRI 均不能早期显示脑梗死情况。DSA 能准确显示 4 级以下动脉血管的闭塞，而对 4 级以上的小动脉闭塞的显示则有较大难度。MRI 新技术在急性缺血性脑卒中的应用可早期快速诊断，可为早期溶栓提供可靠的指导。

【介入治疗】

1. 介入治疗时机 急性脑梗死介入治疗方式主要是置管溶栓治疗。把握治疗的时机十分重要。实验证明，脑神经细胞在缺血 4～8h，平均 6h 内进行溶栓治疗是可逆的。另有报道，对进展性脑卒中的溶栓时间可延长到发病后 12h 内。

2. 溶栓药物的选择及应用 溶栓药物有链激酶(SK)、尿激酶(UK)和重组织型纤溶酶原激活剂(r-tPA)。SK 和 UK 为非特异性溶栓药物，r-tPA 具有纤溶特异性。

应用溶栓药物有静脉和动脉两种给药途径。国内动脉和静脉内溶栓研究采用 UK 总量 50 万～250 万 U，用药时间不超过 2h，一般 1h 内完成。静脉内溶栓简捷省时，但受药物极量的限制和药物浓度被动稀释的影响，难于在血栓区形成有效的药物浓度而影响疗效。动脉内溶栓虽然用药过程操作复杂，较静脉用药费时，但只要导管操作技术熟练便可省时，同时治疗前行脑血管造影可以从影像上确定病变类型、部位，而且治疗过程中造影证实血管再通后即可立即停药。行接触溶栓时，可将微导管穿入或进入血栓内注药配合机械性破坏血栓，增强溶栓效果。

3. 溶栓治疗的疗效评价 ①闭塞的血管是否再通，可通过 MRA 或 DSA 进行影像学评价；②临床症状是否改善。

4. 溶栓治疗的并发症 ①出血性脑梗死；②再灌注损伤；③诱发脑出血。

第三节 颅内肿瘤的 DSA 诊断与介入治疗

颅内肿瘤是神经系统最常见的疾病之一，经占神经系统疾病的 20%。颅内良性肿瘤常见有听神经病、成血管细胞瘤和脑膜瘤等，恶性肿瘤如胶质细胞瘤和转移瘤如颅内肿瘤的诊断，至少要明确：有无肿瘤、肿瘤的部位、肿瘤的性质。目前 CT 和 MRI 对颅内肿瘤的定位、定性诊断具有较大的优越性，但 DSA 对某些颅内肿瘤仍有不可取代的作用，特别是介入放射学对一些颅内肿瘤在血管造影的基础上，还可进行介入栓塞或药物灌注化疗。

一、脑血管 DSA 对肿瘤的定位诊断与定性诊断

颅内肿瘤常引起脑血管的位置、形态、供血方式及脑部循环的改变，而依据脑血管 DSA 的改变，可以对颅内肿瘤进行定位、定量诊断。

颅内肿瘤特别是某些富血肿瘤如脑膜瘤、胶质瘤和转移病，脑血管 DSA 可显示其供血动脉和肿瘤血管。根据供血动脉形态及来源，肿瘤血管形态和病理循环的特征及邻近脑血管移位情况等，可能做出定性诊断。

1. 脑膜瘤 是最常见的原发于脑膜的肿瘤，多为良性，发病率仅次于胶质瘤。脑血管 DSA 是观察脑膜病供血的重要手段，在此基础上行介入栓塞治疗不仅能阻断或减少肿瘤供血，使肿瘤微小，还有助于肿瘤的手术切除。

DSA 表现：①供血动脉：主要由颈外动脉及颈内动脉的脑膜支、基底动脉之蛛网膜下支供血。按血运来源分：单纯由颈外动脉供血(Ⅰ型)；颈外和颈内动脉双重供血，但以颈外动脉为主(Ⅱ型)；颈外和颈内动脉双重供血，但以颈外动脉为主(Ⅲ型)；单纯由颈内动脉供血(Ⅳ型)。供血动脉的形态：供血动脉多表现粗大、扭曲，其终本向肿瘤分出的小动脉多呈丛状、毛刷状或喷泉状的肿瘤血管(图 3-3-1)。②肿瘤染色：肿瘤中的无细血管被造影剂充盈后呈现边界清楚，密度较均匀的致密块物，状如雪团，称之为肿瘤染色。有时肿病中心出现无染色透亮区，提示肿瘤坏死或囊变。③引流静脉：脑膜病多无明显的引流静脉，一般均由肿瘤包膜上静脉引流。④占位改变：脑膜病属颅内脑外肿瘤，多有较明显的占位效应，表现为周围正常血管的压迫、移位(图 3-3-2)。

2. 胶质瘤 为颅内最常见的肿瘤，其中以星形细胞病最常见，多形性胶质母细胞病次

之，室管膜病第三。

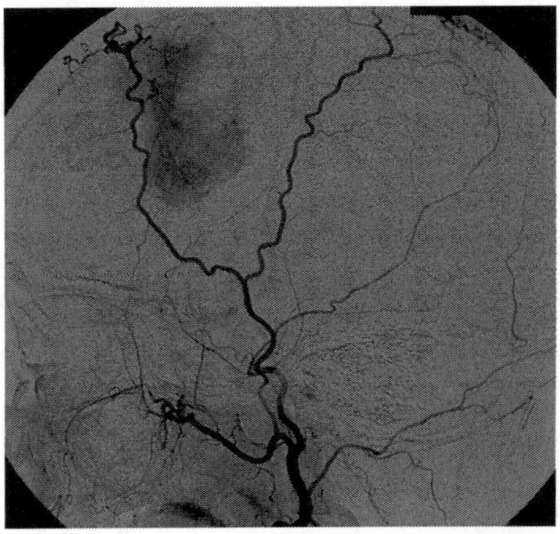

图 3-3-1　DSA 示毛刷状肿瘤血管及肿瘤染色

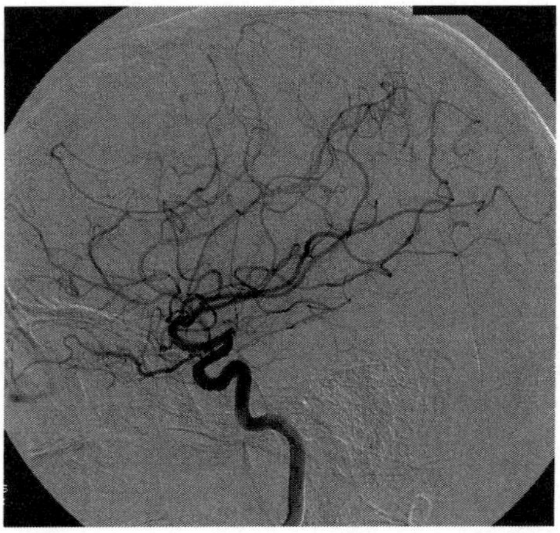

图 3-3-2　DSA 示胼缘、胼周动脉被推压移位

DSA 的定位与定性诊断：多形性胶质母细胞瘤血供丰富，能显示肿瘤循环(肿瘤血管及肿瘤染色)故可定性诊断，但肿瘤多呈浸润生长，血管多被牵直变细，占位表现不明显。星形细胞瘤血供较少，表现不特殊，造影诊断较困难，但其占位明显，血管移位显著，故其定位诊断有一定意义。

3. 颅内转移瘤　DSA 表现：供血动脉多无增粗，但多数在动脉期可表现为毛线团状肿瘤染色，血管相互包绕，肿瘤血管不规整，也有出现在动脉期的小的圆形或卵圆形阴影，密度较淡，大小不等，边界清楚。占位改变多不明显，只在靠近肿瘤的小血管发生局限性移位。

4. 鼻咽血管纤维瘤　好发于男性青年、主要症状为鼻塞与鼻出血。DSA 表现：供血动脉一般来自同侧颈外动脉的颌内动脉和咽升动脉部分尚可源于眼动脉、硬脑膜动脉。DSA 表现为供血动脉增粗，移位、肿瘤内有许多扩张的血管和毛细血管，有明显的肿瘤染色。

二、头颈部肿瘤的介入治疗

1. 脑膜瘤的血管内栓塞治疗　治疗的目的主要是通过栓塞使肿瘤的血供中断或减少，使肿瘤缩小，有利于手术切除。治疗方法多采用股动脉穿刺插管，导管选择性行全脑血管造影明确肿瘤供血动脉后，再超选择至肿瘤供血动脉，用明胶海绵颗粒或 PVA 颗粒进行栓塞。对于颈内动脉供血为主(Ⅲ型和Ⅴ型)的脑膜病，则不提倡栓塞治疗。

2. 鼻咽部纤维血管瘤　治疗目的一方面用于急性大出血的止血治疗，另一方面通过血管内栓塞使肿瘤供血中断或减少，有利于外科手术切除。治疗方法：采用股动脉穿刺插管行选择性颈外动脉造影、颈内动脉造影是排除颈内动脉参与供血，然后超选择插管至颌内动脉或和咽升动脉，再次造影证实为肿病供血动脉后，注入明胶海绵颗粒或 PVA 颗粒进行栓塞治疗。

3. 脑胶质瘤和转移瘤　介入治疗的目的是使肿瘤细胞与有效化疗药物特异性结合，从而达到最大限度杀死肿瘤细胞、有效保护正常脑细胞，以提高患者的生存率和生存质量。方法：选择性或超选择性动脉插管，即将导管(或微导管)选择性或超选择性插至颈内动脉内(原则上要超过眼动脉水平)进行灌注化疗，若用微导管，可以将导管直接送到肿瘤供血动脉内，直接灌注或用输液泵持续加压灌注化疗。

(陈义雄　周卫国)

第四章　头颈部（五官）介入放射学

第一节　五官疾病介入治疗方法特点

本章所述介入放射学主要是涉及耳鼻喉、口腔疾病的介入治疗，神经介入放射学另见第三章。五官疾病介入的治疗方法主要为颈外动脉及其分支的血管内治疗。

一、头颈部介入常用技术

耳鼻喉、口腔各种疾病的介入治疗多采用颈动脉置管造影术及颈外动脉及其分支超选择置管栓塞术，因此一并讨论，其他介入治疗技术较少应用。

（一）颈动脉造影术及颈外动脉分支超选择置管栓塞术

1. 颈外动脉解剖　颈外动脉源于颈总动脉，其主要分支有甲状腺上动脉、舌动脉、面动脉、枕动脉、耳后动脉、咽升动脉、颞浅动脉、颌内（上颌）动脉（图 4-1-1）。

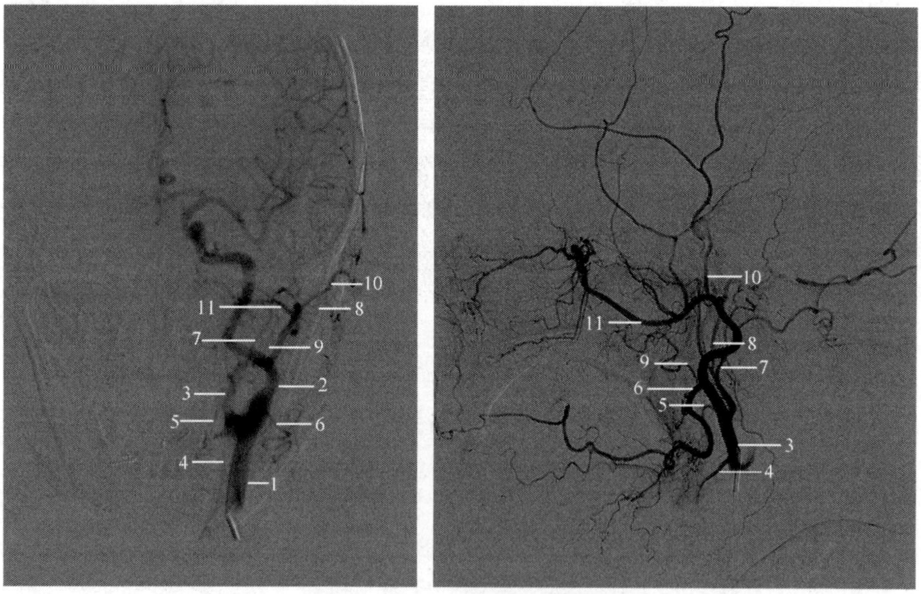

图 4-1-1　颈动脉造影（正侧位）

1. 颈总动脉；2. 颈内动脉；3. 颈外动脉；4. 甲状腺上动脉；5. 舌动脉；6. 面动脉；7. 枕动脉；8. 耳后动脉；9. 咽升动脉；10. 颞浅动脉；11. 颌内（上颌）动脉

2. 置管方法

（1）经股动脉入路，消毒，局麻，铺巾，Seldinger 技术置 5F 导管鞘，引入 4～5F 椎动脉或猎头动脉导管，超滑导丝引导，在透视监视下分别行双侧颈总动脉置管。无名动脉和左颈总动脉起始部有时十分迂曲，使颈总动脉置管困难，可选用 5F 猪尾巴导管先行升主动脉造影，了解路径，必要时配合路图引导，选择导管配合超滑导丝进入迂曲的颈总动脉。

(2) 进入颈总动脉后，行正、侧位血管减影造影(DSA)，再超选颈外动脉插管造影，明确病变部位，供血动脉。

(3) 微导管超选插管至目标动脉并造影，证实导管进入靶动脉并了解管端位置是否合适后做相应的经导管治疗。

(4) 治疗后再次颈外动脉，必要时加颈总或颈内动脉造影，了解治疗结果，特别注意观察是否遗留其他与病变相关的侧支动脉，需要时一并处理。

(5) 术毕拔管及鞘，穿刺口压迫止血后包扎，制动 6h。

3. 技术关键

(1) 操作过程中，动作要轻柔，防止颈动脉斑块脱落、夹层形成、血管闭塞及空气进入等，以免引致脑梗死。进入颈外动脉时注意造影压力及流量，导丝小心操作，否则可能闭塞血管，使后续处理无法进行。

(2) 造影要全面显露可能的病变供血动脉，术中要有足够的耐心，确保对病变血管有全面了解并都对其进行了适当的处理。

(3) 注栓塞物时要十分缓慢，透视监视下进行，以免栓塞剂反流误栓塞。

(4) 耳鼻喉、口腔疾病的介入治疗多涉及双侧颈外动脉及其分支，常要多角度、多次重复造影，对比剂用量会较大，要警惕对比剂肾病发生的可能。

(二) 颈静脉置管术

颈静脉置管神经介入有时会使用，如 AVF 处理时配合使用，五官介入罕有应用。

(三) 局部穿刺造影术

用带鞘针穿刺病灶，直接造影及注药，用于血管瘤和静脉成分为主的 AVM。

(四) 局部病灶穿刺活检或消融术。

二、颈外动脉血供特点

(1) 颈外动脉各支供血区域相互重叠，左右两侧相互交织，有丰富的侧支循环，当 1 条分支甚至一侧颈外动脉完全阻断，并不会引起头面部区域明显缺血坏死，但邻近区域的多支动脉较完全的栓塞，可能引起颅神经损伤。

(2) 颈内、外动脉系统之间有细小动脉交通，谓之“危险吻合”，如在动静脉畸形，脑动静脉畸形常见颈外动脉分支供血，颌面部动静脉畸形亦可见到颈内动脉分支供血，在栓塞颈外动脉分支时要警惕此种情况。对造影不能显示的此种潜在吻合，微导管超选插管及选用较大颗粒栓塞剂可减少误栓塞并发症和发生。另外，此种细小动脉交通的存在可能造成局部病变治疗不能彻底，如源于眼动脉的筛前动脉支与颌内动脉鼻支的交通，是鼻出血介入治疗后复发的原因之一。

(3) 颈外动脉分支多较迂曲、纤细、多分支，一定程度上造成目标血管置管困难，也增加了正常组织的损伤。

三、头颈部介入常用设备器材

1. 介入室设备

(1) DSA 与神经介入要求类似，具路图，实时血管减影造影，多角度造影与旋转造影，3D 重建功能。

(2) 高压注射器，微泵，相应的监护、麻醉、抢救设备。

2. 器材 耗材：与其他血管介入大致相同，必须准备 2.4～2.8F 微导管及配套导丝。

3. 栓塞材料 DVA 颗粒，明胶海绵，丝线，碘化油。

4. 药物

(1) 非离子型造影剂。

(2) 硬化剂，如鱼肝油酸钠、聚桂醇、无水乙醇。

(3) 化疗药，最常用阿霉素、顺铂、5-氟尿嘧啶、平阳霉素。

第二节 鼻 出 血

一、鼻纵隔偏曲

【案例 4-2-1】

患者，女性，69 岁，1 天前无明显诱因出现鼻出血，左侧鼻腔为主，并回流至口腔吐出，量约 80ml，无鼻塞、鼻痛及发热，当地医院就诊拟鼻出血予以药物治疗(具体不详)，出血仍不能自止，急诊拟“鼻出血”入院。

入院后 CT 检查示鼻旁窦炎症，鼻中隔偏曲。经前鼻孔填塞、后鼻孔填塞治疗 1 天后仍反复出血。

问题：鼻出血患者介入治疗方案如何制定，经导管栓塞时需要注意哪些问题。

鼻衄俗称鼻出血，是常见的临床症状，多由鼻部疾病引起，如炎症、肿瘤、外伤、鼻中隔偏曲、局部血管性疾病等引起，亦可为全身性疾病的局部表现，如出血性疾病、血液病、传染性疾病、心血管疾病等。

临床可表现为单侧或双侧鼻出血，轻者仅涕血，出血量大时可致失血性休克，严重出血者介入治疗已成为首先治疗办法，微创而止血效果确切。

【诊断】

(1) 确认出血源于鼻腔或相邻组织，排除咯血或呕血。

(2) 结合前鼻镜、鼻内镜及 CT/MRI 检查，确定出血部位及可能原因。

(3) 血常规及出凝血功能检查，估计失血量，评估患者循环系统状况，动态监测血红蛋白量。

(4) 排除全身性疾病。

(5) 血管减影造影(DSA)有助于确定所涉出血血管及出血可能原因。

【治疗方案】 鼻出血属于急症，首先维持生命体征，尽可能迅速止血，并对因治疗。

1. 常规止血治疗　①指压法；②局部药物治疗；③局部烧灼，包括化学药物烧灼和物理烧灼；④前鼻孔填塞；⑤后鼻孔填塞；⑥经鼻内镜电凝止血；⑦手术结扎颈外动脉；⑧全身治疗，针对循环功能障碍，出凝血异常等进行相应内科治疗。

2. 介入治疗——动脉栓塞术　早期应用颈外动脉钢圈栓塞术，现时主要针对出血动脉实施超选择动脉栓塞术。

(1) 颈外动脉栓塞的基本原理：栓塞阻断了出血动脉，从而达到治疗目的。头面部血管有极其丰富的侧支循环，栓塞单支甚至多支动脉亦不会导致组织严重缺血、坏死，即使引起组织局部缺血，亦很快能够代偿，但其亦引起另一问题——复发出血。

(2) 适应证

1) 大量出血经内科治疗、前后鼻孔填塞等积极措施后，出血不能控制。

2) 存在局部血管性或肿瘤性病变，如 AVM、纤维血管瘤、鼻咽癌等，除止血外，应针对病变做相应治疗如动脉栓塞/化疗栓塞、化剂治疗等。

(3) 禁忌证

1) 由全身性疾病引起如凝血功能异常等引起的鼻出血。

2) 严重心肺功能异常不能平卧者。

3) 严重肾功能异常者。

4) 少量出血未经常规治疗。

(4) 介入技术路线：参见总论颈动脉造影与栓塞术

(5) 技术关键

1) 开始造影时，导管端应位于颈总动脉，以对可能存在的向鼻、鼻咽区域的供血动脉有一个全面了解(包括颅内-外的交通动脉)，避免遗留病变血管导致复发出血，术后亦应再次造影。

2) DSA 造影时应多角度投照以明确欲栓塞的血管确为鼻区的供血动脉，以免误栓，以尽可能减少正常组织的损害。

3) 栓塞物可用 PVA 颗粒、明胶海绵、丝线段、微钢圈等，栓塞时应严密透视监视下进行，注射速度要确保无反流为宜。

4) 栓塞后拔管前解除鼻前后鼻孔压迫，观察 15min 以上，确无再出血后方拔除导管，否则要寻找其他的出血动脉并予以栓塞。

5) 鼻区的血供极为丰富，存在广泛的侧支循环，主要供血动脉有上颌动脉鼻支、咽升动脉、面动脉分支、筛前动脉等，造影时要特别注意识别。如发现有筛前动脉参与，应考虑耳鼻喉科接续手术结扎。

6) 颈外动脉分支纤细、迂曲，即使 4F 导管超选择插管因容易阻塞血流而使血管造影时造成假象，所以多需使用微导管。

7) 复发出血的病因多是某些病变区血管未发现或未处理，特别是炎症引起者，因其累及范围常较广泛。

(6) 疗效评价

1) 栓塞后造影鼻区是否仍遗留向鼻区供血病变血管。

2) 观察栓塞后解除前、后鼻孔压迫后有否继续出血，监测血压、血色素等情况。

(7) 并发症及防治

1) 鼻区超选择栓塞十分安全，如栓塞较完全，会有一过性缺血症状，主要表现为局部疼痛、触痛、鼻塞、皮肤苍白、水肿，一般持续 1～2 天缓解，术中尽可能减少栓塞范围。

2）鼻出血介入治疗常须处理多支血管，有时造影剂用量会较大，可能造成肾损害，注意术前要了解肾功能，术中尽可能减少同一血管反复、多次造影。

3）脑膜血管栓塞可能导致头痛，多可自行恢复，必要时可用脱水等对症治疗。栓塞物反流至颈内动脉或经颅内外交通的危险吻合进入颈内动脉系统，可导致脑栓塞，操作时应十分注意。

【治疗经过】 对本例患者实施了颈外动脉分支栓塞术，治疗过程见图 4-2-1～图 4-2-10）。左颈外动脉造影，见鼻区对比剂浓染（图 4-2-1），术中分别超选择插管栓塞了颌内动脉鼻支（图 4-2-2）、咽升动脉（图 4-2-3）及面动脉向鼻供血的侧支（图 4-2-4、图 4-2-5），造影复查示所涉血管向鼻区的供血已阻断（图 4-2-6）。解除鼻前、后孔压迫，仍见口鼻有出血，再行右颈内动脉造影，所见与左侧类似（图 4-2-7），分别栓塞了颌内动脉鼻支（图 4-2-8）和咽升动脉（图 4-2-9），复查该两支血管亦阻断（图 4-2-10）。

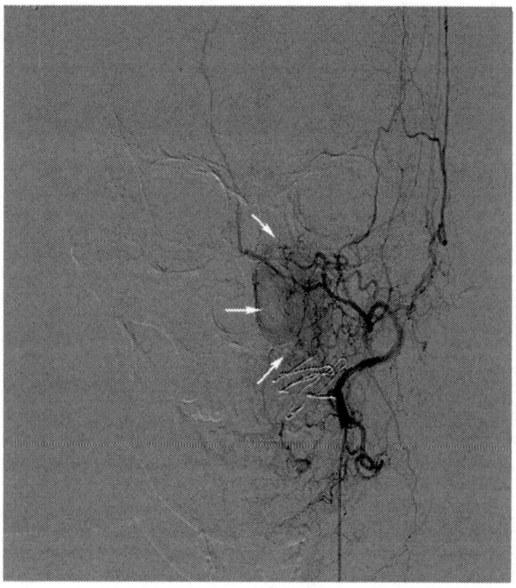

图 4-2-1　左颈外动脉造影见鼻区对比剂浓染

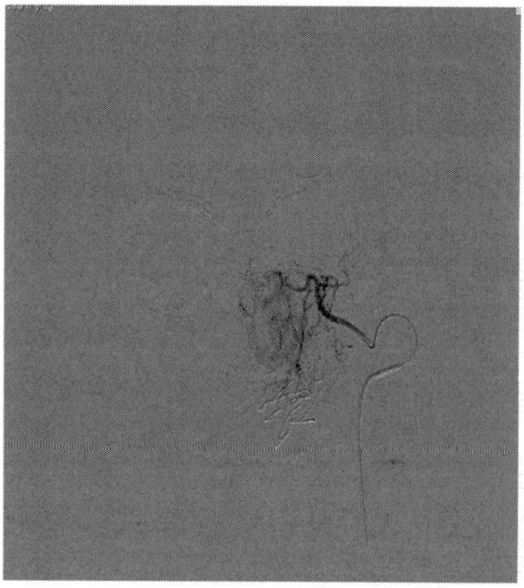

图 4-2-2　导管超选至颌内动脉鼻支

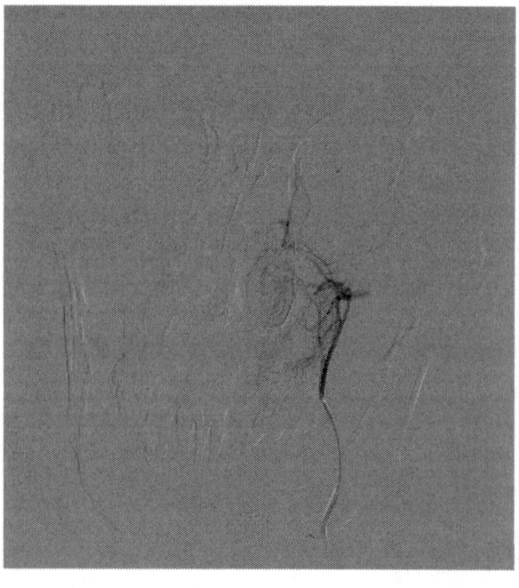

图 4-2-3　咽升动脉参与病灶供血

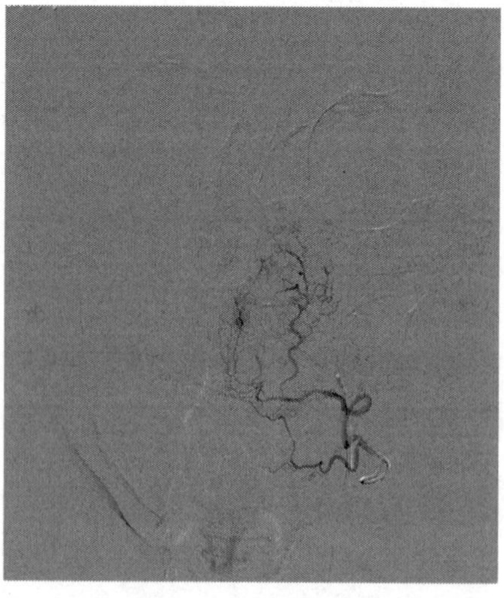

图 4-2-4　面动脉分支造影见侧支供血病灶

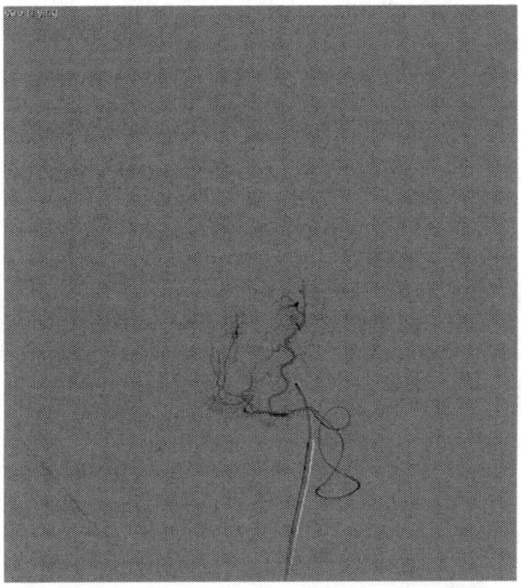

图 4-2-5　超选择左面动脉分支插管栓塞

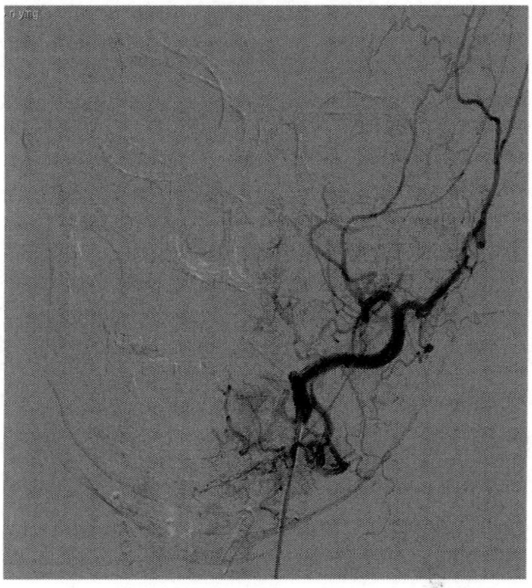

图 4-2-6　左颈外动脉造影复查，栓塞满意

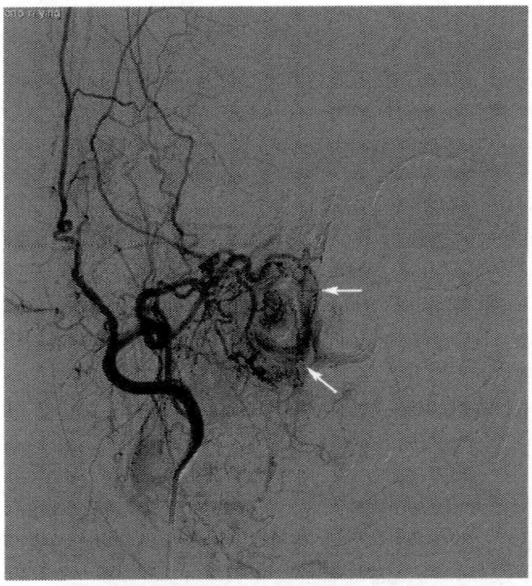

图 4-2-7　右颈外动脉造影亦见鼻区对比剂浓染

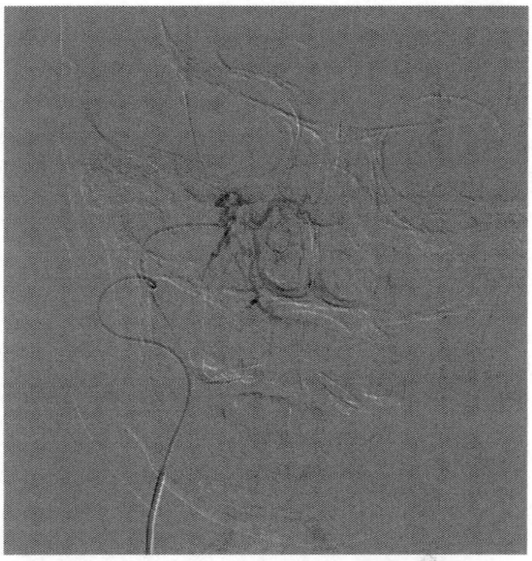

图 4-2-8　右颌内动脉鼻支超选择栓塞

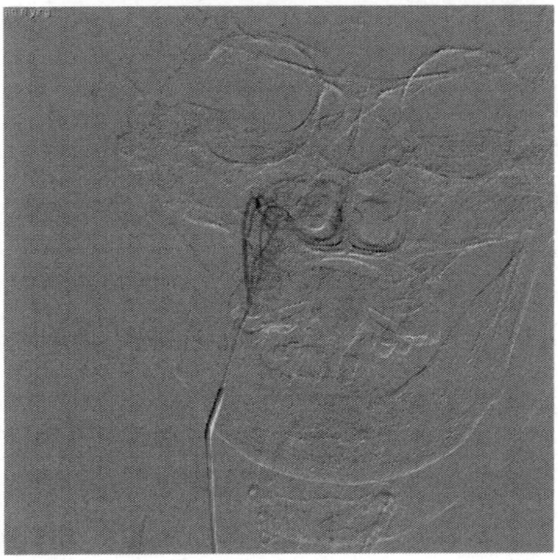

图 4-2-9　右咽升动脉参与病灶供血并部分栓塞

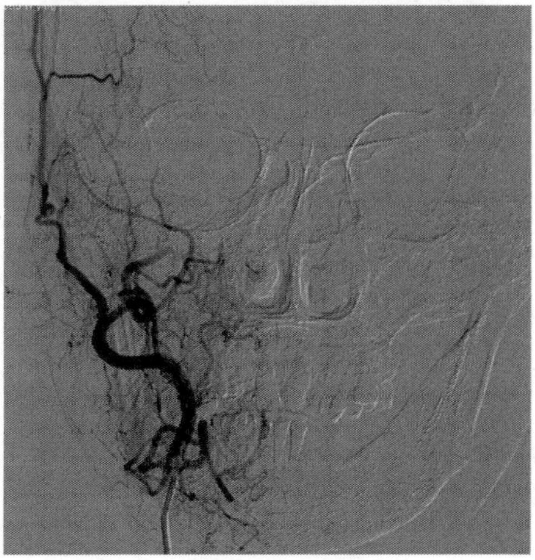

图 4-2-10　右颈外动脉造影复查示栓塞满意

术毕出血已完全停止，术后无再发出血。术后 1 天检查双侧鼻腔无活动性出血，有少许陈旧性血痂附着。术后第 4 天痊愈出院。

二、鼻部炎症

【案例 4-2-2】

患者，男性，68 岁，反复双侧鼻腔出血 3 天。患者 3 天前无明显诱因出现双侧鼻腔出血，前鼻孔流出为主，约 100ml，门诊经局部黏膜收缩剂及捏鼻后停止。因再次出血入院。入院检查，鼻纵隔居中，电子鼻咽镜检查鼻腔、鼻咽未见新生物，右侧嗅区及下鼻甲糜烂。入院后经前后鼻孔填塞仍较多渗血，而行介入治疗，实施了左侧颌内动脉鼻支、右面动脉向鼻供血的侧支栓塞。术后出血一度停止，但术后第 3 天又有少量出血并逐渐增多，再经前后鼻孔填塞未控制，申请介入治疗。

问题：

(1) 鼻黏膜炎症、糜烂出血，介入治疗双侧颌内动脉鼻支等，栓塞后仍出血，出血原因？

(2) 是否再行介入治疗？可能的出血动脉？

【治疗经过】 两次介入治疗情况见图(图 4-2-11～图 4-2-14)，首次介入栓塞了两侧颌内动脉(图 4-2-11)及右侧面动脉向鼻供血的侧支(图 4-2-12)。3 天后再次实施第二次介入治疗，两侧颈外动脉造影后，栓塞了右咽升动脉(图 4-2-13)，其他未发现异常。最终左颈内动脉造影显示出向前鼻供血的筛前动脉(源于眼动脉分支)难以处理(图 4-2-14)。

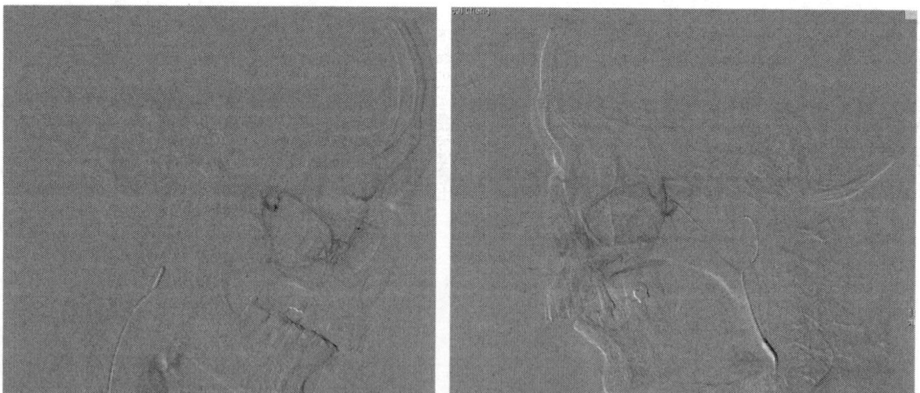

图 4-2-11　双侧颌内动脉造影及超选择栓塞

术后患者仍间断有少量鼻出血。由于筛前动脉结扎手术难度及风险均较少，建议手术治疗，但最终未实施。经前鼻孔填塞及内科止血、消炎及输血等处理，出血逐渐停止，2 周后痊瘉出院。

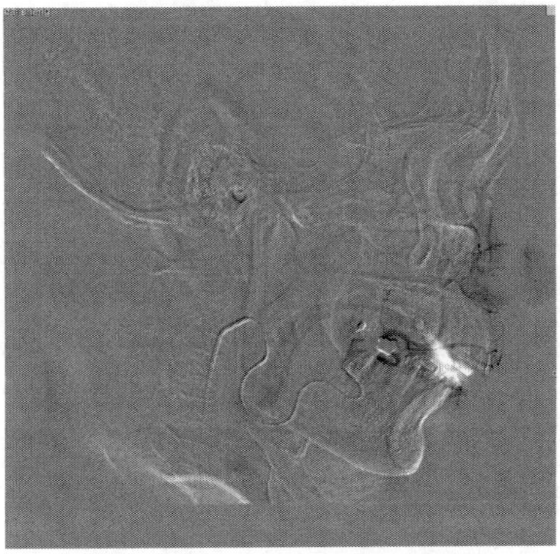

图 4-2-12　右面动脉分支栓塞

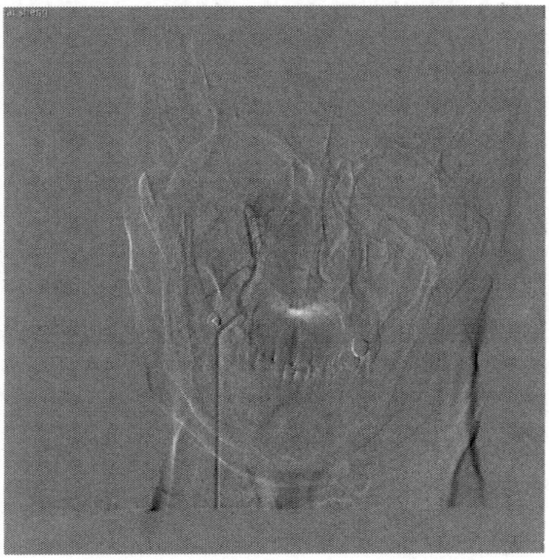

图 4-2-13　右咽升动脉栓塞

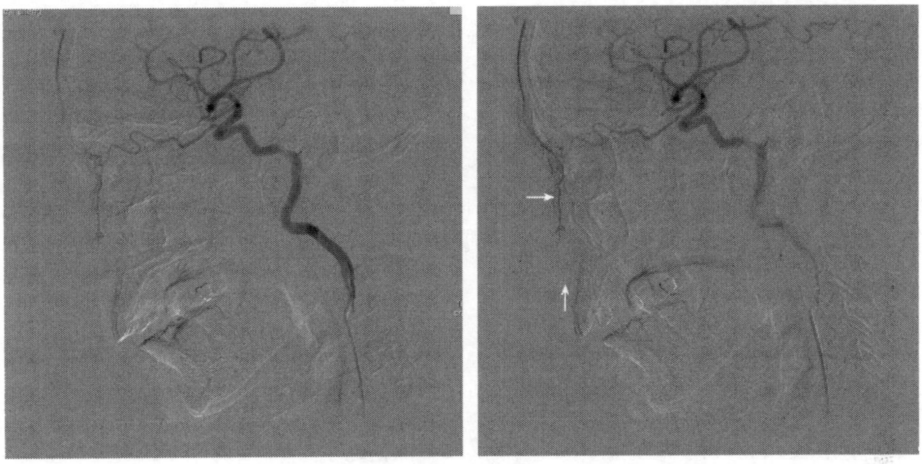

图 4-2-14　眼动脉分支参与供血，未做栓塞

第三节　肿　　瘤

一、鼻咽纤维血管瘤

【案例 4-3-1】

患者，男性，20 岁，因反复鼻塞 1 年，加重 2 个月，曾在当地拟“鼻窦炎”治疗(具体不详)，症状无好转，并呈进行性加重，间有少量涕血。CT 检查示“鼻咽右侧血管瘤”，耳鼻喉科门诊检查拟“鼻咽部肿物：纤维血管瘤”入院，入院后相关辅助检查无特殊。

问题：鼻咽纤维血管瘤血管造影与栓塞术的临床意义？

鼻咽纤维血管瘤亦称鼻咽纤维瘤，多发生于 10～25 岁男性，病理上属良性，但由于其生长扩展能力强，可直接侵入周围组织、器官，甚至破坏颅底入颅。鼻出血、鼻塞是最常见的临床症状，如压迫咽鼓管咽口、侵入眼眶、颅底等会引起相应的临床症状。动脉栓塞术可有效缩小瘤体，治疗鼻出血，明显减少术中出血，常用于术前准备。

【诊断】

(1) 根据临床表现及鼻咽镜检查多可做出诊断。

(2) CT 增强扫描及 DSA 造影有较为特征性表现，肿瘤血供极为丰富而不同于其他实体瘤。

(3) 一般术前不做活检。

【治疗方案】 外科手术切除为首选方法。动脉造影与栓塞术具体如下。

1. 基本原理 鼻咽纤维血管瘤血管十分丰富，DSA 造影可明确诊断，在微血管水平阻断血供可使肿瘤坏死，同时栓塞供瘤动脉可明显减少术中出血。

2. 适应证

(1) 纤维血管瘤引起大量鼻出血或多次出血致贫血。

(2) 为手术切除做准备，明确诊断及减少术中出血。

(3) 肿瘤过大浸润破坏邻近器官组织，难以手术切除者。

3. 禁忌证 纤维血管瘤瘤体较小且无症状者不首选介入治疗。

4. 介入技术路线 参见总论颈动脉造影与栓塞术。

5. 技术关键

(1) 鼻咽纤维血管瘤的供血动脉多为咽升动脉和(或)颌内动脉，咽升动脉细小，多需使用微导管，以便能进入肿瘤门区，减少周围组织损害，可避免较大导管阻断血流，造成栓塞不完全。

(2) 咽升动脉开口有时较难进入，可采取多角度投照及路图。

(3) 超选择性供瘤动脉(主要是咽升动脉)插管，注入栓塞剂和(或)化疗栓塞剂，至供瘤动脉闭塞。

(4) 栓塞剂的选用：作为术前准备，可仅使用明胶海绵细粒、PVA 或丝线段，如不准备手术的减瘤治疗，可使用超化碘油/平阳霉素乳剂(我们采用超化碘油 2ml/平阳霉素 1mg)灌注至血管纤维瘤填塞较完全后，再用 PVA 颗粒或丝线段栓塞。

(5) 鼻咽血管纤维瘤有时会有多支血管供血，应行双侧颈外动脉造影，栓塞后亦应行双侧颈外动脉造影，以免遗留另支供血动脉，造成栓塞不完全，难以有效减少术中出血。

6. 疗效评价

(1) 作为术前准备，供瘤区动脉栓塞较彻底，即时造影复查无其他瘤区供血动脉。

(2) 如单行碘油化疗栓塞，除观察止血效果、鼻塞有无改善等临床表现外，定期 CT 复查了解碘油沉积情况、残余肿瘤大小。

(3) 术后鼻咽镜了解肿瘤情况。

7. 并发症及防治

(1) 周围组织缺血引致局部肿胀及疼痛：如使用碘油化疗栓塞，其引致肿痛较为严重，时间较长，如仅为术前准备，不拟使用。应超选择插管瘤区栓塞可减少周围组织损伤。

(2) 栓塞剂反流：栓塞剂反流可能导致脑栓塞，术中微导管超选择插管、注栓塞剂时小心操作可以避免。

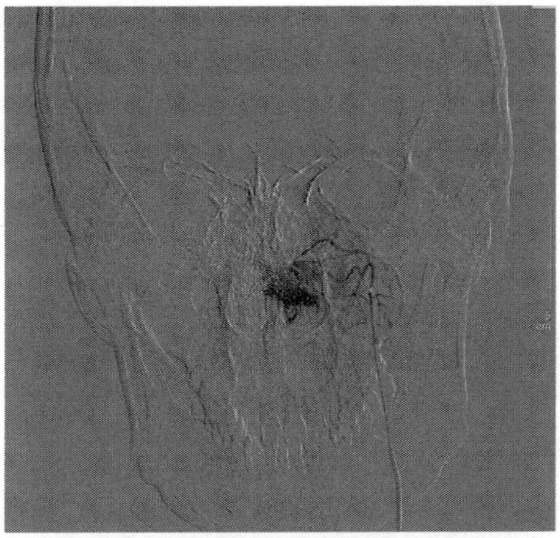

图 4-3-1　左颌内动脉造影见肿瘤染色

【治疗经过】　本例入院后实施了双侧颈外动脉造影及供瘤动脉化疗栓塞术，过程见图 4-3-1～图 4-3-4。右颈外动脉、咽升动脉造影，见轮辐状极其富血的肿瘤染色(图 4-3-2)，咽升动脉微导管超选择置管造影后栓塞，栓后造影显示瘤区血管闭塞，肿瘤染色消失(图 4-3-4)。左颈外动脉造影，见颌内动脉鼻支亦参与瘤区供血(图 4-3-1)也做相同处理。考虑肿瘤较大，恐切除不完全，术中使用平阳霉素+超化碘油乳剂灌注后 PVA 颗粒栓塞。术毕平片见咽部约 6cm×4.5cm 碘油沉积区清晰显示了肿瘤范围。术后鼻出血停止，出现短暂的面部肿胀、疼痛，持续约 3 天，术后第 5 天进行了手术切除，完整切除了肿瘤，术中出血量少仅约 100ml。

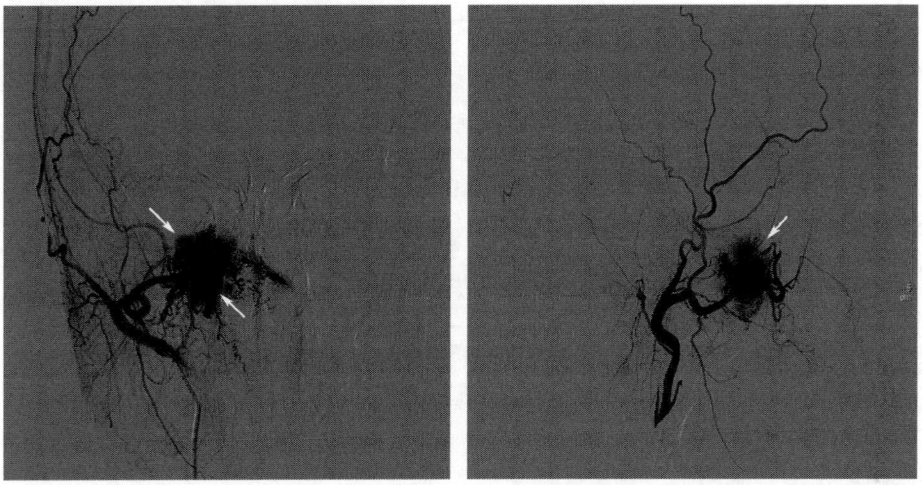

图 4-3-2　右颈外动脉、咽升动脉造影，见轮辐状极其富血的肿瘤染色

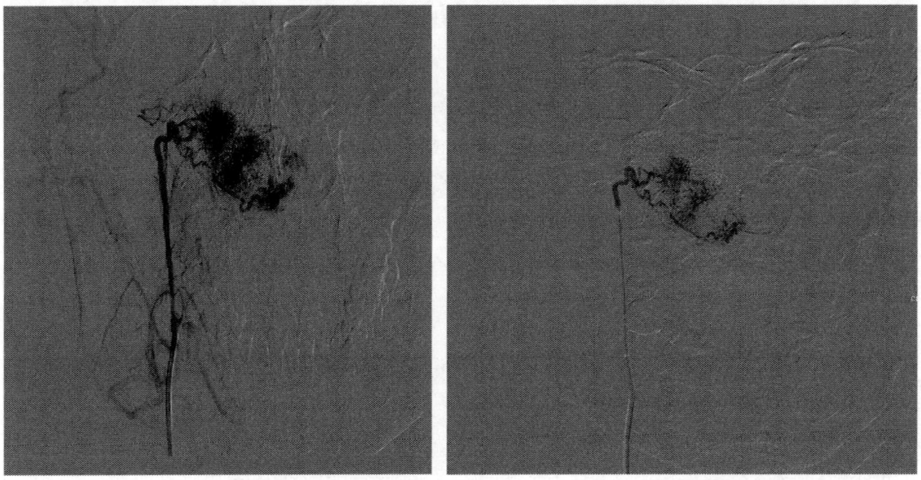

图 4-3-3　用平阳霉素+超化碘油乳剂及 PVA 颗粒栓塞

二、鼻咽癌

【案例 4-3-2】

患者，男性，46 岁，鼻咽癌治疗后 10 年，涕中带血并逐步加重半月余，拟“鼻咽癌放疗后复发”入院。患者 10 年前因双颈部肿物行鼻咽镜检示鼻咽肿物，活检为未分化非角化癌，行联合放化疗。入院后 CT 显示鼻咽肿物并侵犯后鼻道，颈部淋巴结转移，肿物血供较丰富，颅底骨密度稀疏考虑放射性骨炎。

问题：鼻咽癌放化疗后复发，并鼻出血量较多，如何治疗？

鼻咽癌是我国最常见的恶性肿瘤之一，发病率位于头颈部恶性肿瘤首位，早期常无症状，中晚期多以鼻塞、涕血、耳鸣、听力减退、颈淋巴结肿大就诊。治疗首选放疗，有转移时需结合化疗。介入治疗用于鼻咽癌大量鼻出血或放化疗后局部复发。

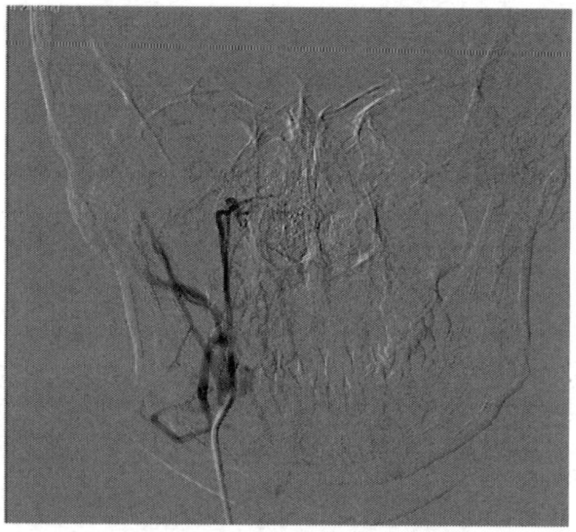

图 4-3-4 栓塞后造影复查示肿瘤血管闭塞，肿瘤染色消失

【诊断】

(1)临床表现：涕血、耳鸣、头痛、鼻塞，颈部质硬肿物，常为早期临床症状，鼻咽镜检可发现鼻咽部肿物。

(2)CT 与 MRI 检查可显示肿物及其局部侵犯、区域淋巴结转移，是诊断及分期的重要依据。

(3)病理诊断为鼻咽癌确诊依据，多经鼻咽镜活检或经颈部肿大淋巴结活检。

【治疗方案】

1. 首选放化疗 参照治疗规范。

2. 介入治疗 包括经动脉区域化疗和(或)化疗栓塞。

(1)基本原理：鼻咽癌及区域淋巴结转移由颈外动脉供血，局部化疗可明显增加瘤区的血药浓度，提高浓度依赖型化疗药的疗效，碘油化疗栓塞，可延长药物的作用时间并阻断肿瘤供血，主要用于鼻咽癌放化疗后复发或鼻出血症状明显的患者。

(2)适应证

1)鼻咽癌病程中出现严重的鼻出血，前后鼻孔填塞不能控制

2)鼻咽癌规范放化疗后局部肿瘤不能控制

3)鼻咽癌复发，已不适于再行放射治疗。

(3)禁忌证

1)严重肾功能异常。

2)新发鼻咽癌应首选放疗及化疗。

3)存在严重出、凝血功能障碍。

4)白细胞明显减少或一般情况较差不能耐受化疗者亦不拟局部化疗。

(4)介入技术路线：参见总论颈动脉造影与栓塞术。

(5)技术关键

1)识别肿瘤血管及出血动脉是达到治疗目的和减少组织损害的关键。

2)多角度 DSA 造影，结合 CTA 显示的瘤区，可助于瘤区或出血动脉的识别。

3)病变区域常存在多分支动脉供血，术中要特别注意，分别给予处理。

4)结合 CTA 所见及临床病变侧，区域灌注化疗仅留置导管于颈外动脉起始部即可。

5)如欲化疗栓塞或栓塞止血，则使用微导管作超选择性靶区(肿瘤血供区或出血区)动脉灌注栓塞。

6)碘油化疗乳剂采用碘油+阿霉素和顺铂，栓塞剂可采用明胶海绵细粒或 PVA。

(6)疗效评价

1)对于合并出血，观察有否继续出血即可做出判断。

2)化疗栓塞后，即时摄片了解碘油沉积情况，定期 CT 复查，测量肿瘤大小，碘油沉积范围，可对病变缩小、稳定、进展做出判断。

(7)并发症及防治

1)局部缺血引致疼痛、肿胀，多见于碘油化疗栓塞，且恢复所需时间较长，原因是碘油栓塞了毛细血管，侧支循环不易建立。

2)化疗全身反应罕见，因局部用剂量一般仅为全身化疗的 1/3～1/2。

3)其他与血管造影如血管损伤、造影剂过敏等并发症。

4)颈外动脉置管区域灌注化疗偶可出现脑膜刺激征。

【治疗经过】　本例为复发肿瘤，CT 片示病变累及范围较大，肿瘤几乎填满整个鼻咽腔(图 4-3-5)。

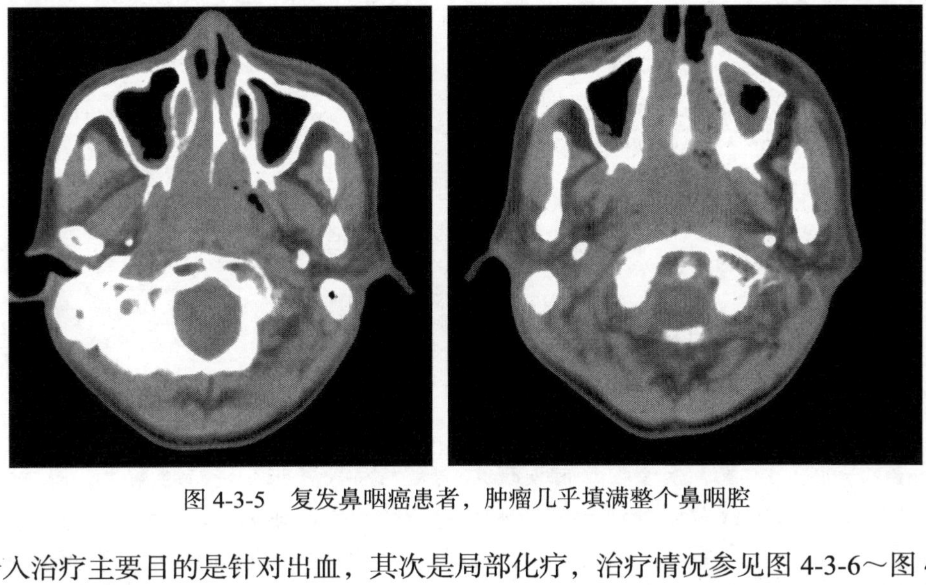

图 4-3-5　复发鼻咽癌患者，肿瘤几乎填满整个鼻咽腔

介入治疗主要目的是针对出血，其次是局部化疗，治疗情况参见图 4-3-6～图 4-3-8。左颈外动脉造影后(图 4-3-6)，在左颌内动脉鼻支超选置管造影(可见咽部小点片状肿瘤染色(图 4-3-7)并进行了碘油化疗栓塞，左咽升动脉亦做同样处理，栓后平片可见咽部少量碘油沉积(图 4-3-8)。

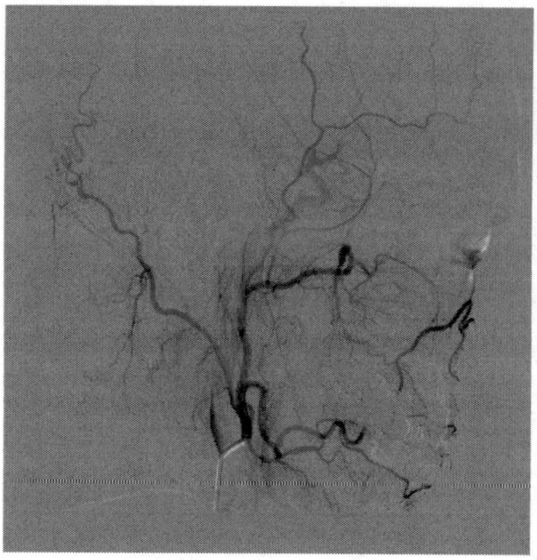

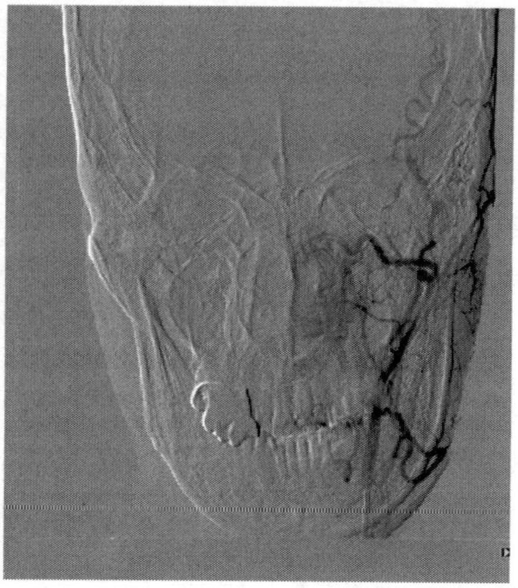

图 4-3-6　左颈外动脉造影后（侧位和正位）

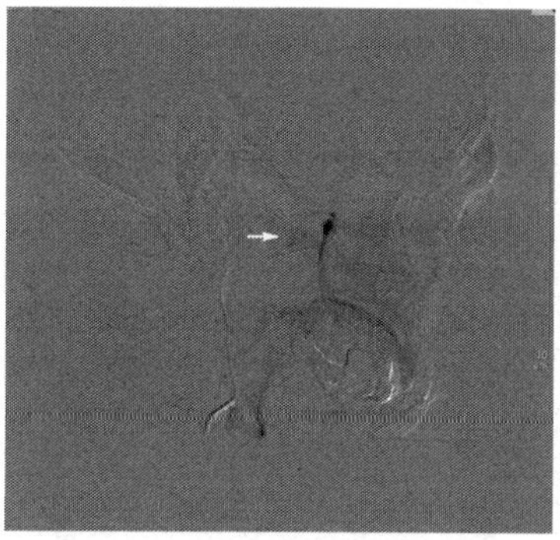

图 4-3-7　左颌内动脉鼻支超选置管造影（可见咽部小点片状肿瘤染色（箭头）

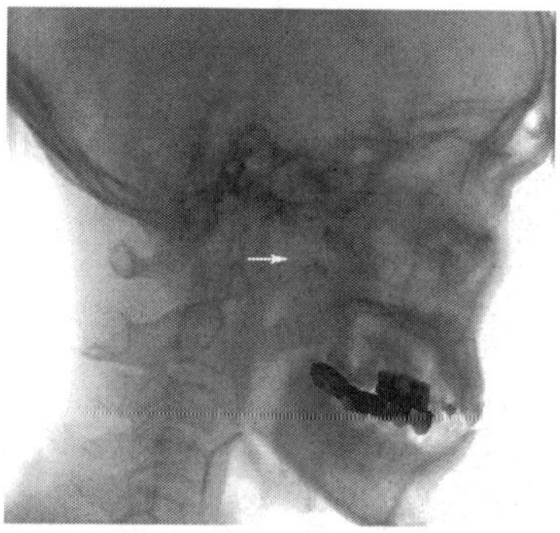

图 4-3-8　平片可见咽部少量碘油沉积（箭头）

第四节　血管畸形及外伤出血

一、颌面部动静脉畸形（AVM）

【案例 4-4-1】

患者，女性，18 岁，患者 3 年前发现右颊部无痛性肿胀，进行性增大，影响外观，间有牙龈自发性出血，曾于外院行“畸形静脉硬化术”，肿胀未见消退，门诊拟“右颌部血管畸形”入院。查体：右颌部、下颌角至颏部肿胀，触诊柔软，无波动感，可及轻微搏动，颊面黏膜暗红色，可见不规则隆起，未见明显出血。CTA 示右颌部软组织块影，突入下颌骨体及下颌角，内见多个团状、蚓状迂曲扩张血管影，由颈外动脉分支供血。诊断右下颌动静脉畸形。

问题：该患者 AVM 累及骨质且动脉供血为主，手术难以切除，如何制定介入治疗方案？

动静脉畸形由血管发育异常引起，可发生于全身各部位，分类繁杂，结构复杂，包括畸形的动脉、静脉及毛细血管，其所含成分不同、比例不同，病损形态不同有诸多命名，包括动静脉畸形，动静脉瘘、血管瘤、蔓状血管瘤等。头面部血管畸形治疗主要有手术切除，局部硬化治疗，此外激光、放射、冷冻亦在使用。介入治疗包括动脉途径、静脉途径及局部注射。

【诊断】

(1) 头面部血管畸形通过临床检查即可诊断。

(2) CT 增强扫描，超声检查可对其范围、所含成分做出较准确判断。

【治疗方案】 目前动静脉畸形介入方法主要经动脉途径栓塞，局部穿刺注射硬化剂治疗。动脉栓塞术治疗具体如下。

1. 动静脉畸形动脉栓塞治疗原理 ①动静脉畸形供血动脉栓塞，栓塞层面可达微动脉甚至毛细血管水平，造成畸形血管团缺血、破坏、缩小，另外阻断动脉后可减少手术出血。②静脉成分为主的血管畸形及血管瘤，可通过局部注射硬化剂治疗，但其中动脉供血丰富的应先行动脉栓塞，避免高流量血液稀释硬化剂使局部注射无效。

2. 适应证

(1) 范围较大、结构复杂有明显动脉供血的动静脉畸形。

(2) 侵及重要组织器官，难以切除的。

(3) 有出血经常规方法不能控制。

(4) 为手术切除做术前准备。

(5) 配合局部硬化治疗。

3. 禁忌证

(1) 有较大动静脉瘘，经导管无法封闭。

(2) 存在明显的颈内动脉交通。

(3) 以静脉为主的血管畸形。

4. 介入技术路线 参见总论颈动脉造影与栓塞术。

5. 技术关键 ①造影确认畸形血管团的所有供血动脉，并予以逐条栓塞；②造影时详细了解畸形血管团的类型，有条件时载瘤动脉行 3D 血管造影，确认有无较大的动静脉瘘，根据造影剂从动脉至引流静脉的时间，推测栓塞颗粒适用直径，如血流通过慢，可选用碘油/平阳霉素乳剂，否则使用不同直径的 PVA 颗粒；③对存在较大动静脉瘘者，使用弹簧钢圈；④动脉完全栓塞后，可立即行局部穿刺，血管团注入硬化剂，如碘油-平阳霉素乳剂、无水乙醇，我们倾向使用泡沫硬化，较为安全。

6. 疗效评价

(1) 栓塞后即观察动静脉畸形大小改变、局部皮色变化，肿块搏动情况及血管杂音。

(2) 3 个月后彩超、CTA 复查。

7. 并发症及防治

(1) 局部疼痛、皮肤肿胀，触痛，一至数天内逐步减轻消失；由肿块及周围组织缺血引起，术中注意尽可能畸形血管团栓塞，并注意防止注药时反流。

(2) 使用碘油乳剂可能造成局部皮肤、组织溃疡坏死。

(3) 大量栓塞物经瘘进入体循环，引致肺、脑栓塞。术中准确评估，选择合适的栓塞剂是预防的关键。

【治疗经过】 本例实施了动脉栓塞术同时局部穿刺造影泡沫硬化剂注射(图 4-4-1～图 4-4-3)。颈外动脉造影示颌面部畸形血管团，动脉成分为主，未见较大动静脉瘘，有源于颌内动脉和面动脉的两支血管供血(图 4-4-1)(箭头)。分别超选至该两支供血动脉造影后 PVA 栓塞至血管闭塞(图 4-4-2)。再经皮带鞘针穿刺，造影证实为静脉血管团内，注聚桂醇泡沫硬化(图 4-4-3)。术毕肿块即有所缩小，牙龈出血停止。

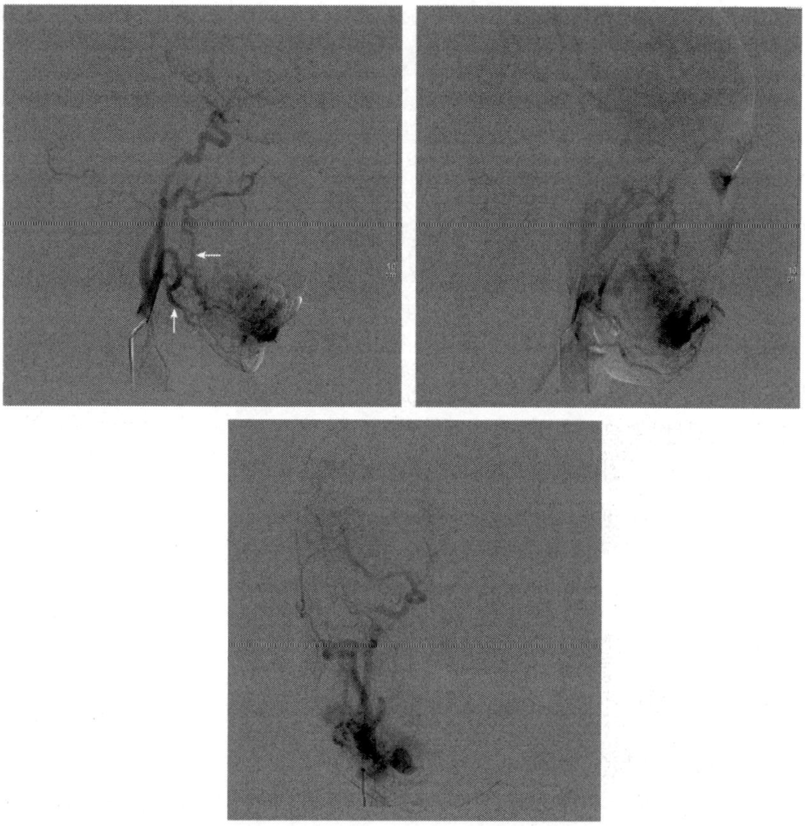

图 4-4-1 颈外动脉造影见颌面部畸形血管团，颌下动脉和面动脉参与供血(箭头)

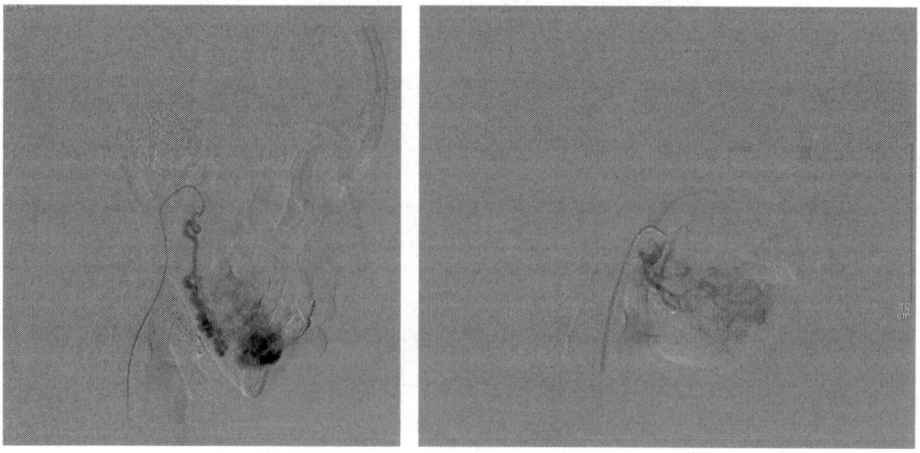

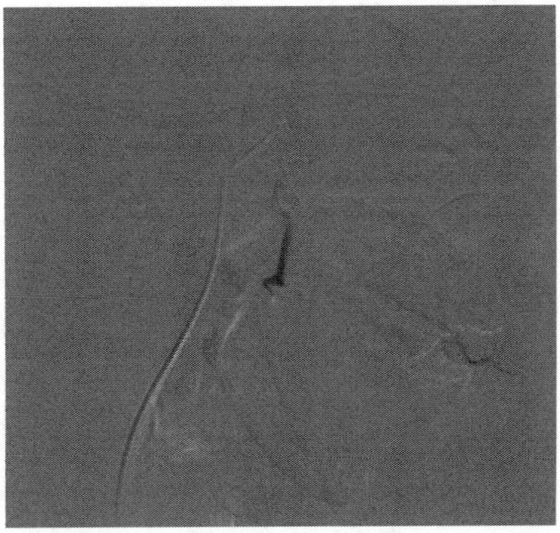

图 4-4-2　分别超选至该两支供血动脉造影后 PVA 栓塞至血管闭塞

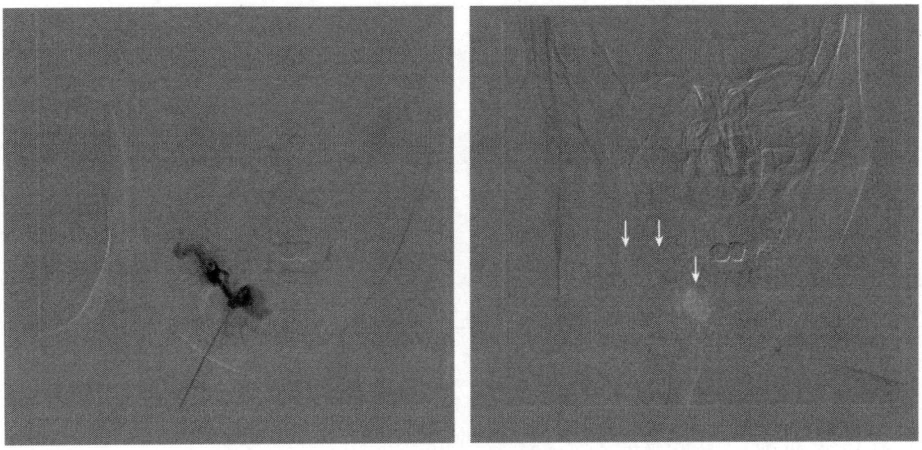

图 4-4-3　局部穿刺注射聚桂醇，行泡沫硬化治疗

术后半年复查，与术前 CTA 比较(图 4-4-4)，术后 CTA 所见畸形血管团(图 4-4-5)显著缩小。

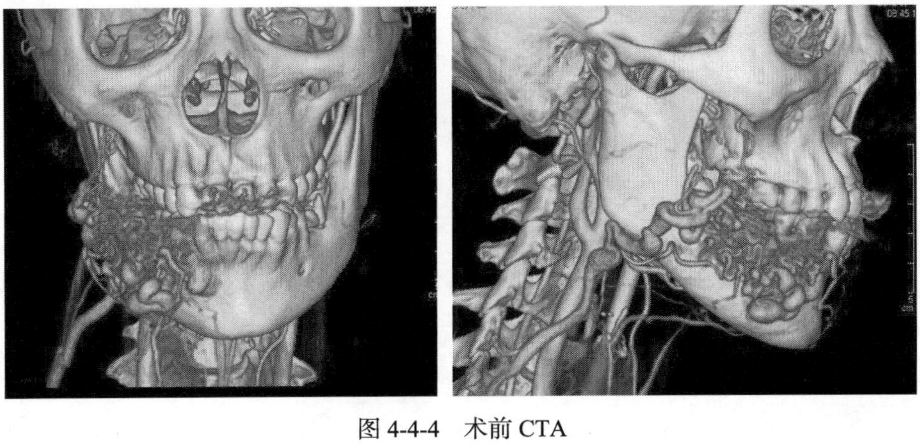

图 4-4-4　术前 CTA

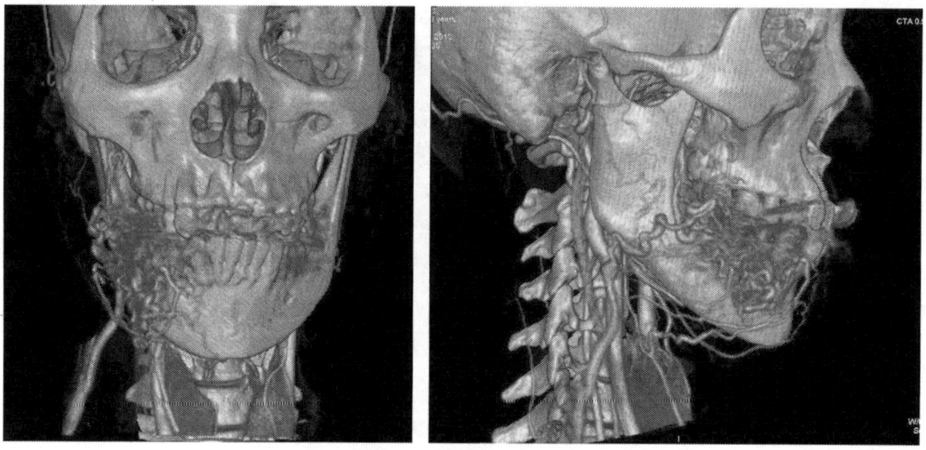

图 4-4-5 术后 CTA

二、外伤出血

【案例 4-4-2】

患者，男性，21 岁，因骑自行车跌倒头部外伤致不省人事 3h，鼻腔、口腔出血，送当地医院前期处理后转本院，急诊 CT 检查后入住神经外科。CT 示右颞部硬膜外血肿，右颞额叶脑挫裂伤，蛛网膜下隙出血，右上颌窦前壁、蝶骨大翼、颧弓及颞板骨折，上颌窦、蝶窦积血，颞肌肿胀积气，双肺挫伤。入院后即行右侧额颞开颅，血肿清除及去骨瓣减压，术毕，仍口腔持续渗血，转 ICU 病房抢救治疗，经耳鼻喉科填塞双侧鼻腔后仍有活动性出血。

问题：

(1) 急诊头面部外伤出血介入治疗的作用？

(2) 如何确定介入治疗的时机？

急诊头面部外伤并非介入放射治疗范畴，但当伴随有严重口鼻出血导致循环障碍外科不能有效止血时，介入干预有时可能达到理想的止血效果。

【诊断】

(1) CT 对头面部外伤临床有十分重要的意义，可明确外伤部位，判断其严重程度及其他伴随损伤。

(2) 特别要通过临床症状、体征，辅助检查与实验室检查随时掌握出血对循环系统产生的影响。

(3) 血管造影可见动脉痉挛、小动脉中断、对比剂外渗。

【治疗方案】

1. 一般处理 外科、耳鼻喉科、口腔科对头面部外伤致出血做相应处理及生命支持。

2. 颈外动脉栓塞术

(1) 颈外动脉栓塞基本原理：颈外动脉栓塞不会造成头面部器官组织的严重缺血，因其有丰富的侧支循环。栓塞物可选用明胶海绵、PVA 颗粒，可在栓塞后再追加弹簧钢圈栓塞，其作用相当于血管结扎，由于在血管内治疗，止血效果确切。

(2)适应证

1)严重的头面部外伤引起口、鼻出血，经前后鼻孔填塞无效。

2)出血量较大，且明确伴有骨折，估计局部难以压迫止血，且经短时间观察未见减轻。

3)出血量大，已出现休克，经积极治疗血红蛋白仍持续下降。

(3)禁忌证

1)少量出血宜先行观察。

2)合并其他更严重的损伤，出血暂不是最严重问题。

(4)介入技术路线：参见总论颈动脉造影与栓塞术。

(5)技术关键

1)结合临床检查、CT 检查，治疗经过，血管造影所见判断出血动脉。

2)治疗过程力求快速，操作准确，不必过分要求超选择插管，尽可能在最短时间内完成手术。

3)术中注意事项参见鼻出血一节。

(6)疗效评价

1)术中即可观察出血是否减少或停止。

2)术后继续观察有否再发出血。

3)持续血红蛋白、血压监测，避免血液咽下未能发现。

(7)并发症及防治：参见第二节鼻出血。

【治疗经过】　开颅术后 4h 送介入室行颈外动脉造影与出血动脉栓塞术，CT 显示损伤位于右侧(图 4-4-6)。行右颈外动脉造影(图 4-4-7)见颌内动脉中断，对比剂外渗、潴留(斜箭)，右舌动脉扩张，舌区小动脉紊乱中断(箭头)，微导管进入颌内动脉造影并用 PVA 颗粒栓塞至其闭塞，进入舌动脉做同样处理。栓塞后口鼻喷血停止，即结束手术送返 ICU 病房。但术后出血量虽有所减少，仍持续少量渗血，前后鼻孔填塞不能控制，血色素继续下降，于首次栓塞 5h 后再次送介入室，行左颈外动脉造影，见颌内动脉痉挛，远端见一小动脉中断，比剂外渗。微导管进入颌内动脉造影并用 PVA 颗粒栓塞至其闭塞。第二次栓塞治疗后出血完全停止，12 天后转神经外科继续治疗，2 个月后康复出院。

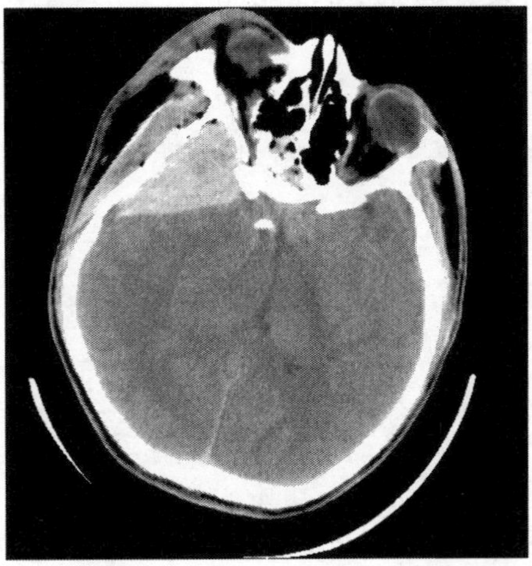

图 4-4-6　CT 示右硬膜下血肿

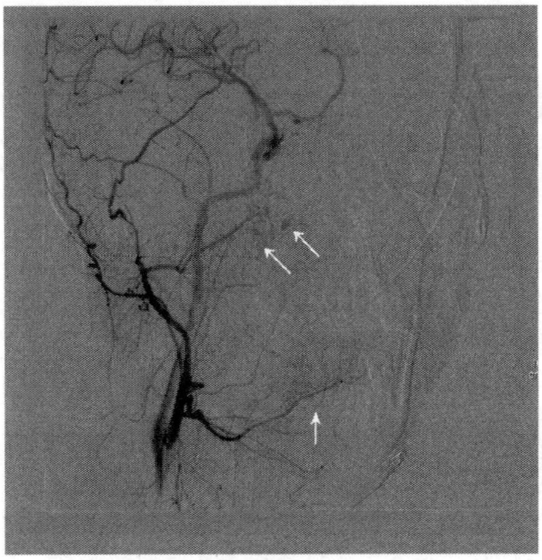

图 4-4-7　DSA 示颌内动脉分支见斑点状造影剂外渗

(李　冲)

第五章　心、胸疾病的介入放射学

第一节　冠心病的介入治疗

【案例 5-1-1】

患者，男性，57 岁，因“反复心前区疼痛 2 年，加重 1 周”入院，心前区疼痛持续数分钟至十几分钟，活动时加重，休息后缓解。静息时也可出现心前区疼痛，含服“硝酸甘油片”后缓解。既往有“高血压病”史 10 年，最高血压达 185/100mmHg。“2 型糖尿病”史 8 年，不规则服药治疗。有吸烟史 30 年，每天平均 1 包半。入院查体：血压 150/100mmHg。双肺未闻及啰音。心率 80 次/分，律齐，心音低钝，心尖区闻及 2/6 级吹风样杂音。腹部平坦，无压痛及无反跳痛，肝脾肋下未触及。双下肢无水肿。

问题：

(1) 该患者的初步诊断是什么？需要完善哪些相关检查？

(2) 冠状动脉介入治疗的适应证是什么？有哪些禁忌证？

(3) 如何进行介入治疗后的效果评价？

(4) 出现并发症如何处理？

冠状动脉性心脏病（coronary heart disease），简称冠心病，亦称缺血性心脏病（ischemic heart disease），是指冠状动脉粥样硬化使血管腔狭窄或阻塞，或（和）因冠状动脉功能性改变（痉挛）导致心肌缺血缺氧或坏死而引起的心脏病。

冠状动脉粥样硬化性心脏病（coronary atherosclerotic heart disease）是动脉粥样硬化导致器官病变的最常见类型，也是严重危害人类健康的常见病。本病出现症状或致残、致死后果多发生在 40 岁以后，男性发病早于女性。经济发达国家发病率较高，近年来发病呈年轻化趋势，已成为威胁人类健康的主要疾病之一。

【发病机制】　当冠脉的供血与心肌的需血之间发生矛盾，冠脉血流量不能满足心肌代谢的需要，就可以引起心肌缺血缺氧，急剧的、暂时的缺血缺氧引起心绞痛，而持续的、严重的心肌缺血可引起心肌坏死即为心肌梗死。

心肌能量的产生要求大量的氧供，心肌细胞摄取血液氧含量达到 65%～75%，明显高于身体其他组织的 10%～25%。因此心肌平时对血液中氧的摄取已接近于最大量，氧需再增加时已难从血液中更多地摄取氧，只能依靠增加冠状动脉的血流量来提供。在正常情况下，冠状动脉循环有很大的储备，通过神经和体液的调节，其血流量可随身体的生理情况而有显著的变化，使冠状动脉的供血和心肌的需血两者保持着动态的平衡；在剧烈体力活动时，冠状动脉适当地扩张，血流量可增加到休息时的 6～7 倍。决定心肌耗氧量的主要因素包括心率、心肌收缩力和心室壁张力，临床上常以“心率×收缩压”估计心肌耗氧量，心肌供氧量取决于冠状动脉血流量和血液的携氧能力。冠状动脉固定狭窄或微血管阻力增加可导致冠状动脉血流减少，由于冠状动脉血流灌注主要发生在舒张期，心率增加时导致的舒张期缩短及各种原因导致的舒张压降低也显著影响冠状动脉灌注。即使冠状动脉血流灌注正常，严重贫血时心肌氧供也可显著降低。

当冠状动脉管腔存在显著的固定狭窄（>50%～75%），安静时尚能代偿，而运动、心动过速、情绪激动造成心肌需氧量增加时，可导致短暂的心肌供氧和需氧间的不平衡，称为“需氧增加性心肌缺血（demand ischemia）”，这是引起大多数慢性稳定型心绞痛发作的机制。另一些情况下，由于不稳定性粥样硬化斑块发生破裂、糜烂或出血，继发血小板聚集或血栓形成导致管腔狭窄程度急剧加重，或冠状动脉发生痉挛，均可使心肌氧供应减少，清除代谢产物也发生障碍，称之为“供氧减少性心肌缺血（supply ischemia）”，这是引起急性冠脉综合征（acute coronary syndrome，ACS）的主要原因。但在许多情况下，心肌缺氧是需氧量增加和供氧量减少两者共同作用的结果。

心肌缺血后，氧化代谢受抑，致使高能磷酸化合物储备降低，细胞功能随之发生改变。产生疼痛感觉的直接因素，可能是在缺血缺氧的情况下，心肌内积聚过多的代谢产物，如乳酸、丙酮酸、磷酸等酸性物质，或类似激肽的多肽类物质，刺激心脏内自主神经的传入纤维末梢，经 1～5 胸交感神经节和相应的脊髓段，传至大脑，产生疼痛感觉。这种痛觉反映在与自主神经进入水平相同脊髓段的脊神经所分布的区域，即胸骨后及两臂的前内侧与小指，尤其是在左侧，而多不直接在心脏部位。

【分型】 由于病理解剖和病理生理变化的不同，本病有不同的临床表型。近年趋向于根据发病特点和治疗原则不同分为两大类：①慢性冠状动脉病（chronic coronary artery disease，CAD），也称慢性心肌缺血综合征（chronic ischemic syndrome，CIS），包括稳定型心绞痛、缺血性心肌病和隐匿性冠心病等；②急性冠状动脉综合征，包括不稳定型心绞痛（unstable angina，UA）、非 ST 段抬高型心肌梗死（non-ST-segment elevation myocardial infarction，NSTEMI）和 ST 段抬高型心肌梗死（ST-segment elevation myocardial infarction，STEMI），也有将冠心病猝死包括在内。

【诊断】

1. 稳定型心绞痛的诊断

（1）症状与体征

1）症状：心绞痛以发作性胸痛为主要临床表现，疼痛的特点为：部位主要在胸骨体之后，可波及心前区，有手掌大小范围，甚至横贯前胸，界限不很清楚。常放射至左肩、左臂内侧达无名指和小指，或至颈、咽或下颌部。性质常为压迫、发闷或紧缩性，也可有烧灼感，偶伴濒死的恐惧感觉。有些患者仅觉胸闷不适而非胸痛。发作时，患者往往被迫停止正在进行的活动，直至症状缓解。诱因常由体力劳动或情绪激动（如愤怒、焦急、过度兴奋等）所诱发，饱食、寒冷、吸烟、心动过速、休克等亦可诱发。疼痛多发生于劳力或激动的当时，而不是在劳累之后。典型的心绞痛常在相似的条件下重复发生，但有时同样的劳力只在早晨而不在下午引起心绞痛，提示与晨间交感神经兴奋性增高等昼夜节律变化有关。疼痛出现后常逐步加重，达到一定程度后持续一段时间，然后逐渐消失，心绞痛一般持续数分钟至十余分钟，多为 3～5min，很少超过半小时。一般在停止原来诱发症状的活动后即可缓解；舌下含用硝酸甘油等硝酸酯类药物也能在几分钟内使之缓解。

2）体征：平时一般无异常体征。心绞痛发作时常见心率增快、血压升高、表情焦虑、皮肤冷或出汗，有时出现第四或第三心音奔马律。可有暂时性心尖部收缩期杂音，是乳头肌缺血以致功能失调引起二尖瓣关闭不全所致。

(2) 辅助检查

1) 实验室检查：血糖、血脂检查；血清心肌损伤标志物包括心肌肌钙蛋白 I 或 T、肌酸激酶(CK)及同工酶(CK-MB)；血常规；必要时检查甲状腺功能。

2) 心电图检查

A. 静息时心电图：约半数患者在正常范围，也可能有陈旧性心肌梗死的改变或 ST 段和 T 波异常，有时出现房室或束支传导阻滞或室性期前收缩、房性期前收缩等心律失常。

B. 心绞痛发作时心电图：绝大多数患者可出现暂时性心肌缺血引起的 ST 段移位。因心内膜下心肌更容易缺血，故常见反映心内膜下心肌缺血的 ST 段压低(≥0.1mV)(图 5-1-1)，发作缓解后恢复。有时出现 T 波倒置。在平时有 T 波持续倒置的患者，发作时可变为直立（"假性正常化"）。T 波改变虽然对反映心肌缺血的特异性不如 ST 段压低，但如与平时心电图比较有明显差别，也有助于诊断。

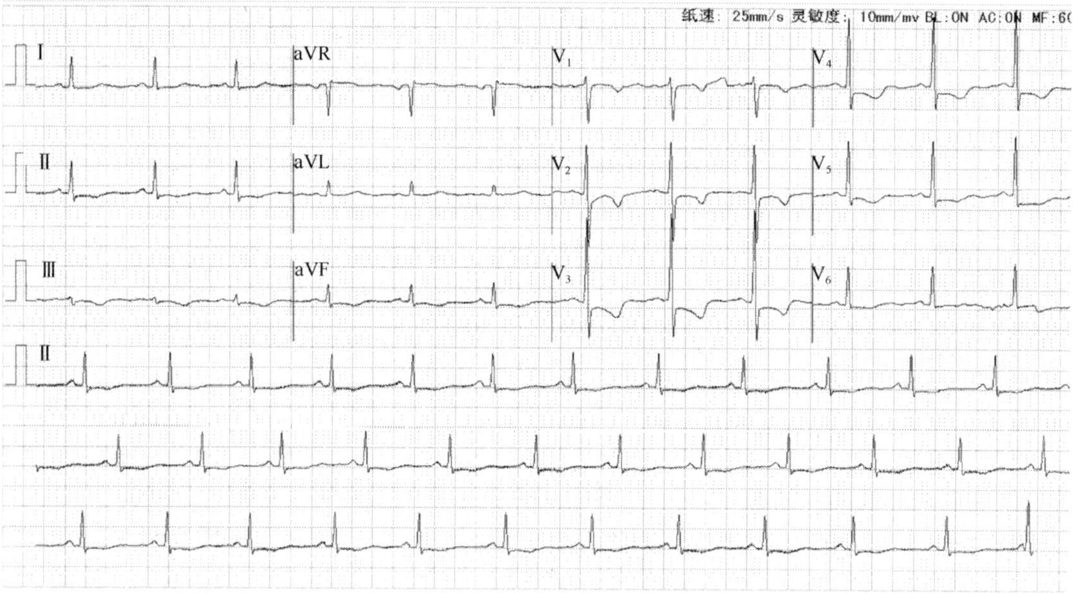

图 5-1-1　心绞痛发作时心电图

图示Ⅱ、Ⅲ、aVF 导联 ST 段压低 T 波倒置，V2～V6 导联 ST 段压低，V1～V5 导联 T 波倒置，V6 导联 T 波低平

C. 心电图负荷试验：最常用的是运动负荷试验，增加心脏负荷以激发心肌缺血。运动方式主要为分级活动平板或踏车，其运动强度可逐步分期升级，前者较为常用，让受检查者迎着转动的平板就地踏步。以达到按年龄预计可达到的最大心率(HRmax)或亚极量心率(85%～90%的最大心率)为负荷目标，前者称为极量运动试验，后者称为亚极量运动试验。运动中应持续监测心电图改变，运动前、运动中每当运动负荷量增加一次均应记录心电图，运动终止后即刻及此后每 2min 均应重复心电图记录直至心率恢复至运动前水平。心电图记录时应同步测定血压。运动中出现典型心绞痛，心电图改变主要以 ST 段水平型或下斜型压低)0. 1 mV(J 点后 60～80ms)持续 2min 为运动试验阳性标准。运动中出现心绞痛、步态不稳、出现室性心动过速或血压下降时，应立即停止运动。心肌梗死急性期、不稳定型心绞痛、明显心力衰竭、严重心律失常或急性疾病者禁做运动试验。本试验有一

定比例的假阳性和假阴性，单纯运动心电图阳性或阴性结果不能作为诊断或排除冠心病的依据。

D. 心电图连续动态监测(Holter)：Holter检查可连续记录并自动分析24h(或更长时间)的心电图(双极胸导联或同步12导联)，可发现心电图ST段、T波(ST-T)改变和各种心律失常，将出现异常心电图表现的时间与患者的活动和症状相对照。胸痛发作时相应时间的缺血性ST-T改变有助于确定心绞痛的诊断，也可以检出无痛性心肌缺血。

3)放射性核素检查

A. 核素心肌显像及负荷试验：^{201}Tl(铊)冠状动脉血流很快被正常心肌细胞所摄取。静息时铊显像所示灌注缺损主要见于心肌梗死后瘢痕部位。在冠状动脉供血不足时，明显的灌注缺损仅见于运动后心肌缺血区。不能运动的患者可做药物负荷试验(包括双嘧达莫、腺苷或多巴酚丁胺)，诱发缺血可取得与运动试验相似的效果。变异型心绞痛发作时心肌急性缺血区常显示特别明显的灌注缺损。近年来有用^{99m}Tc-MIBI取代^{201}Tl做心肌显像，可取得与之相似的良好效果，更便于临床推广应用。

B. 放射性核素心腔造影：应用^{99m}Tc进行体内红细胞标记，可得到心腔内血池显影。通过对心动周期中不同时相的显影图像分析，可测定左心室射血分数及显示心肌缺血区室壁局部运动障碍。

C. 正电子发射断层心肌显像(PET)：利用发射正电子的核素示踪剂如^{18}F、^{11}C、^{13}N等进行心肌显像。除可判断心肌的血流灌注情况外，尚可了解心肌的代谢情况。通过对心肌血流灌注和代谢显像匹配分析可准确评估心肌的活力。

4)多层螺旋CT冠状动脉成像(CTA)：进行冠状动脉二维或三维重建，用于判断冠脉管腔狭窄程度和管壁钙化情况，对判断管壁内斑块分布范围和性质有一定意义。冠状动脉CTA有较高阴性预测价值，若未见狭窄病变，一般可不进行有创检查；但其对狭窄程度的判断仍有一定限度，特别当钙化存在时会显著影响判断(图5-1-2)。

5)超声心动图：多数稳定型心绞痛患者静息时超声心动图检查无异常，有陈旧性心肌梗死者或严重心肌缺血者二维超声心动图可探测到坏死区或缺血区心室壁的运动异常，运动或药物负荷超声心动图检查可以评价心肌灌注和存活性。超声心动图可测定左心室功能，射血分数降低者预后差。超声心动图还有助于发现其他需与冠脉狭窄导致的心绞痛相鉴别的疾病如梗阻性肥厚型心肌病、主动脉瓣狭窄等。

6)冠脉造影：冠脉造影为有创性检查手段，目前仍然是诊断冠心病较准确的方法。选择性冠脉造影是用特殊形状的心导管经股动脉、桡动脉或肱动脉送到主动脉根部，分别插入左、右冠状动脉口，注入少量含碘对比剂，在不同的投射方位下摄影可使左、右冠状动脉及其主要分支显影。可发现狭窄性病变的部位并估计其狭窄程度。冠脉狭窄根据直径变窄百分率分为四级：①Ⅰ级：25%～49%；②Ⅱ级：50%～74%；③Ⅲ级：75%～99%(严重狭窄)；④Ⅳ级：100%(完全闭塞)。一般认为，管腔直径减少70%～75%以上会严重影响血供，部分50%～70%者也有缺血意义(图5-1-3)。

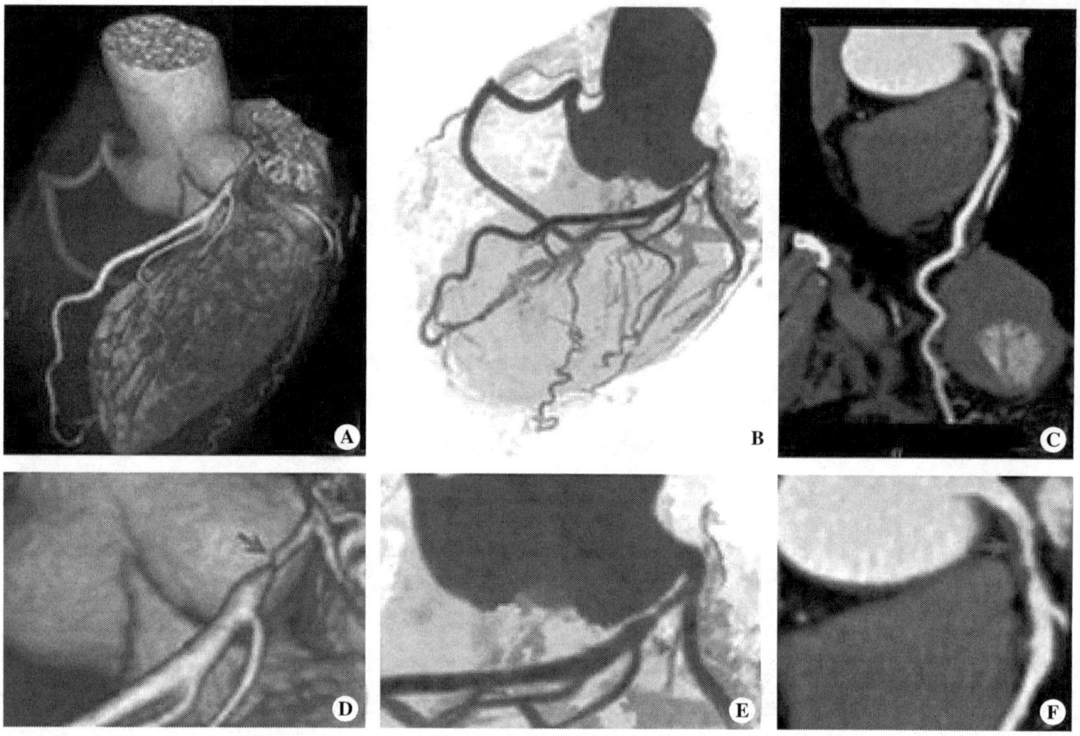

图 5-1-2 多层螺旋 CT 冠状动脉成像

A. 冠状动脉多层螺旋 CT 成像三维重建；B. 冠状动脉造影；C. 冠状动脉多层螺旋 CT 成像二维重建；D、E、F 为 A、B、C 的局部放大图，均显示前降支近段重度狭窄

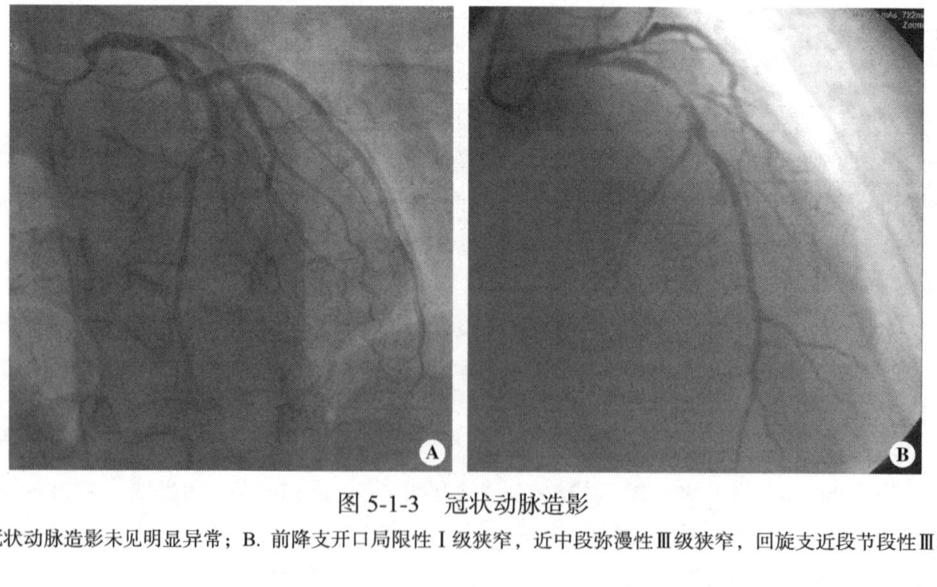

图 5-1-3 冠状动脉造影

A. 左冠状动脉造影未见明显异常；B. 前降支开口局限性Ⅰ级狭窄，近中段弥漫性Ⅲ级狭窄，回旋支近段节段性Ⅲ级狭窄

7）其他检查：胸部 X 线检查对稳定型心绞痛并无特异的诊断意义，一般情况下都是正常的，但有助于了解其他心肺疾病的情况，如有无心脏增大、充血性心力衰竭等，帮助鉴别诊断。磁共振显像（MRI）冠脉造影也已用于冠脉的显像。冠脉内血管镜检查、冠脉内超声显像（IVUS），冠脉内光学相干断层显像（OCT）及冠脉血流储备分数测定（FFR）等也可用于冠心病的诊断并有助于指导介入或药物治疗。

(3)诊断与鉴别诊断：根据典型心绞痛的发作特点，结合年龄和存在冠心病危险因素，除外其他原因所致的心绞痛，一般即可建立诊断。心绞痛发作时心电图检查可见 ST-T 改变，症状消失后心电图 ST-T 改变亦逐渐恢复，支持心绞痛诊断。未捕捉到发作时心电图者可行心电图负荷试验。冠状动脉 CTA 有助于无创性评价冠脉管腔狭窄程度及管壁病变性质和分布，冠状动脉造影可以明确冠状动脉病变的严重程度，有助于诊断和决定进一步治疗。

加拿大心血管病学会(CCS)把心绞痛严重度分为四级。

Ⅰ级：一般体力活动(如步行和登楼)不受限，仅在强、快或持续用力时发生心绞痛。

Ⅱ级：一般体力活动轻度受限。快步、饭后、寒冷或刮风中、精神应激或醒后数小时内发作心绞痛。一般情况下平地步行 200m 以上或登楼一层以上受限。

Ⅲ级：一般体力活动明显受限，一般情况下平地步行 200m 内，或登楼一层引起心绞痛。

Ⅳ级：轻微活动或休息时即可发生心绞痛。

鉴别诊断要考虑下列情况。

1)急性冠状动脉综合征：不稳定型心绞痛(UA)的疼痛部位、性质、发作时心电图改变等与稳定型心绞痛相似，但发作的劳力性诱因不如稳定型心绞痛典型，常在休息或较轻微活动下即可诱发，1 个月内新发的或明显恶化的劳力性心绞痛也属于 UA；心肌梗死的疼痛部位与稳定型心绞痛相仿，但性质更剧烈，持续时间多超过 30min，可长达数小时，可伴有心律失常、心力衰竭和(或)休克，含用硝酸甘油多不能缓解，心电图常有典型的动态演变过程。实验室检查提示心肌坏死标记物(肌红蛋白、肌钙蛋白 I 或 T，CK-MB 等)增高；可有白细胞计数增高和红细胞沉降率增快。

2)其他疾病引起的心绞痛：包括严重的主动脉瓣狭窄或关闭不全、风湿性冠脉炎、梅毒性主动脉炎引起冠脉口狭窄或闭塞、梗阻性肥厚型心肌病、X 综合征等，要根据其他临床表现来进行鉴别。其中 X 综合征多见于女性，心电图负荷试验常阳性，但冠脉造影无狭窄病变且无冠脉痉挛证据，预后良好，被认为是冠脉系统微循环功能不良所致。

3)肋间神经痛和肋软骨炎：前者疼痛常累及 1～2 个肋间，但并不一定局限在胸前，为刺痛或灼痛，多为持续性而非发作性，咳嗽、用力呼吸和身体转动可使疼痛加剧，沿神经行径处有压痛，手臂上举活动时局部有牵拉疼痛；后者则在肋软骨处有压痛。

4)心脏神经症：患者常诉胸痛，但为短暂(几秒钟)的刺痛或持久(几小时)的隐痛，患者常喜欢不时地吸一大口气或做叹息性呼吸。胸痛部位多在左胸乳房下心尖部附近，或经常变动。症状多于疲劳之后出现，而非疲劳当时，做轻度体力活动反觉舒适，有时可耐受较重的体力活动而不发生胸痛或胸闷。含用硝酸甘油无效或在 10 多分钟后才“见效”，常伴有心悸、疲乏、头晕、失眠及其他神经症的症状。

5)不典型疼痛：还需与反流性食管炎等食管疾病、膈疝、消化性溃疡、肠道疾病、颈椎病等相鉴别。

2. 不稳定型心绞痛(UA)和非 ST 段抬高型心肌梗死(NSTEMI)的诊断 UA/NSTEMI 是由于动脉粥样斑块破裂或糜烂，伴有不同程度的表面血栓形成、血管痉挛及远端血管栓塞所导致的一组临床症状，合称为非 ST 段抬高型急性冠脉综合征(non-ST segment elevation acute coronary syndrome，NSTEACS)。UA 没有 STEMI 的特征性心电图动态演变的临床特点，根据临床表现可以分为静息型心绞痛、初发型心绞痛和恶化型心绞痛。

(1)症状与体征

1)症状：UA 患者胸部不适的性质与典型的稳定型心绞痛相似，通常程度更重，持续时间更长，可达数十分钟，胸痛在休息时也可发生。如下临床表现有助于诊断 UA：诱发心绞痛的体力活动阈值突然或持久降低；心绞痛发生频率、严重程度和持续时间增加；出现静息或夜间心绞痛；胸痛放射至附近的或新的部位；发作时伴有新的相关症状，如出汗、恶心、呕吐、心悸或呼吸困难。常规休息或舌下含服硝酸甘油只能暂时甚至不能完全缓解症状。但症状不典型者也不少见，尤其在老年女性和糖尿病患者中多见。

变异型心绞痛(variant angina pectoris)特征为静息心绞痛，表现为一过性 ST 段动态改变(抬高)，是 UA 的一种特殊类型，其发病机制为冠状动脉痉挛；不过，部分冠状动脉痉挛导致的心肌缺血在心电图上可表现为 ST 段压低。

NSTEMI 与 UA 的临床表现相似但程度不同，主要不同表现在缺血严重程度及是否导致心肌损害。NSTEMI 的症状通常比 UA 更为严重，胸痛持续的时间较长。

2)体征：体检可发现一过性第三心音或第四心音，以及由于二尖瓣反流引起的一过性收缩期杂音，这些非特异性体征也可出现在稳定型心绞痛和 ST 段抬高型心肌梗死患者。

(2)辅助检查

1)心脏标志物检查：常用心肌坏死标记物有肌酸激酶(CK)、肌酸激酶同工酶(CK-MB)、肌红蛋白和肌钙蛋白(cTnT 及 cTnI)，cTnT 及 cTnI 较 CK 和 CK-MB 具有更高的特异性和敏感性，根据最新的欧洲和美国心肌梗死新定义，在症状发生后 24h 内，cTn 的峰值超过正常对照值的第 99 百分位需考虑 NSTEMI 的诊断。但是，cTn 升高也可见于主动脉夹层、急性肺栓塞、非冠脉性心肌损伤如慢性和急性肾功能不全、严重心动过速和过缓、严重心力衰竭、心肌炎、脑卒中、骨骼肌损伤及甲状腺功能低下等疾病，应注意鉴别。另外，cTn 阴性而 CK-MB 升高者需考虑由于骨骼肌损伤所导致。

2)心电图：不仅可以帮助诊断，而且根据其异常的严重程度和范围可以提供预后信息。症状发作时的心电图尤其有意义，与之前心电图对比，可提高心电图异常的诊断价值。大多数患者胸痛发作时有一过性 ST 段(抬高或压低)和 T 波(低平或倒置)改变，其中 ST 段的动态改变(≥0. 1 mV 的抬高或压低)是严重冠状动脉疾病的表现，可能会发生急性心肌梗死或猝死。不常见的心电图表现为 U 波的倒置。

通常上述心电图动态改变可随着心绞痛的缓解而完全或部分消失。若心电图改变持续 12h 以上，则提示 NSTEMI 的可能(图 5-1-4)。若患者具有稳定型心绞痛的典型病史或冠心病诊断明确(既往有心肌梗死，冠状动脉造影提示狭窄或非侵入性试验阳性)，即使没有心电图改变，也可以根据临床表现做出 UA 的诊断。

3)连续心电监护：一过性急性心肌缺血并不一定表现为胸痛，出现胸痛症状前就可发生心肌缺血。连续的心电监测可发现无症状或心绞痛发作时的 ST 段改变。在广泛应用阿司匹林和肝素之前，超过 60%的患者曾有无症状的 ST 段压低；应用阿司匹林和肝素治疗后，短暂的 ST 段偏移的检出率下降至 5%～20%。连续 24h 心电监测发现，85%～90%的心肌缺血可不伴有心绞痛症状。

4)冠状动脉造影和其他侵入性检查：冠状动脉造影能提供详细的血管相关信息，帮助指导治疗并评价预后。在长期稳定型心绞痛基础上出现的 UA 患者常有多支冠状动脉病变，而新发作的静息心绞痛患者可能只有单支冠状动脉病变。在所有的 UA 患者中，3 支血管病变占 40%，2 支血管病变占 20%，左冠状动脉主干病变约占 20%，单支血管病变约占 10%，没有明显血管狭窄占 10%。在冠状动脉造影正常或无阻塞性病变的 UA 患者中，有些患者的心绞痛诊断可能为误诊；在另外一些患者中，胸痛可能为冠脉痉挛、冠脉内血栓自发性溶解、微循环灌注障碍所致。

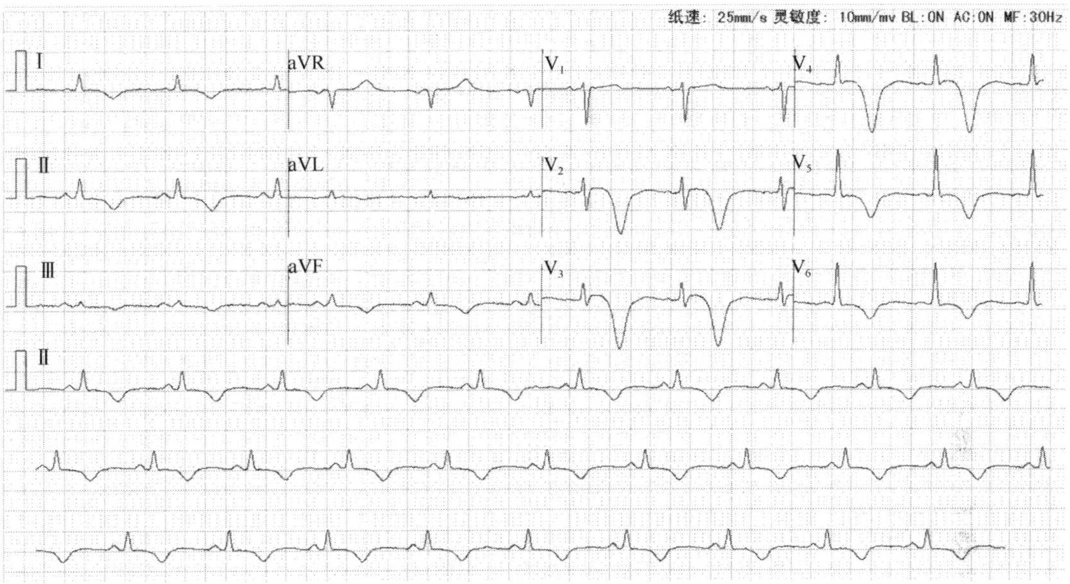

图 5-1-4　非 ST 段抬高型心肌梗死

图示Ⅱ、Ⅲ、aVF 导联 T 波倒置，V2～V6 导联 T 波明显倒置

冠脉内超声显像和光学相干断层显像可以准确提供斑块分布、性质、大小和有否斑块破溃及血栓形成等更准确的粥样硬化斑块信息。

5）其他检查：胸部 X 线、心脏超声和放射性核素检查的结果和稳定型心绞痛患者的结果相似，但阳性发现率会更高。

（3）诊断与鉴别诊断：根据病史典型的心绞痛症状、典型的缺血性心电图改变（新发或一过性 ST 段压低≥0. 1 mV，或 T 波倒置的深度≥0. 2mV）及心肌损伤标记物（cTnT、cTnI 或 CK-MB）测定，可以做出 UA/NSTEMI 诊断。诊断未明确的不典型的患者而病情稳定者，可以在出院前做负荷心电图或负荷超声心动图、核素心肌灌注显像、冠状动脉造影等检查。冠状动脉造影仍是诊断冠心病的重要方法，可以直接显示冠状动脉狭窄程度，对决定治疗策略有重要意义。尽管 UA/NSTEMI 的发病机制类似急性 STEMI，但两者的治疗原则有所不同，因此需要鉴别诊断，见本节“急性 STEMI”部分。与其他疾病的鉴别诊断参见“稳定型心绞痛”部分。

UA/NSTEMI 患者临床表现严重程度不一，主要是由于基础的冠状动脉粥样病变的严重程度和病变累及范围不同，同时形成急性血栓（进展至急性 STEMI）的危险性不同。为选择个体化的治疗方案，必须尽早进行危险分层。GRACE 风险模型纳入了年龄、充血性心力衰竭史、心肌梗死史、静息时心率、收缩压、血清肌酐、心电图 ST 段偏离、心肌损伤标志物升高及是否行血运重建等参数，可用于 UA/NASTEMI 的风险评估（表 5-1-1）。

表 5-1-1 不稳定型心绞痛患者死亡或非致死性心肌梗死的短期危险分层

项目	高度危险性（至少具备下列一条）	中度危险性（无高度危险性特征但具备下列任何一条）	低度危险性（无高度、中度危险特征但具备下列任何一条）
病史	缺血性症状在 48h 内恶化	既往心肌梗死，或脑血管疾病，或冠状动脉旁路移术，或使用阿司匹林	
疼痛特点	长时间（>20min）静息性胸痛	长时间（>20min）静息胸痛目前缓解，并有高度或中度冠心病可能。静息胸痛（<20min）或因休息或舌下含服硝酸甘油缓解	过去 2 周内新发 CCS 分级Ⅲ级或Ⅳ级心绞痛，但无长时间（>20min）胸痛，有中度或高度冠心病可能
临床表现	缺血引起的肺水肿，新出现二尖瓣关闭不全杂音或原杂音加重，S_3 或新出现啰音或原啰音加重，低血压、心动过缓、心动过速，年龄>75 岁	年龄>70 岁	
心电图	静息性心绞痛伴一过性 ST 段改变（>0.05mV），新出现束支传导阻滞或新出现的持续性心动过速	T 波倒置>0.2mV，病理性 Q 波	胸痛期间心电图正常或无变化
心脏标记物	明显增高（即 cTnT > 0.1μg/L）	轻度增高（即 cTnT > 0.01μg/L，但< 0.1μg/L）	正常

3. 急性 ST 段抬高型心肌梗死（STEMI） STEMI 是指急性心肌缺血性坏死，大多是在冠脉病变的基础上，发生冠脉血供急剧减少或中断，使相应的心肌严重而持久的急性缺血所致。通常原因为在冠脉不稳定斑块破裂、糜烂基础上继发血栓形成导致冠状动脉血管持续、完全闭塞。

（1）症状与体征

1）先兆：50%～81.2%的患者在发病前数日有乏力，胸部不适，活动时心悸、气急、烦躁、心绞痛等前驱症状，其中以新发生心绞痛（初发型心绞痛）或原有心绞痛加重（恶化型心绞痛）最为突出。心绞痛发作较以往频繁、程度较剧、持续较久、硝酸甘油疗效差、诱发因素不明显。同时心电图示 ST 段一过性明显抬高（变异型心绞痛）或压低，T 波倒置或增高（“假性正常化”），即前述 UA 情况。如及时住院处理，可使部分患者避免发生 STEMI。

2）症状

A. 疼痛：是最先出现的症状，多发生于清晨，疼痛部位和性质与心绞痛相同，但诱因多不明显，且常发生于安静时，程度较重，持续时间较长，可达数小时或更长，休息和含用硝酸甘油片多不能缓解。患者常烦躁不安、出汗、恐惧、胸闷或有濒死感。少数患者无疼痛，一开始即表现为休克或急性心力衰竭。部分患者疼痛位于上腹部，被误认为胃穿孔、急性胰腺炎等急腹症；部分患者疼痛放射至下颌、颈部、背部上方，被误认为骨关节痛。

B. 全身症状：有发热、心动过速、白细胞增高和红细胞沉降率增快等，由坏死物质被吸收所引起。一般在疼痛发生后 24～48h 出现，程度与梗死范围常呈正相关，体温一般在 38℃左右，很少达到 39℃，持续约一周。

C. 胃肠道症状：疼痛剧烈时常伴有频繁的恶心、呕吐和上腹胀痛，与迷走神经受坏死心肌刺激和心排血量降低、组织灌注不足等有关。肠胀气亦不少见。重症者可发生呃逆。

D. 心律失常：见于75%～95%的患者，多发生在起病1～2天，而以24h内最多见，可伴乏力、头晕、晕厥等症状。各种心律失常中以室性心律失常最多，尤其是室性期前收缩，如室性期前收缩频发(每分钟 5 次以上)，成对出现或呈短阵室性心动过速，多源性或落在前一心搏的易损期时(R 在 T 波上)，常为心室颤动的先兆。心室颤动是AMI 早期，特别是入院前主要的死因。房室传导阻滞和束支传导阻滞也较多见，室上性心律失常则较少，多发生在心力衰竭者中。前壁 MI 如发生房室传导阻滞表明梗死范围广泛，病情严重。

E. 低血压和休克：疼痛期中血压下降常见，未必是休克。如疼痛缓解而收缩压仍低于80mmHg，有烦躁不安、面色苍白、皮肤湿冷、脉细而快、大汗淋漓、尿量减少(<20ml/h)、神志迟钝、甚至晕厥者，则为休克表现。休克多在起病后数小时至数日内发生，见于约20%的患者，主要是心源性，为心肌广泛(40%以上)坏死、心排血量急剧下降所致，神经反射引起的周围血管扩张属次要，有些患者尚有血容量不足的因素参与。

F. 心力衰竭：主要是急性左心衰竭，可在起病最初几天内发生，或在疼痛、休克好转阶段出现，为梗死后心脏收缩力显著减弱或不协调所致，发生率为32%～48%。出现呼吸困难、咳嗽、发绀、烦躁等症状，严重者可发生肺水肿，随后可有颈静脉怒张、肝大、水肿等右心衰竭表现。右心室 MI 者可一开始即出现右心衰竭表现，伴血压下降。

根据有无心力衰竭表现及其相应的血流动力学改变严重程度，AMI 引起的心力衰竭按 Killip 分级法可分为：

Ⅰ级：尚无明显心力衰竭。

Ⅱ级：有左心衰竭，肺部啰音<50%肺野。

Ⅲ级：有急性肺水肿，全肺大、小、干、湿啰音。

Ⅳ级：有心源性休克等不同程度或阶段的血流动力学变化。

AMI 时，重度左心室衰竭或肺水肿与心源性休克同样是左心室排血功能障碍所引起，两者可以不同程度合并存在，常统称为心脏泵功能衰竭，或泵衰竭。在血流动力学上，肺水肿是以左心室舒张末期压及左心房与肺毛细血管压力的增高为主，而休克则以心排血量和动脉压的降低更为突出。心源性休克是较左心室衰竭程度更重的泵衰竭，一定水平的左心室充盈后，心排血指数比左心室衰竭时更低，亦即心排血指数与充盈压之间关系的曲线更为平坦而下移。

3)体征

A. 心脏体征：心脏浊音界可正常也可轻度至中度增大。心率多增快，少数也可减慢。心尖区第一心音减弱，可出现第四心音(心房性)奔马律，少数有第三心音(心室性)奔马律。10%～20%患者在起病第2～3天出现心包摩擦音，为反应性纤维性心包炎所致。心尖区可出现粗糙的收缩期杂音或伴收缩中晚期喀喇音，为二尖瓣乳头肌功能失调或断裂所致，室间隔穿孔时可在胸骨左缘第 3～4 肋间新出现粗糙的收缩期杂音伴有震颤。可有各种心律失常。

B. 血压：除极早期血压可增高外，几乎所有患者都有血压降低。起病前有高血压者，血压可降至正常，且可能不再恢复到起病前的水平。

C. 其他：可有与心律失常、休克或心力衰竭相关的其他体征。

(2)辅助检查

1)实验室检查

A. 起病 24～48h 后白细胞可增至(10～20)$\times 10^9$/L，中性粒细胞增多，嗜酸性粒细胞减少或消失；红细胞沉降率增快；C 反应蛋白(CRP)增高，均可持续 1～3 周。起病数小时至 2 天内血中游离脂肪酸增高。

B. 血清心肌坏死标记物：心肌损伤标记物增高水平与心肌坏死范围及预后明显相关。①肌红蛋白起病后 2h 内升高，12h 内达高峰；24～48h 恢复正常。②肌钙蛋白 I(cTnI)或 T(cTnT)起病 3～4h 后升高，cTnI 于 11～24h 达高峰，7～10 天降至正常，cTnT 于 24 ～ 48h 达高峰，10～14 天降至正常。这些心肌结构蛋白含量的增高是诊断 MI 的敏感指标。③肌酸激酶同工酶(CK-MB)升高，在起病后 4h 内增高，16～24h 达高峰，3～4 天恢复正常，其增高的程度能较准确地反映梗死的范围，其高峰出现时间是否提前有助于判断溶栓治疗是否成功。

对心肌坏死标记物的测定应进行综合评价，如肌红蛋白在 AMI 后出现最早，也十分敏感，但特异性不很强；cTnT 和 cTnI 出现稍延迟，而特异性很高，在症状出现后 6h 内测定为阴性则 6h 后应再复查，其缺点是持续时间可长达 10～14 天，对在此期间判断是否有新的梗死不利。CK-MB 虽不如 cTnT、cTnI 敏感，但对早期(<4h)AMI 的诊断有较重要价值。

以往沿用多年的 AMI 心肌酶测定，包括肌酸激酶(CK)、天门冬氨酸氨基转移酶(AST)及乳酸脱氢酶(LDH)，其特异性及敏感性均远不如上述心肌坏死标记物，已不再用于诊断 AMI。

2)心电图：常有进行性的改变。对 MI 的诊断、定位、定范围、估计病情演变和预后都有帮助。

A. 特征性改变：

a. ST 段抬高呈弓背向上型，在面向坏死区周围心肌损伤区的导联上出现。

b. 宽而深的 Q 波(病理性 Q 波)，在面向透壁心肌坏死区的导联上出现。

c. T 波倒置，在面向损伤区周围心肌缺血区的导联上出现。

在背向 MI 区的导联则出现相反的改变，即 R 波增高、ST 段压低和 T 波直立并增高。

B. 动态性改变：

a. 起病数小时内，可尚无异常或出现异常高大两肢不对称的 T 波，为超急性期改变。

b. 数小时后，ST 段明显抬高，弓背向上，与直立的 T 波连接，形成单相曲线。数小时至 2 天内出现病理性 Q 波，同时 R 波降低，是为急性期改变(图 5-1-5 和图 5-1-6)。Q 波在 3～4 天内稳定不变，以后 70%～80%永久存在。

c. 在早期如不进行治疗干预，ST 段抬高持续数日至 2 周左右，逐渐回到基线水平，T 波则变为平坦或倒置，是为亚急性期改变。

d. 数周至数月后，T 波呈 V 形倒置，两肢对称，波谷尖锐，是为慢性期改变。T 波倒置可永久存在，也可在数月至数年内逐渐恢复。

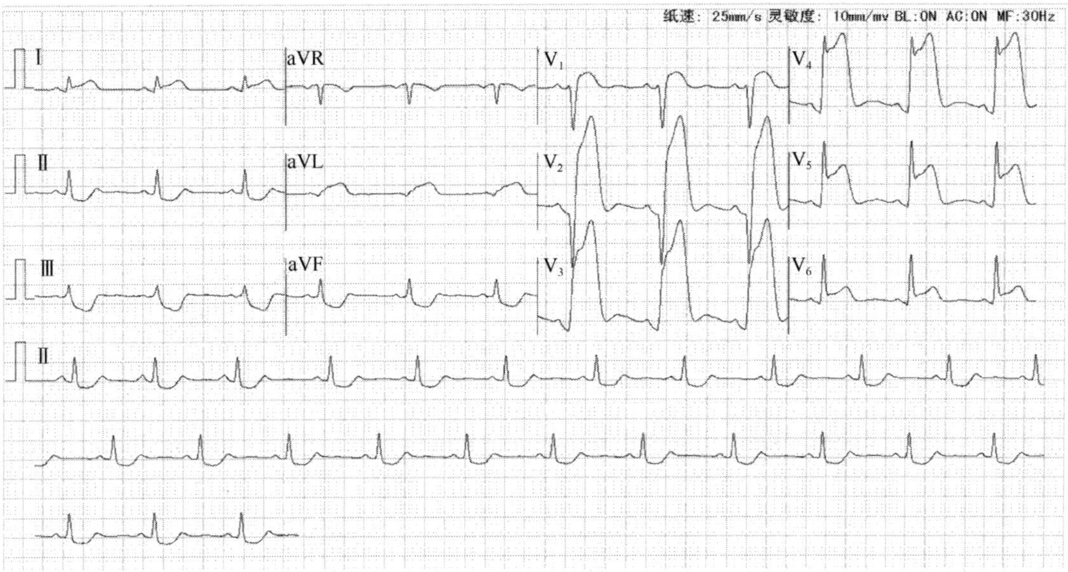

图 5-1-5 急性广泛前壁心肌梗死的心电图

图示 V_2、V_3 导联呈 QS 型，ST 段明显抬高，V_4、V_5 导联呈 qR 型，ST 段明显抬高，V_6 导联呈 qR 型，ST 段抬高，V_1 导联 ST 段亦抬高

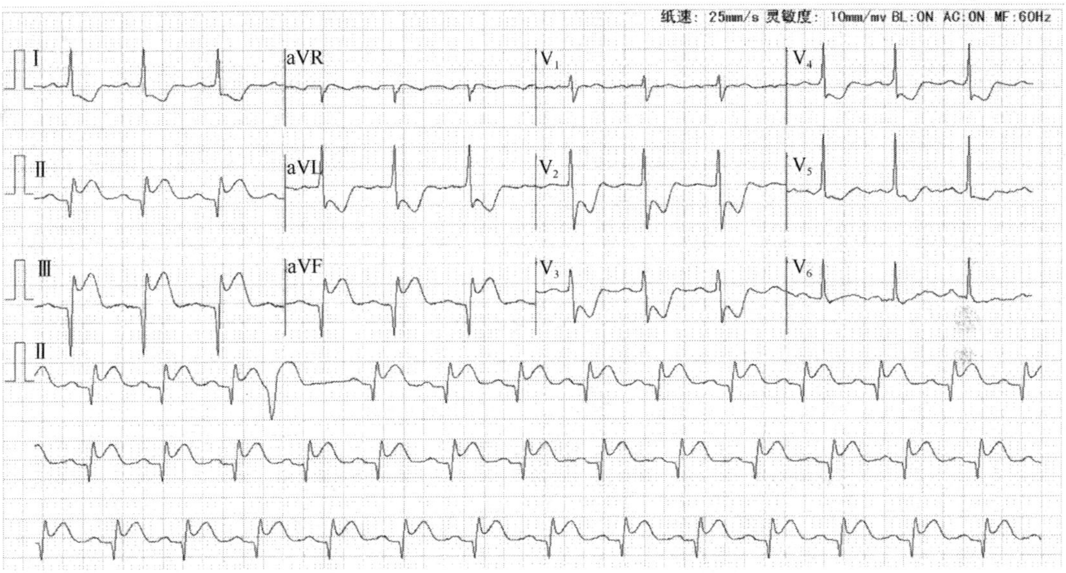

图 5-1-6 急性下壁心肌梗死的心电图

图示Ⅱ、Ⅲ、aVF 导联呈 QR 型，Q 波深、宽，ST 段抬高，Ⅰ、aVL、V_2～V_5 导联 ST 段压低，T 波倒置

C. 定位和定范围：STEMI 的定位和范围可根据出现特征性改变的导联数来判断（表 5-1-2）。

表 5-1-2　ST 段抬高型心肌梗死的心电图定位诊断

导联	前间壁	局限前壁	前侧壁	广泛前壁	下壁	下间壁	下侧壁	高侧壁	正后壁
V_1	+			+		+			
V_2	+			+		+			
V_3	+	+		+		+			
V_4		+		+					
V_5		+	+	+			+		
V_6			+				+		
V_7			+				+		+
V_8									+
aVR									
aVL		±	+	±	−	−	−	+	
aVF					+	+	+	−	
Ⅰ		±	+	±	−	−	−	+	
Ⅱ					+	+	+	−	
Ⅲ					+	+	+	−	

注：“+”为正面改变，表示典型 ST 段抬高、Q 波及 T 波变化；“−”为反面改变，表示 QRS 主波向上，ST 段压低及与“+”部位的 T 波方向相反的 T 波；“±”为可能有正面改变。

3）放射性核素检查：利用坏死心肌细胞中的钙离子能结合放射性得焦磷酸盐或坏死心肌细胞的肌凝蛋白可与其特异抗体结合的特点，静脉注射 ^{99m}Tc-焦磷酸盐或 ^{111}In-抗肌凝蛋白单克隆抗体，进行“热点”扫描或照相；利用坏死心肌血供断绝和瘢痕组织中无血管以致 ^{201}Tl 或 ^{99m} Tc-MIBI 不能进入细胞的特点，静脉注射这种放射性核素进行“冷点”扫描或照相均可显示 MI 的部位和范围。前者主要用于急性期，后者用于慢性期或陈旧性 MI。目前临床上已很少应用。用门电路 γ 闪烁照相法进行放射性核素心腔造影（常用 ^{99m} TC-标记的红细胞或白蛋白），可观察心室壁的运动和 LVEF，有助于判断心室功能、诊断梗死后造成的室壁运动失调和心室壁瘤。目前多用 SPECT 来检查，新的方法 PET 可观察心肌的代谢变化，判断心肌的存活性。

4）超声心动图：二维和 M 型超声心动图也有助于了解心室壁的运动和左心室功能，诊断室壁瘤和乳头肌功能失调，检测心包积液及室间隔穿孔等并发症。

（3）诊断和鉴别诊断：根据典型的临床表现，特征性的心电图改变及实验室检查发现，诊断本病并不困难。对老年患者，突然发生严重心律失常、休克、心力衰竭而原因未明，或突然发生较重而持久的胸闷或胸痛者，都应考虑本病的可能。宜先按 AMI 来处理，并短期内进行心电图、血清心肌坏死标志物测定等的动态观察以确定诊断。对 NSTEMI，血清肌钙蛋白测定的诊断价值更大。

鉴别诊断要考虑以下一些疾病。

1）心绞痛：鉴别要点列于表 5-1-3。

表 5-1-3 心绞痛和急性心肌梗死的鉴别诊断要点

鉴别诊断项目	心绞痛	急性心肌梗死
疼痛		
1.部位	中下段胸骨后	相同，但可在较低位置或上腹部
2.性质	压榨性或窒息性	相似，但程度更剧烈
3.诱因	劳力、情绪激动、受寒、饱食等	不常有
4.时限	短，1～5min 或 15min 以内	长，数小时或 1～2 天
5.频率	频繁	发作不频繁
6.硝酸甘油疗效	显著缓解	作用较差或无效
气喘或肺水肿	极少	可有
血压	升高或无显著改变	可降低，甚至发生休克
心包摩擦音	无	可有
坏死物质吸收的表现		
1. 发热	无	常有
2. 血白细胞增加（嗜酸性粒细胞减少）	无	常有
3. 红细胞沉降率增快	无	常有
4. 血清心肌坏死标记物升高	无	有
心电图变化	无变化或暂时性 ST 段和 T 波变化	有特征性和动态性变化

2）主动脉夹层：胸痛一开始即达高峰，常放射到背、肋、腹、腰和下肢，两上肢的血压和脉搏可有明显差别，可有主动脉瓣关闭不全的表现，偶有意识模糊和偏瘫等神经系统受损症状，但无血清心肌坏死标记物升高。二维超声心动图检查、X 线、胸主动脉 CTA 或 MRA 有助于诊断。

3）急性肺动脉栓塞：可发生胸痛、咯血、呼吸困难和休克。但有右心负荷急剧增加的表现如发绀、肺动脉瓣区第二心音亢进、颈静脉充盈、肝大、下肢水肿等。心电图示 I 导联 S 波加深，Ⅲ导联 Q 波显著，T 波倒置，胸导联过渡区左移，右胸导联 T 波倒置等改变，可资鉴别。常有低氧血症，核素肺通气-灌注扫描异常，肺动脉 CTA 可检出肺动脉大分支血管的栓塞。AMI 和急性肺动脉栓塞时 D-二聚体均可升高，鉴别诊断价值不大。

4）急腹症：急性胰腺炎、消化性溃疡穿孔、急性胆囊炎、胆石症等，均有上腹部疼痛，可能伴休克。仔细询问病史、做体格检查、心电图检查、血清心肌酶和肌钙蛋白测定可协助鉴别。

5）急性心包炎：尤其是急性非特异性心包炎可有较剧烈而持久的心前区疼痛。但心包炎的疼痛与发热同时出现，呼吸和咳嗽时加重，早期即有心包摩擦音，后者和疼痛在心包腔出现渗液时均消失；全身症状一般不如 MI 严重；心电图除 aVR 外，其余导联均有 ST 段弓背向下的抬高，T 波倒置，无异常 Q 波出现。

【治疗方案】 针对冠心病不同的临床类型治疗方案有所不同，但总体上都可以归纳为一般治疗、药物治疗和血运重建等几个方面。一般治疗包括改变生活方式、去除诱因，对急性冠脉综合征患者需要休息、镇静止痛、给予吸氧、加强监护和护理等。药物治疗主要包括缓解疼痛、减轻心脏负荷、抗血小板、抗凝、抗心律失常、抗休克和抗心力衰竭。他汀类调脂药物具有调脂、抗炎和稳定斑块的作用，能降低冠状动脉疾病的死亡和心肌梗死发生率。血管紧张素转换酶抑制剂（ACEI）或血管紧张素受体拮抗剂（ARB）有助于降低心血管事件发生率，改善恢复期心肌的重构。血运重建主要包括溶栓治疗、经皮冠状动脉介入治疗(PCI)、冠状动脉旁路移植术(CABG)，对有溶栓适应证的急性 STEMI 可以给予溶栓，但急性 NSTEMI 不宜溶栓。下面重点讲述经皮冠状动脉介入治疗的基本流程及操作规范。

1. PCI 基本流程

(1) PCI 适应证：不同的临床类型，PCI 的适应证有所不同。为了便于了解 PCI 对某一适应证的价值或意义，根据《中国经皮冠状动脉介入治疗指南 2012(简本)》，对推荐类别的表述沿用国际通用的方式：

Ⅰ类：指已证实和(或)一致公认有益、有用和有效的操作或治疗，推荐使用。

Ⅱ类：指有用/有效的证据尚有矛盾或存在不同观点的操作或治疗。

Ⅱa 类：有关证据/观点倾向于有用/有效，应用这些操作或治疗是合理的。

Ⅱb 类：有关证据/观点尚不能被充分证明有用/有效，可以考虑应用。

Ⅲ类：指已证实和(或)一致公认无用和(或)无效，并对一些病例可能有害的操作或治疗，不推荐使用。

对证据来源的水平表达如下：

证据水平 A：资料来源于多项随机临床试验或荟萃分析。

证据水平 B：资料来源于单项随机临床试验或多项非随机对照研究。

证据水平 C：仅为专家共识意见和(或)小规模研究、回顾性研究、注册研究。

对于稳定型心绞痛，PCI 的价值主要在于缓解症状。尽管 Courage 研究的结果提示：起始介入治疗和起始优化药物治疗策略对于患者远期预后的影响无统计学差异，但是对于已经接受强化药物治疗而仍有心绞痛症状的患者，进行介入治疗仍然是缓解症状、改善生活质量的合理选择。而对于缺血范围较大的患者，有证据表明与药物治疗相比，PCI 可以降低心血管事件的发生率。因此对于这一部分患者，问题的关键主要是两点：第一，对于改善生活症状这一适应证，优化药物治疗是前提；第二，对于降低心血管事件这一适应证，准确合理的危险分层是关键。优化的药物治疗应该包括足量的硝酸酯和 β 受体阻滞剂，如患者的心绞痛症状仍达到 CCS3 级及以上，则需进行 PCI。

慢性稳定型冠心病患者的 PCI 推荐指征：

1) 较大范围心肌缺血的客观证据：ⅠA。

2) 自体冠状动脉的原发病变常规置入支架：ⅠA。

3) 静脉旁路血管的原发病变常规置入支架：ⅠA。

4) 慢性完全闭塞病变：Ⅱa C。

5) 外科手术高风险患者[左心室射血分数(LVEF) <35%]：Ⅱa B。

6) 多支血管病变无糖尿病，病变适合 PCI：Ⅱa B。

7) 多支病变合并糖尿病：Ⅱb C。

8) 经选择的无保护左主干病变：Ⅱb B。

具有下列特征的患者进行血运重建可以改善预后：

1) 左主干病变直径狭窄>50%：ⅠA 。

2) 前降支近段狭窄≥70% ：ⅠA 。

3) 伴左心室功能减低的 2 支或 3 支病变：ⅠB。

4) 大面积心肌缺血(心肌核素等检测方法证实缺血面积大于左心室面积的 10%)：ⅠB

5）非前降支近段的单支病变，且缺血面积小于左心室面积 10%者，则对预后改善无助：Ⅲ A。

6）任何血管狭窄≥70%伴心绞痛，且优化药物治疗无效者：Ⅰ A。

7）有呼吸困难或慢性心力衰竭（CHF），且缺血面积大于左心室的 10%，或存活心肌的供血由狭窄≥70%的罪犯血管提供者：Ⅱ a B。

8）优化药物治疗下无明显限制性缺血症状者则对改善症状无助：Ⅲ C。

对于 NSTEACS，PCI 指征及手术时机更为复杂。其治疗策略取决于危险分层。根据目前的证据，高危患者倾向于选择早期介入治疗，而低危患者优先考虑早期保守治疗。

极高危患者（符合以下一项或多项）：

1）严重胸痛持续时间长、无明显间歇或≥30min，濒临 MI。

2）心肌标志物显著升高和（或）ST 段显著压低（>2mm）持续不恢复或范围扩大。

3）明显血流动力学改变。严重低血压、心衰或心源性休克的表现。

4）严重恶性心律失常：室性心动过速或心室颤动。

中、高危患者（符合以下一项或多项）：

1）心肌标志物升高。

2）ECG ST 段压低（<2mm）。

3）强化抗缺血治疗 24h 内反复发作胸痛。

4）有 MI 病史。

5）冠状动脉狭窄病史。

6）PCI 或 CABG 后。

7）LVEF<40%。

8）糖尿病。

9）肾功能不全（肾小球滤过率<60ml/min）。

危险程度越高的患者越应尽早行 PCI 的原则。2009 年我国的 PCI 指南关于非 ST 段抬高的 ACS 的 PCI 推荐指征：

1）对极高危患者紧急行 PCI（2 h 内）：Ⅱ a B。

2）对早期中、高危患者 PCI（72h 内）：Ⅰ A。

3）对低危患者不推荐常规 PCI：Ⅲ C。

4）对 PCI 患者常规支架置入：Ⅰ C。

推荐采用全球急性冠状动脉事件注册（GRACE）危险评分系统进行危险分层的评分，GRACE 危险系统见表 5-1-4。

表 5-1-4　GRACE 危险评分系统

Killip 分级	得分	收缩压（mmHg）	得分	心率（次/分）	得分	年龄（岁）	得分	CK（mg/dl）	得分	危险因素	得分
Ⅰ	0	<80	58	<50	0	<30	0	0～0.39	1	院前心搏骤停	39
Ⅱ	20	80～99	53	50～60	3	30～39	8	0.4～0.79	4	ST 段下移	28
Ⅲ	39	100～119	43	70～89	9	40～49	25	0.8～1.19	7	心肌酶升高	14
Ⅳ	59	120～139	34	90～109	15	50～59	41	1.2～1.59	10		

续表

Killip分级	得分	收缩压(mmHg)	得分	心率(次/分)	得分	年龄(岁)	得分	CK(mg/dl)	得分	危险因素	得分
		140～159	24	110～149	24	60～69	58	1.6～1.99	13		
		160～199	10	150～199	38	70～79	75	2.0～3.99	21		
		≥200	0	≥200	46	80～89	91	≥4.0	28		
						≥90	100				

根据 GRACE 评分是否>140 及高危因素的多少，作为 NSTEACS 选择紧急(<2h)、早期(<24h)及延迟(72h 内)有创治疗策略的依据。详见表 5-1-5。

表 5-1-5 NSTEACS 的血运重建推荐

说明	推荐类型	证据水平
建议在以下患者应用有创治疗策略：GRACE 评分>140 或至少 1 项高危因素；症状反复发作；可诱发的缺血	Ⅰ	A
建议接受早期有创治疗策略(<24h)：GRACE 评分>140 或存在项其他高危因素的患者	Ⅰ	A
建议接受延迟有创治疗策略(72h 内)：GRACE 评分<140 或不存在多项其他高危因素，但症状反复发作或负荷试验阳性的患者	Ⅰ	A
存在高危缺血风险的患者(顽固性心绞痛、合并 CHF、心律失常或血流动力学不稳定)应行紧急冠状动脉造影(<2h)	Ⅱa	C
不推荐应用有创治疗策略的患者：整体风险低；对于有创诊断或介入干预存在高风险	Ⅲ	A

需要行紧急冠状动脉造影的情况：

1)持续或反复发作的缺血症状。

2)自发的 ST 段动态演变(压低>0.1mV 或短暂抬高)。

3)前壁导联 V_2～V_4 深的 ST 段压低，提示后壁透壁性缺血。

4)血流动力学不稳定。

5)严重室性心律失常。

冠状动脉造影若显示适合 PCI，应根据冠状动脉影像特点和心电图来识别罪犯血管并实施介入治疗；若显示为多支血管病变且难以判断罪犯血管，最好行血流储备分数检测以决定治疗策略。

对于 STEMI，早期治疗的关键在于开通梗死相关血管(RIA)，以尽可能地挽救濒死心肌，降低患者急性期的死亡风险并改善长期预后。

1)直接 PCI：对于发病 12h 以内的 STEMI 患者直接采用 PCI 的方法开通 IRA 称为直接 PCI。ACC/AHA 要求所有接受直接 PCI 治疗的进门-球囊时间<90min，对于发病 3h 以内的患者，推荐进门-球囊时间≤60min。如需延迟 PCI 而患者无溶栓禁忌证，则应立即行静脉溶栓治疗。

STEMI 患者直接 PCI 的推荐指征：

A. 所有 STEMI 发病 12h 内，D-to-B 的时间 90min 以内有经验的术者和团队操作：ⅠA。

B. 有溶栓禁忌证：ⅠC。

C. 发病>3h 更趋首选 PCI：ⅠC。

D. 心源性休克，年龄>75 岁，MI 发病<36h，休克<18h：ⅠB。

E. 发病 12～24h 仍有缺血证据，或有血流动力学不稳定或严重心律失常：ⅡaC。

F. 血流动力学稳定者不推荐直接 PCI 非梗死相关动脉：Ⅲ C。

G. 发病＞12h 无症状，血流动力学稳定和 ECG 稳定者不推荐直接 PCI：Ⅱ C。

H. 常规支架置入：Ⅰ A。

2) 转运 PCI：是直接 PCI 的一种，主要适用于患者首诊医院不具备直接 PCI 的条件，而患者有溶栓的禁忌证，或无溶栓禁忌证但发病已经＞3h，尤其是有较大面积梗死和(或)血流动力学不稳定的患者。

转运 PCI 的获益取决于进门-球囊时间，进门-球囊时间应该＜90min。对于大面积 MI、心源性休克、Killip 分级 3～4 级和溶栓失败的患者，即使进门-球囊时间应该＞2h，仍可考虑转运 PCI。

STEMI 的转运 PCI 推荐指征：首诊医院不具备直接 PCI 条件，尤其是有溶栓禁忌证，或无溶栓禁忌证但发病时间＞3h 但＜12h 的患者(Ⅰ B)。PRAGUE-2 研究结果：发病在 3h 以内的患者，溶栓和转运 PCI 的 30 天死亡率相当，而发病在 3～12h 的患者，转院 PCI 的 30 天死亡率明显低于就地溶栓者。

只有将时间延搁控制在 60～120min 内，才能维持直接 PCI 的临床得益。2008 ESC 建议 STEMI 患者应该在首次医学接触(FMC)后 2h 以内直接行 PCI。

3) 补救性 PCI：是指溶栓失败后梗死相关动脉(IRA)仍处于闭塞状态，而针对 IRA 所行的 PCI。溶栓剂输入后 45～60 min 患者，胸痛无缓解和心电图示 ST 段无回落临床提示溶栓失败。

补救性 PCI 对于 STEMI 患者的益处为：减少早期严重心力衰竭，改善中-大面积梗死患者的 1 年生存率，降低再次血运重建率，对于早期心源性休克、心力衰竭或恶性心律失常患者，获益更为显著。

ACC/AHA 指南强烈推荐补救性 PCI 适用于以下两种情况：

A. 发病 12h 以内，溶栓失败，并发心力衰竭和(或)肺水肿。

B. 发病 36h 以内，年龄＜75 岁，溶栓失败，并发心源性休克，能在休克发生 18h 以内实施 PCI。

另外，指南还推荐Ⅱa 类补救性 PCI：年龄＞75 岁的心源性休克，血流动力学或电活动不稳定或持续心肌缺血患者。

我国 PCI 指南关于 STEMI 补救性 PCI 的推荐指征：

A. 溶栓 45～60 min 后仍有持续心肌缺血症状或表现：Ⅰ B。

B. 合并心源性休克，年龄＜75 岁、发病＜36 h、休克＜18h：Ⅰ B。

C. 发病＜12 h 合并心力衰竭或肺水肿：Ⅰ B。

D. 年龄＞75 岁，心源性休克，MI 发病＜36 h，休克＜18h 权衡利弊后可考虑补救 PCI：Ⅱa B。

E. 血流动力学或心电不稳定：Ⅱa C。

4) 易化 PCI：指对发病 12h 内拟行 PCI 的患者，于 PCI 前先行血栓溶解药物治疗(如全量溶栓、半量溶栓、血小板糖蛋白(GP) Ⅱb/Ⅲa 受体拮抗剂或减量溶栓+GP Ⅱb/Ⅲa 受体拮抗剂)，之后按计划即刻施行 PCI，目的是缩短开通 IRA 的时间，使药物治疗和 PCI 更有机结合。

目前已经否定全量溶栓剂后立即进行易化 PCI 的策略，然而对于出血风险很低的年轻、高危的 STEMI 患者 90min 内不能施行 PCI 时，可考虑应用(Ⅱb C)；非全量溶栓剂和(或)其他溶栓药物及不同组合的易化 PCI 研究仍在进行中。

5）早期溶栓未成功或未溶栓患者择期（＞24h）PCI：2009 年我国 PCI 指南早期溶栓未成功或未溶栓患者择期 PCI 推荐指征：

A. 病变适宜 PCI 且有再发 MI 的表现：Ⅰ C。

B. 病变适宜表现 PCI 且有自发或诱发缺血：Ⅰ B。

C. 病变适宜 PCI，且有心源性休克或血流动力学不稳定：Ⅰ B。

D. LVEF＜40%，心力衰竭，严重室性心律失常，常行规 PCI：Ⅱ a C。

E. 对无自发或诱发缺血的 IRA 严重狭窄，发病后 24 h 行 PCI：Ⅱ b C。

F. IRA 完全闭塞，无症状的 1～2 支血管病变，无严重心肌缺血表现，血流动力学和 ECG 稳定，不推荐发病 24h 后常规行 PCI：Ⅲ A。

对 STEMI 后期患者的处理，主要根据 IRA 是否开通和临床上是否有自发缺血、诱发缺血、再发 MI、休克或血流动力学不稳定等表现。血管开通和有相应临床表现者处理应积极，如果血管未开通和无相应临床表现处理应趋于保守，尤其是无症状 IRA 完全闭塞的 MI 患者开通 IRA 的获益有限。当然仍需要更大规模和更长时间的临床研究。

《中国经皮冠状动脉介入治疗指南 2012（简本）》对急性 STEMI 的血运重建治疗提出了一些新的建议：

A. 建立院前诊断和转送网络，将患者快速转至可行直接 PCI 的中心（Ⅰ A），若患者被送到有急诊 PCI 设施但缺乏足够有资质医生的医疗机构，也可考虑上级医院的医生（事先已建立好固定联系者）迅速到该医疗机构进行直接 PCI（Ⅱ b C）。

B. 急诊 PCI 中心须建立每天 24 h、每周 7 天的应急系统，并能在接诊 90 min 内开始直接 PCI（Ⅰ B）；如无直接 PCI 条件，患者无溶栓禁忌者应尽快溶栓治疗，并考虑给予全量溶栓剂（Ⅱ a A）。

C. 除心源性休克外，PCI（直接、补救或溶栓后）应仅限于开通罪犯病变（Ⅱ a B）。

D. 在可行直接 PCI 的中心，应避免将患者在急诊科或监护病房进行不必要的转运（Ⅲ A）。

E. 对无血流动力学障碍的患者，应避免常规应用主动脉球囊反搏（Ⅲ B）。

实施 PIC 具体详见表 5-1-6。

表 5-1-6　对 STEMI 患者实施 PCI 的建议

适应证	首次医疗接触时间	推荐类型	证据水平
直接 PCI			
胸痛发病 12h 内伴持续 ST 段抬高或新发生的左束支完全阻滞患者行直接 PCI	尽快：从首次医疗接触到 PCI＜90min	Ⅰ	A
发病＞12h 仍有胸痛或不适和持续 ST 段抬高或新发生的左束支完全阻滞，或合并心力衰竭、血流动力学不稳定患者，直接 PCI 是合理的	尽快	Ⅱ a	C
发病 12～24h 已无明显症状但有持续 ST 段抬高或新发生的左束支完全阻滞或高危患者可考虑行直接 PCI	尽快	Ⅱ b	C
溶栓后 PCI			
成功溶栓（胸痛/不适得到缓解及 ST 段回落）后行常规 PCI	3～24h	Ⅱ a	B
溶栓失败应考虑行挽救 PCI	尽快	Ⅱ a	A
择期 PCI/CABG			
建议对心绞痛/缺血激发试验阳性的患者行择期 PCI/CABG	出院前进行评估	Ⅰ	B
对 Q 波 MI、无后续缺血症状/可诱发心肌缺血或梗死相关区域无存活心肌证据的患者不建议行择期 PCI/CABG	发病 3～28 天	Ⅲ	B

对于STEMI合并心源性休克患者不论发病时间也不论是否曾溶栓治疗，均应紧急冠状动脉造影，若病变适宜，立即直接PCI（ⅠB），建议处理所有主要血管的严重病变，达到完全血管重建；药物治疗后血流动力学不能迅速稳定者应用主动脉内球囊反搏支持（ⅠB）。

(2)患者的风险评估：患者PCI相关的风险主要来自手术本身的风险及围手术期用药所带来的风险。前者包括术中各种并发症，如血管急性闭塞、冠脉穿孔、支架脱落、外周血管损伤及栓塞等；后者主要包括过敏、肾损害及出血等。这些风险发生的概率主要与患者的基本情况和基础疾病及冠脉病变的解剖特点有关，当然与术者的判断、操作及围手术期的处理也有一定的关系。在进行介入治疗时，不仅仅要考虑手术的适应证及患者可能的获益，同时也要对手术风险有充分的估计，仔细复习患者病史及冠脉造影影像是进行全面风险评估的基础。

1)患者基本情况及基础疾病因素

A. 年龄：年龄超过75岁是高并发症的发生率一项主要的临床因素，早期介入可以使6个月时的死亡及MI的绝对风险降低10.8%，相对风险降低56%。但与保守组相比，介入治疗明显增加出血的风险。CADILLAC试验显示，无论是否使用阿昔单抗，1年死亡率随年龄增加而增加，75岁以上患者1年时卒中及出血的发生率在老年人中也明显增加。在老年患者中使用阿昔单抗被证实是安全的，但不能获益。

在80岁以上的患者中，尽管大多数的介入治疗方法是适用的，但介入与非介入血运重建的风险均明显增加。在接受PCI治疗的80岁以上的患者中，更多地合并MI、左心室收缩功能不全及心力衰竭。在支架时代，与80岁以下的患者相比，80岁以上的患者院内和长期死亡率、血管及出血并发症增加，但手术成功率和再狭窄率无明显差异。

因此，在准备对老年患者进行介入治疗时，一定要考虑到高并发症及出血的风险。

B. 性别：接受PCI的女性患者更倾向于高龄，更多合并高血压、糖尿病、高脂血症和其他共患疾病。同时女性患者更多表现为UA和更高级别的心功能分级，尽管女性患者总体危险性较高外，但其冠脉病变的程度与男性患者相似或轻于男性，尽管女性患者多支病变少于男性，左心室收缩功能高于男性，但心力衰竭高于男性。

无论男女患者，心力衰竭被认为是术后死亡率高的独立预测因素。

女性患者的出血及血管并发症的发生率较高。这种高的并发症发生率可以通过使用较小的鞘管、早期拔除鞘管、使用经体重调整的肝素剂量及相对较弱的抗凝强度得以改善。

C. 心脏功能：症状见NYHA心功能分级；客观检查见左室射血分数。

心功能受损的患者，发生严重心脏事件的风险更高，预后更差，因此更能从积极的介入治疗中获益。同时这部分患者的预后较无心功能受损的患者更差。

对于某些心功能不全的患者，CABG可能是比PCI更好的选择。

D. 糖尿病：糖尿病患者接受溶栓治疗后早期介入治疗获益很少。

与非糖尿病患者相比，糖尿病患者1年时的死亡率及血运重建率明显增加，因此，对于这部分患者的介入治疗应基于临床需要及缺血的危险分层。

药物洗脱支架(DES)与金属裸支架(BMS)相比在降低晚期再次血运重建方面具有优势。但与CABG相比，DES组再次血运重建的风险增加，不过在死亡、非致死性MI和卒中方面两组无差异。提示对于多支病变的糖尿病患者，应用DES是进行PCI治疗是一种可以的选择。对PCI糖尿病患者血糖的控制及二级预防至关重要。

E. 肾功能不全：肾功能不全是冠心病预后不良的重要预测因素，对于NSTEACS患者，存在肾功能不全是早期进行介入治疗的指征之一。

肾功能不全的患者介入术中术后并发症风险更高。这些并发症包括支架内血栓、出血事件及对比剂肾病等。

肾功能不全是出血的重要预测因素，其主要出血事件的风险比达到1.53，而出血并发症会导致死亡率增加。对于GFR＜30ml/(min·1.73m^2)者，需要调整药物的剂量甚至禁用。

建议拟行PCI患者，均应常规计算eGFR。

F. 合并疾病：是否合并肿瘤、对金属严重过敏或存在出血性疾病，与患者家属以及相关科室讨论后做出决策。

2)冠状动脉病变解剖因素：病变的形态及狭窄的绝对程度是影响PTCA即刻效果的最主要因素。

更新的ACC/AHA指南按照有无C型病变,将病变分为高危(至少一处C型病变)及非高危。

C 型病变(高危病变，指技术上失败及再狭窄)诊断标准：①弥漫，长度大于 2cm；②近段极度扭曲；③极度成角，角度大于90°；④大于3个月的CTO病变和(或)桥侧支形成； ⑤无法保护的重要侧支；⑥退化的静脉桥伴脆弱病变。

(3)术前准备

1)知情同意：PCI前介入医生需要和患者和家属讨论介入治疗与药物治疗的优劣，阐明受益和风险，以征得患者和家属的理解和同意，并签署知情同意书。

2)对于术前应用氯吡格雷不足3天的患者需要提前6h(通常是术前一天晚)服用氯吡格雷300mg。如果术前准备不足6h，需要给予600mg负荷剂量，以尽快达到对血小板的抑制。如连续服用3天以上，可不用负荷剂量。如未服用阿司匹林，需要在术前1天晚上给予阿司匹林300mg顿服。

3)除药物外，午夜后应该禁食。

4)正在使用低分了肝素或肝素的患者，手术当日上午停用一次。

5)肾功能不全或对比剂肾病高危的患者，术前应充分水化，并停用可能导致对比剂肾病的药物，建议使用对肾功能影响相对较小的造影剂。

6)过敏体质或既往曾对造影剂过敏者，建议3天开始服用泼尼松30mg/d，或术前给地塞米松5mg静脉注射。

7)双侧腹股沟或双上肢备皮。

8)触诊动脉搏动、Allen试验，必要时血管超声，评价手术入路动脉血管情况。

(4)PCI手术支持：在介入诊疗过程中需要对患者进行严密的监测，根据患者病情和病变特点，术中应用药物或者辅助器械维持其生命体征稳定、冠脉灌注，确保操作过程安全。

1)药物支持

A. 硝酸甘油：术中应用硝酸甘油的目的在于解除冠脉痉挛，了解实际的管腔直径、判断病变导致的狭窄程度；缓解送入导丝、球囊扩张或支架植入过程中对血管刺激导致的痉挛；治疗由于微血管痉挛导致的慢血流或无再流现象。可冠脉内给药，根据患者的血压情况，可冠脉内注入50～200μg。

B. 肝素：普通肝素作为术中常规抗凝药物，穿刺成功并置入鞘管后经鞘管侧臂注入肝素2500U，决定行PCI后追加5000～7500U肝素(或总剂量60～100U/kg)，以后每小时酌情追加2000～5000U，使ACT保持在250～350s (Hemotec法)或300～350s(Hemochron

法），急性心肌梗死行紧急 PCI 保持在 350～400s，同时使用替罗非班者则剂量减为 50～70U/kg，ACT 保持＞200s。如 PCI 术前 8～12h 接受标准剂量的依诺肝素皮下注射，应于 PCI 前静脉追加 0.3mg/kg 的依诺肝素；如 PCI 术前 8h 以内接受标准剂量的依诺肝素皮下注射，则无需追加依诺肝素（I B）。

C. GP Ⅱb/Ⅲa 受体拮抗剂：高危 ACS 患者，应在术前尽早使用 GP Ⅱb/Ⅲa 受体拮抗剂。如术前未用，术中造影显示高危病变，可术中冠脉内或静脉内应用。

2）器械支持

A. 临时起搏：STEMI 累及下壁时，多为有关闭塞性病变。如患者在病程中有缓慢心律失常发生，则再灌注后也易发生缓慢性心律失常，对于这些患者需要在血运重建以前，预防性置入临时起搏器备用，或者至少穿刺股静脉置入鞘管，以便一旦需要时迅速置入起搏导管行临时起搏。

B. 主动脉内球囊反搏（IABP）：用于心源性休克、大面积心肌梗死、顽固性心律失常和心脏破裂等机械并发症的患者。造影后准备对无保护的左主干病变进行高危的介入治疗，也应预防性置入 IABP 导管。对于术中发生慢血流等并发症导致患者血流动力学不稳定的情况，也可以置入 IABP 导管进行治疗。

C. 血栓抽吸和远端保护装置：主要用于血栓负荷重的病变。如急性心肌梗死的血栓闭塞性病变和退化的静脉桥血管病变。

D. 左心室辅助装置。

（5）术后用药、监测和随访

1）术后用药

A. 抗血小板药物治疗：所有患者均应长期接受阿司匹林抗血小板治疗，剂量为 100～300mg/d。对于不能耐受阿司匹林者，则需长期服用氯吡格雷 75mg/d。

BMS 置入后至少 1 个月，DES 置入后至少 12 个月，在阿司匹林基础上加用氯吡格雷 75mg/d。对于高危而出血风险不高的患者，双重抗血小板治疗的应用时间还可以更长。

对于血栓负荷较高、病变不稳定而在术中应用 GP Ⅱb/Ⅲa 受体拮抗剂的患者，术后可根据手术的复杂性、术后病变血管的 TIMI 血流及患者的出血风险等因素，决定停用或者继续应用 24～48h。

B. 抗凝治疗：术后不用常规抗凝治疗，但是对于高危患者，如手术过程较为复杂或者病变不稳定的情况下，可酌情使用低分子肝素 1～3 天。

C. 术后水化用至术后 12h。

D. 其他二级预防用药：

a. 抗高血压治疗：初始使用 β 受体阻滞剂或/和 ACEI，必要时加用其他降压药，使血压达标（＜140/90mmHg，慢性肾病或糖尿病患者应＜130/80mmHg）。

b. 调脂治疗：使用他汀类药物达到以下目标：① LDL-C＜2.60mmo1/L（100mg/dl）：Ⅰ A。②极高危患者（如 ACS、糖尿病）＜2.08mmo1/L（80mg/dl）：Ⅰ A。

c. 糖尿病治疗：进行生活方式调整和药物治疗以使 HbAlc＜ 6.5%。

d. ACEI：如无禁忌证，所有 LVEF＜40%及高血压、糖尿病或慢性肾脏疾病的患者均应开始长期服用 ACEI（Ⅰ A）。

e. ARB：①建议用于不能耐受 ACEI 的患者，心力衰竭或 MI 后 LVEF＜40%的患者（Ⅰ A）；②用于不能耐受 ACEI 的高血压患者（ⅠB）。

f. 醛固酮拮抗剂：建议用于 MI 后无明显肾功能障碍或高钾血症，且已经接受治疗剂量 ACEI 或 β 受体阻滞剂、LVEF＜ 40%的患者、合并糖尿病或心力衰竭的患者（Ⅰ A）。

g. β 受体阻滞剂：除非有禁忌证，对于 MI 后、ACS、左心室功能障碍(无论有无心力衰竭症状)的患者，均应长期服用（Ⅰ A）。

2）术后监测

A. 症状：对于术中未处理的内膜撕裂、内膜下血肿或者分支受累的患者，需要特别注意监测患者的心绞痛症状；对于心包填塞风险的患者，应注意观察心悸、气短、胸闷等症状，对怀疑心包填塞的患者应尽早做超声心动图检查。术后再发胸痛，需注意再梗死或者支架内血栓形成的可能性。腹膜后血肿患者的早期症状可不具有特异性，而只有烦躁不安、心悸等表现，应结合体征和血常规、腹部 B 超等做出迅速判断。

B. 生命体征：心率、呼吸频率这些体征的变化，往往早于血压、血氧饱和度的变化。

C. 心肌损伤标志物：cTnI 升高至正常上限的 3 倍以上者，诊断为 PCI 术后心肌梗死。

D. 血肌酐：血肌酐水平较使用对比剂前升高 25%以上或血肌酐绝对值增加 44.2μmo1/L（0.5mg/dl）以上作为对比剂肾病的诊断标准。

E. 心电图。

3）术后随访

A. 目的：①确保冠心病患者二级预防措施的有效性；②再发心脏事件风险的评估；③再发心脏事件的即时发现和处理。

B. 时间：术后半年内尽可能每月一次，之后每 2～3 个月随访一次，一年后应每半年到一年进行针对性评估。

C. 内容：症状中可疑缺血症状——负荷试验或冠脉造影；高血压、糖尿病、高脂血症——了解控制情况。再狭窄风险高的患者：无论有无症状，应在术后半年至一年进行负荷评价。

2. PCI 技术操作

（1）操作途径

1）经股动脉途径

A. 优点：技术容易掌握；动脉内径大、可根据需要置入较大的鞘管。

B. 缺点：压迫止血较为困难；患者平卧时间较长；易发生局部血肿、假性动脉瘤及动静脉瘘、腹膜后血肿。

C. 方法：选择搏动较强的一侧作为穿刺入路。如果股动脉在一周内被穿刺过，则改用另一侧。穿刺点选择在股横纹下方约 2cm 处股动脉搏动正下方。

采用 2%利多卡因在穿刺部位行局部浸润麻醉。先在皮下注射形成皮丘。沿穿刺方向进穿刺针，估计达到股动脉深度后，在其周围进行浸润麻醉。每次注药前先回抽注射器，证实无回血时再注入。以后边退针边注入，以逐层麻醉皮下组织。

左手三个手指保持一条直线垂直置于穿刺点上方股动脉搏动最明显处，以手术刀尖于穿刺点挑开皮肤 2～3mm，穿刺针与皮肤成 30°～40°角，中空穿刺针斜面向上进针。当持针手感觉到明显的动脉搏动时，即可继续进针穿破血管，此时可见搏动性线状血流从穿刺针喷出，以左手固定穿刺针，右手缓慢送入一定长度的导引钢丝后，退出穿刺针，用肝素盐水纱布擦拭导引钢丝。沿导引钢丝送入扩张管及动脉鞘后，退出扩张管。沿鞘管测管注入肝素盐水冲洗鞘管。

2）经桡动脉途径

A. 优点：容易压迫止血、不需长期卧床、无需闭合设备。

B. 缺点：操作复杂、血管内径较小不宜插入较大鞘管、血管易发生痉挛导致送入器械失败、血管损伤导致无脉症。

C. 适应证与禁忌证

a. 适应证：①桡动脉搏动良好，Allen 试验阳性；②腹主动脉以下的血管病变，不能使用股动脉途径；③服用华法林等抗凝药物；④患者不能平卧或不能很好配合者。

b. 禁忌证包括绝对禁忌证和相对禁忌证。

绝对禁忌证：①穿刺侧无桡动脉搏动；②Allen 试验阴性，提示掌弓侧支循环不好；③穿刺侧存在肾透析用的动静脉短路。

相对禁忌证：①桡动脉搏动差或细小，尤其是瘦小的老年妇女；②既往有大血管异常的病史（如锁骨下动脉异常）；③用 6F 或 7F 鞘管不能完成的治疗；不能用右桡动脉行右位心冠状动脉造影或左内乳动脉的介入治疗，也不能用左桡动脉行右内乳动脉的介入治疗。

D. 方法：手臂自然外展，手腕保持过伸位。可以在腕部垫小卷纱布或消毒巾以充分暴露动脉。穿刺前首先摸清桡动脉的走行方向，选择桡动脉搏动最强、走行直的部位穿刺，并且避开皮下静脉。一般选择桡骨茎突近端 1cm 处。如果该处桡动脉迂曲，向近端移动 1～2cm。给予 2%利多卡因行浸润麻醉，麻药不宜过多，以免影响对桡动脉的触摸。采用 21 号穿刺针进行穿刺，进针方向保持与桡动脉走行一致，角度为 30°～60°，可以在桡动脉壁的上方穿刺前壁进入血管，也可以穿透桡动脉再缓缓退针至针尾部有血液喷出。争取第一次穿刺成功，反复穿刺会引起桡动脉痉挛，使穿刺变得更困难。如果穿刺部位出现血肿，需按压 5min 或更长时间，在前一次穿刺部位近心端 1～2cm 处再次穿刺。穿刺成功后送入 25cm 长直径 0.019 英寸的导丝。若导丝不能进入，可能是钢丝顶在动脉的对侧壁，稍稍后撤穿刺针即可。有时需将穿刺针稍微旋转，还可在导丝的头端做一个小“J”形弯曲。其他导致导丝送入困难的原因还有血管弯曲、痉挛、桡动脉闭塞或狭窄、钢丝进入小的血管分支、肱动脉发出桡动脉的起源异常或钢丝进入血管内膜引起夹层等。在这些情况下，可以经穿刺针注入少许造影剂以查明原因，或换用亲水涂层的超滑导丝，或经穿刺针给予血管扩张剂。推送导丝的动作应轻柔，一旦遇到阻力，应在透视下操作直到导丝超过尺骨鹰嘴水平。导丝成功置入后，刀刃朝上切开皮肤，送入 11cm 5F 或 6F 鞘管。沿鞘管测管注入肝素盐水冲洗鞘管。可以注入硝酸甘油 200μg 以预防血管痉挛。

3）肱动脉途径：优缺点与经桡动脉途径相似，但肱动脉途径的出血并发症发生率较高。

操作方法：以碘伏消毒肘窝处皮肤，仔细触摸肱动脉搏动，在肘横纹上方肱动脉经过处皮下注射 2%利多卡因行浸润麻醉后，用刀尖切开穿刺点皮肤。采用改良 Seldinger 或微穿刺技术将穿刺针送入血管腔，见血液从穿刺针尾部喷出后，送入导丝及鞘管。一般来说，6F～8F 鞘管均很容易置入。

（2）导引导管置入：将导引导管套在 0.035 英寸的导丝上，尾端经“Y”形连接管、短连接管与高压三通及环柄注射器连接并冲洗。在 0.035 英寸的导丝导引下，推送导引导管至冠状窦底。撤出导丝，放出导引导管内气泡，拧紧“Y”形连接管尾端螺旋。经环柄注射器回吸，确认无气泡后推入少许对比剂。观察压力图形，确定导引导管顶端位置、导管无打折、是否顶壁。调节导引导管进入冠脉开口，注意压力图形。如压力图形异常，因注意导管与冠脉的同轴性，并注意除外冠脉开口病变处病变。推入少许对比剂，明确导引导管到位。左冠状动脉导引导管多在后前位调整到位，而右冠状动脉导引导管则在左前斜体位调整。

(3) 导引导丝的准备和置入

1) 导引导丝的准备：把导丝从保护圈抽出之前，应该以肝素盐水经保护圈尾部冲洗导丝。抽出导丝，穿入持针器，用针头对导丝头端进行塑形，塑形的角度及半径依血管发出的角度及血管的内径而定。

2) 导引导丝的送入：将塑形好的导丝顶端退回持针器内，拧松“Y”形连接管尾端螺旋。缓慢推送导引导丝至估计即将出导引导管处，X 线透视下继续推送导丝进入冠状动脉。将导丝调节器套在导丝尾部，边旋转以调整导丝头端方向边推送导丝。间断注入少许对比剂以确定导丝在预定的路径内。一般应用左前斜(LAO)为 45°投照位进右冠状动脉(RCA)近中段，LAO 20°～30°+头位(RCA)25°进 RCA 远段、后降支(PD)或后侧支(PL)；应用右前斜(RAO)30°/后前位(AP)/LAO 45°+足位(CAU)25°～30°进左前降支(LAD)或(LCX)，之后以 RAO 30°/AP/LAO 45°+RCA 25°～30°进 LAD 中远段。导丝到位后，退下导丝调节器、持针器，用湿纱布擦拭导丝。

(4) 球囊扩张：可以是置入支架的准备，即预扩张，也可以作为单独的血管形成的手段，即单纯 PTCA。预扩张的目的在于扩张高度狭窄的病变，减少置入支架时的阻力；根据预扩张的反应，估计支架置入后是否可以完全打开；另外有助于判断支架的直径和长度。

通常选择比参考血管直径小 0.5mm 直径的球囊进行预扩张，为置入支架做准备。对于单纯做 PTCA 的病变，可以按照参考血管直径决定球囊直径。对于高度狭窄病变或慢性完全闭塞病变，则应该从更小直径的球囊开始。

将球囊抽出保护圈之前应该先用肝素盐水冲洗。球囊尾部与带有生理盐水 1∶1 稀释的对比剂的压力泵，抽负压。将导丝尾部穿入球囊导管，待导丝由球囊导管近段穿出后由助手帮助固定导丝，术者继续推送球囊至靶病变处。注入少许对比剂或行造影以确定球囊位置。确定球囊定位准确后，在 X 线透视下，开始以压力泵加压使球囊扩张，逐渐加压至病变消失。加压时间一般持续 10～30s，加压结束后重新将加压泵抽负压。加压过程中应注意患者的症状、监护机心电图改变。还需要注意观察球囊的充盈情况，以判断病变是否被充分扩张。如病变在较高压力下仍不能充分扩张，则不能置入支架。需要使用非顺应性高压球囊、乳突球囊或双导丝球囊扩张病变。对于明显钙化的病变，则可能需要旋磨后置入支架。扩张结束后造影评价扩张结果，并判断病变血管直径及病变长度以利于选择合适尺寸的支架。以一手固定导丝，另一手回撤球囊导管，直至将其撤出至“Y”形连接管止血阀以外。用湿纱布擦拭导丝。

(5) 支架置入和后扩张：充分预扩张病变后，即可准备置入支架。支架置入过程与球囊类似，支架到达病变部位后，一定行多体位造影以充分评估支架置入部位的准确性。释放支架时，应根据支架球囊的充盈压及病变情况决定扩张压力的大小及扩张时间。释放支架后需要行多体位造影或应用其他方法(如 IVUS)评价支架贴壁情况及有无血管内膜撕裂等并发症。必要时，需要应用非顺应性高压球囊进行后扩张。

(6) 撤出介入器械并处理穿刺伤口：确认介入治疗效果满意后，撤出支架球囊导管。匀速、较慢地将 0.014 英寸导引导丝撤入导引导管内，注意避免导丝切割冠脉开口导致损伤。除 JR 导管外，其他导管均需要应用 0.035 英寸的导引导丝带出，以避免导管尖端损伤血管壁。经桡动脉的介入治疗，则所有导管均需要应用 0.035 英寸的导引导丝带出。

经股动脉介入的患者，在术后 4h 测定 APTT 或 ACT，缩短至正常的 1.5～2 倍时可拔除动脉鞘管。徒手压迫止血 15～20min，以弹力绷带垫纱布卷加压包扎。沙袋压迫 6h，下肢严格制动至术后 12～24h。应用止血装置如 Anguiseal 或 Perclose 的患者，术后可即可拔除动脉鞘管，以弹力绷带垫纱布卷加压包扎。沙袋压迫 6h，下肢严格制动至术后 6h。

3. PCI 效果评价

(1)造影成功标准：在使用支架前，单纯 PTCA 后血管直径狭窄小于 50%、TIMI 血流 3 级即被认成功。使用支架后，狭窄管腔狭窄小于 20% 即被认为成功。

(2)手术成功标准：是在到达造影成功标准的同时，住院期间不出现严重临床并发症(如死亡、心肌梗死、急诊靶病变血管重建)。

(3)临床成功标准：短期临床成功是指到达解剖学形态成功和手术成功标准的同时，患者术后没有心肌缺血的表现和症状。远期临床成功是指患者术后 6 个月以上持续没有心肌缺血的表现和症状。

【并发症及处理】 冠状动脉造影和 PCI 时，可因患者的临床情况、合并症存在、冠状动脉病变、插管操作等原因而产生并发症，严重时可导致心肌梗死和死亡的严重后果。选择正确的心导管诊治策略、预先采取适当的预防措施、早期和及时的治疗，是减少并发症和改善疗效的关键。

1. 急性冠状动脉闭塞 指冠状动脉造影或 PCI 时或 PCI 后靶血管血流 TIMI 0～2 级，为心血管造影和 PCI 时最严重的并发症和死亡原因。急性冠状动脉闭塞常由冠状动脉夹层、血栓形成所致。某些临床情况、冠状动脉解剖和 PCI 操作技术因素增加急性冠状动脉夹层发生的危险性。尤其在左冠状动脉主干或右冠状动脉开口处存在严重狭窄或不稳定软斑块时，当造影导管或导引导管进入冠状动脉开口或用力推注对比剂时，引起斑块撕裂、血栓形成。某些不正确操作也增加冠状动脉撕裂和急性闭塞的危险性，如在冠状动脉造影时，术者不是首先将导管置于升主动脉，待一切准备工作完成后再将导管慢慢插入冠状动脉，而是一开始就盲目地将导管插入冠状动脉，损伤血管；导管插入冠状动脉过深，且顶端与冠状动脉上壁紧密接触(即导管与冠状动脉不同轴)；使用 Amplatz 导管行冠状动脉造影。PCI 时，在导管与冠状动脉不同轴时，将导引钢丝(尤其是顶端较硬)快速插入，容易损伤冠状动脉；为了使球囊导管跨越狭窄或阻塞病变或支架植入时，有时需要将导引导管深插以获得较佳的后助力，此时，需注意导管损伤冠状动脉，产生夹层撕裂，造成冠状动脉急性闭塞。

明确潜在的冠状动脉夹层存在、及时应用支架植入术，建立或恢复冠状动脉血流，通常是处理急性冠状动脉闭塞的关键。为了防止急性冠状动脉闭塞的发生，介入性诊治术前应对患者的临床情况做整体的评估，特别是心绞痛症状、心电图表现和冠状动脉 CTA 的发现等。

术中应保持导管与冠状动脉同轴，同时操作器材时做到轻柔、顺畅。应该指出，对所有在 PCI 术中使用导管深插技术而植入支架的患者，在完成介入操作和拔除导引钢丝和导管前，必须重复行冠状动脉造影，以排除近端冠状动脉夹层撕裂的存在。高危患者(病变)PCI 前和术中应用血小板Ⅱb/Ⅲa 受体拮抗剂，有助于急性冠状动脉闭塞的预防。

2. 慢复流或无复流 冠状动脉慢复流((slow reflow)或无复流((no reflow)，是指 PCI 时心外膜大冠状动脉血管口解除狭窄，但远端前向血流明显减慢(TIMI 2 级，慢血流)或丧失(TIMI O～1 级，无复流)，心肌细胞灌注不能维持的一种现象，与临床情况、冠状动脉病变和介入操作有关。以往的研究指出，冠状动脉慢复流或无复流多见于急性冠状动脉综合征急诊 PCI 时(包括急性心肌梗死直接介入治疗)；旋磨术引起冠状动脉痉挛和微动脉栓塞，导致无复流产生；对血栓性病变行机械性血运重建术时，无复流现象较为常见。退行性大隐静脉旁路血管 PCI 或将空气误推入冠状动脉，也常发生慢复流或无复流。冠脉直接支架术时，无复流发生率略低于球囊预扩张后支架术时。

冠状动脉无复流通常产生即刻不良心脏事件(包括心肌梗死或死亡)；同时，无复流时有侧支循环功能障碍，其不良后果较急性冠状动脉闭塞更加严重。冠状动脉无复流也是远期预后的独立预测因素。冠状动脉无复流的临床表现与其支配的心肌范围、基础心功能和其他血管病变情况有关，严重时出现血压下降、心肌梗死、心源性休克，甚至死亡。PCI 时无复流现象是一个复杂和多因素的病理生理过程，其确切机制尚未清楚。而且，每个患者发生无复流的特异性机制而可不同。例如，退行性静脉桥血管病变介入治疗或在行机械性斑块旋磨术时，无复流主要由于血栓或斑块碎片栓塞远端微血管引起。但在广泛前壁心肌梗死延迟再灌注时，典型表现为严重心肌坏死和再灌注损伤的作用，导致间质和心肌细胞水肿(可能同时伴出血)。后者使心肌内压力增高、毛细血管塌陷、外源性阻力增大，局部微血管灌注障碍，无复流形成。显然，这些患者的微血管无复流而可能由于血栓或斑块组织远端栓塞所致。而每一种情况下无复流发生的解剖和病理生理机制差异，决定了对治疗反应的不同。

PCT 技术的发展降低了无复流的发生率。介入治疗前及术中使用药物辅助(阿司匹林、氯吡格雷、肝素、血小板糖蛋白Ⅱb/Ⅲa 受体拮抗剂等)可能对减少无复流现象的发生有一定的作用。临床试验证明，急性心肌梗死直接 PCI 时应用血小板Ⅱb/Ⅲa 体拮抗剂或血栓抽吸导管，能降低无复流发生率。急性心肌梗死伴心源性休克时，必要的循环支持(包括多巴胺和主动脉内气囊泵反搏)有助于维持血流动力学稳定，恢复冠状动脉血供，减少无复流的发生。在冠状动脉斑块旋磨时，应用某些药物或在对静脉桥血管病变行介入治疗时应用远端保护装置，也可降低无复流的发生率。许多药物已被用于无复流的治疗，包括冠状动脉内注射硝酸甘油(200μg)、维拉帕米(100～500μg)、地尔硫䓬(2.5～3.5mg)、腺苷(12.1±3.4mg)、罂粟碱(10mg/10s)和血小板糖蛋白Ⅱb/Ⅲa 受体拮抗剂。但在某些病人中，严重无复流可持续存在。对这些难治性无复流可用冠状动脉内注射硝普钠(根据血压调整剂量)或肾上腺素(50～200μg)，后者通过激活 β_2 受体而具明显扩张冠状动脉的作用，同时可增快心率和增加心肌收缩性。以往的研究指出，在无复流经其他常规药物治疗无效时，冠脉内注射肾上腺素常能改善冠脉血流，完全消除无复流现象。特别是无复流伴低血压患者，冠脉内注射肾上腺素更能使血压升高，冠脉血流恢复。若为气栓所致，则自导引导管内注入动脉血，以增快微气栓的清除。

对慢血流或无复流的处理原则应是预防重于治疗。

3. 冠状动脉穿孔 是指对比剂或血液经冠状动脉撕裂口流出至血管外，严重时产生心包积血、心脏压塞，是 PCI 时一个少见但严重的并发症。冠状动脉穿孔时，可表现为对比剂限制性外漏或呈蘑菇状向管腔外突出(限制性穿孔)，或对比剂持续外漏至心包腔内(自由性穿孔)。老年女性、合并糖尿病、有心力衰竭病史等，是冠状动脉穿孔的临床危险因素。慢性完全阻塞性病变 PCI 时使用中硬度导引钢丝或亲水涂层导引钢丝；钙化病变旋磨术或支架术置入后高压扩张；球囊(支架)直径与血管大小不匹配，增加冠状动脉穿孔、破裂的危险性。术者经验欠缺及技术应用不当，也是冠状动脉穿孔的原因之一。

为了预防冠状动脉穿孔的发生，术前需对患者的临床总体情况做适当的评估。PCI 时，使用中等硬度以上的导引钢丝时，动作轻柔、准确(尤其是在慢性完全性阻塞 PCI 时)。导引钢丝的顶端应该平滑地推送以跨越病变，并保持方向的可调控性。一旦导引钢丝顶端塑形消失或变形、扭曲、转动受限或推进困难(提示导引钢丝在内膜下行走)，则应回撤重新放置导引钢丝。应用对侧造影通过侧支显影阻塞血管远端情况，或用 OTW 球囊导管注入对比剂做同侧血管造影，以明确导引钢丝在冠状动脉"真腔"的位置，有助于避免导引钢丝穿破冠状动脉。在扩张钙化病变时，选择高压球囊作高压扩张，减少球囊破裂和冠状动脉穿孔的可能。在行斑块旋磨术时，磨头直径/血管直径比＞0.8 易导致冠状动脉穿孔。因此在处理这类病变时，磨头直径应逐渐增大，以减低冠状动脉穿孔发生率。

一旦发生冠状动脉穿孔，先用与血管内径相似的球囊长时间扩张以封堵破口，必要时应用适量鱼精蛋白中和肝素，这些对堵闭小穿孔常有效。但必须指出，对慢性完全阻塞病变行 PCI 时，不应用血小板糖蛋白Ⅱb/Ⅲa 受体拮抗剂，因为此时即使很小的冠状动脉穿孔，也较难止血，常需输注血小板治疗。对破口大、出血快、心包压塞者，应立即行心包穿刺引流，植入冠状动脉带膜支架(大血管)或栓塞剂(小血管或血管末梢)。必要时，行紧急外科手术。

4. 支架血栓形成　为一种少见但严重的并发症，常伴心肌梗死或死亡。美国学术研究联合会(Academic Research Consortium，ARC)建议对支架血栓形成采用新的定义。

(1)肯定的(definite/confirmed)支架血栓形成：即急性冠状动脉综合征并经血管造影证实存在血流受阻的血栓形成，或病理证实的血栓形成；

(2)可能的(probable)支架血栓形成：PCI 后 30 天内不能解释的死亡，或未经血管造影证实靶血管重建区域的心肌梗死。

(3)不能排除的支架血栓形成(possible)：PCI 术后 30 天后不能解释的死亡。

同时，根据支架血栓形成发生的时间分为三类：①急性：发生于 PCI 术后 24h 内；②亚急性：发生于 PCI 术后 24h～30 天；③晚期：发生于 PCI 后 30 天～1 年；④极晚期：发生于 1 年以上。30 天内又称早期支架血栓形成。

支架血栓形成可能与临床情况、冠状动脉病变和介入治疗操作等因素有关。急性冠脉综合征、合并糖尿病、肾功能减退、心功能不全或凝血功能亢进及血小板活性增高患者，支架血栓形成的危险性增高。弥漫性、小血管病变、分义病变、严重坏死或富含脂质斑块靶病变，是支架血栓形成的危险因素。PCI 时，支架扩张不充分、支架贴壁不良或明显残余狭窄，导致血流对支架及血管壁造成的剪切力可能是造成支架血栓形成的原因。PCl 后持续夹层及药物洗脱支架长期抑制内膜修复，使晚期和极晚期支架血栓形成的发生率增高。早期的报告指出，药物洗脱支架术后 1～2 年内支架血栓形成的危险性并不较金属裸支架增加，但前者 2 年后仍存在支架血栓形成的危险。最近 ESTROFA 注册研究显示，药物洗脱支架术后 3 年的累积支架血栓形成发生率为 2%。早期与晚期支架血栓形成的患者谱不同。发生支架血栓形成的近期预后不佳，尤其不能恢复正常血流时。

一旦发生支架血栓形成，应立即行冠状动脉造影，对血栓负荷大者，可用血栓抽吸导管做负压抽吸。PCI 治疗时，常选用软头导引钢丝跨越血栓性阻塞病变，并行球囊扩张至残余狭窄＜20%，必要时可再次植入支架。通常在 PCI 同时静脉应用血小板Ⅱb/Ⅲa 受体拮抗剂[如替罗非斑，首先 5min 内弹丸注射 10μg/kg，继以 0.15μg/(kg·min)静脉输注 36h]。对反复、难治性支架血栓形成者，则需外科手术治疗。

支架血栓形成的预防包括控制临床情况（如控制血糖，纠正肾功能和心功能不全）、充分抗血小板和抗凝治疗，除阿司匹林和肝素外，对高危患（如急性冠脉综合征）、复杂病变（尤其是左主干病变）PCI术前，术中或术后应用血小板Ⅱb/Ⅲa受体拮抗剂（如替罗非班）。某些血栓负荷增高病变PCI后可皮下注射低分子肝素治疗。PCI时选择合适的支架，覆盖全部病变节段，避免和处理好夹层撕裂。同时，应用支架充分扩张、贴壁良好；在避免夹层撕裂的情况下，减低残余狭窄。必要时在血管内超声显像（(IVUS)指导下行冠状动脉内药物洗脱支架植入术。长期和有效的双联抗血小板治疗对预防药物洗脱支架术后晚期和极晚期支架血栓形成十分重要。

5. 支架脱落 较少发生，多见于病变未经充分预扩张（或直接支架术）；近端血管扭曲（或已置入支架）；支架跨越狭窄或钙化病变阻力过大且推送支架过于强力时；支架置入失败，回撤支架至导引导管时，因管腔内径小、支架与导引导管同轴性不佳、支架与球囊装载不牢，导致支架脱落。仔细选择器械和严格操作规范，可预防支架脱落。一旦发生支架脱落，可操作取出，但需防止原位冠状动脉撕裂。也可用小直径球囊将脱落支架原位扩张或用另一支架将其在原位贴壁。

6. 周围血管并发症

(1) 经股动脉途径

1) 血栓形成或栓塞：导引钢丝或导管损伤血管内膜或斑块脱落，可引起动脉血栓栓塞。压迫动脉穿刺部位方法不当，可导致股动脉血栓形成。为了预防股动脉血栓形成，对仅行冠状动脉造影和术中未使用肝素患者，应在术后早期拔除鞘管。PCI后，局部压迫止血时也应适度（尤其是老年患者），保持同侧足背动脉可扪及状态。

2) 出血和血肿形成：由于许多高危冠心病患者和复杂冠脉病变接受PCI治疗时，通常联合应用多种抗栓剂，使PCI术后出血并发症增多。出血、贫血和输血均对患者的预后产生严重不良影响。急性冠脉综合征早期出血并发症可增加死亡、心肌梗死和卒中的发生率。PCT后出血使住院时间延长，费用增大。

PCI后严重出血与某些临床和介入操作因素相关，包括高龄、女性、肾功能不全、糖尿病、心力衰竭、应用多种抗栓药物及其剂量不当、溶栓疗法、介入治疗策略、机械性再灌注或血运重建等。出血使预后不佳的机制是多方面的，包括血流动力学障碍、失血和低血压引起肾上腺素高反应状态所致的心肌缺血加重、炎症反应加剧。出血也使抗栓治疗过早停用，产生血栓形成的危险。同时，荟萃分析发现，需要输血的急性冠脉综合征患者30天死亡的危险性较非输血者增加3～4倍。出血引起的贫血也可预测缺血的危险性。贫血使心肌供氧减少、心率增快（心肌需氧增加），加重病情的发展。

预防出血与预防缺血一样重要。出血与缺血的危险因素有明显的重叠，因此对这些患者进行危险分层和治疗选择时应做同样仔细的考虑（尤其是双联或三联抗栓治疗及其剂量），特别是老年或肾功能不全患者。某些危险积分系统可将经股动脉途径的PCI操作和特定的选择人群进行危险分层，总体评价不同危险因素对发生严重出血并发症的作用。该系统可用于检出PCI后出血的极高危人群，有利于PCI术后对其密切和长期的观察。

少量出血或小血肿且无症状时，可不予处理。出血过多、血肿大且血压下降时，应加压止血，并适当补液或输血。应该指出，PCI后短时内发生低血压（伴或不伴腹痛、局部血肿形成），应怀疑腹膜后出血，必要时行超声或CT检查，并及时补充血容量。这种情况在老年患者（尤其是女性）更应引起注意。

3）假性动脉瘤：多普勒超声检查可明确诊断，通常局部加压包扎，减少下肢活动，动脉瘤即可闭合。对不能压迫治愈的较大的假性动脉瘤，可行超声指导下瘤体内注射小剂量凝血酶原或立止血治疗。少数需外科手术治疗。

4）动静脉瘘：表现为局部连续性杂音、搏动性包块。可自行闭合，也可行局部压迫，但常需外科修补术。为了防止动静脉瘘发生，关键是穿刺血管时应该注意（尤其是用较粗大的导管作插管时）。例如，在行二尖瓣球囊扩张时，应避免导管穿透动脉进入静脉。

（2）经桡动脉途径

1）桡动脉闭塞：PCT 后桡动脉闭塞的发生率为 2%～10%，但约 40%在 30 内自发性开通。术前常规行 Allen 试验检查桡动脉与尺动脉之间的交通循环情况（必要时行超声、血流多普勒、体积描记法），术中充分抗凝，术后及时解除包扎，可预防桡动脉血栓性闭塞和 PCI 术后手部缺血的发生。

2）桡动脉痉挛：最为常见。女性、糖尿病患者、吸烟者容易发生；桡动脉粥样硬化、扭曲、细小；PCI 时麻醉不充分、器械粗硬或操作时进入分支，可增加痉挛的发生。严重桡动脉痉挛时，切忌强行拔出导管，而应经动脉鞘内注入硝酸甘油 200～400μg、维拉帕米 200～400μg，硝酸异山梨酯 2.5mg 等（必要时反复给药），直至痉挛解除。

3）前臂血肿：常因导引钢丝误入桡动脉分支血管引发穿孔所致。亲水涂层导引钢丝更易进入小的残余动脉，此时如强行送入导引导管则可使血管撕脱，导致前臂出血、血肿。桡动脉迂曲或使用血小板Ⅱb/Ⅲa 受体阻滞剂时，前臂血肿发生率增高。预防的方法是，在透视下推送导引钢丝或导管；如遇到阻力时，不能强行推送，必要时应做桡动脉造影。前臂血肿的识别至关重要，处理包括用弹力绷带或血压计袖带进行压迫止血、患肢抬高、冰袋外敷。

4）局部出血：经桡动脉途径 PCI 局部出血并发症较股动脉途径明显降低。桡动脉表浅且穿刺点位于桡骨茎突处，容易压迫止血。但当术后压迫止血不牢、止血器应用不当或围手术期应用大量抗凝剂时，可导致局部出血、皮下淤血，严重时可引起局部血肿，但通常无严重出血并发症。由于桡动脉穿刺点远端有来自掌弓侧支循环的逆向供血，因此桡动脉止血时应对穿刺点近端和远端进行压迫止血。一旦发生少量出血，即可调整压迫位置，并适当延长压迫时间，一般疗效良好。

5）骨筋膜室综合征：为严重并发症，但较少发生。当前臂血肿快速进展引起骨筋膜室压力增高至一定程度时，常会导致桡、尺动脉受压，进而引发手部缺血、坏死。因此，一旦发生本症，应尽快行外科手术治疗。

（李果明）

第二节　先心病的介入治疗

先天性心血管病（congenital cardiovascular diseases）是指心脏及大血管在胎儿期发育异常引起的、在出生时病变即已存在的疾病，简称先心病。先天性心血管病是新生儿最常见的先天性缺陷，其发生率占全部活产婴儿的 0.6%～1.4%。在我国，先天性心血管病的发病率为 0.7%～0.8%。据估计，我国每年新出生的先天性心血管病患儿为 12 万～15 万。先天性心血管病种类很多，所造成的血流动力学影响差别悬殊。本章仅对介入治疗技术比较成熟的患者可自然存活至成人的先天性心血管病做简要介绍。

一、动脉导管未闭

【案例 5-2-1】

患者，女性，18 岁，因“劳力性心悸、气促 2 年”入院，在当地医院就诊，发现心脏杂音。入院查体：血压 110/60mmHg。双肺未闻及啰音。心率 80 次/分，律齐，胸骨左缘第二肋间及左锁骨下方可闻及连续性机械样杂音。腹部平坦，无压痛及无反跳痛，肝脾肋下未触及。双下肢无水肿。

问题：

(1) 该患者的诊断可能是什么？需完善哪些检查？

(2) 该患者行介入治疗的适应证是什么？

(3) 封堵器选择的基本原则是什么？

(4) 如何进行介入治疗后的效果评价？

动脉导管未闭(patent ductus arteriosus，PDA)是常见的先天性心脏病之一，其发病率占先天性心脏病的 10%～21%，多见于女性，男：女为 1：3。

【病理解剖】 动脉导管连接肺动脉总干与降主动脉，是胎儿期血液循环的主要渠道。出生后一般在数月内因废用而闭塞，如 1 岁后仍未闭塞，即为动脉导管未闭。

【病理生理】 由于在整个心动周期主动脉压总是明显高于肺动脉压，所以通过未闭动脉导管持续有血流从主动脉进入肺动脉，即左向右分流，使肺循环血流量增多，肺动脉及其分支扩张，回流至左心系统的血流量也相应增加，致使左心负荷加重，左心随之增大。由于舒张期主动脉血分流至肺动脉，故使周围动脉舒张压下降、脉压增大。

【临床表现】 成人动脉导管未闭者可因分流量大小，有不同的临床表现。分流量甚小者临床上可无主观症状，突出的体征为胸骨左缘第二肋间及左锁骨下方可闻及连续性机械样杂音。中等分流量者患者常有乏力、劳累后心悸、气喘胸闷等症状，心脏听诊杂音性质同上，常伴有震颤，传导范围广泛。分流量大的未闭动脉导管，常伴有继发性严重肺动脉高压者可导致右向左分流。上述典型杂音的舒张期成分减轻或消失，继之收缩期杂音亦可消失，而仅可闻及因肺动脉瓣关闭不全的舒张期杂音，此时患者多有青紫，且临床症状严重。

【辅助检查】

1. 心电图 常见的有左心室肥大、左心房大的改变，肺动脉高压时，可出现右心房大、右心室肥大。

2. X 线检查 透视下所见肺门舞蹈征是本病的特征性变化。胸片上可见肺动脉段凸出，肺血增多，左心房及左心室增大。严重病例晚期出现右向左分流时，左向右分流量减少，心影反而较前减小，并出现右心室肥大的表现，肺野外带肺血减少。

3. 超声心动图 二维超声心动图可显示未闭动脉导管，并可见左心室内径增大。彩色多普勒可测得存在于主动脉与肺动脉之间的收缩期与舒张期左向右分流。

4. 心导管检查 可行右心导管检查及升主动脉造影，以了解肺血管阻力、分流情况及除外其他复杂畸形。

【诊断和鉴别诊断】　根据典型杂音、X 线及超声心动图表现，大部分可以做出正确诊断。需与主动脉瓣关闭不全合并室间隔缺损、主动脉窦瘤(Valsalva 窦瘤)破裂等可引起双期或连续性杂音的病变鉴别。

【治疗方案】　目前多认为动脉导管未闭一经诊断就必须进行治疗，而且大多数能够通过介入方法治愈。

1. 介入治疗适应证和禁忌证

(1)适应证：体重≥8kg，具有临床症状和心脏超负荷表现，不合并需外科手术的其他心脏畸形。

(2)相对适应证

1)体重 4～8kg，具有临床症状和心脏超负荷表现，不合并需外科手术的其他心脏畸形。

2)“沉默型”PDA。

3)导管直径≥14mm。

4)合并感染性心内膜炎，但已控制 3 个月。

5)合并轻至中度二尖瓣关闭不全、轻至中度主动脉瓣狭窄和关闭不全。

(3)禁忌证

1)感染性心内膜炎，心脏瓣膜和导管内有赘生物。

2)严重肺动脉高压出现右向左分流，肺总阻力＞14woods。

3)合并需要外科手术矫治的心内畸形。

4)依赖 PDA 存活的患者。

5)合并其他不宜手术和介入治疗疾病的患者。

2. 介入器材选择　有以下几种，应用最为广泛的是蘑菇伞型封堵器(Amplatzer PDA 封堵器及国产类似形状封堵器)。

(1)蘑菇伞型封堵器：封堵器由镍钛记忆合金编织，呈蘑菇形孔状结构，内有三层高分子聚酯纤维，具有自膨胀性能。Amplatzer 封堵器主动脉侧直径大于肺动脉侧 2mm，长度有 5mm、7mm 和 8mm 三种规格，肺动脉侧直径可分为 4～16mm 七种型号。国产封堵器与其相似，但直径范围加大。PDA 封堵器示意图和蘑菇伞型封堵器见图 5-2-1、图 5-2-2。

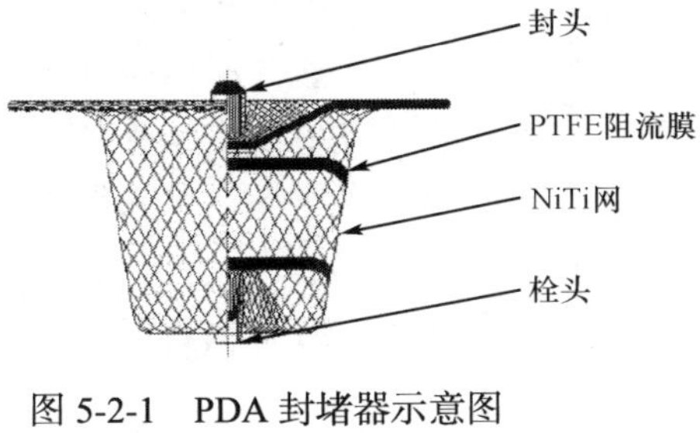

图 5-2-1　PDA 封堵器示意图

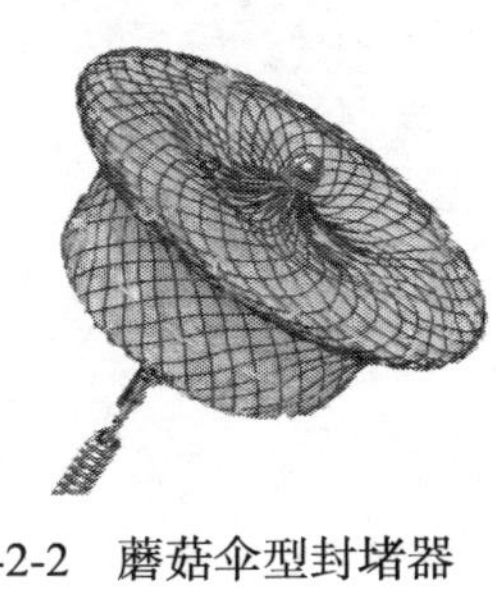

图 5-2-2　蘑菇伞型封堵器

(2)弹簧圈：包括不可控弹簧圈封堵器如 Gianturco coil 和可控弹簧圈封堵器如 Cook detachable coil、PFM Duct-Occlud coil，多用于最窄直径≤2.0mm 的 PDA。

(3)其他封堵器：包括 Amplatzer Plug、成角型蘑菇伞封堵器、肌部室间隔缺损封堵器和膜部室间隔缺损封堵器等。其中 Amplatzer Plug 多用于小型长管状 PDA，而后三种多用于大型 PDA。

3. 操作方法

(1)术前准备：常规签写书面同意书，与患者及其家属或监护人交代介入治疗中可能发生的并发症，取得同意后方可进行手术。

(2)操作过程

1)麻醉：婴幼儿采用全身麻醉，术前5～6h禁食水，同时给予一定比例添加钾镁的等渗盐水和足够热量的葡萄糖静脉补液。成人和配合操作的大龄儿童可用局部麻醉。

2)常规穿刺股动、静脉，送入动静脉鞘管，6kg以下婴幼儿动脉最好选用4F鞘管，以免损伤动脉。

3)行心导管检查测量主动脉、肺动脉等部位压力。合并有肺动脉高压者必须计算体、肺循环血流量和肺循环阻力等，判断肺动脉高压程度与性质，必要时行堵闭实验。行主动脉弓降部造影了解PDA形状及大小，常规选择左侧位90°造影。成人动脉导管由于钙化、短缩，在此位置不能清楚显示时可加大左侧位角度至100°～110°或采用右前斜位30°加头15°～20°来明确解剖形态。注入造影剂的总量≤5ml/kg。

4)将端孔导管送入肺动脉经动脉导管至降主动脉，若PDA较细或异常而不能通过时，可从主动脉侧直接将端孔导管或用导丝通过PDA送至肺动脉，采用动脉侧封堵法封堵；或者用网套导管从肺动脉内套住交换导丝，拉出股静脉外建立输送轨道。

5)经导管送入260cm加硬交换导丝至降主动脉后撤出端孔导管。

6)沿交换导丝送入相适应的传送器(导管或长鞘管)至降主动脉后撤出内芯及交换导丝。

7)蘑菇伞封堵法：选择比PDA最窄处内径大3～6mm的蘑菇伞封堵器，将其连接于输送杆前端，回拉输送杆，使封堵器进入装载鞘内，用生理盐水冲洗去除封堵器及其装载鞘内气体。使用肝素盐水冲洗传送长鞘管，保证鞘管通畅而且无气体和血栓。从传送鞘管中送入封堵器至降主动脉打开封堵器前端，将封堵器缓缓回撤至PDA主动脉侧，嵌在导管主动脉端，回撤传送鞘管，使封堵器腰部镶嵌在动脉导管内并出现明显腰征，观察5～10min，重复主动脉弓降部造影，显示封堵器位置良好，无明显造影剂反流后可释放封堵器(图5-2-3)。

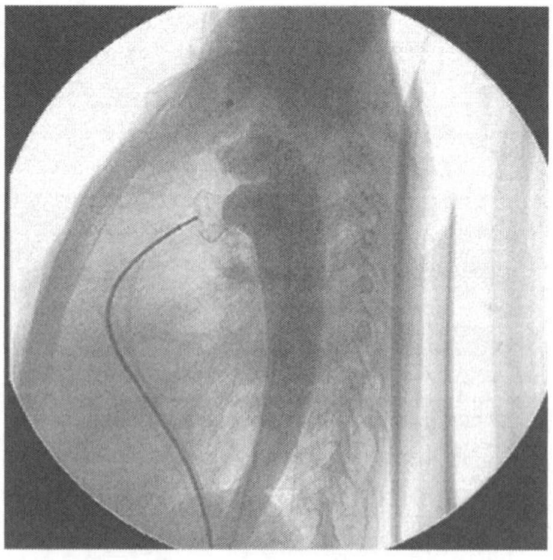

图 5-2-3 动脉导管未闭蘑菇伞封堵术

释放蘑菇伞封堵器后行主动脉弓降部造影，显示封堵器位置良好，无明显造影剂反流

8)弹簧圈堵塞法：采用经动脉侧放置弹簧圈方法，是将选择适当的弹簧圈装置到传送导丝顶端，送入端孔导管内，小心将其送出导管顶端2～3圈，回撤全套装置，使弹簧圈封堵导管主动脉侧。经静脉途径放置弹簧圈方法同蘑菇伞封堵法，先释放主动脉侧弹簧圈，再将端孔导管退至动脉导管的肺动脉侧，回撤导丝内芯，旋转传送装置，使弹簧栓子在肺动脉侧形成1.5～2圈，10min后重复主动脉弓降部造影，显示弹簧圈位置合适、形状满意、无残余分流则可旋转传送柄，释放弹簧栓子。动脉法若要在释放前明确封堵效果，可从传送导管内注入造影剂观察或者需从对侧股动脉穿刺，送入猪尾巴导管，行主动脉造影。

9）撤除长鞘管及所有导管，局部压迫止血，包扎后返回病房。

（3）术后处理及随诊

1）术后局部压迫沙袋 4～6h，卧床 20h；静脉给予抗生素 3 天。

2）术后 24h，1、3、6 个月至 1 年复查心电图、超声心动图，必要时复查心脏 X 线片。

4. 特殊动脉导管未闭的处理

（1）合并重度肺动脉高压　正确判断肺血管病变的类型是手术成功的关键。当患者心导管检查 $Q_P/Q_S>1.5$、股动脉血氧饱和度>90%，可考虑拟行介入治疗。可先做试验性封堵，并严密监测肺动脉、主动脉压力和动脉血氧饱和度的变化，如肺动脉收缩压或平均压降低 20%或 30mmHg 以上，肺小血管阻力下降，而主动脉压力和动脉血氧饱和度无下降或上升，且无全身反应，主动脉造影证实封堵器位置合适可进行永久封堵；如肺动脉压力升高或主动脉压力下降，患者出现心悸气短、心前区不适、烦躁、血压下降等明显的全身反应时应立即收回封堵器，并对症处理；对于试验性封堵后肺动脉压无变化、患者无全身反应、血氧饱和度及心排血量无下降者，预后难以估测时最好应用降低肺动脉压的药物治疗一段时间后再行封堵治疗，对这部分患者的介入治疗尤为慎重。

（2）婴幼儿 PDA 封堵要注意以下几点

1）正确选择封堵伞的型号：婴幼儿 PDA 弹性较大，植入封堵器后动脉导管最窄直径大多增宽，年龄越小扩大越明显，最好大于 PDA 最窄处 4～6mm，管状 PDA 选用封堵器要大于 PDA 直径的一倍以上，同时要考虑到主动脉端的大小，使主动脉侧的伞盘尽量在主动脉的壶腹部内以免造成主动脉管腔狭窄，术后要测量升主动脉到降主动脉的连续压力曲线，如压差大于 10mmHg 提示有狭窄必须收回封堵器，重新植入合适的封堵器材。

2）要避免封堵器过分向肺动脉端牵拉，造成医源性左肺动脉狭窄，多普勒超声心动图若显示左肺动脉血流速超过 1.5m/s，提示可能有左肺动脉狭窄应调整封堵伞的位置。

3）动脉导管形态变异：婴幼儿 PDA 内径较大，以管状形态居多，主动脉壶腹部直径相对较小，常规蘑菇伞植入后会凸入主动脉腔内容易造成主动脉的变形和管腔狭窄，此时选用成角型封堵伞治疗，可以减少封堵器植入后占据部分管腔和对主动脉的牵拉所引起的变形。

4）传送鞘管的使用：体重≤8kg 的婴幼儿静脉不宜选用≥9F 的鞘管。送入鞘管时应该用逐渐增粗的鞘管逐一扩张静脉穿刺口，以免大鞘管的突然进入造成静脉痉挛、撕裂、内膜卷曲断裂而产生静脉血栓和破裂等并发症。

（3）巨大 PDA：体重<8kg，PDA 直径≥6mm，或成人 PDA 直径≥10mm 为巨大 PDA，可选用国产大号蘑菇伞或肌部室间隔缺封堵器封堵。操作中应该避免反复多次的释放和回收以免引起肺动脉夹层。

（4）中老年 PDA：随着年龄的增长，中老年 PDA 血管壁钙化明显，开胸手术危险大，易出现大出血、残余漏和动脉瘤等并发症，应该积极建议患者做介入治疗。≥50 岁患者常规行冠状动脉造影排除冠状动脉病变。由于中老年 PDA 管壁纤维化重，血管弹性差，不宜选择过大的封堵器，以免造成术后胸闷不适等症状。一般选择≥PDA 最窄直径 2～4mm 封堵器。年龄较大的患者病史长，心肌损伤较重，术中常出现血压升高、心律失常等，术前应给予镇静药物，常规准备硝普钠、硝酸甘油等药物及时对症处理。

（5）PDA 外科手术后再通：PDA 术后再通者由于局部组织粘连、纤维化及瘢痕形成，管壁弹性差，可伸展性小，且结扎后漏斗部有变小变浅的倾向。封堵器直径与 PDA 最窄直径不能相差太大，以免造成主动脉弓或肺动脉的狭窄，一般比最窄直径大 1～2mm 即可，若 PDA 管径无变化，则大 3～4mm。对于形态怪异的小导管多选用弹簧圈封堵。

(6) 合并下腔静脉肝下段缺如：PDA 合并下腔静脉肝下段缺如时，常规方法操作受限，可通过特殊途径释放封堵器。根据 PDA 的大小和形状，穿刺右锁骨下静脉、右颈内静脉，最好是选用右颈内静脉或经主动脉侧送入封堵器进行封堵。

5. 疗效评价 应用弹簧圈和 Amplatzer 蘑菇伞封堵器介入治疗 PDA 均取得了满意的疗效。弹簧圈的手术成功率为 95%，Amplatzer 蘑菇伞的手术技术成功率为 98%～100%。术后残余分流是评价 PDA 介入治疗疗效的最主要指标，弹簧圈的即刻术后残余分流发生率为 36.2%，术后 24～48h 为 17.7%，术后 1～6 个月为 11%，术后 1 年为 4.3%；而 Amplatzer 蘑菇伞术后即刻残余分流发生率为 34.9%，其中主要为微量至少量分流，术后 24～48h 为 12.3%，术后 1～3 个月为 1%，术后 6 个月为 0.2%。

6. 并发症及处理 应用弹簧圈和蘑菇伞型封堵器介入治疗 PDA 的并发症发生率很低，主要包括以下并发症。

(1) 封堵器脱落：发生率约为 0.3%，主要为封堵器选择不当，个别操作不规范造成，术中推送封堵器切忌旋转动作以免发生脱载。一旦发生弹簧圈或封堵器脱落可酌情通过网篮或异物钳将其取出，难于取出时要急诊外科手术。

(2) 溶血：发生率＜0.8%。主要与术后残余分流过大或封堵器过多突入主动脉腔内有关。尿颜色呈洗肉水样，严重者为酱油色，可伴发热、黄疸、血色素下降等。防治措施是尽量避免高速血流的残余分流；一旦发生术后溶血可使用激素、止血药、碳酸氢钠等药物治疗，保护肾功能，多数患者可自愈。残余量较大，内科药物控制无效者，可再植入一个或多个封堵器(常用弹簧圈)封堵残余缺口。若经治疗后患者病情不能缓解，出现持续发热、溶血性贫血及黄疸加重等，应及时请外科处理。

(3) 残余分流和封堵器移位：采用弹簧圈的发生率为 0.9%，蘑菇伞封堵器的发生率 ≤ 0.1%。一般可以采用一个或多个弹簧圈将残余分流封堵，必要时接受外科手术。封堵器移位的发生率为 0.4%，如移位后发现残余分流明显或影响到正常心脏内结构，须行外科手术取出封堵器。

(4) 降主动脉狭窄：应用蘑菇伞封堵器的发生率为 0.2%，主要发生在婴幼儿，系封堵器过多突入降主动脉造成。轻度狭窄(跨狭窄处压差小于 10mmHg)可严密观察，如狭窄较重需考虑接受外科手术。

(5) 左肺动脉狭窄：主要由于封堵器突入肺动脉过多造成。应用弹簧圈的发生率为 3.9%，蘑菇伞封堵器的发生率为 0.2%。与 PDA 解剖形态有关，术中应对其形态有充分的了解，根据解剖形态选择合适的封堵器有助于避免此种并发症。轻度狭窄可严密观察，若狭窄较重则需要外科手术。

(6) 心前区闷痛：蘑菇伞封堵器发生率为 0.3%。主要由于植入的封堵器较大，扩张牵拉动脉导管及周围组织造成，一般随着植入时间的延长逐渐缓解。

(7) 一过性高血压：如短暂血压升高和心电图 ST 段下移，多见于大型 PDA，系动脉导管封堵后，动脉系统血容量突然增加等因素所致，可用硝酸甘油或硝普钠静脉滴注，也有自然缓解。部分患者出现术后高血压可用降压药物治疗。

(8) 血管损伤：穿刺、插管损伤血管，术后下肢制动，伤口加压致血流缓慢，穿刺处形成血凝块，可致动脉栓塞或部分栓塞。因此，在拔出动脉套管时，应轻轻压迫穿刺部位

10～15min，压迫的力量以穿刺部位不出血且能触及足背动脉搏动为标准。血栓形成后应行抗凝、溶栓和扩血管治疗。若药物治疗后上述症状不能缓解，应考虑外科手术探查。股动脉的出血、血肿形成，多是由于穿刺后未能适当加压或外鞘管较粗，血管损伤大造成。一般小血肿可自行吸收，大血肿则将血肿内血液抽出后再加压包扎。

(9)声带麻痹：Liang 等报道 1 例小型 PDA，应用弹簧圈封堵后出现声带麻痹。可能是动脉导管较长，直径较小，植入弹簧圈后引起动脉导管张力性牵拉和成角，从而损伤附近的左侧喉返神经。

(10)感染性心内膜炎：PDA 患者多数机体抵抗力差，反复呼吸道感染，若消毒不严格，操作时间过长，术后抗生素应用不当，都有引起感染性心内膜炎的可能。导管室的无菌消毒，规范操作，术后应用抗生素，是防止感染性心内膜炎的有力措施。

二、房间隔缺损

【案例 5-2-2】

患者，女性，18 岁，因“劳力性心悸、气促 2 年，加重 1 周”入院。患者在 2 年前开始在活动时出现心悸、气促，休息后缓解，未做诊治。1 周前因受凉出现咳嗽、咳黄色黏痰，伴中度发热。入院查体：血压 100/70mmHg，呼吸 24 次/分。右下肺闻及少量中小水泡音，左肺未闻及啰音。心率 90 次/分，律齐，肺动脉第二心音亢进、固定性分裂，胸骨左缘第 2 肋间闻及 3/6 级收缩期喷射性杂音。腹部平坦，无压痛及无反跳痛，肝脾肋下未触及。双下肢无水肿。超声心动图：继发孔型房间隔缺损。

问题：

(1)该患者的需要完善哪些检查？

(2)房间隔缺损行介入治疗的适应证和禁忌证是什么？该患者是否有介入治疗的适应证？

(3)房间隔缺损封堵器选择的基本原则和封堵器释放的条件是什么？

(4)房间隔缺损该行介入治疗并发症及处理原则是什么？

房间隔缺损(atrial septal defect，ASD)是最常见的成人先天性心脏病，占成人先天性心脏病的 20%～30%，女性多于男性，男女发病率之比为 1：(1.5～3)，且有家族遗传倾向。

【病理解剖】 ASD 一般分为原发孔缺损(primum atrial septal defect)和继发孔缺损(secundum atrial septal defect)，前者实际上属于部分心内膜垫缺损，常同时合并二尖瓣和三尖瓣发育不良；后者为单纯 ASD，又分为中央型缺损、下腔型缺损、上腔型缺损和混合型缺损，以中央型缺损最多见，也可有多个缺损同时存在。

【病理生理】 ASD 对血流动力学的影响主要取决于分流量的多少。由于左心房压力高于右心房，所以形成左向右的分流。分流量的多少除取决于缺损口大小，还与左、右心室的顺应性和体、肺循环的相对阻力有关，影响左心室顺应性的疾病(如高血压、冠心病)可增加左向右分流的幅度。持续的肺血流量增加导致肺淤血，使右心容量负荷增加，肺血管顺应性下降，从功能性肺动脉高压发展为器质性肺动脉高压，右心系统压力随之持续增高直至超过左心系统的压力，使原来的左向右分流逆转为右向左分流而出现青紫。

【临床表现】

1. 症状 除较大缺损外，ASD 儿童时期一般无症状，随年龄增长症状逐渐显现，劳力性呼吸困难为主要表现，继之可发生室上性心律失常，特别是心房扑动、心房颤动而使症状加重。有些患者可因右心室容量负荷过重而发生右心衰竭。晚期约有 15%的患者因重度肺动脉高压出现右向左分流而有青紫，形成艾森曼格综合征（Eisenmenger syndrome）。

2. 体征 典型的体征为肺动脉瓣区第二心音亢进呈固定性分裂，并可闻及 2/6 级～3/6 级收缩期喷射性杂音。

【辅助检查】

1. 心电图 可有电轴右偏、右心室肥大、右束支传导阻滞等表现。

2. X 线检查 可见右心房、右心室增大、肺动脉段突出及肺血管影增加。

3. 超声心动图 二维超声心动图可显示房间隔回声失落，右心负荷过重；彩色多普勒超声心动图可显示心房水平分流；经食管超声可更准确的测量 ASD 的大小和部位。

4. 心导管检查 可以计算左向右分流量、肺循环阻力，结合血管扩张实验评价肺动脉高压是动力型还是阻力型，鉴别是否合并其他畸形。

【诊断及鉴别诊断】 典型的心脏听诊、心电图、X 线表现可提示 ASD 存在，超声心动图可以确诊。应与肺静脉畸形引流、肺动脉瓣狭窄及小型室间隔缺损等鉴别。

【治疗方案】 对于成人 ASD 患者，只要超声检查有右心室容量负荷增加的证据，就应尽早关闭缺损。ASD 的治疗方法包括介入治疗和外科手术两种。继发孔型 ASD 首选介入治疗。尽管传统上认为小于 10mm 的小型 ASD 无心脏扩大和症状，可不做外科手术治疗，但考虑到小型 ASD 可能并发矛盾血栓和脑脓肿，而且这两种并发症好发于成年人，尤其是 60 岁以后，因此成年人小型 ASD 也主张行介入治疗。没有介入适应证和介入治疗失败的继发孔型 ASD 和原发孔型 ASD 可选择外科手术治疗。患者年龄太大已有严重肺动脉高压者手术治疗应慎重。

1. 介入治疗适应证及禁忌证

（1）适应证

1）通常年龄≥3 岁。

2）继发孔型 ASD 直径≥5mm，伴右心容量负荷增加，≤36mm 的左向右分流 ASD。

3）缺损边缘至冠状静脉窦、上下腔静脉及肺静脉的距离≥5mm；至房室瓣≥7mm。

4）房间隔的直径＞所选用封堵伞左房侧的直径。

5）不合并必须外科手术的其他心脏畸形。随着 ASD 介入技术的提高和经验的积累，国内专家提出相对适应证：①年龄＜2 岁，但伴有右心室负荷增加。②ASD 前缘残端缺如或不足，但其他边缘良好。③缺损周围部分残端不足 5mm。④特殊类型 ASD 如多孔型或筛孔型 ASD。⑤伴有肺动脉高压，但肺循环血流量（Qp）/体循环血流量（Qs）≥1.5，动脉血氧饱和度≥92%，可试行封堵。

（2）禁忌证

1）原发孔型 ASD 及静脉窦型 ASD。

2）心内膜炎及出血性疾患。

3）封堵器安置处有血栓存在，导管插入处有静脉血栓形成。

4）严重肺动脉高压导致右向左分流。

5）伴有与 ASD 无关的严重心肌疾患或瓣膜疾病。

6）近1个月内患感染性疾病，或感染性疾病未能控制者。

7）患有出血性疾病，未治愈的胃、十二指肠溃疡。

8）左心房或左心耳血栓，部分或全部肺静脉异位引流，左心房内隔膜，左心房或左心室发育不良。

2. 介入器材选择 目前国际上有Amplatzer、Cardioseal、Gore Helix、StarFLEX等多种ASD封堵器用于临床，但在我国仅有Amplatzer广泛用于临床（图5-2-4、图5-2-5）。

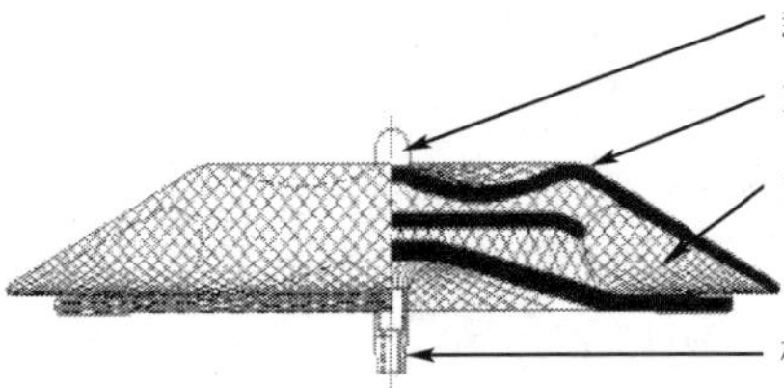

图5-2-4 ASD封堵器示意图

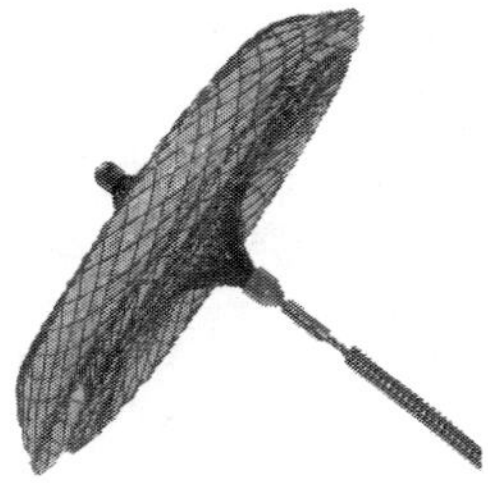

图5-2-5 双盘型封堵器

由美国AGA公司生产Amplatzer房间隔封堵器，由具有自膨胀性的双盘及连接双盘的腰部组成。双盘及腰部均系镍-钛记忆合金编织成的密集网状结构，双盘内充填高分子聚合材料。根据Amplatzer封堵器腰部直径决定型号大小，从4～40mm且每一型号相差2mm，封堵器的左心房侧的边缘比腰部直径大12～14mm，右心房侧伞面比腰部直径大10～12mm。此种房间隔封堵器具有自膨胀性能，可多次回收再重新放置，输送鞘管细小，适于小儿的ASD封堵。2002年起，经国家食品药品监督管理局批准注册国产ASD封堵器并应用于临床，价格仅为进口同类产品的1/3左右。

3. 操作方法

（1）术前检查

1）常规实验室检查项目：心脏X线、心电图、超声心动图、血常规、肝功能、肾功能、血电解质、出血时间、凝血时间和传染病指标等。检查目的为全面评价患者的心脏和其他脏器的功能，必要时根据病情增加相关项目。

2）术前经胸超声心动图（TTE）和（或）经食道超声心动图（TEE）检查，重点观察以下内容。

A. TTE通常在以下3个切面监测，并测量ASD大小：①大动脉短轴切面，观察主动脉前后壁及其对侧有无房间隔残端组织，心房顶部房间隔残端的长度及厚度；②四腔心切面，观察ASD与二三尖瓣的距离，测量房室环部位残端组织的长度和厚度；③剑下两房心切面，观察上腔静脉和下腔静脉部位ASD边缘的长度和厚度。

B. TEE切面：通常选择心房两腔、大动脉短轴、四腔心等切面，主要有助于观察TTE不能清楚显示的房间隔及周围组织边缘的图像，尤其是心房两腔切面可以充分观察上、下腔静脉端ASD残端的长度及厚度。

（2）术前准备：常规签写书面同意书，与患者及其家属或监护人交代介入治疗中可能发生的并发症，取得同意后方可进行手术。

（3）操作过程

1）麻醉：婴幼儿采用全身麻醉，术前5～6h禁食水，同时给予一定比例添加钾镁的等渗盐水和足够热量的葡萄糖静脉补液。成人和配合操作的大龄儿童可用局部麻醉。

2）常规穿刺股静脉，送入动脉鞘管，静脉推注肝素100U／kg，此后每隔1h追加负荷剂量的 1/4～1/3。

3）常规右心导管检查，测量上、下腔静脉至肺动脉水平的压力，并留取血标本行血氧分析。

4）将右心导管经 ASD 处进入左心房和左上肺静脉，交换 0.035 英寸 260cm 长加硬导丝置于左上肺静脉内。

5）选用球囊导管测量 ASD 大小：沿加硬导丝送入测量球囊，用稀释造影剂（1：4）充盈球囊，在 X 线透视和彩色超声心动仪观察下，见球囊嵌于 ASD 缺口处可见腰征出现，牢记推入造影剂剂量，回抽造影剂将球囊退出，将等量造影剂再次充盈球囊，用卡尺测量球囊腰部直径，同时与 X 线和超声测得缺损直径大小比较，根据测量结果选择封堵器。此方法直观、准确，早期均用于判断 ASD 的伸展直径，缺点是有时会撕裂缺损边缘，使 ASD 增大而导致介入治疗失败或使选择的封堵器型号增大。随着对 ASD 介入治疗经验的积累和超声仪图像清晰度的增加，目前已基本不再使用球囊测量 ASD 伸展直径。偶尔在超声图像欠清晰或多孔 ASD 难易准确判断时，可考虑应用球囊导管测量。

6）封堵器选择：对于使用球囊导管测量的 ASD，选择的封堵器直径应比球囊测量的缺损伸展直径大 1～2mm。目前，多数医院可根据按 TTE 测量的 ASD 最大缺损直径，成人加 4～6mm，小儿增加 2～4mm 选择封堵器，同时测量房间隔总长度，以便判断封堵器是否能充分展开。大 ASD 时封堵器可能增加至 8～10mm。将所选择的封堵器用生理盐水冲洗收入传送短鞘内。

7）送入输送鞘：根据封堵器大小，选择不同的输送鞘管，在加硬导丝导引下置于左心房内或左肺上静脉开口处。

8）封堵器植入：在 X 线和超声心动仪监测下沿鞘管送入封堵器至左心房，打开左心房侧伞，回撤至房间隔的左心房侧，然后固定输送杆，继续回撤鞘管，打开封堵器的右房侧伞。在左前斜位 45°～60°加头向成角 20°～30°X 线下见封堵器呈“工”字型展开，少许用力反复推拉输送杆，封堵器固定不变。超声心动图四腔心切面上，封堵器夹在房间隔两侧；主动脉缘无残端者，大动脉短轴切面上见封堵器与主动脉形成“V”字形；剑下两房心切面上，封堵器夹在 ASD 的残缘上，无残余分流；对周边结构包括二尖瓣、三尖瓣和冠状静脉窦等无不良影响；心电图监测无房室传导阻滞。如达到上述条件，可旋转推送杆释放封堵器（图 5-2-6），撤出鞘管，局部加压包扎。

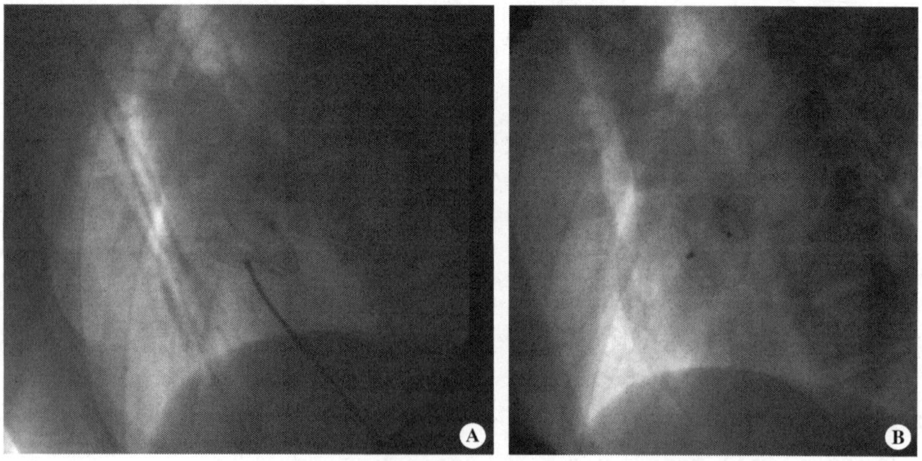

图 5-2-6 房间隔缺损双盘型封堵器植入术

(4) 术后处理及随访

1) 术后局部压迫沙袋 4～6h，卧床 20h；静脉给予抗生素 3 天防治感染。

2) 术后肝素抗凝 48h。普通肝素 100U/(kg · d)，分 4 次静脉注入；低分子肝素每次 100U/kg，皮下注射，2 次/天。

3) 阿司匹林 3～5mg/(kg·d)，口服 6 个月；成人封堵器直径≥30mm 者可酌情加服氯吡格雷 75mg/d，有心房颤动者服用华法林。

4) 术后 24h，1、3、6 个月至 1 年复查心电图、超声心动图，必要时复查心脏 X 线。

4. 特殊情况下房间隔缺损的介入治疗

(1) ASD 合并重度肺动脉高压：多数患者病情较重，心功能较差，多伴有房性心律失常。根据外科手术治疗的经验，肺动脉压力和阻力重度增高，平静时 $Q_p/Q_s \leq 1.5$，肺血管阻力超过体循环阻力 75%，有双向分流或右向左分流者应禁忌手术。对这类患者判断肺动脉高压是因分流量引起的动力型还是由于肺血管病变引起的阻力型甚为重要，明确肺动脉高压性质后可采用相应的治疗方法。对于伴明显三尖瓣反流、房水平双向分流以左向右为主者，如果肺动脉压力与主动脉压力比≤0.8，封堵 ASD 后，测量肺动脉压力下降 20%以上，而主动脉压力不下降或下降不明显，血氧饱和度升高 90%以上和三尖瓣反流减轻，可以行介入治疗。伴肺血管阻力增加的 ASD，肺小血管造影显示肺动脉发育尚可的患者，同时 $Q_p/Q_s \geq 1.3$，可试行封堵术，如果封堵后肺动脉压力下降不明显，可以使用带孔 ASD 封堵器进行封堵，以减少心房水平左向右的分流量降低肺循环压力，术后必须给以降肺动脉压药物如内皮素受体拮抗剂、前列环素类和磷酸二酯酶抑制剂等治疗，远期疗效有待进一步观察。操作过程中必须严密监测肺动脉和主动脉压力及血氧饱和度的变化。如果封堵后肺动脉压力和肺血管阻力明显下降，而体循环压力和动脉氧饱和度不下降或者升高，则可以考虑释放封堵器，否则应立即收回封堵器；或者先用降肺动脉压力药物治疗 3～6 个月后，待肺动脉高压改善后再行 ASD 封堵术。目前尚无足够的临床经验确定可以安全进行介入治疗的肺动脉高压界限，而且术后长期效果也有待进一步肯定，因此，这种治疗本身具有较大的风险，是否可以安全释放封堵器需要足够的临床经验判断，对于临床经验不足的医务人员来说，不提倡将 ASD 合并肺动脉高压封堵术的适应证任意放大。

(2) 多发性房间隔缺损的介入治疗：术前 TTE 必须仔细检查以判断缺损的大小、数目和缺损之间距离，必要时行 TEE 确定。对于存在 2 个多孔 ASD，但缺损的间距≤7cm，选择一个封堵器闭合；多个缺损的间距＞7mm，无法采用一个封堵器实施介入手术，需要选择 2～3 个封堵器分别闭合；如果缺损数目过多，缺损过大，缺损间距过大，用 2～3 个闭合器仍不完善，则外科手术是最佳选择。

(3) 合并房间隔膨出瘤的介入治疗：房间隔膨出瘤临床少见，其发生率仅为 0.2%～1.1%，常合并继发孔型 ASD。可引起房性心律失常、脑栓塞、肺栓塞及冠状动脉栓塞等并发症，建议采取干预措施。ASD 合并房间隔膨出瘤时，因房间隔膨出瘤处组织发育薄弱，正确判定缺损的最大直径有一定困难。建议术中采用球囊测量最大缺损口的伸展直径，通过测量球囊对周围房间隔的挤压，薄弱的间隔多能被撑开，并将小缺损孔的血流一起阻断，然后心脏超声进一步检测有无过房间隔的血流及分流量大小。由于房间隔膨出瘤内血流淤滞，容易形成血栓，而房间隔膨出瘤的摆动使形成的血栓更易于脱落引起栓塞。因此，有栓塞病史者建议术前行 TEE 检查除外心房附壁血栓，并且术中要仔细观察所有缺损是否完全关闭或完全覆盖膨出瘤。否则，建议外科手术处理。

(4) 边缘较短的 ASD：在 ASD 介入治疗中，超声测量缺损残端是选择合适患者的关键。在所有存在残端不足的 ASD 中，最为常见的是缺损前缘残端缺乏或不足。存在残端不足时，介入治疗应注意以下几点：①缺损前缘残端不足而后缘残端足够时可以行介入治疗；缺损前缘残端不足或缺乏时，若后缘、下腔静脉缘及后上缘残端大于 5mm，可以尝试介入治疗，但应选择偏大的封堵器。②主动脉缘缺损残端不足的 ASD 进行介入治疗时，释放封堵器前要仔细进行超声心动图检查，若见封堵器呈“Y”形夹持在升主动脉的后壁，则封堵器一般稳定牢靠。③下腔缘残端不足的缺损实施封堵术时，容易出现封堵器脱落。

(5) 老年患者房间隔缺损的治疗：老年 ASD 特点是病程长，往往合并有不同程度的心功能损害，肺动脉高压及房性心律失常，故介入治疗难度较大，易出现并发症，应更加充分做好术前准备，围手术期需仔细观察病情变化。①年龄 50 岁以上患者，介入治疗前建议常规行冠状动脉造影除外冠状动脉病变。②有心房颤动病史患者术前应行 TEE 检查左心房和左心耳是否合并血栓形成。③老年 ASD 长期右心系统负荷过重，使左心室受压，左心功能不全，左心室舒张内径≤35mm 时，封堵 ASD 后左心负荷骤然增加，容易加重左心功能不全并诱发心律失常，因此术后应严密观察患者心功能和心律变化，一旦出现应立即给予药物处理。④部分老年人血小板数量偏低，术后需用华法林抗凝治疗，而不使用阿司匹林等抗血小板药物。

5. 疗效分析　目前我国 ASD 封堵术已经全面推广，经验趋于成熟，对于条件和大小合适的 ASD，成功率可达 100%。目前主要影响技术成功率的因素是适应证的选择、操作者经验和手术技术的熟练程度三个方面。许多病例介入治疗失败的重要原因在于肆意放大介入治疗适应证。据沈阳军区总医院总结全军多所治疗中心 2000 余例 ASD 封堵术显示，总体成功率可达 97.97%，并发症发生率仅 1.89%左右。

6. 并发症及处理

(1) 残余分流：根据多普勒左向右分流信号判定，无左向右分流信号为效果佳，早期可出现经封堵器的星点状分流，但不应出现呈束状的穿隔血流。左向右分流束直径<1mm 为微量残余分流，1～2mm 为少量残余分流。由于 Amplatzer 封堵器由具有良好生物相容性，植入人体后，封堵器内血栓形成和金属表面内皮化使其有很高的闭合率。即刻残余分流发生率为 6%～40%，术后 72h 为 4%～12%，而 3 个月之后残余分流发生率仅为 0.1%～5%。临床发生残余分流多见于缺损不规则、所选封堵器偏小，展开封堵器后在封堵器边缘出现残余分流。或者缺损为多发或者筛孔状，在未行闭合术时，大部分血流经过最大的缺损进入右心房，超声心动图无法发现小型缺损而误以为是单孔型缺损，一旦闭合大缺损后，小型缺损的血流随即显现出来，形成残余分流假象。主要处理方法是：①术后出现通过封堵器的微量分流，一般不需要处理，随着时间的推移，会自行闭合；②因缺损不规则导致所选封堵器偏小，可考虑更换更大的封堵器；③封堵器覆盖以外部分发现束状的分流，且缺损大于 5mm 应考虑再植入另 1 枚封堵器，保证完全封堵；如缺损小于 5mm，可不处理。

(2) 血栓栓塞：左心房的封堵器表面形成血栓，可引起全身的血栓栓塞，如外周动脉栓塞、视网膜动脉栓塞等。国内报道血栓栓塞并发症的发生率较低，术中和术后应用肝素及抗血小板药物抗凝，可减少血栓栓塞并发症。对直径较大 ASD，封堵术后 6 个月内应加强超声随访，以便及时发现封堵器表面血栓。一旦发现血栓，应加强抗凝治疗，如血栓移动度较大，有发生脱落危险者，应考虑行外科治疗。

(3) 气体栓塞：主要是术中未能排尽封堵器和输送鞘内的气体所致。临床表现为突发胸痛、胸闷，心率减慢，心电图上 ST 段明显抬高，或因栓塞脑血管而出现意识障碍和肢体运动障碍等脑栓塞症状。对症处理后通常在 20～30min 后病情缓解，但也有致残的报道。预防气体栓塞的主要措施是严格操作程序，充分排空输送鞘和封堵器中气体，当输送鞘置入左心房后，嘱患者平静呼吸避免咳嗽，并堵住输送鞘体外开口，避免因负压导致气体进入左心房。一旦出现上述症状，应立即吸氧，心率减慢者给予阿托品维持心率，同时给予硝酸甘油防止血管痉挛加重病情，必要时立即穿刺股动脉，将导管置入栓塞发生处用生理盐水冲洗。

(4) 头痛或偏头痛：发生率约为 7%，疼痛的部位、性质、程度及持续时间因人而异，最长时间持续半年，有的伴呕吐、恶心、肢体麻木、耳鸣、听力下降。尽量避免封堵器选择过大使表面不能形成完整的内皮化，或为术后抗血小板治疗不够或存在阿司匹林抵抗，导致微小血栓形成脱落阻塞脑血管所致。因此，ASD 介入治疗术后抗血小板治疗最少半年，如有头痛史可延长至 1 年，并根据具体情况确定是否加用氯吡格雷加强抗血小板治疗或改用华法林抗凝治疗。

(5) 穿刺部位血肿和股动静脉瘘：因静脉压力低，静脉穿刺很少引起血肿。发生血肿可能系同时穿刺了动脉，且术后压迫止血不当所致。小型血肿可以不用特殊处理，少量的淤血能够自行吸收；偏大的血肿应立即压迫穿刺处，防止继续出血导致血肿增大，同时挤出淤血。股动静脉瘘系穿刺针同时穿透股动脉和股静脉使二者之间形成通道所致，多因穿刺时下肢外展不够使动静脉血管不能充分展开或者血管畸形引起。形成股动静脉瘘后，腹股沟处可有包块，伴疼痛，穿刺区域或包块处可闻及连续性血管杂音，并可伴有震颤。出现股动静脉瘘后应积极处理，瘘口小者可经手压迫或超声引导按压修复治疗，瘘口大且经压迫法无法治愈时需及时行外科手术修补。

(6) 心包填塞：与操作者经验不足，对心脏解剖结构不熟悉有关，在推送导管和多次释放与回收封堵器过程中引起心壁穿孔所致，多发生于左心耳处，发生率约 0.12%。发生心包填塞之后，轻者可无明显症状，重者立即出现胸闷、胸痛、心悸、血压下降甚至呼吸困难等症状。预防方法主要是操作者在推送导管、导引导丝和输送鞘过程中动作应轻柔，切忌粗暴，一旦出现阻力，立即停止推送并回撤。出现心包填塞后，必须立即停止操作，严密监视心率、血压和心包积液容量变化。如心脏壁破口较小，超声观察心包积液量增加不明显，可给予鱼精蛋白中和肝素，避免患者深呼吸和体位变化，多可自愈；如破口大，心包积液量迅速增加时立即心包穿刺，留置猪尾巴导管于心包内，抽出心包内积血并从股静脉鞘管中回输至患者体内，直至心包积液量不再增加后撤出留置的导管，再择期介入治疗；经心包穿刺抽液后症状无改善者需尽快行外科手术治疗。

(7) 封堵器移位、脱落：发生率为 0.24%～1.44%，术中封堵器脱落常在封堵器推出输送鞘时发生，可能与推送时发生旋转、封堵器螺丝过松等因素有关；术后脱落多与所选封堵器偏小或 ASD 边缘薄软、短小有关。封堵器可脱落至左心房或右心房，较多脱落在右心房，并可进入左心室或右心室，甚至入肺动脉或主动脉。封堵器脱落后患者可出现心悸、胸闷等症状，重新听到已经消失的杂音，同时可出现心律失常，心律失常的性质因封堵器脱落的部位而不同。心电监测可见房性或室性期前收缩甚至心动过速。术前和术中超声心动图的判断最为重要，若经胸超声不能清楚显示缺损边缘或缺损较大者，应采用 TEE 进一步明确以避免封堵器脱落。重点在于规范化治疗，选择适当的封堵器，尤其是下腔静脉缘残端薄而短者，释放封堵器前需要反复推拉封堵器并观察其形态和位置是否有异常。封堵器脱落后如未发生心室颤动，可经导管取出，国内外均有成功取出的报道，若封堵器较大或者难以取出时应行急诊外科手术。

(8)心律失常：由于传导系统的先天发育异常，加上血流动力学变化对心脏组织电生理特性产生不良影响，ASD患者在病程进展及治疗过程中可出现各种心律失常。窦性心动过速、窦性心动过缓、室上性心动过速，频发房性期前收缩、房室传导阻滞和心房颤动等均可在术中和术后出现。过大封堵器置入易损伤窦房结及其邻近区域，或者使窦房结动脉供血受阻均可导致窦房结功能暂时性障碍，而封堵器对房室结的挤压，或对房室结及其周围组织摩擦造成暂时性水肿，则可导致房室结功能障碍或减退。多数患者上述心律失常可迅速缓解，个别患者可持续数小时甚至更长时间。因此，ASD介入治疗后2个月内应注意避免剧烈咳嗽和活动，减少封堵器对周围组织的刺激。出现心律失常后药物对症处理多可缓解，若出现传导阻滞必要时可置入临时或永久起搏器治疗，部分患者取出封堵器后心律失常消失。

(9)主动脉至右心房和左心房瘘：为ASD封堵术严重并发症，发生率约为0.06%，患者主要表现为持续性胸痛。出现这种并发症可能因缺损位置较偏、残端较短、封堵器偏大，置入封堵器后其伞片损伤主动脉而引起。建议严格掌握适应证，对缺损较大、位置较偏、残端较短者，必须仔细观察封堵器置入后的状况，是否会对主动脉造成不良影响。一旦出现上述并发症通常应外科手术治疗，国外有一例介入治疗成功的报道。

(10)溶血：ASD封堵后溶血罕见，考虑系血细胞在较大网状双盘结构中流动所致。此时可停用阿司匹林等抗血小板药物，促进封堵器表面血栓形成，另外给予大剂量激素稳定细胞膜，减少细胞碎裂。

(11)其他少见并发症：已有 ASD 封堵后患感染性心内膜炎而需要开胸手术治疗的报道，因此，术后预防感染十分重要。

三、室间隔缺损

【案例 5-2-3】

患者，女性，17岁，因“因劳力性心悸、气促1年，加重1周”入院。患者在1年前开始在劳动时出现心悸、气促，休息后缓解。1周来因感冒心悸、气促加重来医院就诊。入院查体：血压110/70mmHg，呼吸22次/分。双肺呼吸音增粗，未闻及啰音。心前区稍隆起。胸骨左缘第3～4肋间可触及全收缩期震颤。心率88次/分，律齐，P_2稍亢进，胸骨左缘第3～4 肋间可闻及全收缩期杂音，心尖区闻及轻度舒张中期杂音。腹部平坦，无压痛及无反跳痛，肝脾肋下未触及。双下肢无水肿。门诊做心脏超声检查：室间隔膜部缺损。

问题：

(1)该患者需做哪些检查进一步明确室间隔缺损的部位、大小？

(2)室间隔封堵的适应证和禁忌证是什么？

(3)该患者行介入治疗的操作步骤怎样？

(4)封堵效果如何评价？

室间隔缺损(ventricular septal defect，VSD)，也是一种常见的先天性心脏畸形，约占成人先天性心血管疾病的 10%，可单独存在，亦可与其他畸形合并发生。

【病理解剖】 室间隔由膜部、漏斗部和肌部三部分组成。根据缺损的部位，室间隔缺损可分为：①膜部缺损，最常见；②漏斗部缺损，又可分为干下型和嵴内型；③肌部缺损。

【病理生理】 室间隔缺损必然导致心室水平的左向右分流，其血流动力学效应为：①肺循环血量增多；②左心室容量负荷增大；③体循环血量下降。由于肺循环血量增加，肺动脉压力增高，早期肺血管阻力呈功能性增高，随着时间推移，肺血管发生组织学改变，形成肺血管梗阻性病变，可使右心压力逐步升高超过左心压力，而转变为右向左分流，形成艾森曼格综合征。

【临床表现】 一般根据血流动力学受影响的程度，症状轻重等，临床上分为大、中、小型室间隔缺损。

1. 小型室间隔缺损 在收缩期左右心室之间存在明显压力阶差，但左向右分流量不大 $Q_p/Q_s<1.5$，右心室压及肺动脉压力正常。此类患者通常无症状，沿胸骨左缘第 3～4 肋间可闻及 4/6～6/6 级全收缩期杂音伴震颤，P_2 心音可有轻度分裂，无明显亢进。

2. 中型室间隔缺损 左、右心室之间分流量较大，Q_p/Q_s 为 1.5～2.0，但右心室收缩期压力仍低于左心室。听诊除在胸骨左缘可闻及全收缩期杂音伴震颤外，并可在心尖区闻及舒张中期杂音，P_2 心音可轻度亢进。部分患者有劳力性呼吸困难。

3. 大型室间隔缺损 左、右心室之间收缩期已不存在压力差，左向右分流量大，$Q_p/Q_s>2.0$。因血流动力学影响严重，存活至成人期者较少见，且常已有继发性肺血管阻塞性病变，导致右向左分流而呈现青紫，并有呼吸困难及负荷能力下降；胸骨左缘收缩期杂音常减弱至 3/6 级左右，P_2 心音亢进；有时可闻及因继发性肺动脉瓣关闭不全而致的舒张期杂音。

【辅助检查】

1. 心电图 室间隔小缺损时心电图可正常或电轴左偏，较大室间隔缺损时可有左心室或双室肥大。

2. X 线检查 成人室间隔小缺损 X 线上可无异常征象；中等大室间隔缺损可见肺血增加，心影略向左增大；大室间隔缺损主要表现为肺动脉及其主要分支明显扩张，但在肺野外 1/3 血管影突然减少，心影大小不一，表现为左心房、左心室大，或左心房、左心室、右心室增大或以右室增大为主，心尖上翘提示右心室肥厚。

3. 超声心动图 用以确定诊断同时可以测定缺损大小及部位，判断心室肥厚及心腔大小。运用 Doppler 技术可明确心室内分流及间接测量肺动脉的压力。超声心动图是确诊本病的主要的无创方法。

4. 心导管检查 心导管检查可以测量心室水平的分流量及肺循环阻力。

【诊断及鉴别诊断】 典型室间隔缺损根据临床表现及超声心动图即可确诊。轻度肺动脉瓣狭窄、肥厚型心肌病等心前区亦可闻及收缩期杂音，应注意鉴别；大室间隔缺损合并肺动脉高压者应与原发性肺动脉高压及法洛四联症鉴别。

【治疗方案】 手术治疗：传统的治疗方法是外科手术，成人小室间隔缺损者一般不考虑手术，但应随访观察；中度室间隔缺损者应考虑手术，此类患者在成人中少见；大室间隔缺损伴明显肺动脉压增高，肺血管阻力＞7woods 者不宜手术。但是外科治疗创伤大，并发症发生率高，占用医疗资源多，术后对患者有一定不良的心理影响。因此，外科治疗不是一种理想的治疗选择。

介入治疗：1988 年 Lock 等首次应用双面伞关闭 VSD 以来，已有多种装置应用于经导管 VSD 的介入治疗，如 CardioSEAL 双面伞、Sideris 纽扣式补片和弹簧圈等，但由于操作难度大，并发症多，残余分流发生率高，均未能临床推广应用。1998 年 Amplatzer 发明了肌部 VSD 封堵器成功治疗了肌部 VSD，但是由于肌部 VSD 仅占 VSD 的 1%～5%，临床应用数量有限。2002 年 Amplatzer 在房间隔缺损封堵器和动脉导管未闭封堵器研制的基础上，研制出膜周部偏心型 VSD 封堵器并成功应用于临床。国内于 2001 年研制出对称型镍钛合金膜周部 VSD 封堵器，同年 12 月应用于临床。随着治疗病例的增加和对 VSD 解剖学认识的提高，对封堵器进行了改进，先后研制出非对称性、零边、细腰大边等封堵器，使适应证范围进一步扩大，成功率提高，房室传导阻滞和三尖瓣反流并发症的发生率降低。但是，与此相反，进口封堵器在应用中发现需要安置人工心脏起搏器的房室传导阻滞发生率高达 3.8%，并且有一些患者在术后 1 年发生房室传导阻滞，分析其原因可能是封堵器的结构缺陷。因此，进口封堵器的临床应用受到极大的关注，同时也影响其在临床的推广应用，国外仅在一些大的中心临床应用，累计例数不足 2000 例。而国产 VSD 封堵器在国内治疗膜周部 VSD 的病例数达 20 000 余例，并发症的发生率低于进口封堵器，主要并发症的发生率也低于外科手术。伦敦 Great Ormond Street Hospital 总结 1976～2001 年间 2079 例 VSD 患者外科术后永久性完全房室传导阻滞的发生率，单纯性 VSD 的患者 996 例中发生 7 例（0.7%），主要为膜周部 VSD。单纯 VSD 术后医院总死亡率为 1.5%，在 1997～2001 年间为 0.7%。国内通过大量病例的随访研究，对 VSD 的封堵治疗有了较深入的认识，严重并发症的发生率明显降低。

1. 介入治疗适应证和禁忌证

（1）明确适应证

1）膜周部 VSD：①年龄：通常≥3 岁。②体重大于 5 kg。③有血流动力学异常的单纯性 VSD，3mm＜直径＜ 14mm。④VSD 上缘距主动脉右冠瓣≥2mm，无主动脉右冠瓣脱入 VSD 及主动脉瓣反流。⑤超声在大血管短轴五腔心切面 9～12 点位置。

2）肌部 VSD＞3mm。

3）外科手术后残余分流。

4）心肌梗死或外伤后 VSD。

（2）相对适应证

1）直径小于 3mm，无明显血流动力学异常的小 VSD。临床上有因存在小 VSD 而并发感染性心内膜炎的病例，因此，封堵治疗的目的是避免或减少患者因小 VSD 并发感染性心内膜炎。

2）嵴内型 VSD，缺损靠近主动脉瓣，成人患者常常合并主动脉瓣脱垂，超声和左心室造影多低估 VSD 的大小。尽管此型 VSD 靠近主动脉瓣，根据目前介入治疗的经验，如缺损距离肺动脉瓣 2mm 以上，直径小于 5mm，大多数患者可成功封堵，但其长期疗效尚需随访观察。

3）感染性心内膜炎治愈后 3 个月，心腔内无赘生物。

4）VSD 上缘距主动脉右冠瓣≤ 2mm，无主动脉右冠窦脱垂，不合并主动脉瓣反流，或合并轻度主动脉瓣反流。

5）VSD 合并Ⅰ度房室传导阻滞或Ⅱ度Ⅰ型房室传导阻滞。

6）VSD 合并 PDA，PDA 有介入治疗的适应证。

7) 伴有膨出瘤的多孔型 VSD，缺损上缘距离主动脉瓣 2mm 以上，出口相对集中，封堵器的左心室面可完全覆盖全部入口。

(3) 禁忌证

1) 感染性心内膜炎，心内有赘生物，或存在其他感染性疾病。

2) 封堵器安置处有血栓存在，导管插入径路中有静脉血栓形成。

3) 巨大 VSD、缺损解剖位置不良，封堵器放置后可能影响主动脉瓣或房室瓣功能。

4) 重度肺动脉高压伴双向分流。

5) 合并出血性疾病和血小板减少。

6) 合并明显的肝肾功能异常。

7) 心功能不全，不能耐受操作。

2. 介入器材的选择　膜周部 VSD 封堵治疗选择封堵器的合适与否与并发症的发生有一定的关系，因此应根据 VSD 的形态，缺损大小，缺损与主动脉瓣的距离选择不同类型的封堵器。VSD 远离主动脉瓣，首选对称型 VSD 封堵器；VSD 靠近主动脉瓣，选择偏心型封堵器为佳；多孔型缺损可选择左右两侧不对称的细腰型封堵器。选择的封堵器应比 VSD 的最小直径大 1～3mm（图 5-2-7）。

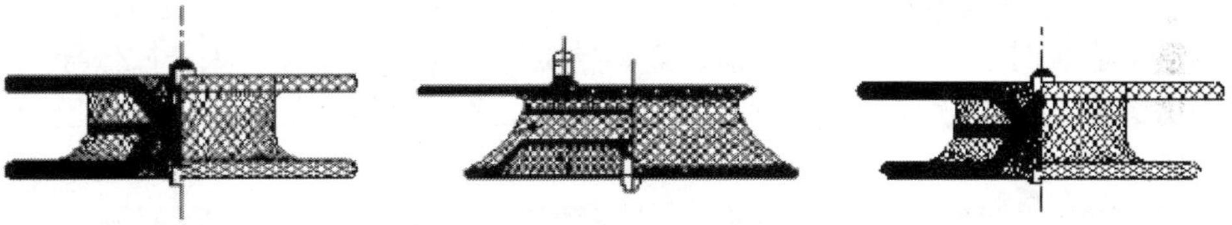

图 5-2-7　三种不同形态的封堵器

3. 操作方法

(1) 术前准备

1) 术前体检、心电图、X 线胸片及超声心动图检查。

2) 血常规、出凝血时间、肝功能、肾功能、电解质、肝炎标志物。

3) 术前 1 天静脉注射抗生素一剂。术前 1 天口服阿司匹林，小儿 3～5mg/(kg · d)，成人 3mg/(kg · d)。

(2) 器械准备

1) 心导管检查器材：DSA 影像设备，心电、血压监护仪，穿刺针，各种鞘管，各种类型直头及弯头导引钢丝，猪尾巴导管等。

2) 封堵器材：封堵器或弹簧圈及其附件，圈套器，血管钳 2 把。

3) 急救器材及药品：必备的器械，除颤仪，临时心脏起搏器，心包穿刺设备，简易呼吸器，气管插管器具等。常用的药品包括地塞米松、肾上腺素、阿托品、多巴胺、利多卡因，硝酸甘油、吗啡、鱼精蛋白、呋塞米等。

(3) 超声心动图检查及常规诊断性导管术

1) 经胸超声（TTE）或经食管超声（TEE）检查：经胸超声评价 VSD 的位置、大小、数目与瓣膜的关系，膜部 VSD 需测量缺损边缘距主动脉瓣距离，VSD 伴有室间隔膜部瘤者，需检测基底部缺损直径、出口数目及大小等。术前筛选必须观察的切面有心尖或胸骨旁五腔心切面，心底短轴切面和左心室长轴切面。在心尖或胸骨旁五腔心切面上重点观察 VSD

距离主动脉瓣的距离和缺损的大小。在心底短轴切面上观察缺损的位置和大小。左心室长轴切面观察缺损与主动脉瓣的关系及是否合并主动脉瓣脱垂。三尖瓣与 VSD 关系通常可选择主动脉短轴切面、心尖或胸骨旁五腔心切面等。在 TTE 显示不清时可行 TEE 检查。近心尖部肌部 VSD，还需检查周围解剖结构，有助于封堵器及介入途径的选择。

2）左右心导管检查和心血管造影检查：小于 10 岁儿童选择全麻，大于或等于 10 岁儿童和成人在局麻下穿刺股静脉，常规给予肝素 100U/kg，先行右心导管检查，抽取各腔室血氧标本和测量压力，如合并肺动脉高压，应计算肺血管阻力和 Qp / Qs。

左心室造影取左前斜 45°～60°+头位 20°～25°，必要时增加右前斜位造影，以清晰显示缺损的形态和大小。同时应行升主动脉造影，观察有无主动脉窦脱垂及反流。

（4）封堵方法

1）膜周部 VSD 封堵方法

A. 建立动、静脉轨道：通常应用右冠状动脉造影导管或剪切的猪尾巴导管作为过隔导管。经主动脉逆行至左心室，在导引导丝帮助下，将导管头端经 VSD 入右心室，将 260mm 长的 0.032 英寸泥鳅导丝或软头交换导丝经导管插入右心室并推送至肺动脉或上腔静脉，再由股静脉经端孔导管插入圈套导管和圈套器，套住位于肺动脉或上腔静脉的导丝，由股静脉拉出体外，建立股静脉-右心房-右心室-VSD-左心室-主动脉-股动脉轨道。当上述方法建立的轨道不通畅时，有可能缠绕腱索，需将导引导丝送至右心室，重新操作导丝经三尖瓣至右心房进入上腔静脉或下腔静脉。在上腔或下腔静脉内圈套导丝，建立轨道可避免导丝缠绕腱索。

B. 由股静脉端沿轨道插入合适的输送长鞘至右心房与过室间隔的导管相接（对吻），钳夹导引导丝两端，牵拉右冠造影导管，同时推送输送长鞘及扩张管至主动脉弓部，缓缓后撤输送长鞘和内扩张管至主动脉瓣上方。从动脉侧推送导丝及过室间隔导管达左心室心尖，此时缓慢回撤长鞘至主动脉瓣下，沿导引导丝顺势指向心尖，撤去导引导丝和扩张管。

C. 封堵器的选择：所选封堵器的直径较造影测量直径大 1～2mm。缺损距主动脉窦 2mm 以上者，选用对称型封堵器，不足 2mm 者，选用偏心型封堵器，囊袋型多出口且拟放置封堵器的缺损孔距离主动脉窦 4mm 以上者选用细腰型封堵器。

D. 封堵器放置：将封堵器与输送杆连接。经输送短鞘插入输送系统，将封堵器送达输送长鞘末端，在 TEE / TTE 导引下结合 X 线透视，使左盘释放，回撤输送长鞘，使左盘与室间隔相贴，确定位置良好后，封堵器腰部嵌入 VSD，后撤输送长鞘，释放右盘。在 TEE / TTE 监视下观察封堵器位置、有无分流和瓣膜反流，随后重复上述体位左心室造影，确认封堵器位置是否恰当及分流情况，并做升主动脉造影，观察有无主动脉瓣反流。对缺损较大、建立轨道相对困难者，可选用偏大输送长鞘，保留导引导丝，待封堵器放置满意后撤出导丝。

E. 释放封堵器：在 X 线及超声检查效果满意后即可释放封堵器，撤去输送长鞘及导管后压迫止血。

2）肌部 VSD 封堵方法

A. 建立经 VSD 的动静脉轨道：由于肌部 VSD 可位于室间隔中部或接近心尖，在技术上与膜部 VSD 封堵术不尽相同。通常建立左股动脉-主动脉-左心室-右心室-右颈内静脉（或右股静脉）的轨道。

B. 封堵器的放置与释放：输送长鞘经颈内静脉（或股静脉）插入右心室，经 VSD 达左心室，封堵器的直径较造影直径大 1～2mm，按常规放置封堵器。

3) 弹簧圈封堵法

A. 经静脉前向法：建立股静脉-右心室-VSD-左心室-股动脉轨道，选 4～5F 输送导管，沿轨道将输送导管通过 VSD 送入左心室。选择弹簧圈的大小为弹簧圈中间直径至少比右室面 VSD 直径大 1～2cm，而远端直径等于或略大于左心室面直径。再依左心室-VSD-右心室顺序释放弹簧圈。首先推送远端所有弹簧圈入左心室，然后略后撤，释放弹簧圈受阻于缺损处，弹簧圈部分骑跨在 VSD 上。随后后撤输送导管，使弹簧圈的其余部分释放于 VSD 内及右心室面，如 VSD 呈囊袋型，宜大部分弹簧圈放在瘤体内。

B. 经动脉逆向法：先将长导引导丝从左心室通过 VSD 进入右心室，交换 4～5F 输送导管入右心室，按右心室-VSD-左心室顺序释放弹簧圈。

(5) 封堵效果判定：封堵器安置后在 TTE / TEE 及左心室造影下观察，确定封堵器放置位置恰当，无明显主动脉瓣及房室瓣反流或新出现的主动脉瓣和房室瓣反流，为封堵治疗成功。如术中并发Ⅲ度房室传导阻滞，应放弃封堵治疗。

(6) 术后处理及随访

1) 术后置病房监护，心电监测，24h 内复查超声心动图，术后观察 5～7 天情况良好后，出院随访。

2) 手术后 24h 肝素化，抗生素静脉应用 3～5 天。

3) 术后口服阿司匹林小儿 3～5mg / (kg·d)，成人 3mg / (kg·d)，共 6 个月。

4) 术后 1、3、6、12 个月随访，复查心电图和超声心动图，必要行 X 线胸片。

4. 特殊情况下室间隔缺损的处理

(1) 直径小于 5mm VSD，无症状且年龄大于 3 岁，是否需手术治疗，尚存争议。但缺损可引起心内膜炎，某些特殊部位如肺动脉瓣下缺损等可能会因长期的血液冲击造成主动脉等病变。另外，患者终身存在这种生理缺陷，可能会有心理负担，加上存在的社会因素如升学、就业等。因此，建议根据患者的具体情况选择介入治疗。

(2) 嵴内型 VSD：嵴内型缺损位于室上嵴之内，缺损四周均为肌肉组织，从左心室分流的血液往往直接进入右心室流出道，其上缘距主动脉瓣较近，有些缺损上缘即为主动脉右冠窦，容易使右冠瓣失去支撑造成瓣膜脱垂。如超声检查在心底短轴切面上，缺损位于 11 点半至 1 点钟位置，距离肺动脉瓣 2mm 以上，直径小于 5mm 者有可能介入治疗成功。与膜部缺损不同，嵴内型 VSD 常规角度造影往往不能显示缺损分流口，需要左前斜到左侧位 65°～90°造影，加头向成角造影，也可取右前斜位造影，以显示缺损大小。封堵时必须保证封堵器左心室侧的零边朝向主动脉瓣。在放置过程中可先将封堵器的左盘面在左心室内推出鞘管，观察封堵器的指向标志是否指向心尖部，如方向不对，可将封堵器全部放在左心室内推出鞘管，顺钟向旋转推送杆，多方向观察封堵器指向标志指向心尖部后回拉封堵器的右心室盘和腰部至鞘管内；或拉出体外，通过将封堵器的指向标志指向 6 点钟的位置推送入输送鞘管内，保证推出鞘管后封堵器的指向标志心尖，如位置和方向不合适，可反复调整直至位置正确。由于嵴内型缺损边缘全为肌肉组织，封堵器放置后不会发生移位。嵴内型 VSD 与希氏束相距较远，封堵后一般不引起房室传导阻滞。术后出现交界区心动过速和室性加速性自主心律较多，一般不需要特殊处理，心律失常多在一周内自行消失。

(3) 膜部瘤型 VSD：膜部瘤型缺损左心室面入口通常较大，右心室面出口较小。由于膜部瘤形态复杂，其大小、出入口的位置、出入口间的长度，囊壁厚薄均有较大差异。根据造影结果大致可分为漏斗型、漏斗管型、喷头型、囊袋型 4 种，其中以漏斗型最常见。

1）漏斗型：如漏斗型膜部瘤左心室面入口直径在 12mm 以内，出口上缘距离主动脉瓣膜 2mm 以上，一般选择对称型或偏心型封堵器封堵缺损左心室面即可达到完全封堵，方法与不合并膜部瘤的缺损相同。术中将左心室盘完全覆盖膜部瘤左心室基底部，右心室盘从膜部瘤右心室面破口拉出后打开，使封堵器腰部卡在出口处，右室盘将整个瘤体夹住移向室间隔左心室面。如缺损上缘距主动脉右窦 4mm 以上，应选择细腰型封堵器，这样能保证完全封堵入口，同时封堵器的右心室面相对较小，放置后可以平整的盘片显示，对三尖瓣的影响较小，且不影响右心室流出道，封堵器的腰部直径应比出口直径大 1～2mm 或相等。如缺损上缘距主动脉右冠窦 2mm 以上，可选择对称型封堵器，腰部直径应比出口直径大 1～3mm。如果缺损上缘距主动脉窦小于 2mm 大于 1mm，可选择与缺损左心室面破口大小相同的零边偏心封堵器，将封堵器的零边准确放置在主动脉瓣下。

2）漏斗管型：一般缺损直径较小，入口与出口间的距离较长，放置封堵器后封堵器的左心室面可张开，而右心室面不能充分张开，呈现“丁”字形外观，此种类型 VSD 选择弹簧圈封堵可能更合适。对直径较大的漏斗管型缺损，可应用对称型或偏心型封堵器，封堵器腰部直径比出口直径大 1～2mm。

3）喷头型：此型缺损出口多，出口方向不一致，出口间距离不一。在选择封堵器时需要考虑封堵器能否完全覆盖入口，是否影响主动脉瓣、三尖瓣的启闭，以及对右心室流出道的影响。一般主张完全封堵左心室面入口，这样左心室基底部被完全覆盖后右心室面多发破口的血流就自然被堵闭。如果选择封堵右心室面出口，应选择大孔送入鞘管，以保证封堵器腰部能充分展开。通常选择细腰封堵器可以达到封堵左心室的入口，且不影响三尖瓣和流出道。其他种类的封堵器也可选择，但是必须完全封堵入口，且封堵器应能较好展开。

4）膜部瘤型：囊袋型膜部瘤一般左心室基底部直径较大，多在 10mm 以上，瘤体也大，入口与出口均大于 10mm，缺损的上缘距主动脉窦应大于 3mm，可选择对称型封堵器，封堵器腰部直径应比缺损直径大 3～4mm，如出口小，可选择细腰型封堵器，封堵器腰部直径比缺损直径大 1～3mm。

总之，由于 VSD 膜部瘤的大小、位置、形态、破口多种多样，应根据具体情况，灵活选择封堵的部位及封堵器型号，总的原则是在不影响主动脉瓣、三尖瓣功能的基础上，达到完全阻止过隔血流的目的，并能减少并发症的发生。

5）合并重度肺动脉高压：合并重度肺动脉高压时，VSD 一般较大，分流量小，当发生重度肺高压时，常常伴有比较严重的心功能不全，能否封堵主要根据缺损是否适合堵闭和肺动脉压力升高的程度及性质，如 VSD 适合封堵，并且是动力型肺动脉高压，可以选择介入治疗（详见第五章第二节动脉导管未闭合并肺动脉高压的处理）。

5. 疗效评价 封堵器安置后在经胸或经食管声及左心室造影下观察，封堵器放置位置恰当，无或仅有微-少量分流。无明显主动脉瓣及房室瓣反流或新出现的主动脉瓣和房室瓣反流，心电图提示无严重的传导阻滞，为封堵治疗成功。符合适应证条件的膜周部 VSD 基本上可全部获得成功，相对适应证的患者成功率低一点，总体成功率在 95%以上。根据第四届先天性心脏病介入治疗沙龙学术研讨会的资料显示，目前我国 VSD 封堵术总体成功率可达 96.45%，严重并发症发生率为 2.61%，死亡率为 0.05%。迟发严重并发症包括Ⅲ度房室传导阻滞、左室进行性增大及三尖瓣反流等，少数迟发并发症的发生机制尚不十分明确，有待今后进一步探讨。

6. 并发症与处理

(1) 心导管术并发症。

(2) 心律失常：术中可有室性期前收缩、室性心动过速、束支传导阻滞及房室传导阻滞，多在改变导丝、导管和输送鞘位置和方向后消失，不需要特殊处理。加速性室性自主心律多见于嵴内型 VSD，或膜周部 VSD 向肌部延伸的患者，与封堵器刺激心室肌有关。如心室率在 100 次以内，不需要药物治疗。心室颤动较少见。可见于导管或导引导丝刺激心室肌时。术前应避免发生低血钾。一旦发生应立即行电复律。Ⅲ度房室传导阻滞和交界性逸搏心律，与封堵器的大小、VSD 部位和术中操作损伤有关。交界性逸搏心律可见于合并Ⅲ度房室传导阻滞时，若心率在 55 次/分以上，心电图 QRS 在 0.12s 以内，可静脉注射地塞米松 10mg/d 共 3～7 天，严密观察，心室率过慢，出现阿-斯综合征时，需安置临时心脏起搏器。3 周后如仍未见恢复，需安置永久起搏器。Ⅲ度房室传导阻滞多发生于术后早期，近年来也有在晚期发生Ⅲ度房室传导阻滞，因此，术后应长期随访观察研究。近年的临床观察显示，术后传导阻滞的发生主要与封堵器的结构与性能有关，进口封堵器出现的晚期房室传导阻滞，与封堵器在形变过程中产生的持续张力有关。国产封堵器 2004 年间曾出现多例房室传导阻滞，经改进封堵器的结构和性能后，传导阻滞的发生率明显降低，提示封堵器大小的选择和结构与性能的调整是预防和减少房室传导阻滞发生的主要因素。

(3) 封堵器移位或脱落：与封堵器选择偏小、操作不当有关。脱落的封堵器可用圈套器捕获后取出，否则应外科手术取出。

(4) 腱索断裂：在建立轨道时由于导引钢丝经腱索内通过，此时在左前加头位投照上可见导管走行扭曲，通常应重新建立轨道，强行通过鞘管可引起腱索断裂。应用猪尾巴导管经三尖瓣至肺动脉，可减少进入腱索的机会。如发生腱索断裂，应行外科处理。另外，输送鞘管放置在左心室内，鞘管从腱索间通过，此时送出封堵器或牵拉，可引起二尖瓣的腱索断裂。

(5) 三尖瓣关闭不全：发生率为 1.6%，与缺损部位、操作方式和封堵器大小有关。隔瓣后型 VSD 与三尖瓣关系密切，植入封堵器后可引起明显的三尖瓣反流。操作过程中也可损伤三尖瓣及腱索，主要是轨道从腱索中通过，继之强行送入导管或鞘管，导致腱索断裂。因此，术中在建立轨道时应确认导引导丝未经三尖瓣腱索中通过。释放封堵器时，应将鞘管远端推进封堵器时再旋转推送杆，以防止与腱索缠绕。封堵器边缘过长，特别是选择封堵器过大，腰部因缺损口小，封堵器腰部伸展受限，出现边缘相对较长，或封堵器的盘片形成球形外观，释放后占据较大空间，影响三尖瓣关闭。术中应行超声监测，如发现明显的三尖瓣反流，应放弃封堵治疗。

(6) 主动脉瓣反流：与封堵器和操作有关。如边缘不良型的 VSD，选择封堵器的边缘大于 VSD 至主动脉瓣的距离，封堵器的边缘直接接触主动脉瓣膜均影响主动脉瓣的关闭。封堵器左心室的盘片直径大于主动脉瓣下流出道周径的 50%，封堵器放置后可引起流出道变形，导致主动脉瓣关闭不全。在封堵过程中操作不当，或主动脉瓣膜本身存在缺陷，导引导丝可直接穿过主动脉瓣的缺陷处，如果未能识别，继续通过导管和输送鞘管，可引起明显的主动脉瓣反流。在主动脉瓣上释放封堵器，如操作不当也可损伤主动脉瓣，引起主动脉瓣的关闭不全，因此不宜在主动脉瓣上释放封堵器。

(7) 残余分流：经过封堵器的分流在短时间内随着封堵器中聚酯膜上网孔被血液成分填塞

后分流消失，明显的残余分流见于多孔型 VSD 封堵治疗的患者，封堵器未能完全覆盖入口和出口。如为多孔型 VSD 应保证封堵器的左侧面完全覆盖入口，否则放弃封堵治疗。

(8) 溶血：与存在残余分流有关，高速血流通过封堵器可引起溶血。表现为酱油色尿、寒战、贫血和肾功能不全等，应严密观察，对轻度溶血者，停用阿司匹林，静脉滴注止血药，口服或静脉滴注碳酸氢钠。如系弹簧圈引起的分流并发溶血，也可再放置一封堵器或弹簧圈。如血红蛋白＜70g/L，应外科手术取出封堵器。

(9) 急性心肌梗死：国内曾有术后发生急性广泛前壁心肌梗死的病例报道，可能与术中抗凝不够导致导管内或封堵器表面形成的血栓脱落至冠状动脉内引起。此种并发症极少见，一旦发生处理困难。术中应常规抗凝，一般按 1mg/kg 给予肝素抗凝，或根据 ACT 监测结果指导应用肝素剂量。术后密切观察，如出现腹痛或胸痛症状，应及时检查心电图。如早期发现，可行溶栓治疗。

(10) 心脏及血管穿孔　同 ASD 封堵术。

(11) 神经系统并发症：头痛、中风等。

(12) 局部血栓形成及周围血管栓塞。

四、先天性肺动脉瓣狭窄

【案例 5-2-4】

患者，男性，19 岁，因“因发现心脏杂音 2 年”入院。患者在 2 年前因身体不适到医院就诊，发现心脏杂音，一直未做诊治。现为明确诊断和和治疗来住院。入院查体：血压 100/70mmHg，呼吸 20 次/分。双肺呼吸音清，未闻及啰音。胸骨左缘第 2 肋间可触及收缩期震颤。心率 80 次/分，律齐，P_2 减弱，胸骨左缘第 2 肋间可闻及收缩期喷射性杂音，向颈部及左肩背部传导。腹部平坦，无压痛及无反跳痛，肝脾肋下未触及。双下肢无水肿。超声心动图检查：肺动脉瓣狭窄。

问题：

(1) 患者需做哪些检查以进一步明确肺动脉瓣狭窄的类型及严重的程度？

(2) 先天性肺动脉瓣狭窄行介入治疗的适应证和禁忌证是什么？

(3) 患者行介入操作步骤及效果评价的标准是什么？

先天性肺动脉瓣狭窄 (congenital pulmonary valve stenosis) 指肺动脉瓣、瓣上或瓣下有狭窄。此种先天性畸形常单独出现，发病率较高，在成人先天性心脏病中可达 25%。

【病理解剖】　本病主要病理变化在肺动脉瓣及其上下，可分为三型。瓣膜型表现为瓣膜肥厚，瓣口狭窄，重者瓣叶可融合成圆锥状；瓣下型为右心室流出道漏斗部肌肉肥厚造成梗阻；瓣上型指肺动脉主干或主要分支有单发或多发性狭窄，此型较少见。

【病理生理】　主要的病理生理为右心室的排血受阻，右心室压力增高，右心室代偿性肥厚，最终右心室扩大以致衰竭。一般根据右心室压力高低来判断病情轻重，如右心室收缩压＜50mmHg 为轻型；＞50mmHg 但未超过左心室收缩压者为中型；超过左心室收缩压者为重型。右心室压力越高表明肺动脉瓣狭窄越重，而狭窄上下压力阶差也必然越大。

【临床表现】 轻症肺动脉瓣狭窄可无症状，中度狭窄者在活动时可有呼吸困难及疲倦，严重狭窄者可因剧烈活动而导致晕厥甚至猝死。

典型的体征为胸骨左缘第 2 肋间响亮的收缩期喷射性杂音，传导广泛可传及颈部、整个心前区甚至背部，常伴有震颤；肺动脉瓣区第二心音减弱。

【辅助检查】

1. 心电图 轻度狭窄时可正常；中度以上狭窄可出现电轴右偏、右心室肥大、右心房增大，也可见不完全右束支传导阻滞。

2. X 线检查 可见肺动脉段突出，此为狭窄后扩张所致，肺血管影细小，肺野异常清晰；心尖左移上翘为右心室肥大表现。如已有右心衰竭则心影可明显增大。

3. 超声心动图 可见肺动脉瓣增厚，可定量测定瓣口面积；瓣下型漏斗状狭窄也可清楚判定其范围；应用多普勒技术可计算出跨瓣或狭窄上下压力阶差。

4. 右心导管检查和右心室造影 确定狭窄的部位及类型，测定右心室和肺动脉的压力。

【诊断及鉴别诊断】 典型的杂音、X 线表现及超声心动图检查可以确诊。鉴别诊断应考虑原发性肺动脉扩张，房、室间隔缺损，法洛四联症及 Ebstein 畸形等。

【治疗方案】 1982 年，Kan 等首先报道采用球囊扩张导管进行静态的球囊扩张技术，称为经皮球囊肺动脉瓣成形术（percutaneous balloon pulmonary valvuloplasty，PBPV），此后获得广泛应用。20 余年来，随着对经皮球囊肺动脉瓣成形术应用的适应证、方法学、术前后血流动力学、作用机制及随访等深入研究及较大数量的临床应用研究，表明经皮球囊肺动脉瓣成形术为简便、有效、安全、经济的治疗肺动脉瓣狭窄的首选方法，对于大部分的病例，经皮球囊肺动脉瓣成形术可替代外科开胸手术。球囊扩张不成功或不宜行球囊扩张者，如狭窄上下压力阶差＞40mmHg 采取手术治疗。

1. 适应证与禁忌证

（1）适应证

1）典型肺动脉瓣狭窄，跨肺动脉压差≥40mmHg。

2）对于青少年及成人患者，跨肺动脉瓣压差≥30mmHg，同时合并劳力性呼吸困难、心绞痛、晕厥或先兆晕厥等症状。

（2）相对适应证

1）重症肺动脉瓣狭窄伴心房水平右向左分流。

2）轻、中度发育不良型肺动脉瓣狭窄。

3）婴幼儿复杂先心病伴肺动脉瓣狭窄，暂不能进行根治术，应用经皮球囊肺动脉瓣成形术进行姑息治疗，缓解发绀。

4）部分婴儿重症法洛四联症伴肺动脉瓣狭窄，可试行球囊瓣膜及血管成形术作姑息疗法，以缓解发绀及肺动脉分支狭窄。

5）肺动脉瓣狭窄经球囊扩张及外科手术后残余压力阶差。

6）室隔完整的肺动脉瓣膜性闭锁，右心室发育正常或轻度发育不良，可先行射频打孔，再进行球囊扩张术。

7）重症肺动脉瓣狭窄伴左心室腔小及左心室功能低下，可行逐步分次球囊扩张术。

（3）禁忌证

1）肺动脉瓣下漏斗部狭窄；肺动脉瓣狭窄伴先天性瓣下狭窄；肺动脉瓣狭窄伴瓣上狭窄。

2）重度发育不良型肺动脉瓣狭窄。

3) 婴儿极重型肺动脉瓣狭窄合并重度右心室发育不良或右心衰竭。

4) 极重度肺动脉瓣狭窄或室隔完整的肺动脉瓣闭锁合并右心室依赖性冠状动脉循环。

5) 肺动脉瓣狭窄伴需外科处理的三尖瓣重度反流。

2. 球囊导管的选择

(1) 球囊大小：通常选择球囊/瓣环的比值为 1.2～1.4，瓣膜狭窄严重者，其比值可偏小，瓣膜发育不良者选择的球囊/瓣环值偏大。

(2) 球囊长度：新生儿及小婴儿宜选择长度为 20 mm 球囊；儿童和成人可分别选择 30mm 和 40mm 球囊。对于年龄大于 10 岁或体重大于 30kg 者也可用 Inoue 球囊导管。

(3) 单、双球囊瓣膜成形术的选择：年长儿童肺动脉瓣环直径较大，应用单一球囊难以达到足够的球囊/瓣环值；重症肺动脉瓣狭窄时，为了安全有效，可插入一根较小球囊先行扩张，然后进行双球囊扩张；或者年龄较小，单一球囊难以插入血管时，可选用两根较小球囊导管，以易插入；由于两根球囊间有空隙，球囊扩张时右心室流出道血流未被完全阻断，可减轻经皮球囊肺动脉瓣成形术时对血流动力学的影响。

3. 操作方法

(1) 术前准备：术前常规进行体检、心电图、胸片及超声心动图等检查，初步明确肺动脉瓣狭窄类型及严重度。

(2) 右心导管检查及右心室造影：常规进行右心导管检查，测定跨肺动脉瓣压力阶差。然后行左侧位右心室造影，观察肺动脉瓣狭窄的类型及严重程度，并测量肺动脉瓣环直径作为选择球囊大小的依据。

(3) 球囊成形术方法：全麻或局麻下行股静脉插管，并监测心电图、血氧饱和度及动脉血压。根据病情选用单或双球囊扩张术。

1) 单球囊肺动脉瓣成形术：先以端孔导管或球囊端孔漂浮导管由股静脉途径插入到肺动脉，然后经导管插入长度为 260cm 的直头或弯头加硬导引导丝并固定于肺下叶动脉，撤去端孔导管，循导丝插入球囊导管。先以少量 1∶3 或 1∶4 稀释造影剂扩张球囊以观察球囊是否恰跨在瓣环中央，如果球囊位置良好，则用稀释造影剂快速扩张球囊，随球囊腔内压力的增加，腰征随之消失。一旦球囊全部扩张，腰征消失，立即回抽造影剂。通常从开始扩张至吸瘪球囊总时间为 5～10s，这样可减少由于右心室流出道血流中断时间过长而引起的并发症。通常反复扩张 2～3 次，有时 1 次的有效扩张即可达治疗目的。球囊扩张后重复右心导管检查，记录肺动脉至右心室的连续压力曲线，测量跨瓣压差，并做左侧位右心室造影以观察球囊扩张后的效果及右心室漏斗部是否存在反应性狭窄。

2) 双球囊肺动脉瓣成形术：为了达到足够的球囊/瓣环值，有些病例需做双球囊扩张术，简易的双球囊直径的计算方法为，一个球囊直径加上另一个球囊 1/2 直径的总和。双球囊的有效直径亦可根据以下公式计算：

$$\frac{D_1+D_2\pi(D_1/2+D_2/2)}{\pi}$$ （D_1 和 D_2 为应用的球囊直径）

由左右股静脉进行穿刺插入球囊导管，方法同单球囊扩张术。然后先推送一侧球囊导管直至肺动脉瓣处，以少量稀释造影剂扩张球囊，使瓣口位于球囊中央，然后吸瘪球囊。再推送对侧球囊导管至肺动脉瓣处，使两根球囊导管处于同一水平。两根球囊导管同时以稀释造影剂进行同步扩张，通常 2～4 次。观察球囊扩张时腰征存在的程度，以判别采用球囊直径是否足够。为了获得满意的扩张效果，选用的两根球囊直径和长度应大致相同，以避免由于球囊大小相差悬殊，在球囊扩张时产生上下滑动。同时尽量使肺动脉瓣口骑跨于球囊导管中央。

3) Inoue 导管球囊扩张术：对于年龄大于 10 岁或体重大于 30kg 者还可用 Inoue 导管行球囊扩张术。方法同单球囊法，但导引导丝需要使用左心房盘状导丝。

(4) 术后处理及随访

1) 术后局部穿刺处压迫止血，重症及小婴儿需重症监护，24h 内复查超声心动图。

2) 经皮球囊肺动脉瓣成形术后伴右室流出道反应性狭窄者，给予普萘洛尔（心得安）0.5mg～1.0mg/kg，分 2～3 次口服，通常 3～6 个月。

3) 术后 1 、3 、6 及 12 个月行随访，复查心电图及超声心动图。

4. 特殊类型肺动脉瓣狭窄的处理

(1) 发育不良型肺动脉瓣狭窄：发育不良型肺动脉瓣狭窄为 PBPV 术后效果不良的主要原因之一，由于其病理改变轻重不一，因此球囊扩张的效果亦不一致。

1) 诊断标准：根据心导管及心血管造影（或超声心动图）检查的表现，其诊断标准如下：①肺动脉瓣增厚呈不规则或结节状，肺动脉瓣活动差且不呈幕顶状活动。②瓣环发育不良，小于正常平均值。③无或仅轻度狭窄后扩张。以上三项条件均存在，称重型发育不良型肺动脉瓣狭窄。如有肺动脉瓣叶发育不良表现，而上述诊断条件一项或一项以上缺少者，为轻、中度型发育不良型肺动脉瓣狭窄。

2) 球囊瓣膜成形术的疗效观察：瓣膜发育不良型肺动脉瓣狭窄可伴或不伴 Noonan 症候群，成功率为 20%～70%，约 14.3%患者一年后需重复 PBPV。

3) 影响球囊扩张术效果的因素　发育不良型肺动脉瓣狭窄球囊扩张术后的效果不一，与以下因素有关。

A. 狭窄的严重程度及解剖特征：发育不良型肺动脉瓣狭窄，瓣叶增厚、坚硬、高低不平，瓣环发育不良，瓣叶交界可能融合，这些解剖特征直接影响球囊扩张效果。扩张效果可能和瓣叶交界处融合与否有一定关系，亦为经皮球囊肺动脉瓣成形术效果不一的原因之一。

B. 选择球囊直径的大小：早期对发育不良型肺动脉瓣狭窄进行 PBPV 效果不良，与选择的球囊未达足够的球囊/瓣环比值有关。目前推荐应用超大球囊法，即球囊/瓣环比值达 1.4～1.5，近期良好效果达 69%，远期效果达 77%。因此对于发育不良型肺动脉瓣狭窄，尤其轻型病例，仍可首选球囊扩张术，如无效再考虑进行开胸手术。

(2) 肺动脉瓣狭窄伴心房水平右向左分流：重症肺动脉瓣狭窄引起右心室压力明显增高，多伴卵圆孔开放，或合并小型 ASD，从而引起心房水平右向左分流。如以瓣膜型狭窄为主，宜行球囊扩张术。可先以小球囊进行扩张，随后以较大单球囊或双球囊再次扩张，但需警惕空气、血块通过卵圆孔或 ASD，造成体循环栓塞。如伴有继发孔型 ASD 适合经导管堵塞者，可同时应行堵塞术治疗。

(3) 肺动脉瓣狭窄伴继发性右心室漏斗部肥厚：一部分中、重度肺动脉瓣狭窄患者可伴有右心室漏斗部继发性狭窄，虽然肺动脉瓣梗阻解除后即刻，右心室漏斗部与右心室底部压差仍存在，但右心室漏斗部肥厚可逐渐消退，因此经皮球囊肺动脉瓣成形术仍为首选治疗方法。如右心室流出道为非继发性肥厚，则经皮球囊肺动脉瓣成形术后难以消退。

(4) 新生儿肺动脉瓣狭窄：通常经皮球囊肺动脉瓣狭窄成形术的最适年龄为 2～4 岁，新生儿期即出现症状者多为重症肺动脉瓣狭窄，常伴低氧血症及酸中毒，需急症处理。单纯肺动脉瓣狭窄为球囊成形术指征，但并发症多见。如肺动脉瓣狭窄合并右心室发育不良型或伴漏斗部狭窄，则不是球囊扩张术的首选指征，常需做体-肺分流术。

(5) 球囊扩张术在复杂先心病中应用

1) 法洛四联症：在大部分心血管中心，重症法洛四联症伴肺动脉发育不良者，常规采用分期手术，先应用分流术或右心室流出道跨瓣补片术缓解发绀，改善低氧血症，第二期采用根治术。也有报道采用经皮球囊肺动脉瓣成形术及肺动脉分支狭窄球囊扩张术，以改善低氧血症及促进肺动脉发育，从而替代外科姑息手术。选用球囊扩张的对象为有明显低氧血症，缺氧发作或伴肺动脉分支狭窄者。操作方法与单纯性肺动脉瓣狭窄球囊成形术相同，球囊/瓣环值报道不一，由于法洛四联症瓣环都小于正常，选用球/瓣值宜偏大。PBPV 由于漏斗部狭窄依然存在，术后右心室压力及肺动脉-右心室压力阶差仅轻度降低，或无明显改变，但术后血氧饱和度有不同程度的升高，缺氧发作改善，肺血流增加，有助于肺动脉分支发育。少数患者球囊成形术后发生反应性右心室漏斗部狭窄而引起缺氧发作。

2) 室间隔完整的肺动脉闭锁：室间隔完整的肺动脉闭锁为婴儿期少见的重症发绀型先心病，多死于低氧血症，需要早期应用前列腺素 E 扩张动脉导管改善低氧血症。为保证患者存活，可行射频打孔术，然后行经皮球囊肺动脉瓣成形术。这种方法可作为外科根治术之前的姑息手术，但部分病例结合本法和今后的介入治疗可达到根治的目的。具体参见镶嵌治疗。

3) 外科手术后右心室流出道梗阻：适应证包括生物瓣置换术后再狭窄，主要应用于法洛四联症伴肺动脉闭锁、完全性大动脉转位及永存动脉干等病例，外科根治术时采用同种或异种生物瓣做右心室肺动脉带瓣管道，术后发生再狭窄，可考虑做球囊扩张术。其球囊扩张成功率报告不一(33%～100%)，其疗效能维持多久尚需进一步观察，由于方法简便且有一定效果，仍为外科再次置换瓣膜或安置血管内支架前的治疗手段。肺动脉瓣上狭窄大部分见于完全性大动脉转位解剖纠治手术后肺动脉吻合口处狭窄，需根据病情决定是否选用球囊扩张术；室间隔缺损伴肺高压患儿，婴儿期曾行肺动脉环扎手术，在做室间隔缺损根治术时，环扎拆除后发生肺动脉瓣上狭窄，也可试行球囊扩张术。以上患者出现右心衰竭症状和(或)右心室压力大于主动脉压力 60%以上者，由于多合并心内畸形，常需外科手术治疗。

4) 其他，复杂发绀型先心病伴肺动脉瓣狭窄：除了法洛四联症外，经皮球囊肺动脉瓣成形术还可应用于其他复杂先心病伴肺动脉瓣狭窄，如单心室伴肺动脉瓣狭窄、完全性大动脉转位伴室间隔缺损、肺动脉瓣及瓣下狭窄等。经皮球囊肺动脉瓣成形术后使肺血流量增加，以改善低氧血症，从而替代开胸体-肺动脉分流术。

5. 疗效评价　球囊扩张术后重复肺动脉与右心室压力检测及右心室侧位造影。如果术后肺动脉与右心室(漏斗部)之间跨瓣压差≤25mmHg，右心室造影示肺动脉瓣狭窄已解除，为经皮球囊肺动脉瓣成形术效果良好。如跨瓣压差≥50mmHg 为效果不良，应考虑是否需更换更大的球囊重新行经皮球囊肺动脉瓣成形术。部分患者(多为重度肺动脉瓣狭窄)在经皮球囊肺动脉瓣成形术后瓣口梗阻虽已解除，但由于反应性漏斗部狭窄，右心室压力下降不满意，但连续曲线示肺动脉与漏斗部压差已解除，则仍为有效。

6. 并发症防治　即刻及随访研究表明，经皮球囊肺动脉瓣成形术安全、有效，并发症发生率约 5%，总死亡率<0.5%，多见于新生儿、小婴儿及重症患者。

(1) 下腔静脉与髂静脉连接处撕裂：多见于新生儿，可致腹腔积血、低血压及心搏骤停。多系操作不当，技术不熟练所致。

(2)肺动脉瓣环撕裂及出血：多由于球囊选择过大，或由于对瓣环直径测量高估所致。

(3)心包压塞：系心房、右心室或肺动脉穿孔引起。应早期诊断，尤其发生血压下降、心动过缓或导管头端途径异常时，应疑及心脏穿孔，及时超声心动图检查，早期诊断和治疗。

(4)三尖瓣重度反流：可能由于球囊导管穿过三尖瓣腱索，或球囊导管过长而损伤三尖瓣，需外科手术治疗。

(5)轻型并发症：①血管并发症如动静脉血栓形成，股静脉撕裂，导管穿刺部位出血。②肺动脉瓣瓣叶撕裂可引起轻度血流动力学障碍。③呼吸暂停，常由于球囊扩张时间过长或过频引起。④心律失常，扩张术中可引起一过性高度房室传导阻滞或快速心律失常。⑤右心室流出道损伤常引起反应性漏斗部狭窄。

(6)一过性反应：在球囊扩张过程中，由于球囊堵塞右心室流出道引起血压下降、心动过缓、缺氧等，一旦球囊吸瘪，上述反应即消失。

(7)并发症的预防：为了预防以上并发症，经皮球囊肺动脉瓣成形术时应该注意以下事项：①严格掌握适应证。②术前需要全面评价肺动脉瓣狭窄的解剖与生理。③选择合适的球囊导管，规范操作。④术中及术后需严密监测血流动力学、血氧、酸碱及电解质，及时纠正及处理。⑤术后需要入专门监护室内观察，观察内容包括局部穿刺部位止血、生命体征监测，必要时术后 2h 内复查超声心动图。

五、先天性主动脉瓣狭窄

【案例 5-2-5】

患者，男性，14 岁，因“因发现心脏杂音 1 周”入院。患者于 1 周前因发热、咳嗽到医院就诊，发现心脏杂音，无明显心悸、气促，现为明确诊断和和治疗来住院。入院查体：血压 100/80mmHg，呼吸 18 次/分。双肺呼吸音清，未闻及啰音。胸骨右缘第 2 肋间可触及收缩期震颤。心率 78 次/分，律齐，A_2 减弱伴第二心音分裂，胸骨右缘第 2 肋间可闻及收缩期喷射性杂音，向颈部传导。腹部平坦，无压痛及无反跳痛，肝脾肋下未触及。双下肢无水肿。超声心动图检查：主动脉瓣狭窄。

问题：

(1)患者需做哪些检查进一步明确主动脉瓣狭窄的严重程度？

(2)先天性主动脉瓣狭窄行介入治疗的适应证和禁忌证是什么？

(3)该患者行介入操作步骤怎样？效果如何评价？

(4)出现并发症如何处理？

先天性主动脉瓣狭窄(congential aortic valve stenosis)是指主动脉瓣开放受限或发育不良引起的瓣膜水平的梗阻，占全部先天性心脏病的 3%～6%，其中相当多的患儿梗阻症状出现比较晚，程度轻，不需要治疗。但对于跨主动脉瓣压差在 50mmHg 以上的患儿组要行外科手术治疗或介入治疗。

1983 年 Lababidi 等首先报告应用经皮主动脉瓣成形术(percutaneous balloon aortic valvalopasty，PBAV）成功治疗先天性主动脉瓣狭窄。1986 年，首例患有重度主动脉瓣狭窄的新生儿成功实施了球囊瓣膜成形术。但因并发症多，临床开展数量有限。近 20 年来，只有国外一些有条件的儿童心脏病治疗中心及国内一两家医院在继续进行此项工作。上海新华医院上海儿童医学中心和国外相关研究表明，PBAV 和外科瓣膜切开术一样仅为姑息治疗，PBAV 短期疗效满意，可推迟外科手术年龄并避免多次外科手术的痛苦。PBAV 由于技术操作较肺动脉瓣成形术困难，且可引起严重的并发症，包括动脉栓塞、明显主动脉瓣反流、心律失常、心功能不全、心脏穿孔等并发症，因此需谨慎。

【病理解剖】 先天性主动脉瓣狭窄多由先天性主动脉瓣发育异常所致，瓣膜数可为单叶、二叶、三叶或多叶，瓣叶增厚、僵硬、不同程度的交界融合，导致瓣口狭小。新生儿和婴幼儿所见的主动脉瓣狭窄多为单叶。二瓣畸形导致的主动脉瓣狭窄多见于青少年和成人期，是主动脉瓣狭窄最常见的类型。二瓣叶主动脉瓣有两种：对称型（解剖二叶瓣）与非对称型（功能二叶瓣）。解剖二叶瓣有两个大小相同的瓣叶和两个主动脉瓣窦组成。功能二叶瓣同样具有开放的二叶瓣，但有三个窦，其中两个都靠近有大小不同的两个瓣叶通过未开放的交界连接而成的融合瓣。融合瓣较对侧瓣叶大，因此被称为“非对称性二叶瓣”。了解瓣膜的解剖结构对于估测瓣膜成形术的预后很重要。对称型二瓣叶型和三瓣叶型主动脉瓣狭窄，可通过功能交界处的撕裂而扩大瓣口；而非对称型二瓣叶主动脉瓣狭窄，残留交界处撕裂的同时，联合瓣也常常被撕裂，可能与瓣膜的大小不同、硬度不均有关。

根据主动脉瓣瓣口面积指数可将主动脉瓣狭窄分为三度，正常主动脉瓣瓣口面积指数约为 $2.0cm^2/m^2$，瓣口面积指数 $>0.8cm^2/m^2$ 为轻度狭窄，$0.5\sim0.8cm^2/m^2$ 为中度狭窄，$<0.5cm^2/m^2$ 为重度狭窄。

主动脉瓣（环）发育良好伴瓣膜狭窄：瓣环直径大致正常，瓣膜呈幕顶状运动，在超声心动图及心血管造影检查时可见射流征，瓣膜狭窄后扩张。该型病理改变适合球囊扩张术。

主动脉瓣发育不良型：瓣环缩小，瓣膜明显狭窄增厚，狭窄的瓣叶不呈幕顶状运动，活动明显受限。在超声心动图和心血管造影时射流征不明显或为偏心射流，狭窄后升主动脉扩张不明显。通常该型病理改变球囊扩张术后效果不明显，但仍可试行球囊扩张。

【病理生理】 主动脉瓣狭窄引起左心室压力负荷增加。虽然左心室压力增加，但由于心室壁厚度增加，整个收缩期的室壁压力通常并不增加；另一个代偿机制是通过舒张期缩短而延长射血时间。因此，左心室收缩功能在很长时间内维持正常水平。舒张功能的变化与左心室肥大的严重程度相关。有明确心室肥大的患者，左心室室壁顺应性显著降低，左心室舒张末期压力升高。左心室舒张末期压力升高和舒张期的缩短导致了心内膜下冠状动脉血流减少。瓣膜狭窄严重者，冠脉血流的减少致在运动时、或甚至安静状态下引起心内膜下局部心肌缺血。运动中急性心肌缺血可导致室性心律失常、晕厥或猝死。狭窄严重的另一个表现是左心室不能够随着需要而增加足够的心排血量，表现为运动后收缩压增高不显著或出现下降。

【临床表现】

1. 症状 严重主动脉瓣狭窄的患者在新生儿期和婴儿期即出现心力衰竭症状，如呼吸急促、出汗、喂食困难等症状。有时出现休克和发绀。在主动脉瓣狭窄的自然病程中，超过70%的严重主动脉瓣狭窄患儿发生猝死。瓣口狭窄程度较重的病例可呈现乏力、劳累后心悸、气促、劳动后可引发心绞痛或晕厥。轻中度主动脉瓣狭窄的患者一般无症状，生长发育良好，多因发现心脏杂音而被发现。

2. 体征　婴幼儿病例常呈现血压低、脉搏细弱、肤色苍白、气促，严重的出现发绀。由于心排血量减少，心脏收缩期杂音及左心室主动脉跨瓣压差均不显著。儿童及青少年病例可见颈动脉搏动强烈，心尖搏动增强并可能向左、向下移位。主动脉瓣区有响亮的收缩期喷射性杂音，并可听到收缩早期喀喇音。常伴收缩期震颤且传导到颈部，主动脉区第二心音逆分裂。疾病的晚期可出现肝脏肿大、下肢水肿等右心衰的表现。

【辅助检查】

1. 心电图　在病程早期和狭窄程度较轻的病例可无异常征象。重度狭窄病例则可显示左心室肥大、劳损和左心房肥大。

2. X线检查　瓣口狭窄程度轻者，胸部X线检查可无异常征象。有的病例可显示升主动脉扩大和左心室肥大，出现心力衰竭时则可见到心脏扩大、肺野淤血。25岁以上病例可能显示瓣膜钙化。

3. 超声心动图　切面超声心动图可显示心室间隔与左心室后壁呈对称性肥厚。主动脉瓣叶增厚。舒张期主动脉瓣闭合线增宽，与主动脉壁呈垂直方向。收缩期瓣叶开放的活动度减小，从圆顶形瓣膜和瓣膜开口的直径尚可判定狭窄的轻重程度。

4. 左心导管检查及左心室造影　左心室腔压力增高，主动脉压减低。左心室收缩压与主动脉收缩压之间出现压力阶差。轻度狭窄病例静息时压力阶差不超过5.3kPa（40mmHg）；中等度狭窄者压力阶差为5.3～10kPa（40～75mmHg）；超过10kPa（75mmHg）者为重度狭窄。测定心排血量可以计算瓣口面积，重度狭窄病例瓣口面积小于$0.5cm^2/m^2$。

选择性左心室造影和逆行主动脉造影可显示左心室壁肥厚，左心室腔小，瓣膜增厚，呈圆顶形。造影剂通过狭窄的瓣口喷射入主动脉。升主动脉呈现梭形扩大。此外尚可显示瓣膜活动情况、瓣环大小及有无主动脉瓣关闭不全。

【诊断与鉴别诊断】　根据临床表现、主动脉瓣区响亮的收缩期喷射性杂音及心电图、X线检查、超声心动图的资料诊断并不困难。

临床上主动脉瓣狭窄需要与肥厚梗阻型心肌病、主动脉缩窄、主动脉扩张、肺动脉瓣狭窄鉴别。

【治疗方案】　新生儿先天性主动脉瓣膜狭窄出现心力衰竭者需紧急手术治疗。儿童和青少年先天性主动脉瓣膜狭窄当临床上呈现症状，静息时跨主动脉瓣压≥50mmHg，或临床上虽无明显症状但跨瓣压差≥80mmHg者应施行手术治疗。

1984年Lababidi等首先报道经皮球囊主动脉瓣成形术（PBAV）治疗主动脉瓣狭窄，20多年的临床实践表明，PBAV和外科瓣膜切开术效果基本相同，因此对于适合做PBAV的病例，介入治疗仍为有效的治疗方法。但与PBPV相比较，PBAV有较多严重并发症，并且再狭窄的发生率也较高。我国主动脉瓣狭窄的发病率较欧美国家为低，PBAV在国内报道较少，需规范慎重应用该技术。

1. 介入治疗适应证与禁忌证

（1）明确适应证：典型主动脉瓣狭窄不伴主动脉严重钙化：心排血量正常时经导管

检查跨主动脉瓣压差≥60mmHg，无或仅轻度主动脉瓣反流；对于青少年及成人患者，若跨主动脉瓣压差≥50mmHg，同时合并有劳力性呼吸困难、心绞痛、晕厥或先兆晕厥等症状，或者体表心电图（安静或运动状态下）左胸导联出现T波或ST段变化，亦推荐球囊扩张术。

（2）相对适应证

1）重症新生儿主动脉瓣狭窄。

2）隔膜型主动脉瓣下狭窄。

（3）禁忌证

1）主动脉瓣狭窄伴中度以上主动脉瓣反流。

2）发育不良型主动脉瓣狭窄。

3）纤维肌性或管样主动脉瓣下狭窄。

4）主动脉瓣上狭窄。

2. 球囊导管的选择

（1）球囊大小：选用球囊直径略小或等于瓣环直径，通常选择球囊/瓣环为（0.8～1.0）：1或更小。

（2）球囊长度：由于高速血流及脉压大，过短的球囊不容易使扩张球囊的中央固定于狭窄的瓣膜口，目前除应用通用的3cm长的球囊外，还推荐应用4～6cm长的球囊。

（3）单、双球囊瓣膜成形术的选择：年长儿及青少年瓣环较大，单一球囊难以达到足够的球囊/瓣环值者，可选用双球囊瓣膜成形术；重症主动脉瓣狭窄的年长儿或成人，可先以较小球囊进行扩张，再以双球囊进行扩张。

3. 操作方法

（1）术前准备：术前常规进行体检、心电图、胸片及超声心动图等检查，初步明确主动脉瓣狭窄的类型及严重程度。

（2）诊断性心导管术：常规股动脉及股静脉插管，肝素100 U/ kg抗凝，先行右心导管检查；然后进行左心导管检查，猪尾巴导管置于升主动脉进行测压和造影，观察主动脉瓣反流程度及瓣口负性射流征。由于瓣口狭窄及射流的存在，猪尾巴导管难以直接插至左心室，可取直头导丝经导管伸出导管头端，操纵导丝插至左心室，然后循导丝插入猪尾巴导管，但应避免误入冠状动脉；亦可应用端孔导管通过狭窄的主动脉瓣口插至左心室。导管入左心室后，先行测量左心室压力及跨瓣压差，再行长轴斜位左心室造影，观察瓣膜狭窄类型，并测量主动脉瓣环及瓣口直径。

（3）球囊扩张术方法

1）单球囊主动脉瓣成形术：最常用的为逆行股动脉插管法。首先由导管插入260cm长的“J”形加硬导引钢丝至左心室，撤去导管，留置长导引钢丝于左心室内，然后循导丝插入球囊导管，直至主动脉瓣口处。先以少量稀释造影剂扩张球囊，确定球囊中央跨于狭窄的主动脉瓣口。如果球囊位置良好，则用稀释造影剂快速扩张球囊，随球囊腔内压力的增加，腰征随之消失。一旦球囊全部扩张，立即吸瘪球囊。通常从开始扩张球囊至吸瘪球囊总时间为5～10s，反复2～3次，每次间隔5min左右。术中密切注意心率、心律、血压，术毕拔管局部压迫止血，如出血过多需输血。在球囊扩张时为了避免左心室射血所引起的球囊来回移动，在球囊扩张时可右心室临时起搏加速心率。

2）双球囊主动脉瓣成形术：经皮穿刺一侧股动脉，先以导丝插至股动脉及降主动脉，再循导丝经止血扩张管插入一根导管至左心室，并保留一根长导丝于左心室；再在对侧股动脉进行穿刺，插入另一根导管至左心室，并同样置一根长导丝于左心室。先在一侧将球囊导管插至左心室，以少量造影剂扩张球囊以调整球囊的位置，然后在对侧插入另一根球囊导管，并调整球囊导管位置，一旦两根球囊导管在合适的位置后，两个球囊同时进行扩张。由于球囊间留有间隙，因此当球囊扩张时两球囊位置相对稳定，而且血压下降幅度较单球囊为小。

在某些特殊情况下，也可采用脐动脉、腋动脉及颈动脉插管法(适用于新生儿或小婴儿)行 PBAV；不宜动脉插管者，可经房间隔穿刺法(或卵圆孔)行 PBAV。

(4)术后处理及随访

1)术后局部穿刺处压迫止血，密切观察血压、心率、心律、心电图的改变，术后 2h 内复查超声心动图，以早期发现可能出现的严重并发症，另外需观察股动脉穿刺侧的足背动脉搏动情况。

2)术后 1 、3 、6 及 12 个月随访，包括临床检查、心电图及超声心动图。

4. 特殊类型主动脉瓣狭窄的处理

(1)新生儿及小婴儿 PBAV：该期主动脉瓣狭窄多为重症，可伴有左心功能不全，由于动脉细小，瓣口狭窄严重，并发症及死亡率增高。由于左心室排血量减少，常通过动脉导管的右向左分流以维持降主动脉血流，动脉导管一旦发生生理性收缩，可引起体循环血流量减少，产生严重并发症，因此这类患者有时需用前列腺素 E，维持动脉导管开放，以保证体循环血流量。

穿刺部位仍以股动脉最为常用，优点为插管操作方便，但局部血管并发症发生率达 40%，常因体循环灌注不足或肝素应用不足而致血栓形成；另有 10%～20%的病例，导丝不能越过主动脉瓣。其他插管途径包括脐动脉、腋动脉和颈动脉。近年来颈动脉途径应用较多，它与心脏距离近，途经直，操纵导管非常容易进入左心室，同时亦可保留股动脉以备后用。

通常选用球囊直径等于或略小于瓣环，早期应用冠状动脉扩张导管，近年来已备有各种直径的球囊和 4～5F 导管供选择。

新生儿球囊主动脉瓣成形术的死亡率和外科手术相仿，并发症除与球囊成形术相关外，主要与主动脉瓣狭窄的解剖类型有关。主动脉瓣环≥7mm 的死亡率明显低于<7mm 的患者，另外 PBAV 术后跨主动脉瓣压差下降不明显者，说明左心室心肌收缩功能不良，不足以产生跨瓣压差，往往预后不良。

(2)局限性主动脉瓣下狭窄的球囊成形术：局限性主动脉瓣下狭窄为左心室流出道梗阻性先天性心脏病，按其病理改变可分三种类型，即纤维肌肉嵴型、管状狭窄型及隔膜型。该畸形可进行性加重，一般认为压力阶差≥30mmHg 的患者都应手术治疗，以预防主动脉瓣反流。隔膜型主动脉瓣下狭窄可尝试球囊扩张术，而纤维肌肉嵴型狭窄与管状狭窄型均非球囊扩张术的指征。

扩张方法与主动脉瓣狭窄的球囊成形术相仿，但采用的球囊直径一般和瓣环相等，当压差缓解不满意时，甚至可应用略大于瓣环直径的球囊。球囊扩张 2～6 次，直至腰征消失为止。即刻效果良好，约 1/4 患者发生再狭窄，可再次扩张。

5. 疗效评价 PBAV 术后重复测量跨瓣压力阶差，并做升主动脉造影以评价主动脉瓣狭窄解除的情况及是否发生或加重主动脉瓣反流。一般认为 PBAV 成功的标准为：跨主动脉瓣压差下降 50%以上；主动脉瓣口面积增大 25%以上；主动脉瓣反流无明显加重。

6. 并发症及处理 PBAV 的并发症远多于经皮球囊肺动脉瓣成形术，发生率约为 40%，因此有一定的危险性，需要有熟练的技术，精确的判断，及时处理可能发生的危急状态，并需要有外科的密切配合。

(1)死亡率：总死亡率 4%左右，大多数发生在新生儿，可达 15%～50%，死亡原因除与手术本身有关外，主要与疾病严重程度及伴随疾病有关。

(2)主动脉瓣反流：PBAV 后主动脉瓣反流的发生率早期报告不一，大部分为轻度，中至重度反流约为 4%，低于外科手术。严重主动脉瓣反流可引起急性左心衰竭，常需做换瓣准备。术后主动脉瓣反流发生的机制还不十分清楚，可能与以下因素有关。①球囊/瓣环值：主动脉瓣反流的严重程度和球囊/瓣环值大小相关，采用球囊/瓣环值≤1.0 可明显减少主动脉瓣反流的发生率。②球囊的稳定性：球囊在左心室流出道扩张时，左心室的有力收缩及左心室向主动脉射血，可导致球囊从左心室流出道向主动脉瓣口快速运动，从而损伤主动脉瓣，引起关闭不全。因此，保持球囊的稳定性，有可能减少主动脉瓣反流的发生率，同时也有利于提高球囊扩张的成功率，其方法为应用较硬但头端软的导丝和较长的球囊以增加稳定性；右心室临时起搏加速心率。由略高于患者静息心率的刺激频率开始，每隔 5s 逐渐增加起搏频率，当球囊送达主动脉瓣水平时开始加速起搏频率，直到主动脉收缩压下降达 50%时开始扩张球囊，通常平均起搏心率 200 次/分左右，完成球囊扩张术后快速吸瘪球囊，停止心脏起搏。

(3)局部血管并发症：股动脉局部插管处血栓形成和(或)血管损伤，发生率约 12%，表现为局部动脉搏动减弱，最后消失，下肢呈缺血状。血栓形成的处理包括肝素、链激酶及尿激酶等治疗，也可局部取栓并行血管损伤修补。对于新生儿及小婴儿，采用颈动脉或脐动脉插管可减少股动脉插管引起的并发症；应用小号球囊导管及减小球囊/瓣环值可明显减少血管损伤的发生率。

(4)左心室及升主动脉穿孔：导引导丝头端过硬及导管过于坚硬，在推送过程中可引起心室壁及升主动脉穿孔。球囊/瓣环值超过 1.2 时，球囊扩张可引起主动脉壁、主动脉瓣及室间隔撕裂。主动脉破裂可引起内出血，血压下降和休克；左心室穿孔则引起心包积血、心包压塞。一旦诊断明确，需快速心包穿刺减压，早期开胸手术修补心脏穿孔。因此，操作应轻柔，避免大幅度推送导管头端及顶压心脏壁，球囊选择不宜偏大。

(5)二尖瓣损伤：采用房间隔穿刺经左心房、二尖瓣达左心室途径进行球囊扩张术时，有时可引起二尖瓣撕裂、腱索断裂，导致二尖瓣反流，目前已较少应用该途径。

(6)栓塞：导管操作过程中细小血块、空气或脱落瓣膜小片等都可引起动脉系统栓塞。因此导管操作时需肝素化，注意球囊排气，操作应熟练，防止血栓形成。

(7)心律失常：常见，快速心律失常包括期前收缩、室上性心动过速、短阵室性心动过速甚至心室颤动。缓慢心律失常包括窦性心动过缓、左束支传导阻滞、房室传导阻滞等。大部分为一过性，严重心律失常需紧急处理，包括球囊导管撤离出心脏，药物及器械辅助治疗(电击、起搏器)等。

(8)出血：由于 PBAV 在左心室及动脉高压系统进行操作，尤其在操作导引钢丝插入左心室时，或交换导引钢丝、球囊扩张管及普通导管等时，容易引起局部穿刺点及导管接口处出血。因此，操作应规范化，尽量减少导引导丝及导管交换。

（李果明）

第三节　肺部疾病的介入治疗

一、原发性肺癌

【案例 5-3-1】

患者，男性，58 岁。因“咳嗽、咳痰 2 个月，咯血 1 周”入院。患者 2 个月前无明显诱因出现刺激性咳嗽，咳少量白色黏液痰，伴右侧胸部胀痛，向右侧背部放射。无畏寒、发热，无盗汗等。于当地医院就诊，拟呼吸道感染给予抗感染、止咳等治疗，疗效欠佳。1 周前出现间断咯血丝痰，间中咯血，呈新鲜出血，量为 10～20ml/次。来院就诊。发病以来明显消瘦，体重减轻 5kg 。否认肺炎、结核病史。既往吸烟史 30 年，每日吸烟 5～20 支不等。

查体：生命征平稳，慢性病容，左侧锁骨上淋巴结可扪及肿大淋巴结。气管居中，无声嘶。双侧胸廓对称，叩音清，右上肺可闻及干啰音，无湿啰音。左肺呼吸音清。心率 80 次/分，律齐，无杂音。腹平软，未扪及肿物。病理征未引出。

辅助检查：胸部 X 线示：右上肺前段见一约 4cm×4cm 的圆形块状阴影，边缘模糊毛糙，可见细短的毛刺影。右侧胸腔积液。

问题：

(1) 原发性肺癌患者基本介入方案如何制定？

(2) 制定个体化介入方案仍需哪些指标，请为该患者制定介入方案。

(3) 该患者介入治疗后疗效判断指标有哪些？

肺癌在世界许多国家和地区发病率和死亡率都在逐年增加。在我国，肺癌更是发病率、患病率和死亡率增长最快的恶性肿瘤之一。我国卫生部最新公布的全国第 3 次死因调查中显示，肺癌居我国肿瘤死因首位，占全国肿瘤死因的 22.7%。目前，我国已成为世界第一肺癌大国。

【病因学】 目前认为下列因素与肺癌的病因有密切关系。

1. 吸烟 是肺癌最重要的高危因素。大量研究说明吸烟与肺癌发病危险性之间存在明显的剂量-效应关系。烟草中含有逾 3000 种化学物质，其中多环芳烃、芳香族类化合物和亚硝胺等具有很强的致癌活性。

2. 环境和职业接触 环境污染对人类健康造成的危害越来越引起人们的重视。我国部分省市环境保护监测研究指出，我国城市居民肺癌死亡率与城市大气污染有密切关系，大气污染越严重，肺癌患病率与死亡率越高。下列职业环境接触致癌物可增加肺癌的发生率：砷、铬酸盐、镍、石棉、焦油、煤气等。

3. 电离辐射 通过对铀矿工人肺癌发病的调查发现，铀矿工人的肺癌主要由氡及其子体辐射引起，诱发的多是支气管的小细胞肺癌。美国曾有报道开采放射性矿石的矿工 70%～80%死于放射引起的职业性肺癌，以鳞癌为主。

4. 既往肺部疾病 如慢性支气管炎、肺结核、支气管扩张症等患者，支气管上皮在慢性感染过程中可能化生为鳞状上皮致使癌变，但较为少见。

5. 肺癌家族史及遗传易感性 家族聚集、遗传易感性及免疫功能降低，代谢、内分泌功能失调等也可能在肺癌的发生中起重要作用。许多研究证明，遗传因素可能在对环境致癌物易感的人群和(或)个体中起重要作用。

【病理学】 大体分型：可分中央型肺癌和周围型肺癌。中央型肺癌是指肿瘤发生在段或段支气管开口以上的支气管；周围型肺癌是指肿瘤发生在段支气管开口以下的支气管。

组织学分型：根据其病理特点分为非小细胞肺癌(NSCLC)和小细胞肺癌(SCLC)。非小细胞肺癌的 WHO 分类如下。

1. 鳞状细胞癌 分型：乳头状、透明细胞、小细胞、基底细胞样型。约占肺癌的 30%，其中 2/3 表现为中央型，1/3 为周围型。

2. 腺癌 滤泡性、乳头型、细支气管肺泡癌、非黏液型、黏液型、黏液和非黏液混合型。约占肺癌的 40%，常表现为周围型。

3. 大细胞癌 分型：大细胞神经内分泌癌、大细胞神经内分泌结合癌、淋巴样癌、透明细胞癌、横纹肌大细胞癌。

4. 腺鳞癌

5. 小细胞肺癌 是由小细胞组成的恶性上皮性肿瘤。此型肺癌约占 20%，属于分化差的神经内分泌癌，恶性程度高，容易发生转移。

【肺癌的 TNM 临床分期】 肺癌 TNM 是一种临床分期系统，T、N、M 分别代表原发肿瘤大小状态、区域淋巴转移状态、有无远处转移。根据这三要素的具体情况来给临床肿瘤分期，以确定合理的治疗手段，具体如下。

Tx：原发肿瘤大小无法测量；或痰脱落细胞、或支气管冲洗液中找到癌细胞，但影像学检查和支气管镜检查未发现可视肿瘤。

T0：没有原发肿瘤的证据。

Tis：原位癌。

T1：肿瘤最大径≤3cm，被肺或脏层胸膜包绕，支气管镜检查没有累及叶支气管以上。T1a：原发肿瘤最大径≤2cm；T1b：原发肿瘤最大径>2cm，但≤3cm。

T2：肿瘤＞3cm，≤7cm；或肿瘤符合以下特征之一：①累及主支气管，但距离隆突≥2cm；②累及脏层胸膜；③扩展到肺门的肺不张或阻塞性肺炎，但不累及全肺。T2a：肿瘤最大直径＞3cm，≤5cm；T2b：肿瘤最大直径 5cm，≤7cm。

T3：肿瘤＞7cm 或直接侵犯下列结构，即胸壁(包括肺上沟瘤)、膈肌、膈神经、纵隔胸膜、心包壁层；或肿瘤位于距离隆突 2cm 以内的主支气管，但尚未累及隆突；全肺的肺不张或阻塞性肺炎；或原发肿瘤同一肺叶内出现单个或多个卫星结节。

T4：任何大小的肿瘤，侵及以下之一者：心脏，大血管、气管，食管，喉返神经、纵隔，隆突或椎体；原发肿瘤同侧不同肺叶出现卫星结节

区域淋巴结转移(N)：区域淋巴结为胸内淋巴结(纵隔、肺门、肺叶、叶间、段和亚段淋巴结)、斜角肌及锁骨上淋巴结。

Nx：淋巴结转移情况无法判断。

N0：无区域淋巴结转移。

N1：同侧支气管周围淋巴结和(或)同侧肺门淋巴结转移和肺内淋巴结转移，包括原发肿瘤的直接侵犯。

N2：同侧纵隔和(或)隆突下淋巴结转移。

N3：对侧纵隔、对侧肺门淋巴结，同侧或对侧斜角肌或锁骨上区淋巴结转移。

远处转移(M)：

Mx：无法评价有无远处转移。

M0：无远处转移。

M1a：胸膜播散(恶性胸腔积液、心包积液或胸膜结节)对侧肺叶的肿瘤结节，

M1b：有远处转移(肺/胸膜外)。

【临床表现】 肺癌的症状和体征的有无、轻重及出现的早晚，取决于肿瘤发生部位、病理类型、有无转移及有无并发症，以及患者的反应程度和耐受性的差异。肺癌早期症状常较轻微，甚至可无任何不适。中央型肺癌症状出现早且重，周围型肺癌症状出现晚且较轻，甚至无症状，常在体检时被发现。

局部症状：咳嗽、痰中带血或咯血、胸痛胸闷气急、声音嘶哑等。

全身症状：发热、消瘦和恶病质。

肺外症状：肺源性骨关节增生症、与肿瘤有关的异位激素分泌综合征。

浸润和转移症状：淋巴结转移，最常见的是纵隔淋巴结和锁骨上淋巴结、胸膜受侵和(或)转移、上腔静脉综合征，以及骨、肝、脑、肾转移和周围神经系统症状。

【诊断】 主要依据临床表现、影像学、支气管镜、胸腔镜、经皮肺活检、痰涂片检查、胸腔液检查、免疫组化等。

【介入诊疗】

1. 经皮肺穿刺活检术

(1)适应证：未经病理学诊断的肺内肿块，无明显禁忌证的患者。如果影像学检查显示病灶可经手术切除，应优先考虑手术切除。如病灶不能经手术切除需明确病理类型者。

(2)禁忌证：①难以纠正的凝血功能障碍；②无安全的穿刺途径；③患者不配合。

(3)术前准备：详细询问肺部疾病、出血性疾病、传染性疾病史。检查血常规、凝血功能、心电图等。器械准备。

(4)注意事项

1)术前行影像学检查，评估穿刺路径，根据穿刺路径摆体位，一般选择仰卧位或俯卧位。

2)应选择最短的、尽量避开肺组织的穿刺路径。

3)避免穿刺大血管、心脏、膈肌、肝脏或脾脏等。

(5) X线透视或CT引导下肺组织活检操作步骤

1)术前X线透视或CT定位，在病灶水平体表放置可显示标识物作定位，透视包括正侧位或和斜位，CT定位以包含病灶的全部范围行扫描。

2)评估穿刺点及穿刺路径，测量体表到病灶的距离及角度。

3)常规消毒铺巾，经穿刺点行局部浸润麻醉。

4)穿刺至病灶内。

5)透视下或以重复CT扫描，确定穿刺针针尖位置。

6)快速取材，拔针，组织用10%甲醛溶液或无水乙醇固定，送病理检查。

7)透视或CT重复扫描，检查是否有气胸、血气胸等。

(6)并发症：疼痛、出血、邻近重要器官或组织损伤如气胸、血气胸、感染、诱发肿瘤转移如沿穿刺针道种植转移。

2. 胸腔引流术

(1)适应证：肺、胸膜、纵隔恶性占位病变及某些胸腔诊疗操作引起的气胸、胸腔积液、肺脓肿、脓胸需要引流处理的。

(2)禁忌证：①难以纠正的凝血功能障碍；②预计穿刺进针点出现感染；③患者不配合。

(3)术前准备：检查血常规、凝血功能、心电图、患者呼吸状态等。术前行影像学检查，评估液体位置及量、穿刺路径等，根据穿刺路径摆体位，一般选择端坐位。可采用透视及或超声作为引导。为方便护理及预防脱管，尽量选择腋中线以前的穿刺入路。

(4)步骤：定位穿刺点后局部浸润麻醉，穿刺针经麻醉路径穿刺入胸腔(必要时请患者配合呼吸)，抽吸气体或液体证实在胸腔。置入导丝，用配套扩张器扩张穿刺道，置入引流管，将引流管固定在皮肤上，连接引流袋或水封瓶。当临床表现及影像学检查提示引流充分，可拔除引流管。

(5)注意事项：大量胸腔积液时引流需缓慢以预防复张性肺水肿。第一天引流量需少于 800ml。

(6)常见问题及并发症：①疼痛、感染、出血；②胸膜反应；③引流管堵塞；④气胸、血气胸；⑤疼痛性休克、心肺功能意外等。

3. 经支气管动脉介入治疗技术 经支气管动脉介入治疗包括动脉灌注化疗(BAI)和化疗栓塞术(BAE)。以上技术应在取得病理诊断后方可进行。

(1)适应证

1)估计手术切除有较大难度或已无手术指征的肺癌。

2)可手术切除但有手术禁忌证或患者拒绝手术者。

3)术前动脉灌注化疗使肿瘤局限或缩小，以期手术切除。

4)手术切除后降低复发率、转移发生率。

5)合并大咯血的栓塞治疗。

(2)禁忌证

1)高热、严重感染。

2)WBC $\leqslant 3\times 10^9$/L。

3)发生严重脑或全身转移。

4)凝血功能障碍。

5)患者恶病质状态或器官衰竭。

(3)操作步骤：患者取仰卧位，常规腹股沟区(常用右侧)消毒铺巾，2%利多卡因 5ml 局部浸润麻醉，采用 Seldinger 改良法穿刺股动脉，送入动脉鞘。行选择性支气管动脉造影(通常手推造影)，了解肿瘤供血情况，然后超选择支气管动脉插管及灌注化疗。插管、造影和介入治疗详细过程如下：

1)经动脉鞘送入所选导管至胸主动脉 T_5 ～T_6 水平。

2)导管头方向与支气管动脉主干走行方向保持一致。

3)在左主支气管与胸主动脉交叉处上下各一个锥体范围内上下移动导管，逐步变换导管头方向以寻找支气管动脉开口。右支气管动脉插管时，导管尖端朝向右后壁至前壁范围内，成功置管率达 90%。左支气管动脉插管时，在左前壁至右侧壁范围内移动，成功置管率达 80%。

4)选择性支气管动脉插管成功后，手推造影剂证实导管头位置。

5)支气管动脉造影(图 5-3-1、图 5-3-2)：仔细观察肿瘤的血供和有无肋间动脉、脊髓动脉共干。部分肺癌癌灶具有多支血管供血，一侧肺肿瘤还可以通过侧支从对侧肺及临近部位体动脉获得供血。因此，造影如显示肿瘤有供血缺损区，应进一步寻找其他供血动脉：肺癌的血供主要来源于同侧支气管动脉，少部分来源于胸廓内动脉或肋间动脉。支气管动脉也可异位发自锁骨下动脉、胸骨内动脉、头臂干动脉、心包膈动脉、甲状颈干、膈下动脉、食管动脉甚至腹主动脉等。如在胸主动脉未能发现支气管动脉，应进一步寻找。支气管动脉造影主要表现：①支气管动脉扩张迂曲，一直延伸到肿瘤部位；②富血供者肿瘤血管较丰富，乏血供者仅见少数新生血管，可见动脉粗细不规则、侵蚀、狭窄或截断；③支气管动脉-肺静脉或肺动脉分流；④富血供者肿瘤染色明显，乏血供者肿瘤不染色或部分染色；⑤有肺门和纵隔淋巴结转移时，可见淋巴结中肿瘤血管和染色；⑥如果存在肋间动脉共干，尤其是显示脊髓动脉时，应导入同轴导管超越共干血管，并在造影与灌注前从该支血管注入适量地塞米松以保护脊髓免受造影剂与化疗药物的影响。

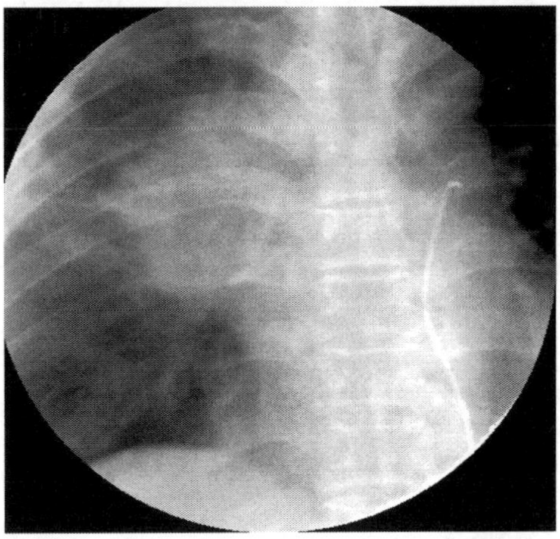

图 5-3-1 右肺门区肿块，分叶，有毛刺

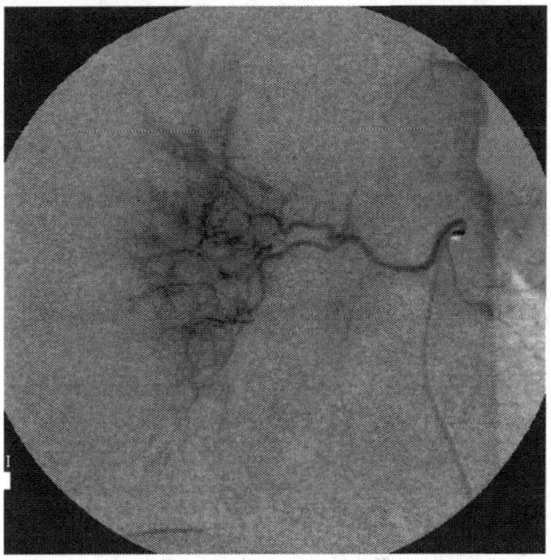

图 5-3-2 右支气管动脉插管造影见肿瘤染色明显

6）将拟灌注的化疗药物分别稀释于 50～100ml 生理盐水或葡萄糖溶液中，行支气管动脉或其他肿瘤供血动脉缓慢推注，药物灌注不宜过快，手推一般在 30min 注完；若肿瘤有多支动脉供血，应将化疗药物按照参与血供的比例，注入每一支供血动脉内；若支气管动脉插管失败，可将导管置于第 3、4 胸椎水平，将化疗药注入。

7）推荐灌注化疗方案：联合用药采用表柔比星（EPI）60～80mg/m^2，顺铂（DDP）60～80 mg/m^2 或者草酸铂 100～150 mg/m^2。

8）支气管动脉栓塞术应注意以下几点。

A. 如肺癌血供丰富，无脊髓动脉共干及交通支，则可于灌注化疗后，行超选择动脉栓塞治疗，常规栓塞剂为吸收性明胶海绵、微球、超液化碘油等。

B. 在严密透视监视下缓慢推入栓塞剂，直到栓塞剂在支气管动脉内流速明显减慢为止。

C. 栓塞后注意抽出导管内多余的栓塞剂。

D. 栓塞后数分钟后再次行支气管动脉造影，以明确栓塞程度及范围。

（4）治疗周期：根据患者病情肺癌介入治疗一般间隔 3～4 周重复一次，根据具体病情及治疗目的而定。

（5）术后处理

1）拔除导管及动脉鞘后，局部压血 5～10min，加压包扎 24h，术后穿刺侧下肢制动 6h。

2）水化、止吐、增强免疫及对症支持治疗。

3）3～7 天复查血常规、肝肾功能、肿瘤标志物等。如无特殊，术后 1 个月复查影像学检查。

（6）并发症

1）一般并发症：①与操作相关并发症有：局部血肿、动脉夹层形成、血管痉挛、血管闭塞、感染等；②与化疗药物相关并发症有：恶心、呕吐、发热、肝肾功能损伤、骨髓抑制。监测血常规、肝肾功能检查，及时对症处理；③造影剂过敏：包括急性和迟发性过敏反应。

2）特殊并发症

A. 脊髓损伤：此为经支气管动脉介入治疗最严重的并发症。经支气管动脉造影及介入治疗均可发生。造影剂、化疗药物及栓塞材料等均可通过支气管动脉与脊髓动脉吻合支导致脊髓损伤，表现为术中或术后 6h 内出现胸髓平面以下的感觉及运动障碍，甚至尿潴留、截瘫等。

预防措施：选择非离子型造影剂，适量稀释。超选择插管以避开脊髓动脉后方可注药。化疗药物经充分稀释后缓慢匀速注入。当怀疑支气管动脉与脊髓前动脉共干，又无法行超选择插管时，可先向该动脉内注入 3～5ml 利多卡因，观察患者有无肢体、躯干感觉或活动障碍，如有即说明存在共干，应放弃灌注化疗及栓塞。一旦发生脊髓损伤，应立即从支气管动脉撤管，全身予地塞米松、低分子右旋糖酐等治疗。多数轻型损伤可在一周内逐渐恢复正常，严重损伤多数难以恢复。

B. 肋间动脉损伤：表现为胸背部皮肤红肿、疼痛、坏死、溃疡形成等，对症处理多可治愈。

（7）疗效评价

1）WHO 实体瘤评价标准评价客观有效率：CR、PR、SD、PD，肿瘤标志物的动态随访、KPS 评分再评价。

2）随访终点目标：生存率、带瘤生存时间、疾病进展时间。

3）毒副作用评价：按照国际标准观察化疗药物引起的近、远期毒性。同时注意观察造影前后造影剂对肾脏功能的影响。

（8）预后

1）支气管动脉介入治疗近期疗效：主要观察阻断血供效果，血供特别丰富者有效率高。

2）远期疗效：介入治疗作为肿瘤综合治疗的其中一种手段。针对患者病情作个性化处理，支气管动脉灌注化疗栓塞与放疗、全身化疗、外科手术结合可提高疗效。

4. 其他介入治疗 上腔静脉综合征的介入治疗。

上腔静脉由左右头臂静脉汇合而成，注入心房后上方。位于纵隔中，与胸骨、气管、右主支气管、主动脉、肺动脉及气管旁、肺门淋巴结关系密切，当上腔静脉完全堵塞后，能建立广泛的侧支循环。上腔静脉综合征（superior vena cava syndrome，SVCS）是通往右心房的上腔静脉血流受阻引发的一系列症状。上腔静脉的压迫、受侵或血栓常引起上腔静脉综合征，恶性肿瘤中肺癌最常发生 SVCS，其他恶性肿瘤如淋巴瘤、转移瘤、原发纵隔肿瘤等亦有报道。

其临床表现可以是急性或亚急性的。缓慢进展的阻塞能允许侧支循环建立。从头到上肢血流急性阻塞能引起静脉压升高的症状。其严重程度取决于原发疾病、阻塞速度、是否伴有血栓形成、阻塞部位和侧支循环建立是否充分、常见呼吸困难、鼻塞、颜面部肿胀、舌头肿大、咳嗽、恶心、头痛、头晕、视物不清、喘鸣、声嘶等。

（1）影像检查

1）胸部 X 线：可见上纵隔肿块或增宽、肺门肿块等。

2）CT 或 MRI：是评价 SVCS 最准确的影像学检查，能评价阻塞部位、显示血栓、侧支循环建立情况、纵隔病变等。

3）静脉造影：适用于预期手术的患者；上腔静脉血栓形成，纵隔肿瘤压迫或侵蚀等上腔静脉阻塞性疾病的诊断；以及不明原因的胸腔积液、上肢及头颈部肿胀需排除上腔静脉阻塞的。SVCS 表现为导管受阻、造影剂排空延迟、上腔静脉内充盈缺损或狭窄闭塞、侧支循环建立等。

（2）介入治疗

1）术前准备：完善血常规、凝血功能、影像学检查等；排除出血性疾病及抗凝治疗禁忌证。

2）操作方法

A. 患者仰卧位。常规消毒铺巾，右侧颈静脉穿刺，留置导管鞘。如果头臂静脉闭塞，可采取贵要静脉或肘正中静脉穿刺置管，或股静脉。造影进一步明确病变性质、部位和程度，有条件可以测量狭窄段两端压力差。

B. 在导丝引导下，越过狭窄段，行球囊扩张，置入支架。

C. 根据凝血情况行肝素化治疗。

D. 重复血管造影，评价治疗效果，发现早期并发症并及时处理。

3）术后处理

A. 拔管后彻底压迫止血包扎，根据患者病情进行临床监护。

B. 术后抗凝治疗：口服华法林，使凝血酶原时间国际标准化比值（INR）维持在 2.0～3.0 之间，可预防支架内血栓形成。施行长期抗凝治疗应考虑个体差异，严密监测药物可能有潜在出血的风险。用药持续半年。

C. 定期随访复查：血管彩超可显示支架内血流情况。

4）并发症

A. 穿刺相关并发症，如穿刺点出血、血肿、动静脉瘘、气胸等。

B. 支架置入术后：支架堵塞、支架内血栓形成、支架移位等。

C. 抗凝治疗并发症：出血。

5）预后：支架置入可使大部分患者得到缓解，仍有部分患者复发。放射治疗对大多数恶性肿瘤所致 SVCS 有效，化疗对于化疗敏感的肿瘤能迅速缓解临床症状。

二、支气管扩张

【案例 5-3-2】

患者，女性，60 岁。8 年前开始反复咳嗽，咳痰，有时伴有咯血。曾行胸部 HRCT 提示双肺下叶柱状支气管扩张。1 周前，上述症状复发并加重，每次咯血量增多，最多 1 天 500ml 以上。查体：血压 80/50mmHg，贫血貌，双下肺可闻及湿啰音。心率 100 次/分，无杂音。腹平软，无压痛。双下肢无水肿。

问题：

（1）患者诊断是什么？

（2）请为该患者制定介入方案。

【概述】 支气管扩张症是各种原因引起的支气管各段的病理性、永久性扩张，导致反复发生化脓性感染的气道慢性炎症。临床表现为持续或反复性咳嗽、咳痰，有时伴有咯血。

声门以下呼吸道或组织出血，经口排出者称为咯血(hemoptysis)。大咯血(massive hemoptysis)指每日出血量在500～2000ml，或每次量超过300ml。为呼吸系统的常见症状，是危及生命的常见急症之一，死亡率高。

支气管扩张常伴有毛细血管扩张，或支气管动脉和肺动脉终末支气管扩张与吻合，形成血管瘤，可反复出现咯血。

预防咯血窒息应视为大咯血治疗的首要措施，大咯血时首先应保证气道通畅，改善氧合状态，稳定血流动力学状态。支气管扩张咯血以往多采用内科保守治疗，主要治疗原则有止血、抗感染及原发病治疗。如静脉予氨甲苯酸、酚磺乙胺、垂体后叶素等。部分大咯血患者内科治疗无效者，需采取其他紧急措施。而多数患者伴有慢性肺部疾病，肺功能储备较差，而不能耐受外科手术切除肺叶治疗。而且大咯血急性发作行外科手术中可出血、窒息、支气管胸膜瘘、呼吸衰竭等，病死率高。随着介入放射学的发展，血管造影和介入栓塞治疗以其快速、有效、微创等独特优越性，在各种出血性疾病的诊治特别是肺部疾病引发的急性大咯血中发挥着巨大的作用。由于肺部受支气管动脉和肺动脉的双重血供，两套循环系统间常存在潜在交通管道且两者具有相互补偿的功能。大咯血患者中90%出血来自支气管循环，仅10%左右出血来自肺循环。但支气管动脉栓塞后，一般不会引起支气管与肺组织的坏死，这为BAE治疗大咯血提供了客观依据。经支气管动脉造影及栓塞治疗后可以达到良好的止血效果，并能最大限度地保护组织和器官功能。

【支气管动脉栓塞术】 术前常规检查胸部高分辨率CT，有条件可行胸部血管重建以了解确定病变范围及病灶的供血动脉的情况。

(1)采用Seldinger技术：经一侧股动脉插管，成功后引入4～5Fcobra导管，在数字减影血管造影(DSA)透视下行双侧支气管动脉造影，同时行邻近肋间动脉和胸廓内动脉造影，一般采用非离子对比剂经低压注射法行DSA，了解是否多支供血，明确出血动脉，观察分析其行程、管径及与周围血管的关系，同时观察脊髓动脉与支气管动脉等的关系。导管送至胸主动脉第4～6胸椎水平即气管隆嵴水平偏左，逐支寻找各支气管动脉开口。

(2)支气管动脉造影表现：支气管动脉增粗，迂曲或分支紊乱，可见新生血管呈网状形成或血管丛样分布，支气管动脉分支常呈不规则状或呈血管瘤样扩张，造影剂外渗，图5-3-3、图5-3-4可见造影剂进入肺实质、气管管腔或病变空洞内；动静脉瘘形成，动脉瘤样扩张或形成动脉瘤。观察是否有胸廓内动脉、肋间动脉、膈动脉、甲状颈干、锁骨下动脉供血。

(3)栓塞材料的选择：有研究证实术后复发主要由栓塞材料在体内被吸收和栓塞区域侧支循环的建立所引起。造成BAE早期复发的原因除了出血靶血管的漏栓，另一重要因素是栓塞材料的正确选用。理想的栓塞材料应能同时栓塞支气管动脉的主干和末梢，操作方法简单安全，并发症少，复发率低。部分咯血患者在行BAE治疗前，经过内科给予收缩血管药物治疗，如垂体后叶素是治疗咯血的常用药物。由此在行BAE时患者的血管是处于收缩状态的，同时在进行支气管动脉插管时也会刺激血管造成挛缩，在BAE术后停止缩血管药物的使用后，靶血管会有一定的复张，管径增宽。这要求栓塞剂也有一定的膨胀性来适应靶血管的复张。目前常用的血管栓塞剂为聚乙烯醇颗粒(PVA)、明胶海绵、弹

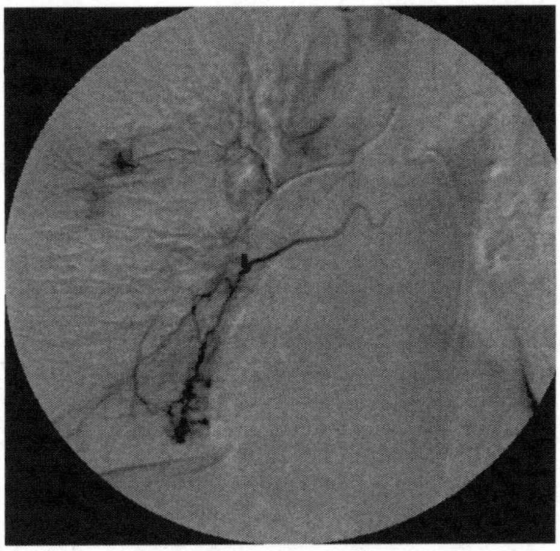

图 5-3-3　支气管动脉插管造影显示右上肺片状造影剂渗出，提示出血

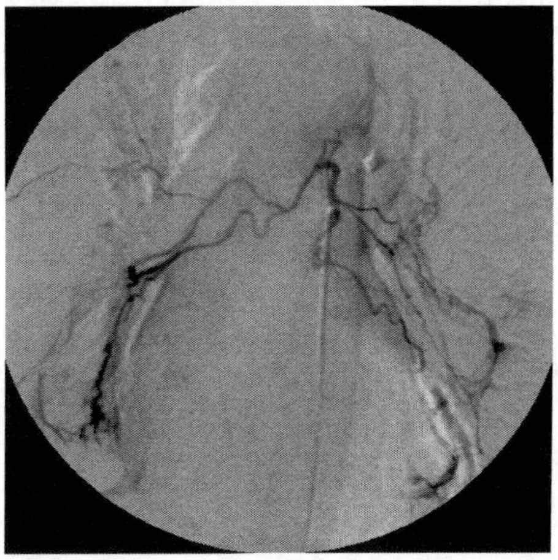

图 5-3-4　双下肺支气管动脉分支呈丛状、网状，部分见造影剂呈片状渗出，提示支扩伴出血

簧钢圈等。PVA 具有良好的生物安全性及生物相容性，不溶于水，在体内不降解，属永久性栓塞剂。明胶海绵是经纯化的皮肤明胶制成的非水溶性止血材料，无毒，无抗原性，被当作可生物降解的、血管内栓塞剂使用。明胶海绵诱发的动脉栓塞往往在栓塞术后的几个星期到几个月再通。一般认为大咯血应用明胶海绵栓塞复发率高，应用 PVA 颗粒栓塞可降低远期复发率。临床上可依据患者具体病情及其经济状况，选择 PVA 或明胶海绵颗粒注入靶血管内充满一整段管腔，再以弹簧圈封堵近端主干，达到满意栓塞效果。

(4)造影证实后，固定导管头端，使用微导管超选择插入支气管动脉较远端，将造影剂与栓塞材料充分混合，对病变血管行缓慢、间隔注入明胶海绵和(或)PVA 颗粒逐级栓塞。以靶动脉内血流缓慢或造影剂出现反流判断栓塞程度，栓塞后再造影，被栓塞的支气管动脉不再显影，异常染色消失为栓塞成功(图 5-3-5)。

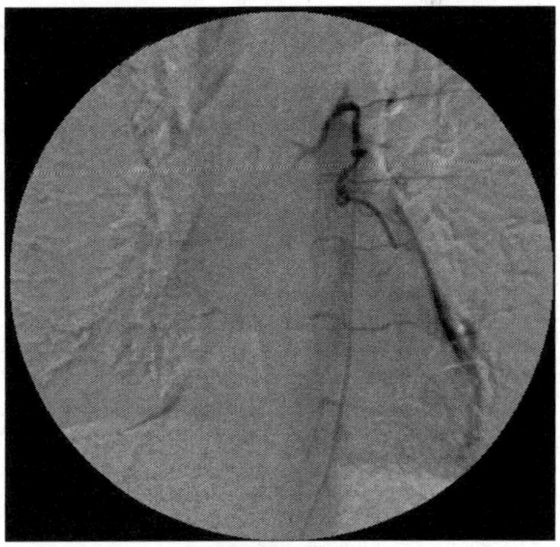

图 5-3-5　支气管动脉栓塞后，造影复查显示支气管动脉已闭塞

(5)大咯血主要为支气管动脉出血，但支气管动脉变异较大，除来源于主动脉的常见开口，一些异位开口的支气管动脉，如来源于锁骨下动脉、胸廓内外动脉、膈下动脉及甲状颈干的支气管动脉也应尽可能找全，即使支气管动脉造影没有明显的对比剂外渗征象，但出现扭曲、增多、紊乱等现象的血管也应将其栓塞。为了避免误栓引起严重并发症，如发现肋间动脉及脊髓动脉与支气管动脉共干时，须进行超选择插管，必要时使用微导管超选择，导管头端尽可能深入出血动脉分支，提高栓塞的靶向性，降低误栓的概率。

(6)术中全程行心电监护，密切观察患者呼吸循环功能、肢体感觉和运动情况。术后穿刺点压迫止血，加压包扎。患者平卧，穿刺侧肢体制动。术后需继续内科止血治疗及积极治疗原发病。

(7) 疗效判断标准

1) 治愈：24h 之内活动性出血停止，随访 6 个月以上无复发。

2) 显效：咯血次数明显减少，仅咯血丝痰。

3) 有效：咯血次数减少，每日最大咯血量较治疗前减少 50%以上。

4) 无效：未达到上述标准。

(8) 并发症：常见不良反应有低热、胸闷、胸痛、胸骨后烧灼感等栓塞后综合征，主要由于肋间动脉与纵隔动脉因栓塞缺血所致，一般不需处理。

严重并发症为脊髓损伤及异位栓塞，脊髓损伤主要是因栓塞的支气管动脉与脊髓动脉共干，引起脊髓缺血所致。异位栓塞是指栓塞物质反流至靶血管以外的部位，栓塞物质反流多由于导管在支气管动脉内嵌顿不牢，注入栓塞剂时压力过大、过快所致。

三、肺血栓栓塞疾病

【案例 5-3-3】

患者，女性，60 岁。2 天前活动时突发胸闷、气短、心悸，伴大汗淋漓。无胸痛及放射痛，无咳嗽、咯血等。到当地医院就诊，查心电图示：阵发性心房颤动。螺旋 CT 示：右肺主动脉栓塞。经予 it-PA 溶栓治疗。溶栓后抗凝治疗。临床症状改善不明显。逐渐出现呼吸困难，血压下降。查体：吸氧下血氧饱和度 80%，血压 80/60mmHg，意识淡薄，唇发绀，右肺呼吸音低，闻及中等量湿啰音。

问题：

(1) 患者诊断是什么？

(2) 该患者最适治疗方案是什么？

肺血栓栓塞(pulmonary thromboembolism，PET)疾病简称肺栓塞，是肺动脉主干或分支被血栓或外源性栓子堵塞后引起的相应肺组织供血障碍疾病。栓子包括血栓、脂肪、羊水、空气等，多来源于下肢深静脉的血栓、长期卧床、妊娠、外科手术后、心肌梗死等。下肢静脉血栓可因长期站立，瘫痪患者长期卧床不起，盆腔手术，肿瘤压迫，血液高凝状态等所致。

肺栓塞多发生于叶、段肺动脉及其以下分支。由于血栓的大小、形状、数量及流入肺动脉速度的不同，临床表现多样化。而多数患者无明显临床症状，或仅有轻微不适。典型的临床表现可见呼吸困难、胸痛、咯血。当栓塞发生在肺动脉主干或大分支、或广泛的肺动脉小分支，可导致严重呼吸困难、发绀、休克，甚至猝死。

肺通气灌注扫描可证实约 40%合并无症状的肺栓塞，而多中心研究发现 50%～70%可合并深静脉血栓形成。肺栓塞的诊断检查包括下肢血管超声、多排螺旋 CT(需行 CT 肺血管成像 CTPA)、肺动脉造影等。实验室检查，血液 D-二聚体明显增高，但非特异性，心肌梗死也可增高。选择性肺动脉造影是目前检出肺栓塞最准确的方法，是诊断肺栓塞的金标准。肺动脉造影肺栓塞的诊断依据是肺动脉腔内有充盈缺损或血管中断。肺动脉压力明显增高，局限性肺叶、肺段的血管纹理减少，血流缓慢可作为提示征象。

肺栓塞的传统治疗包括溶栓、抗凝、改善通气、降低肺动脉压及对症支持治疗。临床上一旦怀疑肺栓塞，需要静脉应用肝素，或同时使用华法林。溶栓治疗只用于存在血流动力学不稳定的大面积肺栓塞。但溶栓血管不能即刻再通且不能预测是否成功，禁忌证和并发症限制了溶栓的应用，出现循环障碍或再发肺栓塞是造成死亡的主要原因。外科手术治疗创伤大、风险大、手术指征需非常明确。

介入治疗是使急性肺栓塞患者迅速改善循环功能障碍的有效治疗方法。尤其是手术后发生的肺栓塞，临床难以实施溶栓及抗凝治疗，介入治疗已成为首选方法。

1. 适应证 ①急性大面积肺栓塞；②血流动力学不稳定、进展性低血压、严重呼吸困难、晕厥、心搏骤停；③溶栓疗法失败或有禁忌证；④出现心源性休克或右心功能不全；⑤术后出现肺栓塞的；⑥有开胸禁忌证的；⑦有极易脱落的下腔静脉及下肢静脉血栓；⑧年龄小于 70 岁者，70 岁以上慎重选择。临床一旦明确诊断，及时实施介入手术治疗有助于降低病死率及改善预后。

2. 禁忌证 活动性消化道出血，3 个月以内心脑血管意外病史，3 个月内外科手术史，分娩，严重肝肾衰竭，出血性疾病等。

3. 介入治疗方法

(1) 导管局部溶栓术：是通过肺动脉造影确定栓塞部位，溶栓导管尖端置于血栓附近，于尿激酶、链激酶灌注。新鲜血栓在足量的溶栓药物作用下，大多可逐渐溶解。导管插入血栓内部的溶栓效果更佳。

(2) 导管吸除血栓术：肺动脉造影确定栓塞部位后，用 8F 右冠状动脉导管置于肺动脉血栓处，接注射器负压抽吸，吸住血栓后拖动导管出体外，再从导管内推出血栓。需要反复操作。

(3) 导丝碎栓术：是使栓塞肺动脉的血栓破碎，从而血流再通。猪尾巴导管位于血栓处，使用导丝旋转、进退及深入至肺段动脉以下水平。血栓破碎后，小血栓游离到肺动脉末梢。如能保留肺动脉主干的血流，末梢小血栓可自溶，从而血流再通。

(4) 球囊扩张碎栓术：一般应用与急性或亚急性肺栓塞血栓位于肺段动脉水平，当导丝碎栓困难时，选用与肺动脉直径相符的外周球囊导管，经球囊挤压使血栓破碎。

碎栓术后，应使用少量溶栓药物(如尿激酶或链激酶)直接由导管注入患处，促进小血栓加快溶解。

(5) 置入下腔静脉滤器：为防止下肢静脉大块血栓再次脱落形成栓塞，可使用下腔静脉滤器。适应证包括：下腔静脉、髂总静脉发生血栓的、广泛进行性静脉血栓形成、有大块血栓脱落较大风险的患者，建议在肺动脉导管操作之前，先放置静脉滤器。

4. 具体治疗流程

(1) 选择有适应证的病例。

(2) 超声多普勒探查下肢血栓，选择穿刺部位，尽量避免穿刺患侧患处深静脉。

(3) 经健侧股静脉采用 Seldinger 技术穿刺，6F 专用右心导管插管至肺动脉主干或右心室造影，明确栓子部位、范围、程度。

(4) 测量肺动脉压力。

(5) 判断是否需要置入下腔静脉滤器。

(6) 通过导管对栓塞部位取栓，对大块栓子进行碎栓后取出。

(7) 肺动脉溶栓治疗：取栓后经导管缓慢注入溶栓药物，尿激酶每千克体重 15 000U 给予生理盐水配制后注入。

(8) 复查肺动脉造影。

(9) 下腔静脉取栓：在下腔静脉滤器的保护下行静脉取栓术或留置导管溶栓。

(10) 全身抗凝：术后留置导管鞘便于静脉抗凝治疗及复查造影。

(11) 复查肺动脉造影：肺动脉介入治疗 24h 后应造影复查肺动脉再通情况。

肝素钠：①深部皮下注射：首次 5000～10 000U，以后每 8h 8000～10 000U 或每 12h 15000～20 000U；每 24h 总量为 30 000～40 000U，一般均能达到满意的效果。②静脉注射：首次 5000～10 000U，之后按体重每 4h 100U/kg，用氯化钠注射液稀释后应用。③静脉滴注：每日 20 000～40 000U，加至氯化钠注射液 1000ml 中持续滴注。滴注前可先静脉注射 5000 单位作为初始剂量。有抗凝禁忌证时应及时纠正病因，尽早抗凝。抗凝不充分时应密切检测深静脉血栓和栓子堵塞滤器的发生。

华法林：口服：成人开始时每日 10～15mg，3 天后根据凝血功能来确定维持量，目标 INR（国际标准化比值）范围为：2.0～3.0。置入下腔静脉滤器后如无禁忌应长期口服华法林抗凝，定期复查滤器上有无血栓形成。

5. 疗效判断 指标包括：①症状改善情况；②平均肺动脉压、氧分压及血氧饱和度的变化；③栓塞血管开通情况，肺实质充盈情况。

治疗效果：使用导管介入治疗急性肺栓塞的一般为重症患者。使用导管血栓吸除术和导丝碎栓术有显著的临床疗效。国内外报道表明，符合适应证的患者实施导管介入治疗越早，其生存率越高。早期导管介入治疗对改善患者的临床症状和维持血流动力学稳定有重要意义。

四、肺隔离症

【案例 5-3-4】

患者，男性，25 岁。发现“肺脓肿”2 年，咯血 1 周入院。患者 2 年前着凉后出现高热、寒战、咳嗽、咳大量脓液痰。当地医院诊断为“肺脓肿”予以抗感染治疗症状缓解。1 周前无明显诱因出现咯血，量约 200ml/d。无明显咳嗽、咳痰，无胸痛、发热等。当地医院胸部 CT 示：左肺下叶一 4cm×3cm 团状阴影，密度不均。增强 CT 发现病变处有一粗大异常供血动脉。

问题：

(1) 患者诊断是什么？

(2) 患者最适治疗方案是什么？

肺隔离症是一种少见的先天性肺发育畸形。其特征为发育异常的肺组织与正常支气管、肺动脉相分离，肺组织的血供来自体循环的异常分支。这部分病变肺组织是孤立的无功能组织，形成囊性肿块，可与支气管相通，造成反复发作的局限性感染，不相通时则不会出现任何呼吸道症状。该病临床特点为存在异常动脉供血。

该病根据异常组织有无完整的胸膜与正常肺组织分界，分为叶内型和叶外型。叶内型与正常肺组织包裹在同一胸膜下，解剖关系密切，与支气管相通，有症状；叶外型单独包裹在其自身的异常胸膜下，与正常肺相对独立，无症状。发病叶内型多于叶外型。隔离肺的支气管与主体支气管系统相通易继发感染，临床表现为咳嗽、咳痰、发热，易引起反复肺部感染。由于隔离肺为体循环发出的异常动脉供血，血管压力较高，异常肺组织的毛细血管容易破裂出血，导致咯血和血胸。

【诊断】 该病 X 线表现为肺下叶的肿块影、囊肿或浸润征。肿块影呈圆形、椭圆形或不规则形，多位于后基底段，病灶可与心脏、纵隔和膈肌重叠，使部分病灶不易发现。

CT 平扫表现主要是囊肿、结节和块状影，偶有空洞，可合并支气管扩张，结节和块状影易被误诊为肺部肿瘤。CT 增强显示病灶周围不强化、轻度强化或不规则强化。异常供血的动脉在 CT 增强上的显示是诊断肺隔离症的重要依据。

血管造影是肺隔离症术前诊断的金标准，可直接观察异常供血动脉的起源、形态、数目、行程及大小。采用 Seldinger 法经股动脉穿刺插管，插入 6F 猪尾巴导管至主动脉弓水平，注入造影剂造影可显示异常增粗的供血动脉供应隔离的肺组织区域和引流静脉，在实质期可见隔离肺叶染色。在主动脉造影发现可疑血管的基础上行肺动脉造影，如病变中无肺动脉分布，则无论可疑异常血管是否回流肺静脉或体静脉，肺隔离症诊断均成立。根据造影情况换用 4F 或 5F Cobra 导管，选择性插管至隔离肺组织的迷走供血动脉，再次造影证实，并确定拟栓塞或拟隔绝的供血动脉并准确测量该血管的直径。供血动脉起源较多，常见的包括胸主动脉、腹主动脉、肋间动脉、锁骨下动脉、胸廓内动脉等。血管造影表现可与肺脓肿、肺肿瘤等鉴别。

以往肺隔离症一般采用外科手术治疗。但外科手术剥离血管易破碎而导致大出血，手术损伤较大，术后恢复较慢。而介入治疗有其微创的明显优势。

【介入治疗】

1. 血管栓塞治疗 对于单支供血动脉且近端血管直径相对较小(一般<12mm)的病例选择血管栓塞。为防止复发，需使用永久性栓塞剂。由于肺隔离症为先天发育异常，不会像肿瘤产生血管生长因子，一般不会发生侧支循环，所以一般不需使用聚乙烯醇(PVA)颗粒，使用弹簧钢圈方便、疗效确切。原则上应对所有供血动脉经行彻底栓塞，以免复发。在栓塞过程中应严防反流，以免误栓其他血管。

2. 覆膜支架腔内隔绝术 对于多支供血动脉和(或)近端血管直径相对较大(如>12mm)的病例可考虑行覆膜支架腔内隔绝术。首先行主动脉造影观察供血动脉的数量、形态和走行等，然后全身麻醉下逐层分离并切开股动脉，置入 20～24F 输送鞘管，释放直管型覆膜支架，隔绝异常的供血动脉。10min 后重复主动脉造影证实隔绝完全，异常供血动脉血管影消失。

通过栓塞或腔内隔绝其供血动脉，使异常肺组织缺血、坏死、萎缩和机化，消除了感染的源头，避免了肺部感染的反复发作。最终临床治愈。

经导管介入治疗肺隔离症安全，患者痛苦小，并发症少，是一种有效的治疗方法。

（陈建业　黄　昕）

五、气管狭窄

【案例 5-3-5】

患者，男性，28 岁，气管插管后 1 个月，进行性呼吸困难 2 周。术前患者不能平卧，持续高流量吸氧，血氧饱和度 80%，术前门诊 CT 检查提示气管狭窄。术后即可平卧，血氧饱和度 100%（图 5-3-6～图 5-3-9）。

问题：气管狭窄介入支架植入治疗的关键技术是什么？如何把握其适应证？

气管或主支气管狭窄（stenosis of trachea and main bronchia）分腔内性狭窄和腔外性狭窄。腔内性狭窄主要是指气管或支气管器质性病变或异物引起，前者常见病因包括气管或支气管原发性肿瘤、结核、术后或放疗后气管软化及先天性狭窄等；腔外性狭窄常见原因为淋巴结肿大及肿瘤压迫。轻度狭窄者症状轻微，表现为活动后气促，重度狭窄者可出现重度呼吸困难，甚至出现窒息、死亡等。治疗措施包括解痉、气管插管、气管切开及金属支架植入术等。

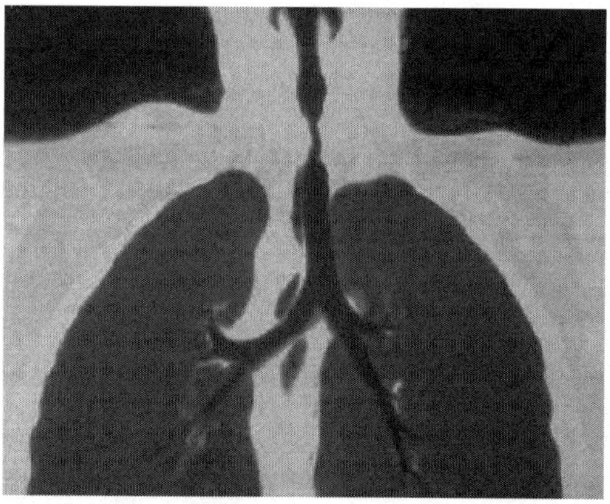

图 5-3-6　CT 冠状重建示主气管上段重度狭窄

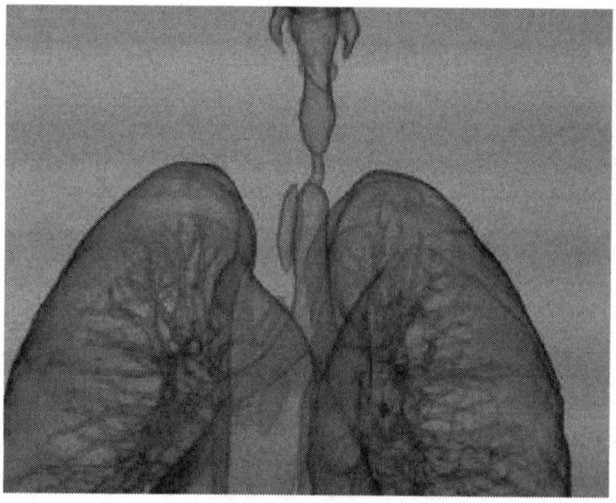

图 5-3-7　CT 曲面重建显示主气管狭窄

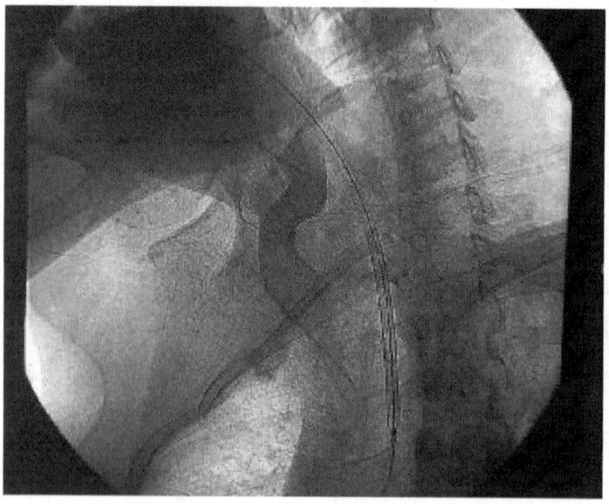

图 5-3-8　示气管支架植入术中

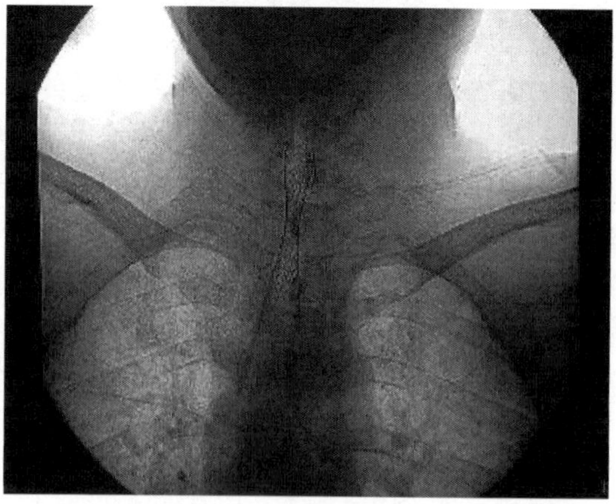

图 5-3-9　气管支架植入后

【诊断】

1. 临床表现　轻度狭窄者可以无症状或仅表现为活动后气促，重度狭窄者表现为端坐呼吸、进行性呼吸困难，严重者窒息或死亡。氧饱和度测定能反映气管狭窄的程度。

2. 影像学表现　X线透视、胸片、CT和MRI均可较好显示狭窄的气管或主支气管，CT和MRI能更好地显示原发或继发病灶及由此而引起的阻塞性肺不张、肺气肿、肺炎等。

【介入治疗】

1. 适应证　重度狭窄患者或气管软化造成严重呼吸困难而不能接受或不宜手术治疗者；气管狭窄虽然未导致严重呼吸困难，但预计局部放疗、化疗后可能出现严重呼吸困难者，可预先放置支架；部分食管气管瘘患者。

2. 禁忌证　急性炎症期；婴幼儿患者；病变部位近声门；不能耐受介入支架植入手术者。

3. 介入治疗步骤及技术要点

(1) 术前准备：①详细了解病史；②仔细阅读影像学资料(包括 X 线、CT、MRI 等)并对狭窄性质、部位、长度及病变两端正常气管直径做出准确判断和精准测量；③选用合适支架，通常选择自膨式支架，长度应超出狭窄两端各 10mm，直径应是气道直径的 1.2 倍；④术前 4h 禁食，术前取出义牙。

(2) 器械、设备准备：①保持 DSA 在可用状态；②准备好各种监护设备、喉镜、气管镜、气管插管、气管切开包、吸痰器、吸氧装置等；③备好导管、导丝、支架(直径、长度、型号)等。

(3) 手术步骤：①全麻或局部利多卡因喷雾麻醉；②透视定位或气管镜定位；③透视下将导丝通过气管狭窄段，必要时用导管辅助；④沿导丝送入支架并准确、快速释放，此项为技术成功与否的关键。全程必须在透视下进行，要求做到“快、准、稳”即动作完成快捷，1min 内完成，定位释放准确，释放过程把握稳妥，避免支架移位。

4. 注意事项

(1) 尽量采取全身麻醉，而在局部喷雾麻醉的条件下，应尽量缩短手术时间，尤其是在支架推送及释放过程。

(2) 尽量减少对气管黏膜的刺激。

(3) 距离声门较近时，支架植入后易造成局部水肿。

5. 并发症防治

(1) 防窒息：支架推送及释放过程易造成窒息，因此要尽量缩短时间。

(2) 防误吸：分泌物及血块易吸入气管，要注意随时吸引。

(3) 预防感染：可预防使用抗生素。

6. 疗效评价　气管支架植入术是所有非血管支架植入术中最为立竿见影获得肯定疗效的方法，绝大多数患者在支架植入后其主观症状如呼吸困难等可立即得到改善，而且在 2 周内症状可持续改善。但是，恶性狭窄如原发病得不到有效抗肿瘤治疗，3～6 个月可能再发狭窄。

（陈义雄）

第四节　胸壁及胸腔疾病的介入治疗

一、乳腺癌

【案例 5-4-1】

患者，女性，55 岁，发现双侧乳腺癌 3 年，已行多烯紫杉醇（泰素帝）+表柔比星化疗方案化疗 6 周期及行双侧乳腺癌放疗（单侧 5000 当量，双侧 10 000 当量），1 个月前开始出现双侧乳腺癌突破皮肤溃烂出血，每天 50～100ml。在完善相关检查后，有介入指征，行双侧内乳动脉及外乳动脉造影栓塞术后，皮肤溃烂出血停止。1 个月后复查，患者双侧乳腺癌肿块明显缩小。

问题：

（1）该患者的介入治疗指征有哪些？

（2）该患者的介入治疗方案有哪些？

（3）该患者的预后及后续治疗方案有哪些？

乳腺癌（breast cancer）是发生于乳腺上皮或导管上皮的恶性肿瘤。全球每年约有 120 万女性发生乳腺癌，有 50 万女性死于乳腺癌，北美、北欧为高发区，我国属于低发区，但其发病率逐年上升。乳腺癌主要发生于女性，男性乳腺癌约占 1%。20 岁以前少见，30 岁以后发病率逐渐上升，40～50 岁较高，绝经后发病率继续升高。

乳腺癌的发生发展是个复杂的多阶段过程，其病因尚未清楚，涉及包括染色体不稳定性、癌基因的异常激活与抑癌基因的失活、细胞凋亡抑制等在内的多种机制。其中 *BRCA*1/*BRCA*2、*P*53、*Her*-2、*C-myc*、*BCL*-2、*Cyclin* D_1、*Nm*23、*PTEN* 等基因被认为与其发生发展有密切的关系。

乳腺癌常见症状体征包括有乳房出现无痛性肿块，乳头溢液，乳头皮肤、外形的改变，乳房疼痛，区域淋巴结肿大等。其基本治疗方法是手术、放疗和化疗。能手术治疗的病例应及时手术，切除原发病灶。放射治疗和全身化疗效果近年已有所提高。动脉灌注化疗由于其给药途径的特殊，已在化疗中形成一个特殊的分支。其主要优点是增加肿瘤内药物浓度，提高疗效，减少化疗全身副作用。在一些国家和地区，该法已列为乳腺癌综合治疗中常规项目之一。

【诊断】

1. 病理诊断　病理学在乳腺癌的临床诊疗中不仅起着明确诊断的作用，同时也为乳腺癌的预后预测及乳腺癌的治疗提供了重要依据。

（1）小叶原位癌：小叶原位癌来自小叶的终末导管及腺泡，主要累及小叶，癌细胞局限于管泡内，未穿破其基膜，小叶结构存在。文献中的定义并不统一，一般定义为一个小叶中一定区域被具有诊断特征的肿瘤细胞累及，即可诊断为小叶原位癌，而对此“一定区域”的定义不尽相同。

（2）导管原位癌及微浸润：美国癌症联合委员会（American Joint Committee on Cancer,

AJCC)第5版肿瘤分期指南中将其定义为乳腺癌细胞突破导管基膜进入邻近间质，浸润灶最大径不超过1mm，当存在多灶微浸润时，应以长径最大者作为测量依据，而非各浸润灶最大径的总和。但目前对最大径缺乏统一界定。

(3)特殊类型的浸润性乳腺癌：2003版的WHO乳腺肿瘤分类中对浸润性乳腺癌的分型更加细化，肿瘤类型从过去的13个增加到19个，某些类型还增加了新的亚型。包括了黏液腺癌、小管癌、髓样癌、炎性乳癌等。

2. 临床诊断

(1)实验室检查：主要是肿瘤标志物的检查，即癌胚抗原(CEA)的阳性率为20%～70%不等，单克隆抗体CA15-3的阳性率为33%～60%，均可供临床诊断和随诊参考。

(2)辅助检查

1)乳腺癌的X线诊断：乳腺X线摄片主要适用于有临床症状的30岁以上女性，乳腺癌在X线片上的主要特征：肿块或结节病变，簇状钙化，乳导管造影中导管不规则及充盈缺损。

2)乳腺癌的超声检查：具有无损伤性，对于鉴别乳腺腺体内囊性或实性肿物具有很高的价值，亦可应用于超声引导下乳腺肿物穿刺活检术以协助诊断。对小于25岁未曾生育的女性，主要应行B超检查。

3)乳腺癌的磁共振检查：乳腺癌的磁共振表现为边界不清、形状不规则、伴有毛刺的低信号强度肿物，对于确定临床分期具有一定价值。

4)乳腺癌细胞学及病理学检查。

5)乳腺肿物细针穿刺组织学检查：具有简便、安全、诊断准确率高的特点。目前在临床广泛应用。

6)脱落细胞学检查：主要针对乳头溢液涂片、乳腺肿物破溃处或手术切除标本刮片或印片进行细胞学检查。

7)乳腺肿物活体组织检查：有条件者可做术中快速冷冻切片检查，无条件者对可手术乳腺癌不宜做肿物切取活检术，以免肿瘤医源性扩散。

8)乳腺癌的血管造影表现：乳腺癌的血管造影表现为供血动脉增粗、扭曲紊乱，大量肿瘤新生血管，实质期肿瘤染色。动静脉瘘和血管包绕征象等，如有腋下和(或)锁骨上窝淋巴结转移可表现为该部位的融合结节状染色。

(3)TNM分期：参考美国癌症联合委员会(AJCC)乳腺癌分期系统(2003年，第6版)。

【介入治疗】

1. 适应证

(1)可一手术的乳腺癌患者(T1、T2和T3)做手术前新辅助治疗。

(2)局部晚期乳腺癌。

(3)炎性乳腺癌。

(4)局部复发或区域内转移性乳腺癌。

(5)乳腺癌患者仅有肝或肺转移。

2. 禁忌证 原则上乳腺癌患者只要能够耐受化疗反应，均可以进行介入治疗，但以下几方面问题应视为禁忌证。

(1)伴有严重内脏疾病，如心、肺、肝、肾功能严重损害者。

(2)近期接受过静脉全身化疗或放疗，伴有全身感染和显著的低蛋白血症者。

(3)白细胞、血小板降低，凝血功能障碍者。

(4) 全身性感染者或插管部位感染者。

(5) 乳腺癌伴有广泛全身转移者。

(6) 高龄(年龄>70 岁)，伴有严重动脉粥样硬化和迂曲的患者或恶病质患者。

(7) 对造影剂过敏。

3. 介入治疗途径

(1) 经尺动脉行锁骨下动脉插管法：患者取仰卧位，患侧上肢外展 90°，胸壁、腋窝和上肢皮肤常规消毒。局部麻醉下于前臂尺侧远端做 3cm 长的纵向切口，切开皮肤、皮下及深筋膜，分离出尺动脉 1～2cm，结扎其远端后近端粗针穿刺插入直径 2mm 的导丝，同时沿导丝送入 5F 的导管，利用血管造影机进行数字减影血管造影。应用碘海醇造影，将导管尖端送入锁骨下动脉与胸廓内动脉开口处的近端，注入造影剂显示胸廓内动脉已完全显影即确定导管尖端位置正确。在尺动脉切口近端结扎固定导管，注入稀释的肝素液封管。缝合切口，无菌包扎后外固定导管。于插管后第 2 天开始灌注化疗，灌注药物前先在患侧上臂用充气止血带阻断肱动脉血流，防止药液流入上肢，使病变区保持高浓度药液。

导管一般可保持 1～2 个月，要注意护理，防止血栓形成阻塞导管，避免导管滑脱及折断。完成灌注化疗疗程后拔管，局部加压包扎，以防出血。选定不同化疗方案，灌注的药物和剂量也不一致。其方法有单药连续灌注，每天 1 次：或两种药和多种药分次灌注或间歇同时给药，如第 1 天和第 8 天灌注，3～4 周重复。

(2) 经股动脉行锁骨下动脉插管法(图 5-4-1)：患者取平卧位。常规消毒铺巾。于右侧腹股沟韧带中点下方 1cm 处用 1%利多卡因局部麻醉。采用 Seldinger 技术，经皮穿刺右侧股动脉，将导管尖端置于患侧锁骨下动脉起始部，利用血管造影机进行数字减影血管造影。造影剂选用碘海醇。然后将导管尖端送入患侧锁骨下动脉与胸廓内动脉开口处的近端，注入造影剂显示胸廓内动脉已完全显影即确定导管尖端位置正确。患肢上臂上止血带，压力为 260～280mmHg，以完全阻断肱动脉血流，减少药物对患肢动脉的刺激。然后经导管缓慢注入化疗药物，完毕后拔除导管，局部加压包扎。化疗药物常用进哆烯紫杉醇(泰素帝) 100～120mg，表柔比星 80mg，吡柔比星 60mg，甲氨蝶呤 10mg，5- FU 1g，若一个疗程疗效不满意，3～4 周后可重复一次介入治疗。

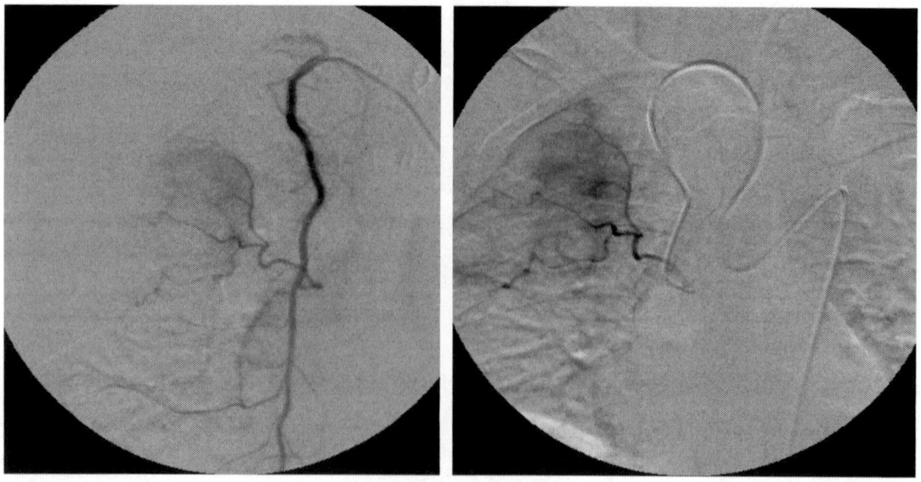

图 5-4-1 选择性右胸廓内动脉造影显示右乳腺癌供血动脉及肿瘤染色，然后超选择插管至靶动脉造影，然后动脉区域灌注化疗

(3)经腋动脉行锁骨下动脉插管法：患者平卧位，上肢外展 90°，于胸大肌外侧下缘与上臂交界处摸到腋动脉搏动，用甲紫定位，局部麻醉后，用血管穿刺套针行腋动脉穿刺，用细硅胶管往套内插入 12～15cm，先用亚甲蓝溶液注入，证实患侧乳房染色后，确定插管位置正确。

(4)经股动脉行肝动脉插管法：主要针对乳腺癌仅发生肝转移的患者。采用 Seldinger 技术，经股动脉穿刺置入 5FRH 导管或 Cobra 导管，先行肝总动脉造影，确定病变的位置、数目、肿瘤血供等情况，把导管送入肝固有动脉灌注化疗药物。

(5)经股动脉行支气管动脉插管法：这里主要针对乳腺癌仅发生肺转移的患者。采用 Seldinger 技术，局部麻醉下经皮穿刺右侧股动脉插管，将导管尖端分别置于左、右支气管动脉开口处。用泛影葡胺或碘海醇造影证实左、右支气管显影即可灌注化疗药物。

4. 介入治疗操作过程

(1)插管技术：多采用经股动脉入路，也可经腋动脉、肱动脉经皮穿刺插管。基本步骤：首先常规消毒手术操作区域，穿刺插管部位局部麻醉，然后采用 Seldinger 技术穿刺插管。导管进入锁骨下动脉后，头端向下向前推进可很容易进入胸廓内动脉，进一步可使用导丝引导行超选择插管。腋动脉分支的插管需先行腋动脉造影，找到供血动脉后再超选择插入导管。如果仅在锁骨下动脉或腋动脉灌注化疗，导管应置于胸廓内动脉或腋动脉供血支开口的近心端。

(2)血管造影：血管造影的插管技术如前所述。锁骨下动脉和腋动脉的血管造影速率为 6～8ml/s，造影剂总量 20～30ml，造影同时最好使用压迫法暂时阻断肱动脉的血流。胸廓内动脉和腋动脉分支的造影可使用手推注射造影剂，造影剂剂量为 5～10ml。

(3)药物灌注：①大剂量冲击灌注法：因为乳腺供血动脉复杂，乳腺癌有 50%发生于外上象限，30%是多灶起源，供血动脉除胸廓内动脉外多有腋动脉分支参与，所以导管置于锁骨下动脉或腋动脉进行非选择性灌注化疗，有好的治疗效果。其缺点是化疗药物可部分进入颈、肩和上肢等正常部位，增加皮肤的毒性反应，因此需同时使用压迫带阻断皮肤动脉血流后再灌注化疗药物。由于上肢血流间断时间不能超过 15min，因此，间断灌注时间也限制在 15min 内。②经留置导管持续灌注法：采用持续灌注化疗可将导管选择性地插入胸廓内动脉或腋动脉的供血支。持续灌注时间根据化疗方案向定，每支动脉可分别灌注 2h 以上。胸廓内动脉持续灌注的缺点是药物通过腹壁上动脉进入到前腹壁，通过膈肌动脉进入膈肌，造成前腹壁水肿、溃疡形成和膈肌麻痹等并发症。使用微弹簧圈栓塞腹壁上动脉可避免这些并发症。

(4)化疗栓塞：经股动脉或腋动脉将导管超选择性插入肿瘤的供血动脉如胸廓内动脉、胸廓外侧动脉供血支，尽量避开正常血管，然后将栓塞剂混合造影剂在透视监视下缓慢注入。由于胸廓内动脉除供应乳腺外，其远端进入腹部延续成为腹壁上动脉对前腹壁供血，因此，使用微球栓塞剂可导致前腹壁组织缺血，造成皮下脂肪坏死和皮肤溃疡等并发症，影响后续化疗和放疗的进行。所以化疗栓塞应更严格地进行超选择插管，同超选择持续灌注化疗一样，使用微弹簧圈栓塞腹壁上动脉，防止化疗药物微球进入这些正常组织。

(5)经皮导管药盒系统置入术：对不能手术和复发性乳腺癌，可经皮植入导管药盒系统进行持续或间断灌注化疗。多采用经腋动脉途径穿刺插管，导管选择性地插入胸廓内动脉或锁骨下动脉内，另一端经皮下隧道与药盒连接后埋植于前胸浅筋膜下。

5. 疗效观察　动脉灌注化疗术疗效的判定方法与静脉全身化疗方法相同口观察指标有主观和客观症状的改善、一般情况的好转、病理学和组织学的变化、生存期的延长等。

(1)组织学反应：肿瘤化疗前后的组织学改变通常分为 3 级。

1）无效至轻度有效：癌细胞全部正常。即使多少有些变性（如细胞质嗜酸性空泡形成、核肿胀等），但尚未崩解，也有可能继续生存下去。这样的癌细胞在组织学切片上占癌的 1/3 以上。

2）中度有效：癌细胞变性能继续生存不超过 1/3，其他均为崩解坏死或趋于崩解坏死的癌细胞。

3）显效：只能见到一趋于崩解坏死的癌细胞及癌细胞残迹，而且见不到可能有生存能力的癌细胞。

被治疗的癌灶中有明显的再增殖灶时，在判定结果后要求记再增殖象（+）。

乳腺癌动脉灌注化疗后，有效病例术后病理切片检查可发现癌细胞广泛变性坏死，细胞核和细胞质可见空泡形成、固缩、变形、核深染、溶解、细胞壁溶解，以及淋巴细胞、炎性细胞浸润等变化。达到完全缓解的病例。其癌灶中没有活性癌细胞的存在，并由纤维组织所代替。

（2）近期疗效

1）完全缓解（complete response，CR）：所有可测量、评价的病变，与肿瘤相关的改变完全消失，无新病灶产生，维持 4 周以上。

2）部分缓解（partial response，PR）：病变缩小 50%或以上。无其他病灶，无肿瘤相关变化进展。无新病灶产生，维持至少 4 周。

3）无改变（no change，NC）：肿瘤缩小不到 50%，或肿瘤增大不到 25%，无肿瘤相关情况进展，无新病灶产生，维持至少 4 周。

4）进展（progressive disease，PD）：肿瘤增大超过 25%或以上，有其他病变进展或新病变产生。

（3）远期疗效：远期疗效主要以患者生存时间来判断，评价动脉灌注化疗效果的指标，除了采用前述的以肿瘤大小变化为指标的直接效果的判定外，还有关于延长生存期的指标。后者是疗效的最终判断标准。

1）生存期：从开始治疗到死亡的时间。以周表示。

2）平均生存期：所有接受治疗患者生存期的均值，它反映某种治疗方法共同趋向的平均水平。其表达式为生存期均值±标准差。

3）中位生存期：接受全部治疗的患者中，50%患者的生存时间。

4）生存率：在治疗后的某一时间生存的例数占观察疗效例数的百分比。按时间不同可以有半年、1 年、2 年、3 年、5 年和 10 年生存率。按生存质量又分无病生存率或无复发生存率。

6. 并发症 乳腺癌灌注化疗的毒性反应及并发症主要有两大类：动脉插管技术所致的并发症及化疗药物灌注引起的不良反应和并发症。

（1）动脉插管和灌注术并发症的预防与处理

1）动脉痉挛为常见并发症。原因主要有多次不成功的穿刺和反复的插管；导管在血管内停留时间过长；既往有血管病变如动脉硬化；局部血肿形成；导管导丝损伤性刺激血管内皮细胞等。出现动脉痉挛时可局部热敷，或普鲁卡因局部封闭。如 30min 无效，应在 1h 内给予抗凝血药，静脉注射肝素 100～150mg/h，并每隔 12h 皮下注射 100～200mg 肝素，连续用药 1 周。给药同时检测凝血时间，以不超过 12min 为宜。经过热敷、卧床和抬高患肢后急性触痛和水肿多可消退。

2）局部血肿：穿刺部位的局部血肿形成原因有多次损伤性动脉穿刺：使用较粗的穿刺

针、导管；穿刺技术不熟练，多次穿刺周围伴行静脉或其他肌肉血管，拔管后压迫时间不够或方法错误；肝素用量过大，患者凝血机制障碍等。

术前常规检查出凝血时间和血小板。操作时使用细穿刺针，尖端损坏的不能使用，导管尽量用 5F 以下。以质地较柔韧为好。穿刺时应细心轻柔，切忌用暴力。可能的情况下最好用导管鞘，可有效地减少穿刺部位的血管损伤。导管拔出时如果压迫止血不够，穿刺部位必然发生血肿。一般在拔管时，穿刺部位要压迫 10～20min。使用较粗导管和有出血倾向时，至少压迫 20min。解除压迫时，应观察穿刺点是否有渗血，如有应重复压迫。拔出导管时穿刺部位一般加压包扎 24h，卧床 24h，加压包扎方法有沙袋压迫和绷带“8”字形包扎两种。

3）内膜下通道：穿刺动脉发生内膜下通道的原因是穿刺针位于内膜下，导丝导管进入血管时把内膜掀起来。靶动脉形成内膜通道的原因有注射造影剂压力过高，冲击内膜造成内膜切割，插管时动作粗暴使内膜破损等。预防内膜下通道的关键在于插导丝时仔细体会有无阻力，遇到阻力时绝对不能强行插入。必要时改为经腋动脉或其他途径入路。应于透视下仔细观察导丝的位置、形态和前进方向。判断导丝是在血管内、内膜下或是在血管外的疏松结缔组织中。直头导丝通过有困难时，应改用“J”形导丝或超滑导丝。

4）血栓形成和栓塞：损伤的动脉内膜、导管和导丝均能激活凝血系统，在其表面引起血小板沉积，逐步发展为血栓。血栓较小时不引起症状，增大或脱落可引起血管阻塞，造成重要器官的缺血或栓塞。应不断地提高导管操作技术，缩短导管在血管内的停留时间。操作中间断而频繁地用肝素生理盐水或造影剂冲刷血管，必要时术前应给予肝素化。如发生血栓栓塞可经导管局部灌注链激酶或尿激酶进行溶栓，无效者应尽快采用介入放射学手段或手术切开取出血栓。

5）血管穿孔和破裂；一般发生于导丝或导管遇阻力时仍用暴力插入、或使用高压注射器以过大的压力注入造影剂的情况。穿孔或破裂的动脉较小时，可发生局部出血和血肿；破裂的动脉较大时，可致大出血而死亡。

6）假性动脉瘤和动静脉瘘：多次穿刺、使用较粗劣质导管、患者动脉中层缺损等原因可造成假性动脉瘤。多发生于腋动脉穿刺时，动脉瘤可压迫邻近血管及神经。破裂可造成大出血。动静脉瘘多为穿刺针同时穿透动静脉所致，可扪及搏动性肿块和听到血管性杂音。穿刺部位若出现假性动脉瘤或动静脉瘘，应早期手术修复。

7）神经损伤：进行支气管动脉、肋间动脉插管和灌注化疗时，导管可损伤血管内膜造成狭窄和闭塞，引起脊髓分支缺血、淤血致脊髓损伤。注入化疗药物和过量的离子性造影剂则能造成横断性脊髓炎。为了预防神经损伤，进行支气管动脉、肋间动脉和脑动脉造影时，应将离子性造影剂稀释至 50%以下，最好使用非离子性造影剂。导管操作时，应尽量轻柔，支气管动脉插管时最好采用尖端逐渐变细的导管，灌注药物时应间隔 5～10min 注入 1 次肝素生理盐水，灌注时间过长时需间断拔出导管，减少缺血造成的损伤。尽量不使用神经毒性大的药物，灌注时必须适当稀释，避免高浓度直接注入，灌注速度应缓慢。

8）导管和导丝断裂入动脉内：多为重复使用旧导管和导丝引起断裂所致。如发生于较小动脉内，可引起栓塞症状。

（2）导管留置灌注化疗所致的并发症及预防和处理

1）血管损伤：动脉损伤与超选择插管、短时间注入高浓度化疗药物等因素有关。血管损伤可引起阻塞、内膜撕裂、内膜下通道、狭窄和假性功脉瘤形成。某些化疗药物有很强的局部刺激性和毒性，高浓度灌注可致动脉内膜炎，继而引起管腔狭窄和阻塞。

2) 导管移位：约为所有留置动脉灌注化疗患者的 10%，而不论采用哪种插入途径和皮肤固定方法。

3) 感染：动脉留置导管灌注化疗可出现全身和局部感染。穿刺点局部感染较少见，一般只要在插管和灌注过程中严格按照无菌程序操作，使用适当的抗生素预防，可大大降低感染的发病率。

4) 导管阻塞：主要是未按时使用肝素生理盐水冲洗导管所致。

(3) 动脉灌注化疗的毒性反应及防治

1) 胃肠道：腹腔动脉、肝动脉和胃十二指肠动脉灌注药物时，药物不可避免地会进入胃十二指肠黏膜、胆囊和胰腺组织，引起化学性胃炎、十二指肠炎、胃十二指肠溃疡、胆囊炎和胰腺炎，造成消化不良症状，多表现为恶心、呕吐和腹疼。

预防方法：肝动脉灌注时应当尽量将导管超过胃十二指肠动脉开口。长期留置时应栓塞胃十二指肠动脉，以减少和避免化疗药物进入胃十二指肠和胰腺。开腹直接经胃动脉和十二指肠动脉逆向插管时应结扎远端动脉。

2) 皮肤及肌肉组织：动脉灌注化疗时，高浓度的药物进入靶器官以外的动脉内可造成分布区组织强烈的毒性反应。例如，肢体动脉、肋间动脉和髂内动脉灌注药物时，局部组织会产生烧灼样疼痛，严重者皮肤可发红、肿胀，出现感染和炎症；解决的办法是超选择插管，尽争避免非靶器官的药物灌注，必要时使用近端栓塞剂如明胶海绵和不锈钢圈栓塞正常血管使血流重新分配。

3) 肝脏组织：肝动脉化疗药物灌注可引起药物性肝炎、胆管硬化等，因此，应尽量超选择插管进行灌注，减少对正常肝组织的损伤。

4) 靶血管的损伤：在靶血管内灌注高浓度的化疗药物，加上超选择插入导管的刺激因素，可以引起血管内膜的水肿、撕裂、血栓形成、血管栓塞、血管狭窄、动脉瘤形成等创伤。

总之，乳腺癌的基本治疗方法是手术、放疗和化疗。能手术治疗的病例应及时手术切除原发病灶。放射治疗和全身化疗效果近年已有所提高。但仍有许多问题有待解决。目前，临床发现的病例已有部分失去手术机会。即使早中期乳腺癌做局部切除术及放射治疗后，仍有10%～30%发生局部复发。局部晚期或复发性乳腺癌的治疗仍比较棘手，特别是伴有放疗并发症的复发性乳腺癌，治疗尤为困难。动脉灌注化疗由于其给药途径的特殊，已在化疗中形成一个特殊的分支。该法已广泛用于头颈、肺、肝和四肢恶性肿瘤。随着新型有效抗癌药物的开发和用药方法的改进。这一方法又逐渐得到发展。

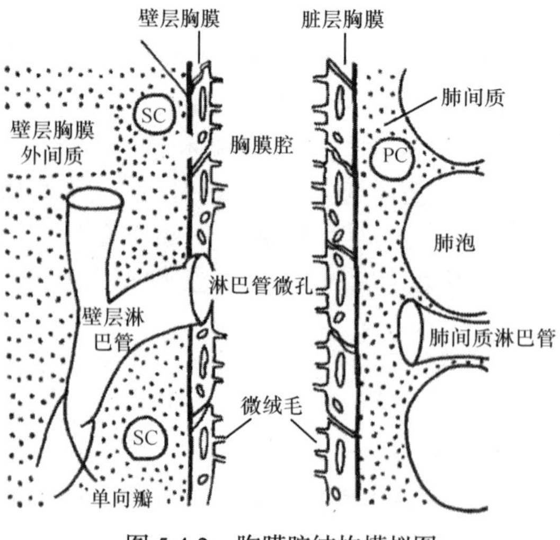

图 5-4-2　胸膜腔结构模拟图
SC：体循环毛细血管；PC：肺毛细血管

二、胸腔疾病

【解剖】　胸膜腔是位于肺和胸壁之间的腔隙，包括壁层胸膜和脏层胸膜（图 5-4-2）。正常情况下脏层胸膜和壁层胸膜表面上有少量胸腔积液，在呼吸运动时起润滑作用。胸腔积液从壁层和脏层胸膜的体循环血管进入胸膜腔，然后通过壁层胸膜的淋巴管微孔经淋巴管回吸收。下面以脓胸为例。

【案例 5-4-2】

患者，男性，57 岁，因“胸痛、胸闷、气促伴畏寒、发热 1 个月”入院。查体：右侧胸廓饱满，触觉语颤减弱，叩诊浊音，呼吸音减低。白细胞 15×10^9/L，中性粒细胞比例 86%，胸片提示右侧胸腔积液，气管、纵隔向左侧移位。入院诊断：右侧脓胸。

问题：

(1) 脓胸内科方案如何？

(2) 脓胸介入治疗方法及适应证有哪些？

(3) 脓胸介入治疗后疗效指标有哪些？

脓胸是感染累及胸膜腔，多继发于肺部感染、膈下疾病、胸部创伤等疾病。脓胸病理分三期，第一期（渗出期）是邻近胸膜的感染灶累及胸膜导致胸膜渗出性病变，这期的渗出液不需要引流，大多数患者经过抗生素治疗之后渗出能自行吸收。第二期（纤维化脓期）是渗出液被细菌感染，这期因为有多形核白细胞和烂碎物聚集使渗出液变得更黏稠，主张行经皮穿刺引流治疗。第三期（机化期）是纤维沉积，内层弹性纤维膜形成或胸膜内皮形成，第三期早期行经皮穿刺引流治疗可能有效，一旦胸膜内皮形成就应该采用胸膜腔造口术和胸膜剥除术来治疗。

【诊断】

1. 急性期（纤维化脓期）　常有高热、脉快、呼吸急促、食欲不振、胸痛、全身乏力等感染中毒症状。积脓较多者出现胸闷、咳嗽、咳痰等症状。体征：急性面容，患侧胸部语颤减弱，叩诊呈浊音并有叩击痛，听诊呼吸音减弱或消失。查白细胞计数增高，中性粒细胞增至 80%以上；胸片可见外上向内下的斜行弧线形阴影，伴气胸时可见液气平面；B 超可准确定位，明确范围，有助于脓胸穿刺引流。

2. 慢性脓胸（机化期）　常有低热、消瘦、贫血等慢性症状。有时出现气促、咳嗽、咳脓痰等症状。体征：慢性面容，患侧胸部语颤减弱，叩诊呈实音，听诊呼吸音减弱或消失。胸片显示患侧胸膜增厚，肋间隙变窄，纵隔移向患侧，胸腔变小等表现。

【治疗方案】

1. 治疗方法　脓胸治疗原则是控制感染、引流胸腔积液及促使肺复张，恢复肺功能。抗菌药物要足量，体温恢复正常后再持续用药 2 周以上以防止脓胸复发。经皮胸腔穿刺置管引流术是治疗急性期脓胸最基本的治疗方法，经引流管用碳酸氢钠或生理盐水反复冲洗胸腔，也可注入敏感抗生素或链激酶，使脓液变稀便于引流。但支气管胸膜瘘者不能冲洗胸腔，以免引起细菌播散。

2. 适应证

(1) 胸腔积液培养出革兰染色阳性细菌。

(2) 严格的抗生素治疗下仍发热、胸闷、气促及胸腔积液增多。

3. 禁忌证

(1) 严重凝血功能障碍。

(2) 即使是在静脉镇静的基础上仍无法配合的患者。

4. 介入技术路线

(1)患者常取坐位，躯干前倾并且双臂合拢。如患者不能坐起，也可取卧位并让患侧胸腔向上。

(2)使用B超、透视、CT等影像介导确定穿刺点。

(3)穿刺点局部皮肤常规消毒，铺无菌巾单，使用1%～2%普鲁卡因或1%利多卡因做局部浸润麻醉。

(4)通常使用18G穿刺针或套合穿刺针，常用8～10F猪尾巴导管。

(5)采用Seldinger法或套管法穿刺胸腔，临床常用的是套管法，原因是Seldinger法容易引入空气导致气胸的发生，并且插入导管时偶尔会很难通过肋间肌和增厚的胸膜。

(6)最后消毒、缝针、外固定引流管。

5. 注意事项

(1)成功置入引流管后，要尽量抽吸干净脓性胸腔积液。

(2)使用防反流的引流系统连接引流管，避免气体进入胸腔。

(3)当有分隔的脓胸时需要多支引流管才能得到充分引流。

(4)胸膜腔内应用尿激酶可溶解小脓腔以提高引流效果，通常使用20万～40万U的尿激酶与生理盐水混合后通过引流管注入脓腔，然后夹闭引流管30min，再抽吸干净。

6. 疗效评价 经皮胸腔穿刺置管引流术平均成功率约为77%，而传统外科置管胸廓造口术成功率为35%～71%。经皮胸腔穿刺置管引流术失败的原因主要是胸腔厚壁、脓液较黏稠导致传统的脓胸引流导管引流无效。

7. 并发症及防治 并发症并不常见，文献报道中少于2%。其中值得注意的并发症是在置管过程中出现的心肺骤停和菌血症。

三、恶性胸腔积液

【案例5-4-3】

患者，男性，67岁，因“咳嗽、胸痛伴进行性呼吸困难2个月”入院。入院前查胸部CT显示右上肺癌，右侧胸膜增厚，右侧大量胸腔积液。

问题：

(1)右侧胸腔积液是否恶性胸腔积液？诊断方法有哪些？

(2)恶性胸腔积液的介入治疗方法有哪些？

(3)恶性胸腔积液介入治疗后疗效判断指标有哪些？

恶性肿瘤直接侵犯或转移至胸膜所引起的胸腔积液。恶性胸腔积液是一种常见的肿瘤并发症，常见于肺癌、乳腺癌和淋巴瘤。胸腔积液多呈血性、量大、增长迅速，90%以上的患者胸腔积液量超过500ml，30%的患者确诊时有双侧胸腔积液，但约25%的患者病程开始时无症状。

【诊断】 咳嗽、胸痛和呼吸困难是最常见的临床表现症状，查体发现患侧胸腔积液水平以下语颤降低，叩诊呈浊音，听诊呼吸音消失。CT检查可显示肺内病变、胸膜间皮瘤、胸内转移性肿瘤、纵隔和气管旁淋巴结等病变，有助于病因诊断。在CT或B

超的引导下行胸膜穿刺活检术，大约 70%的患者可确诊，如未能确诊可再重复穿刺或行经胸腔镜胸膜活检，经胸腔镜胸膜活检的确诊率可达 95%。另外胸腔积液脱落细胞检查也有助于诊断。

【治疗方案】 恶性胸腔积液治疗主要提高患者呼吸功能，通常需要置管引流术来减轻临床症状，影像引导及引流技术类似于脓胸引流。

对化疗敏感的肿瘤，如淋巴瘤、激素受体阳性的乳腺癌、卵巢癌、小细胞肺癌及睾丸恶性肿瘤应以全身化疗为主。在决定是否进行全身化疗时，首次胸腔穿刺抽液后患者症状的改善和胸腔积液的再现率是重要的考虑因素。

对复发性有症状的恶性胸腔积液的患者首先行胸腔穿刺置管引流术(具体方法同脓胸)，然后使用化学药物胸膜固定术治疗，常用药物如四环素、滑石粉等胸膜硬化剂。如恶性肿瘤在胸膜腔内局限化，可采用胸膜腔内化疗，既控制胸腔积液和治疗肿瘤，也减少全身副作用；常使用顺铂、卡铂、博来霉素、长春新碱、丝裂霉素等化疗药物及白细胞介素 2、干扰素、高聚金葡素等生物免疫制剂。

1. 化学药物胸膜固定术 治疗机制是硬化剂可诱发胸膜炎症反应，使局部纤维素沉积，并激活局部凝血反应，使脏层胸膜与壁层胸膜粘连。

(1)适应证

1)恶性胸腔积液反复出现且有临床症状。

2)胸腔积液置管引流术后肺已完全复张，并排除支气管堵塞或纤维化性肺不张。

(2)禁忌证

1)严重心、肺功能不全。

2)严重凝血功能障碍。

3)恶病质患者。

4)肿瘤广泛胸膜播散（可使胸膜纤维蛋白溶解活性增加，导致胸膜固定术失败。

(3)介入技术路线(见胸腔穿刺置管引流术)

1)透视下确认经引流胸腔积液后肺已完全复张。

2)消毒与麻醉：患者仰卧位，局部皮肤常规消毒，铺无菌巾单，经引流管注入利多卡因胸腔内麻醉，必要时可进行静脉麻醉或镇静。

3)常使用多西环素 500mg 或滑石粉 5g。

4)将硬化剂溶解在 50～100ml 无菌生理盐水中经引流管缓慢注入胸膜腔。

5)夹起引流管 1h，并嘱患者平卧。

6)然后将引流管负压下引流胸腔积液，直到 24h 引流量少于 150ml 后可拔除引流管。

(4)技术关键

1)胸腔穿刺引流先使肺复张是关键，胸水应少于 100ml/d。

2)引流时间不宜过长，否则造成胸膜粘连和局限性包裹，妨碍硬化剂的均匀分布和固定效果。

(5)疗效评价：胸膜固定术成功率(完全和部分缓解)：滑石粉的成功率为 81%～100%，四环素为 70%～96%。

(6)常见并发症：胸痛和发热，滑石粉可引起急性呼吸窘迫综合征。

2. 胸膜腔内化疗 可以刺激胸膜造成化学性胸膜炎致胸膜粘连，还可通过化疗药物直接杀灭癌细胞，达到消除胸腔积液的目的。

(1)适应证

1)胸腔积液脱落细胞检查中癌细胞呈阳性患者。

2)胸腔积液置管引流术后肺已完全复张，并排除支气管堵塞或纤维化性肺不张。

3)失去手术切除机会的中晚期胸膜间皮瘤。

(2)禁忌证

1)肿瘤原发病灶或转移灶压迫血管和淋巴管而引起的胸腔积液。

2)严重心、肺功能不全。

3)严重凝血功能障碍。

4)恶病质患者。

(3)介入技术路线(见胸腔穿刺置管引流术)

1)透视下确认经引流胸腔积液后肺已完全复张。

2)消毒与麻醉：患者仰卧位，局部皮肤常规消毒，铺无菌巾单，经引流管注入利多卡因胸腔内麻醉，必要时可进行静脉麻醉或镇静。

3)常使用化疗药物如顺铂 40～60mg，卡铂 300～500 mg，博来霉素 30～60 mg，长春新碱 1 mg，丝裂霉素 10 mg，生物免疫制剂如白细胞介素 2 100 万～200 万 U，干扰素 600 万 U、高聚金葡素 2 万 U。

4)将一种化疗药物或并免疫制剂分别溶解在 50ml 无菌生理盐水中经引流管缓慢注入胸膜腔。

5)夹起引流管 24～48h，并嘱患者平卧。

6)然后经引流管引流胸腔积液，直到 24h 引流量少于 150ml 后可拔除引流管。

(4)技术关键

1)胸腔穿刺引流胸腔积液干净是关键，胸腔积液应少于 100ml/d。

2)引流时间不宜过长，否则造成胸膜粘连和局限性包裹，妨碍药物的均匀分布。

(5)疗效评价：胸膜腔内化疗成功率(完全和部分缓解)为 60%～83%。

(6)常见并发症：胸痛及化疗药物不良反应常见恶心、呕吐，严重可出现骨髓抑制。

(李　涛　梁卫明)

第六章 肝、胆、胰、脾疾病的介入治疗

第一节 肝脏疾病的介入治疗

一、原发性肝癌

【案例 6-1-1】

患者，男性，57 岁，因“反复右上腹隐痛不适 1 个月”入院。既往有慢性乙型肝炎病史。入院前曾于当地医院查上腹部 B 超，提示肝内肿物。入院查体：右上腹压痛，无反跳痛。入院后相关辅助检查：AFP≥3000μg//L。上腹部 CT 提示：原发性肝癌。

问题：

(1)原发性肝癌患者基本介入方案如何制定？

(2)制定个体化介入方案仍需哪些指标，请为该患者制定介入治疗方案？

(3)该患者介入治疗后疗效判断指标有哪些？

原发性肝癌(primary liver cancer，PLC)分为肝细胞肝癌(hepatocelluar carcinoma，HCC)、胆管细胞癌与混合型肝癌。由于其中 HCC 占到 90%以上，故本文所指的“肝癌”主要是指 HCC。原发性肝癌是全球第五大常见恶性肿瘤，占与肿瘤有关的死因的第 2 位。据统计，2008 年新发病 748 300 例，死亡 695 900 例，其中约一半病例发生在中国。男性发病率为女性的 2 倍。肝细胞癌的病因主要与乙肝病毒感染、黄曲霉素摄入、饮水污染等关系密切。

肝癌早期症状隐匿，中晚期出现临床症状：包括肝区痛、肝大、黄疸、乏力、消瘦、腹水等。此时，往往已失去手术机会，能够手术切除者不到 30%，而放疗、化疗又无显著效果。因此，对于大多数中晚期肝癌患者，介入治疗是一种行之有效的方法，可明显延长患者的生存期，改善生活质量。

【诊断】

1. 2011 年原发性肝癌诊疗规范修订的诊断标准

(1)病理学诊断标准：肝脏占位病灶或者肝外转移灶活检或手术切除组织标本，经病理组织学和(或)细胞学检查诊断为 HCC，此为金标准。

(2)临床诊断标准：要求在同时满足以下条件中的 1)+2)a 两项或者 1)+2)b+3)三项。

1)具有肝硬化以及 HBV 和(或)HCV 感染[HBV 和(或)HCV 抗原阳性]的证据。

2)典型的 HCC 影像学特征：a.如果肝脏占位直径≥2cm，CT 和 MRI 两项影像学检查中有一项显示肝脏占位具有肝癌的特征，即可诊断 HCC。b.如果肝脏占位直径为 1～2cm，则需要 CT 和 MRI 两项影像学检查都显示肝脏占位具有肝癌的特征，方可诊断 HCC，以加强诊断的特异性。

3）血清 AFP≥400μg/L 持续 1 个月或≥200μg/L 持续 2 个月，并能排除其他原因引起的 AFP 升高，包括妊娠、生殖系胚胎源性肿瘤、活动性肝病及继发性肝癌等。

2. 肝癌的血管造影表现

（1）供养肿瘤的肝动脉变化：肿瘤供养动脉较同级分支明显增粗。较大肿瘤可见肝内动脉其周边的动脉被推压移位、牵张拉直和扭曲等（图 6-1-1）。动脉受肿瘤侵犯也可呈锯齿状、串珠状或僵硬状态。

（2）肿瘤血管：较大的肿瘤可见多发团状、毛刷状、粗细不均、排列无序的新生血管。非管状的血管样结构呈不规则点状或斑片状肿瘤血窦或血管湖表现（图 6-1-2）。

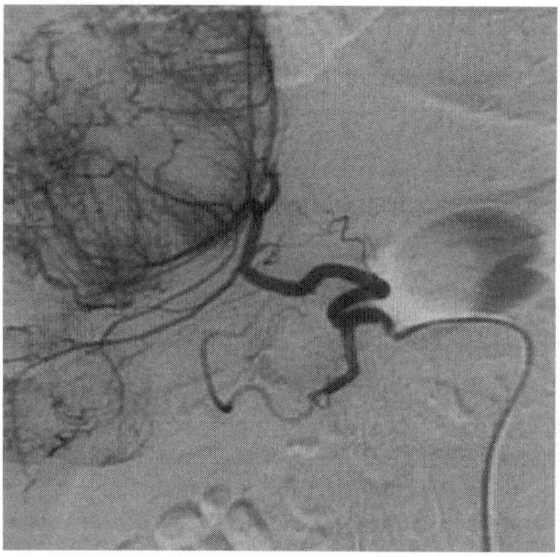

图 6-1-1　肝右叶巨块型肝癌，造影可见：肝右动脉被推压移位、血管扭曲

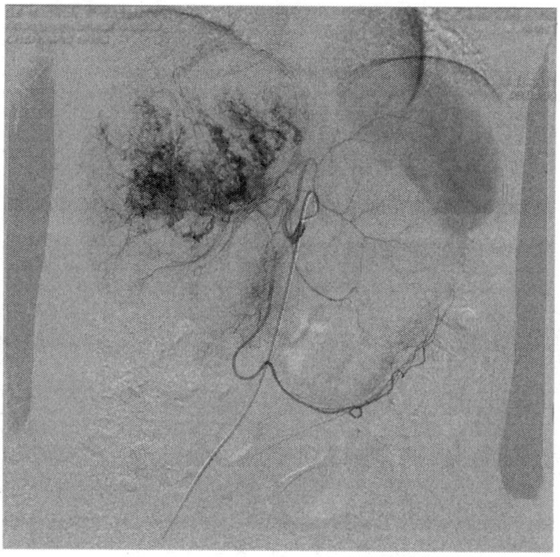

图 6-1-2　肝右叶巨块型肝癌，造影可见：肿瘤内多发团状、毛刷状、粗细不均、排列无序的新生血管。非管状的血管样结构呈不规则点状或斑片状肿瘤血窦或血管湖表现

（3）肿瘤染色：肿瘤病变内异常增生的毛细血管在动脉造影时对比剂的聚集而表现浓染的征象并可勾画出病灶形态及大小。形态各异，可呈块状型及结节型。如为弥漫型肝癌则以肿瘤染色与充盈缺损间杂为主。如病变内缺乏异常增生的血管，或存在动静脉分流时，可表现为染色不明显（图 6-1-3）。

（4）动静脉分流（arterial-vein shunts，AVS）是指经动脉注入造影剂后，有异常静脉显影。可分为肝动脉-门静脉分流及肝动脉-肝静脉分流（图 6-1-4）。前者更为常见，造影表现为动脉期可见动脉分支旁伴行的较粗和浅淡的门静脉同时显影，即“双轨征”。其病理基础多与门脉分支内癌栓有关。

（5）静脉癌栓：当患者伴有门静脉、肝静脉或下腔静脉内癌栓时，可表现为供养癌栓的数条并行细小动脉（条纹征）（图 6-1-5），沿门静脉或肝静脉走行，或在静脉显影的基础上显示充盈缺损，瘤栓与静脉间线状造影剂显影（线样征）。

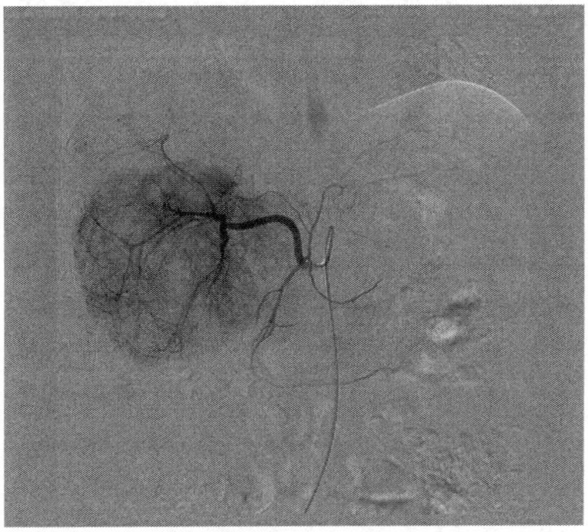

图 6-1-3　肝右叶肿瘤造影见：肿瘤病变内异常增生的毛细血管在动脉造影时对比剂的聚集而浓染，并可勾画出病灶形态及大小

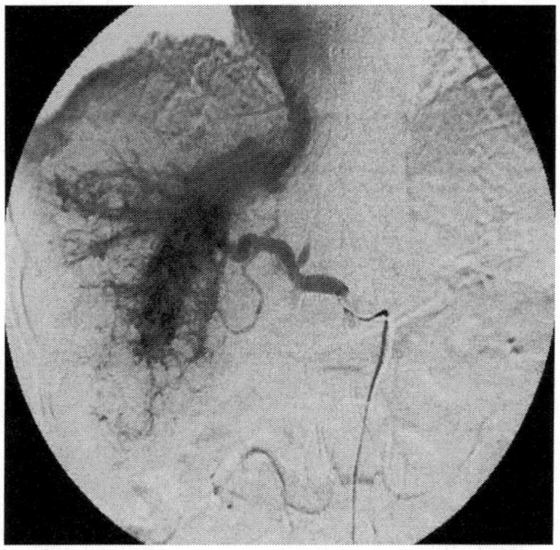

图 6-1-4　肝动脉-肝静脉分流型肝癌，动脉期可见供养肝静脉癌栓的数条并行细小动脉（条纹征），并可见肝静脉提前显影

【治疗方案】　目前肝癌的介入治疗方案主要有 TACE 术、经皮穿刺局部消融治疗、放射粒子植入术等。

1. 肝动脉化疗栓塞术（transcatheter arterial chemoembolization，TACE）

（1）肝动脉化疗栓塞术治疗肝癌的基本原理

1）肝脏为双重供血器官，正常肝脏血供 70%～75%的来源于门静脉，25%～30%来源于肝动脉。而肝癌血供的 95%～99%来源于肝动脉，是经肝动脉栓塞，也是外科结扎肝动脉治疗肝癌的解剖学基础。

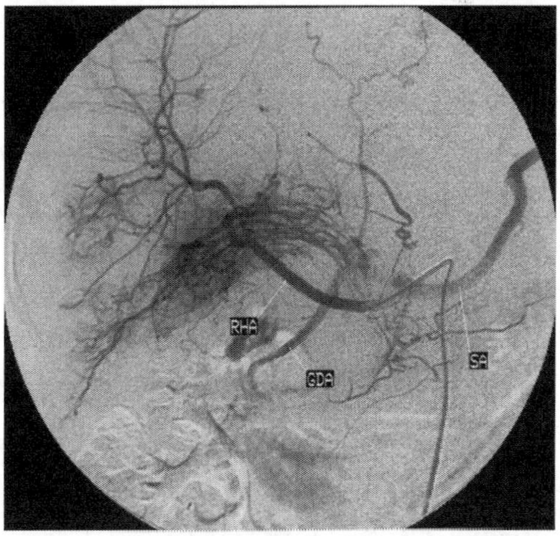

图 6-1-5　肝动脉-肝静脉分流型肝癌，动脉期可见供养门静脉癌栓的细小动脉（条纹征），并可见门静脉提前显影

2）肝癌肿瘤血管的特点：常为丰富血供，具有虹吸作用，经肝动脉给药时，药物可优先分布到肿瘤内。肿瘤血管缺乏平滑肌、肿瘤组织无库普弗细胞缺乏吞噬能力等，有利于药物在肿瘤内滞留，特别是药物和碘化油制成乳剂后。因此，经肝动脉给药后，药物可选择行存积在肿瘤内。

3）将碘化油与化疗药物混合并乳化，类似药物载体作用，有利于药物缓慢释放，以提高药物在肿瘤组织滞留的时间，增强化疗药物生物利用度，提高疗效。

（2）适应证

1）TACE 的主要适应证为不能手术切除的中晚期 HCC，无肝肾功能严重障碍，包括：①巨块型肝癌，肿瘤占整个肝脏的比例<70%。②多发结节型肝癌。③门静脉主干未完全阻塞，或虽完全阻塞但肝动脉与门静脉间代偿性侧支血管形成。④外科手术失败或术后复

发者。⑤肝功能分级（Child-Pugh）A 或 B 级。⑥肝肿瘤破裂出血及肝动脉-门脉静分流造成门静脉高压出血。

2）肝肿瘤切除术前应用，可使肿瘤缩小，有利于二期切除，同时能明确病灶数目。

3）小肝癌，但不适合或者不愿意进行手术、局部射频或微波消融治疗者。

4）控制局部疼痛、出血以及栓堵动静脉瘘。

5）肝癌切除术后，预防复发。

（3）禁忌证或相对禁忌证

1）肝功能严重障碍（Child-Pugh C 级）。

2）凝血功能严重减退，且无法纠正。

3）门静脉主干完全被癌栓栓塞，且侧支血管形成少。

4）合并活动性感染且不能同时治疗者。

5）肿瘤远处广泛转移，估计生存期＜3 个月者。

6）恶病质或多器官功能衰竭者。

7）肿瘤占全肝比例≥70%癌灶。如果肝功能基本正常，可考虑采用少量碘油乳剂分次栓塞。

8）外周血白细胞和血小板显著减少，白细胞＜3.0×10^9/L（非绝对禁忌，如脾功能亢进者，与化疗性白细胞减少有所不同），血小板＜60×10^9/L。

（4）介入技术路线

1）确定穿刺部位：多优先选择右股动脉，必要时可选择左股动脉或左肱动脉等。

2）消毒与麻醉：患者仰卧位，局部皮肤常规消毒，铺无菌巾单。在腹股沟韧带下方 1～2cm 股动脉搏动最强处皮肤、皮下组织，使用 1%～2%普鲁卡因或 1%利多卡因做局部浸润麻醉。

3）采用 Seldinger 技术，行股动脉穿刺术，置入导管鞘。

4）在导丝导引下，应用肝型导管。选择性插管于腹腔干动脉，造影了解肿瘤部位及血供，必要时行膈下动脉、肠系膜上动脉或右肾动脉造影。

5）导管超选择性插管于肿瘤供血动脉，经管注入化疗药物与抗肿瘤药物的混悬剂或乳剂栓塞肿瘤。必要时用明胶海绵颗粒、PVA 颗粒、栓塞微球等栓塞肿瘤血管。

6）拔除导管及导管鞘，压迫止血，加压包扎。嘱咐患者穿刺侧下肢平伸制动 6～8h。

（5）技术关键

1）做肝动脉栓塞术时导管尖端应超过胃十二指肠动脉，以免造成胃十二指肠并发症。

2）栓塞时即使导管尖端已超越胃十二指肠动脉，也应在 DSA 下仔细观察碘油的走向，推注速度不宜过快，以免栓塞剂反流导致误栓。

3）栓塞后病变区域碘油沉积有充盈缺损时，应想到肝外血供的可能性，应逐一选择邻近血管，予以造影证实并将之栓塞，以提高栓塞效果。

4）对老年人，或有动脉硬化迂曲者可以使用超滑导丝或可控导丝，操作规范化，以减少损伤血管而导致肝动脉闭塞或严重狭窄的可能。

5）肝癌除正常肝动脉分支供血外，经常存在许多侧支供血。常见的肝外侧支供血动脉常见的有：肠系膜上动脉（图 6-1-6）、膈下动脉、肋间动脉、胃左动脉、胃十二指肠动脉、肾动脉等。对肝外侧支供血，原则上尽可能栓塞，消除侧支血供。

(6)疗效评价：B 超，CT 等影像学资料显示有活性的肿瘤范围缩小，肿瘤标志物下降或转阴。

(7)术后不良反应及处理

1)栓塞后综合征：是 TACE 治疗的最常见不良反应。主要表现为发热、疼痛、恶心和呕吐等。发热、疼痛的发生原因是肝动脉被栓塞后引起局部组织缺血、坏死，恶心、呕吐主要与化疗药物有关。多呈一过性，3～7 天后缓解。严重时，需对症处理。

2)其他还有穿刺部位出血，一过性白细胞下降和一过性肝肾功能异常等。

一般持续 5～7 天，经对症治疗后大多数患者可以完全恢复。

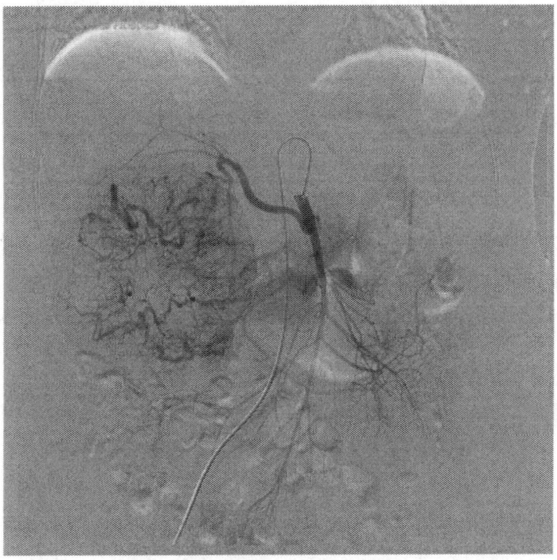

图 6-1-6　肠系膜上动脉供血型肝癌：造影可见肠系膜上动脉发出一条肿瘤供血动脉，并可见肿瘤染色

(8)并发症及防治

1)肝功能损害：最常见。主要原因为 TACE 术中栓塞剂及化疗药物对肝实质的损害。

A. 临床表现：急性损伤以谷丙转氨酶升高为主。慢性损害导致肝细胞变性、肝脏纤维化，以至肝硬化加重，进而表现为白蛋白降低、胆红素升高等肝功能不全。严重时可至肝功能衰竭。

B. 防治要点为：选择合适的适应证患者，尽可能超选择插管将化疗药物及栓塞剂注入肿瘤内。

2)胆囊炎：其根本原因是胆囊动脉源于肝右动脉，如导管头端未超过该动脉，化疗栓塞术时化疗药或栓塞剂可能进入胆囊动脉，引起胆囊炎。临床上主要表现为：右上腹痛伴胆囊区压痛和反跳痛等。防治要点：有以下两点。

A. 介入术中导管头端尽可能越过胆囊动脉，推注化疗药物及栓塞剂时速度不宜太快，如发现较多碘化油混悬剂进入胆囊，则应停止栓塞。

B. 胆囊炎发生后，应给予抗菌、消炎、解痉及利胆处理。包括禁食、输液、纠正水电解质及酸碱代谢失衡，全身支持疗法。选用对革兰阴性、阳性细菌及厌氧菌均有作用的广谱抗生素或联合用药。如有胆囊穿孔等，应及时行手术治疗。

3)胃十二指肠病变：其主要原因是部分化疗药物及栓塞剂进入或反流至胃十二指肠的供血动脉所致。也有可能是出现的应激反应。临床上主要表现为：中上腹疼痛、反酸、饱胀、上消化道出血等，胃镜检查可见胃黏膜充血、糜烂、溃疡等。有以下防治要点。

A. 术中尽量避免化疗药及栓塞剂进入胃及十二指肠动脉。

B. 术后常规应用胃肠道黏膜保护剂及止酸药物。

4)食管胃底静脉曲张破裂：其主要原因是：①患者原有肝硬化门静脉高压。②肿瘤累及门静脉及肝动脉-门静脉瘘形成等所致的食管胃底静脉曲张。③介入治疗中栓塞剂经肝动脉-门静脉瘘进入门静脉及术后的恶心、呕吐等均可导致食管胃底静脉曲张破裂出血。临床上主要表现为：上消化道出血。有以下防治要点。

防治要点：

A. 门静脉高压但无癌栓者，可口服心得安降低门静脉压力。适当应用利尿剂。

B. 对门静脉高压所致的食管胃底静脉破裂出血者，可先用内科保守治疗，如：静脉用垂体后叶素、奥曲肽、生长抑素、止血芳酸等。

C. 如内科保守治疗后出血仍无法控制，必要时可行急诊 TIPSS 术。

2. 经皮穿刺局部消融治疗 经皮穿刺局部消融治疗是在医学影像技术的引导下，采用经皮穿刺的方法，将治疗针送入肿瘤内，采用物理或化学的方法使肿瘤灭活。主要包括经皮局部药物注射治疗、射频消融（RFA）、微波消融（MWA）、冷冻治疗（cryoablation）、高功率超声聚焦消融（HIFU）等。具有微创、安全、简便和易于多次施行的特点。本节主要介绍经皮局部药物注射治疗和射频消融术。

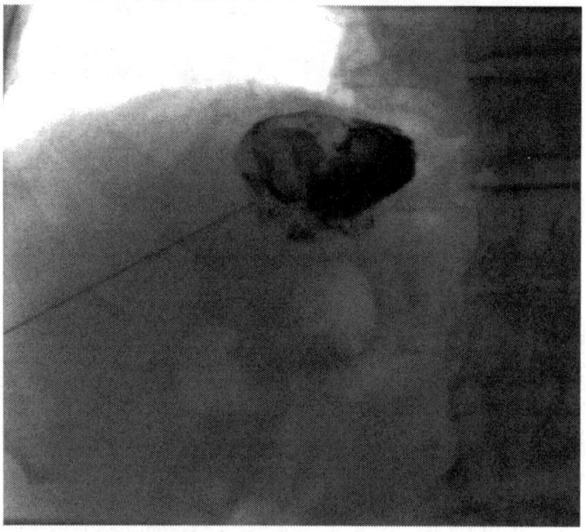

图 6-1-7 在 DSA 引导下穿刺至肿瘤内注入碘油化疗乳剂，至肿瘤内碘油完全充填

（1）经皮局部药物注射治疗：本法是将穿刺针经皮直接穿刺到肝内癌肿区注射药物以达到化学消融的目的（图 6-1-7）。常用的药物主要包括无水乙醇、冰乙酸、化疗药物等。目前最为常见的为无水乙醇注射术（PEI），其疗效已得到目前循证医学依据支持。PEI 适用于直径≤3cm 以内的小肝癌及复发小肝癌的治疗。对＞3cm 以上不适合手术的肝癌或复发灶，也可起到姑息治疗的作用。目前较常用的方法为在行 TACE 治疗后再行 PEI 治疗。因为血管栓塞后可减少血流对注射药物的“冲刷”作用，并且 TACE 术后病灶周边可形成纤维组织包围，以限制注射药物的扩散，以加强注射区域局部的疗效。

（2）射频消融（radio frequency ablation，RFA）：是目前局部消融治疗中应用较广泛的治疗方式。其原理是通过高频电流使活体中组织离子产生离子震荡并相互摩擦产热，从而使局部组织蛋白变形、凝固性坏死，进而达到肿瘤灭活的目的。对于小肝癌患者，RFA 的远期疗效与肝移植和肝切除相似，且优于单纯的 TACE 治疗。与无水乙醇注射相比，RFA 对 3～5cm 的肿瘤具有根治率高、所需治疗次数少和远期生存率高的显著优势。被认为是肝癌根治治疗的方法之一。RFA 通常适用于单发肿瘤，最大径≤5cm，或肿瘤数目≤3 个，且最大直径≤3cm。无血管、胆管和邻近器官侵犯及远处转移。肝功能分级为 Child-Pugh A 或 B 级，或经内科护肝治疗达到该标准。如果行消融术易导致并发症，如病灶位于隔顶、肝门区、胆囊和胃肠道及下腔静脉附近，可选择经皮穿刺注药术。

3. 放射粒子植入术 ^{125}I 粒子植入治疗是近年来新推出的一种先进的内照射放射治疗技术，它将低能量的 ^{125}I 放射学核素研制成微小的 ^{125}I 粒子。^{125}I 粒子是一种微型密封放射源，其外壳用钛合金密封，直径 0.8mm，长度 4.5mm。

在超声或 CT 引导下将粒子植入肿瘤，通过电离辐射生物效应作用，最大程度上抑制、破坏并杀灭肿瘤细胞，具有创伤小、靶心准、低剂量持续放射、无污染等优点。目前国内外临床实验都显示其对治疗不能手术切除的肝癌有较好的安全性和疗效。

4. 再次治疗 再次治疗是进一步杀灭残余癌灶和复发、转移灶的必要手段，但要更加重视对肝功能的保护和选择适当的治疗时机。一般说来介入治疗的间隔，应根据病情转归而定，不应规定具体的时间，要做到个体化治疗。一般在末次治疗后 1 个月左右，行 AFP、肝功能和影像学复查，根据复查显示的情况综合考虑是否和何时进行何种治疗。选择再次治疗的基本条件是：①前次治疗有效，肿块缩小，AFP 水平仍较高或升高。②影像学复查显示仍有残余病灶未充填碘油并证实其为具有活性的癌组织或发现肿块增大和新病灶者。③肝功能正常或轻度异常，估计可接受再次治疗者。

前两点为肿瘤未完全灭活，是行再次治疗的必要条件，后一点是为排除肝功能严重受损，出现黄疸、严重低蛋白血症和大量腹水，仍可根据情况选择对肝功能影响较小的方法进行适当治疗。再次治疗总的原则是在保持肿瘤受控，带瘤生存的情况下，尽量减少治疗次数，以提高患者的生存质量和减少经济负担。

5. 综合介入治疗 由于 HCC 患者 TACE 术后复发及转移率较高，为提高对肿瘤的灭活及局部控制率，延长患者中远期生存期，现提倡采取综合性介入治疗的方法治疗 HCC；并且在此基础上，提倡针对不同的患者或者同一患者的不同阶段实施个体化治疗。多项研究显示 TACE 治疗联合物理和化学消融方法治疗原发性肝癌可明显延长患者的生存期，增加患者肿瘤局部控制率，提高患者肿瘤坏死率。TACE 治疗联合经皮瘤内乙醇注入术（PEI）、微波治疗、射频消融（RFA）、冷冻切除、基因治疗等治疗已在临床上开展，研究结果显示联合后的治疗效果明显优于单一的治疗方法。

二、肝脏转移性肿瘤

【案例 6-1-2】

患者，女性，82 岁，因“小肠间质瘤术后 3 年，右上腹隐痛不适 2 个月”入院。既往无慢性乙型肝炎病史。入院前曾于当地医院查上腹部 B 超，提示肝内多个大小不等低回声区。入院查体：右上腹压痛，无反跳痛。入院后行 CT 检查提示：小肠恶性间质瘤术后改变，肝内见多发占位性病变，考虑为转移灶。

问题：

(1) 肝转移瘤与原发性肝癌血管造影表现有哪些不同？

(2) 肝转移瘤患者基本介入方案如何制定，与原发性肝癌有何不同？

肝转移瘤又称转移性肝癌或继发性肝癌。肝脏是恶性肿瘤转移最易发生转移的器官之一，恶性肿瘤中 30%～50%发生肝转移。尸检证实在各种转移性肿瘤中，肝脏转移瘤占 41%。其中 57%来自消化系统的原发肿瘤，其中以结、直肠恶性肿瘤最为突出。

肝脏转移瘤的临床症状包括原发性肿瘤的症状和肝脏恶性肿瘤的表现。多为在原恶性肿瘤的基础上，出现肝区闷胀不适或疼痛、食欲缺乏、体重减轻、发热、黄疸、腹水和上腹包块等。肝转移癌 AFP 多为阴性，起源于胃肠道恶性肿瘤的患者癌胚抗原（CEA）可增高，可作为判断疗效和随访的指标。肝转移瘤的血供可分为富血供、中等血供和少血供 3 种类型。这些类型与原发肿瘤的部位、细胞学类型、肿瘤细胞分化程度、肿瘤生长快慢及转移方式有关。仅有 10%～20%的肝转移瘤发现时能够手术切除，因而大部分可行介入治疗，并可取得较好的疗效。

【诊断】 肝脏转移瘤的确诊多依赖于原发性肿瘤的病史及病理学诊断。影像学检查方法包括超声、CT、MRI、血管造影等，但各种影像学表现特异性不强，对直径＜10mm的转移瘤检出率较低。

肝脏转移瘤的动脉造影目的在于明确转移瘤的动脉血供情况，为介入治疗方法的选择提供依据。可分为3类，分类如下。

1. 富血供者 供血动脉增粗，并可见丰富的新生肿瘤血管团，病灶呈结节状、团块状染色，少数可出现血管湖和静脉早显。其多来源于平滑肌肉瘤、鼻咽癌、恶性胰岛细胞瘤、乳腺癌、肾癌、肺癌、前列腺癌和精原细胞瘤等的转移。

2. 中等血供者 供血动脉稍增粗，牵张、拉直、推压和移位等。肿瘤染色浅淡，仅可见少量新生血管，部分表现为肿瘤周边部染色，称为"靶环征"(图6-1-8)。其多来源于胃肠道癌的转移。

3. 少血供者 动脉并不增粗，部分可表现为动脉受包绕、侵蚀和变细，无明确的肿瘤血管和染色，或在肝实质染色的基础上出现肝内多发圆形充盈缺损。较大的肿瘤可表现为对局部动脉的推压移位。由于病变不被造影剂染色及缺少新生血管，有时仅凭动脉造影难以明确转移灶的部位和大小。其多来源于胰腺癌和部分胃肠道癌等的转移。

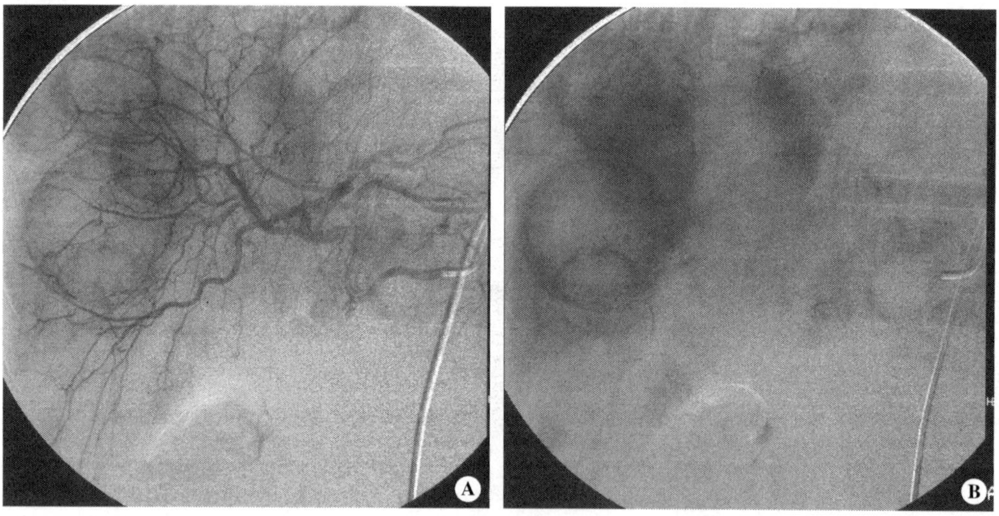

图6-1-8 胰头癌肝转移，动脉期可见病灶周边染色(A)，实质期可见转移灶呈"靶环征"(B)

【治疗方案】 肝转移瘤介入治疗的方法及选择，需根据动脉造影的血供表现来确定。富血供或中等血供者与原发性肝癌相似，以经肝动脉化疗性栓塞术为主。少血供者可行经肝动脉化疗药物灌注术。经肝动脉化疗栓塞疗效欠佳者，可行经皮穿刺瘤内注药术。如病灶肿瘤数目≤3个，且最大直径≤3cm，位置大小合适，亦可行射频消融术等局部消融治疗。

肝转移瘤大多数表现为肝内多发转移灶，且多无肝硬化的基础，肝脏的储备功能较好。因此，行肝动脉化疗性栓塞术时，可不必追求肿瘤供血动脉超选择插管。肝功能欠佳时，可先插管到肝右或肝左动脉分2次处理。对于富血供或中等血供者可注入碘油化疗乳剂治疗，并视情况加用明胶海绵颗粒或微球栓塞。中等供血者碘油的用量应减少。对多发性少血供型肝转移瘤，应行选择性插管后行化疗药物灌注。如多发转移或难以完成超选择时，亦可采用低压流控法注入碘油化疗乳剂，使碘油大部分存积在瘤区。

【疗效评价】 肝脏转移性肿瘤的预后受多种因素的影响，如原发灶肿瘤的特性、患者的全身情况、受累肝段数目、化疗药物的选择、有无肝外转移和原发灶是否切除等。适当的介入治疗和配合辅助治疗，一般肝转移瘤患者的平均生存时间可达到18个月，1、2、3年生存率可达60%、30%和15%。

三、肝海绵状血管瘤

【案例 6-1-3】

患者，女性，42岁，因“查体发现肝血管瘤8年余，右上腹部不适2个月”入院。查体：右上腹轻压痛，无反跳痛。超声提示：肝右叶血管瘤，大小约46mm×68mm。

问题：

(1)肝海绵状血管瘤血管造影表现有何特点?

(2)肝海绵状血管瘤介入治疗的主要方法是什么?

肝血管瘤是肝脏最常见的良性病变，包括海绵状血管瘤、硬化性血管瘤、血管内皮细胞瘤和毛细血管瘤4种病理类型。肝海绵状血管瘤实际上是以静脉畸形为主的血管畸形。临床上以肝海绵状血管瘤最为常见，其尸检发现率为 0.4%～7.3%，可发生于任何年龄，常见于中年患者，单发或多发。50%～70%的患者临床无症状，仅在查体或其他原因行超声或CT等检查时发现。少数肿瘤较大者可出现压迫症状，如上腹不适、腹胀、腹痛等。体格检查大多数无阳性体征，偶可触及腹部包块。包块与肝脏相连，表面光滑，质地柔软，有囊性感及不同程度的压缩感。实验室检查多无异常发现。肝海绵状血管瘤生长缓慢，少部分可在几年内迅速生长。病变直径在数毫米至十余厘米不等，十分巨大者可占绝大部分肝叶。当血管瘤瘤体较大、生长速度较快而出现临床症状，或者位于肝包膜下，有自发性或创伤性破裂出血潜在危险时，宜尽早治疗。介入治疗有创伤少和疗效好的优点，在临床上得到推广应用。

【诊断】 由于大部分肝海绵状血管瘤患者无自觉症状或症状不典型，因而通常是在影像学检查时检出。B超、CT增强扫描和MRI对本症的诊断有较强的特异性，仅少数病例难以确诊需行动脉造影作鉴别诊断。

肝海绵状血管瘤动脉造影表现特征性明显，主要表现为：肝血管瘤供血动脉略增粗，动脉分支拉直或受压移位。动脉早期即可见周边部多发血窦或较大的血管湖显影，边缘清晰，表现为肿瘤边缘点、团状造影剂浓染，呈环状沿瘤体周围分布，呈“树上挂果征”（图6-1-9A）。随时间的延长，从周边向中心逐渐显示更多的血窦或血管湖，一直持续至静脉期直至静脉后期仍不排空，即所谓“早出晚归”（图6-1-9B）。

【治疗方案】 目前肝海绵状血管瘤的介入治疗方法主要为经肝动脉血管硬化性栓塞术。经动脉途径给药失败，可采用射频消融或经皮穿刺血管瘤内注药。

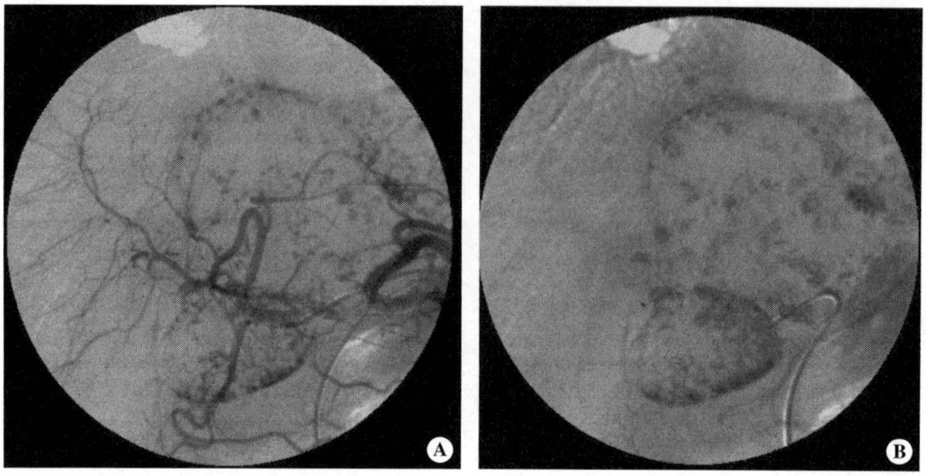

图 6-1-9　肝海绵状血管瘤：动脉期造影显示肝左叶病灶，呈“树上挂果”征(A)；实质期见血窦排空延迟(B)

经肝动脉血管硬化性栓塞术原理是使用血管硬化剂，使瘤体血管和血窦的内皮结构破坏，促进血栓形成，进而使瘤体萎缩。介入治疗的适应证为有症状者，血管瘤破裂出血者，肿块直径＞5cm，有增大的趋势者或肿块位于肝包膜下有可能在外力下破裂者。一般病变较小且趋于稳定、无临床症状者可做临床观察，暂不处理。

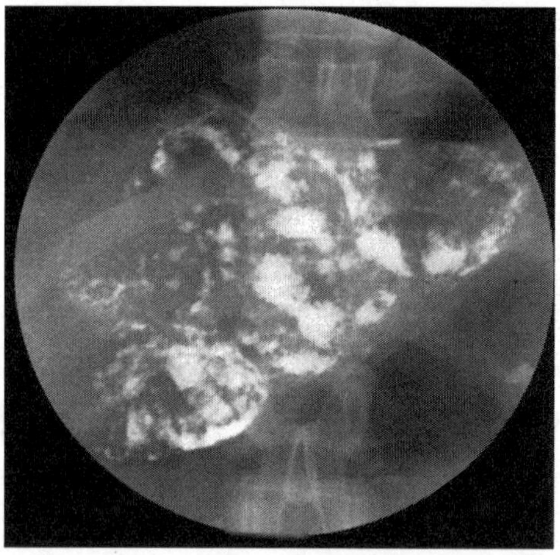

图 6-1-10　肝海绵状血管瘤：经导管注入硬化栓塞剂后见碘油沉积良好

经肝动脉血管硬化性栓塞术的技术路线与 TACE 术基本一致。目前常用的血管硬化性栓塞剂为平阳霉素与碘化油乳剂(PLE)。其配置的方法为：依据血管瘤的大小和血流动力学特点，选择适量的平阳霉素、碘对比剂和超乳化碘油，平阳霉素为 8～24mg，碘对比剂和超乳化碘油用量分别为 1∶1，多选择 5～15ml。先将平阳霉素溶解到碘对比剂后，再与超乳化碘油配置成乳剂。PLE 注入血管瘤后，能充填并长时间滞留于血窦中(图 6-1-10)，加之平阳霉素缓慢释放，持续破坏血管内皮细胞，造成血窦内皮坏死和血栓形成及纤维化，导致肿瘤缩小或消失，从而使临床症状明显缓解或消失。

经肝动脉血管硬化性栓塞术的技术关键在于药物注入后可达异常血窦，使血窦的内皮细胞坏死和广泛血栓形成，继而发生萎缩和纤维化。如仅栓塞供血动脉可阻断血流进入病理血窦，但没有直接破坏病理血管床，易形成由门静脉或动脉供血的侧支循环，不能达到根治。如动脉造影未发现供血的动脉分支，应行间接门静脉造影观察是否有门脉的血供。由于肝海绵状血管瘤是良性病变，治疗原则上应以避免并发症的发生为主，考虑疗效为辅。

【疗效评价】　采用经肝动脉血管硬化性栓塞术治疗肝海绵状血管瘤，术后 6 个月至 12 个月瘤体可明显缩小。曾庆乐等报道了 98 例经血管硬化栓塞治疗的肝海绵状血管瘤患者 6 个月后血管瘤直径从 9.7±2.3cm 缩小至 5.6±1.6cm，12 个月后缩小至 3.0±1.2cm。

第二节　胆道疾病介入治疗

一、恶性胆道疾病

【案例 6-2-1】

患者，女性，71 岁，因“身目黄染伴皮肤瘙痒 5 天”入院。入院查体全身皮肤及巩膜明显黄染。腹部 CT 提示：肝门区占位性病变，并肝内胆管、胆囊明显扩张。胃肠癌相关抗原 CA-199　673.29U/ml。总胆红素（TBIL）318.4μmol/L，直接胆红素（DBIL）197.2 μ mol/L，间接胆红素（IBIL）121.2μmol/L。给予降黄、护肝及营养支持等治疗。入院后第 2 天行 PTCD 术置入 10.2F 外引流管，每日引流棕黄色胆汁约 500ml。PTCD 术后 2 周总胆红素下降至 47.2μmol/L，行肝动脉化疗灌注术，但肿瘤缺乏血供，遂联合行局部放疗治疗肝内肿瘤。随访 11 个月，患者死于肿瘤进展。

问题：

(1) 引起胆道梗阻性黄疸的病因有哪些？PTCD 适应证有哪些？

(2) 何为胆道外引流和内引流？何种情况适合置入胆道支架？

(3) 胆道引流管置入术后应观察哪些情况？胆道引流管应如何护理？

恶性胆道梗阻常见病因有：胆管癌、肿瘤转移至胆管或附近的组织（如转移至肝门部淋巴结导致胆道梗阻）、胰头癌和壶腹癌等，另外在原发性肝细胞癌侵及胆管时亦可出现。在此节仅介绍胆管癌。

胆管癌是来源于肝内或肝外胆管上皮细胞的恶性肿瘤。胆管癌多见于 50～70 岁中老年人，男女比例为（1.5～3.0）：1。按其发生部位可分为：①上段胆管癌：又称高位胆管癌、肝门胆管癌，肿瘤位于胆囊管开口部以上胆管。②中段胆管瘤：肿瘤位于胆囊管开口部水平以下、十二指肠上缘以上的胆总管。③下段胆管癌：肿瘤位于十二指肠上缘以下、乏特壶腹以上的胆总管。其中以上段胆管癌好发，占胆管癌的 46%～67%。组织学上 95%以上的胆管癌为腺癌，少数为鳞状上皮癌、黏液癌、囊腺癌等。

1975 年法国学者 Bismuth 将肝门胆管癌分为 4 型，对指导外科术式选择及预后判断有一定指导价值。Bismuth Ⅰ型：肿瘤位于肝总管，未侵犯汇合部。Bismuth Ⅱ型：肿瘤已累及汇合部，但未侵犯左右肝管。Bismuth Ⅲa 型：肿瘤已侵犯右肝管。Bismuth Ⅲb 型：肿瘤已侵犯左肝管。Bismuth Ⅳ型：肿瘤已侵犯左右肝管（图 6-2-1）。

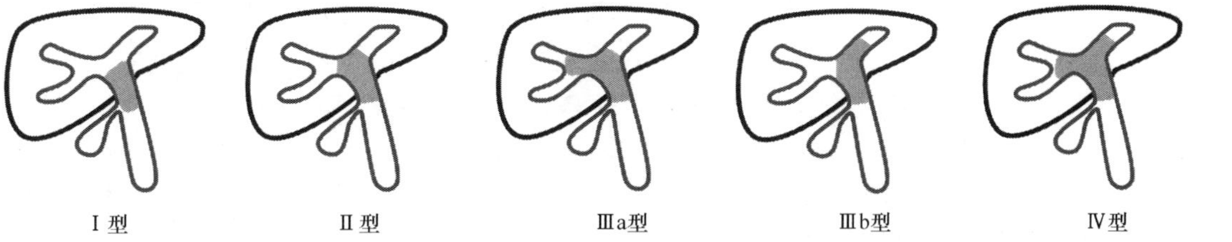

图 6-2-1　Bismuth-Corlett 分型

【诊断】 临床表现上多以梗阻性黄疸发病，皮肤及巩膜黄染进行性加深、尿液颜色加深或排白陶土样大便等，常伴有皮肤瘙痒、上腹部不适、食欲减退及体重减轻等。

实验室检查：CA19-9、CEA 和 AFP 等肿瘤标志物检查有一定的意义。特别是 CA19-9 的阳性率较高。血清总胆红素升高，以直接胆红素升高为主。

影像学检查：B 超检查为首选方法，具有价廉、无创、方便和准确性高的优点，可显示胆管扩张的部位和程度，肝内胆管癌可见占位性病变。CT 和 MRI 具有确诊价值，可准确了解邻近脏器受累情况和淋巴结有无转移(图 6-2-2)。磁共振胰胆管成像(MRCP)，是目前诊断胆管癌比较有价值的检查方法，它能三维显示扩张和狭窄的肝内外胆管和肿瘤位置，胆管的成像质量可媲美 PTC 和 ERCP 的 X 线，而且为无创性。经皮胆道造影(PTC)和经内镜逆行胆道造影(ERCP)是恶性胆道梗阻较为传统的诊断方法，为有创检查。恶性胆道梗阻的造影表现：梗阻远端胆管多呈“软藤状”(图 6-2-3)。梗阻平面可呈边缘不规则较僵硬的鼠尾状改变或为杯口状、菜花状充盈缺损，弥漫浸润型胆管癌可表现为广泛胆管变细，僵硬，对比剂线样通过。

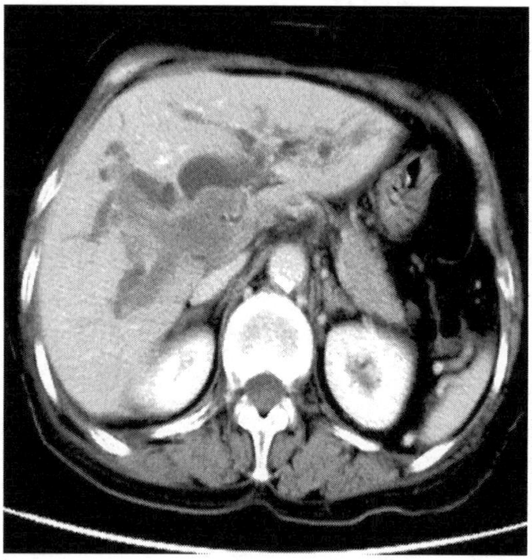

图 6-2-2 CT 提示肝门部占位性病变，肝内胆管明显扩张

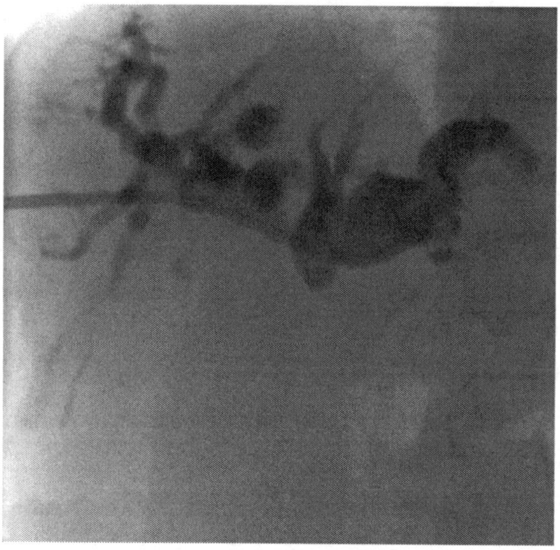

图 6-2-3 胆道造影提示：肝内胆管明显扩张，呈“软藤状”，胆总管未见显影

病理活检证实为胆管细胞癌。

【治疗方案】 胆管癌发现时多为中晚期，失去根治性手术的机会，而介入治疗在其综合治疗中发挥重要的作用，一方面可通过 PTCD 解除胆道梗阻，另一方面可为失去手术切除机会的患者提供针对肿瘤的治疗。

目前胆管癌的介入治疗方案主要分为解除胆道梗阻及抗肿瘤治疗两部分。尽早解除胆道梗阻，避免肝功能进一步损伤。及时有效的抗肿瘤治疗，则可控制肿瘤的进展，延长胆道通畅的时间。解除胆道梗阻的治疗包括 PTCD 术、胆道内支架成形术。抗肿瘤治疗包括 TACE 术、放射粒子植入术、局部放疗、射频和微波等局部治疗。

1. 经皮经肝胆道引流术(percutaneous transhepatic cholangial drainage，PTCD)及胆道内支架成形术

(1)经皮肝穿胆道引流术：是指在影像设备[通常为 X 线透视和(或)B 超]引导下经皮经

肝穿刺胆管并置入引流管，使胆汁流向体外或体内(十二指肠)的一系列技术。B 超引导可实时观察到肝内扩张的胆管，有利于提高穿刺的成功率。但不能观察到肝内胆管的整体分布和走行，不利于引导导管或导丝越过胆道的梗阻部位。透视引导不能显示肝内扩张的胆管，但可观察到肝内胆管的整体分布和走行，是完成 PTCD 术和胆道支架成形术的主要手段。也有术者先选择 B 超引导穿刺肝内的胆管，再选择透视引导后续的操作。主要用于各类胆道梗阻的治疗。临床上通常按引流方式分为外引流和内外引流。外引流是指引流管未通过狭窄段，置于梗阻平面以上胆管内，胆汁被引流到体外。其缺点是由于消化液丢失造成消化功能及水电解质平衡紊乱，置管后需长期接引流袋。内外引流是指引流管通过狭窄段，胆汁既可被引流到体外也可被引流到体内十二指肠。一般应用时需要关闭外引流，以内引流为主，使胆汁进入肠道，恢复胆汁生理排泄途径。

胆道内支架成形术：在 PTC 的基础上，将胆道支架输送器越过胆道梗阻部位，然后释放支架，以恢复胆道的功能，使胆汁能顺利进入肠道，恢复胆汁生理排泄途径。PTCD 术虽也可重新恢复胆汁的排泄，但需要体外固定引流管及引流袋，常给患者生活带来不便。对于预计生存期在 3 个月以上者，可考虑置入支架代替引流管引流。

(2)适应证

1)不适宜手术或手术困难大的恶性肿瘤导致的胆道梗阻。

2)拒绝外科手术治疗。

3)外科手术失败或术后复发者。

4)黄疸患者术前胆道减压。重度黄疸、胆道感染或积脓，因患者全身条件较差，暂时不适合外科手术，PTCD 可作为术前胆道减压措施以减少术后严重并发症及降低术后死亡率。

(3)禁忌证

1)肿瘤侵犯二、三级分支及以上胆管导致胆管弥漫性阻塞。

2)大量腹水。

3)严重凝血功能障碍。

4)恶病质，严重心、肺、肝及肾功能不全。

(4)操作步骤

1)确定穿刺部位：主要有腋中线及剑突下 2 种穿刺途径。腋中线入路适用于大多数患者特别是右肝胆管扩张者。由于该入路水平进针与肝门部平行，较易刺中胆管。透视下定位方法：将针尖指向 T_{10}～T_{11} 胸椎之间，穿刺针与人体的横轴向足侧偏 15°～25°，穿刺针与腋中线相交处为进针点。而剑突下入路则适用于左肝管的阻塞、大量腹水和腋中线入路不能完成操作者。术者先用手触摸患者剑突所在部位，一般选择剑突下 2～4cm，靠左侧肋弓缘为进针点。然后透视下观察该点是否已避开心影、胃泡和胀气的横结肠。

2)消毒与麻醉：患者仰卧位，局部皮肤常规消毒，铺无菌巾单。在已经确定的穿刺点进行局麻。局麻需注意在肋骨上缘进针(血管神经行走于肋骨下缘)，局部注射一皮丘，然后嘱患者屏气，迅速进针经肝包膜至肝实质，边注射利多卡因边退针，再于皮肤做一小切口。

3)胆道穿刺：在局麻部位同样方法进针，水平刺向第 T_{10} 或 T_{11} 右缘约 2cm 处。剑突下入路进针时向右侧指向肝门区穿刺。用 5ml 注射器抽 1/2 稀释的造影剂，边注入边后撤穿刺针，直至胆管显影。如果 1 次穿刺未能显示胆管，退针至肝包膜边缘改变角度再次穿刺。穿刺成功后，注入适量的造影剂，显示胆道的分布和走行。如果不利于后续操作，则重新选定胆管进针点为再次穿刺的靶点。可通过透视下斜位或侧位观察穿刺针位于靶点的腹侧或背侧，从而调整进针方向。

4）胆道插管：胆管穿刺成功后插入导丝，尽量使其进入左右肝管或胆总管。不能越过梗阻部位时，可引入导管，配合使用导管导丝技术，使导丝越过梗阻部位，进入胆总管和十二指肠，再引入导管注入造影剂证实。如行外引流，则不需越过梗阻部位。

5）引流管置入：再将导丝置换引入十二指肠，沿导丝将选择的引流管引入，直至引流管上的标记点进入胆管。切忌将引流管的侧孔置于肝实质内和肝包膜外。如行外引流术，则不需越过梗阻部位。

6）引流管固定：观察到胆汁顺利流出或造影剂顺利进入十二指肠后方可进行固定。根据引流管本身的设计，将引流固定。

7）胆道内支架置入术：根据造影情况选择合适的支架，长度需跨越狭窄端约 1cm。沿导丝置入支架输送器，定位满意后释放支架。如支架输送器通过梗阻段困难，可先沿导丝送入球囊导管对狭窄段进行预扩张。

（5）术后胆道引流管的护理

1）术后监测生命体征及临床症状变化，每日记录胆汁引流量及性状。监测血清总胆红素及电解质水平。单纯外引流者每天胆汁流出量在 400～1000ml。胆汁过少时，应考虑导管移位、脱落和阻塞的可能，必要时行造影复查和及时调整。

2）住院期间每隔 1～2 天进行 1 次引流管冲洗。如胆汁较浓稠或含有血凝块，可给予甲硝唑每日冲洗 2～4 次，避免引流管堵塞。

3）术后早期可出现少量血胆汁，但出现血凝块和连续大量血胆汁提示胆道存在活动性出血。通常引流 24h 后胆汁应不含血色，否则应在透视下观察导管侧孔是否位于肝实质内或胆管内是否存在残余血凝块。必要时可加用止血药物。

（6）疗效评价：PTCD 术后疗效的评价指标主要包括皮肤巩膜黄染情况的改善，复查血清总胆红素下降情况。如血清总胆红素下降不明显，则需考虑引流管位置是否合适及是否存在未能引流的胆管，必要时需置入多根引流管而达到充分引流。胆道引流的技术成功率接近 100%，要高于 ERCP 下的胆道引流。

（7）并发症及防治

1）胆心反射：胆心反射是指介入手术操作对胆道系统的机械性刺激，刺激迷走反射，也可引起冠状动脉痉挛和心肌缺血。轻者表现有恶心、呕吐、大汗，重者并发心动过缓和血压下降，严重者心搏骤停。防治方法有以下两点。

A. 进行胆道穿刺插管的患者术前均给予吗啡 10mg 肌内注射，可以降低胆心反射的发生率。

B. 胆道介入手术中一旦发生胆心反射，应即暂停手术，面罩吸氧，必要时气管插管。静脉给予阿托品 0.5～1mg。其他对症处理。

2）胆道出血：发生率 3%～8%。

主要与穿刺次数多、操作时间长和器械不合适有关。也与患者的基础疾病和出凝血功能状况有关，如肝门区的癌肿在穿刺中易导致出血。在 PTCD 成功后，有少量的血性胆汁则较常见，一般不需特殊治疗即可自行停止。如出现较大量血块和血色素下降，则需进一步治疗。

治疗措施主要包括止血药物、输血。如大量出血引起休克者，应经引流管造影，如果引流管侧孔位于肝实质内，应先将其推进导管内。如果仍然出血应更换更粗的引流管以压迫血管，然后密切观察。一般说来静脉性或小的动脉性出血通过以上处理多能自行闭合。如仍有出血，则考虑行经导管肝动脉栓塞治疗。

3) 胆汁漏：胆汁可沿置管通道漏入腹腔或漏出体外，估计发生率为 30%～40%。但临床上仅 3.5%～10%可出现胆汁性腹膜炎症状。

胆汁漏出的原因主要有：

A. 引流管退出，使部分侧孔露于肝脏或者体外。

B. 引流管不通畅，造成胆管内胆汁淤积胆内压升高，使胆汁沿引流道溢出。

治疗措施：可行经引流管造影，明确原因并做针对性处理。一般随着时间的推移，漏出现象可自行消除，极少需特殊处理。

4) 胆道感染：其主要原因是术后引流不畅或肠液反流继发感染。

治疗措施：针对血培养及胆汁细菌培养结果应用敏感抗生素。一旦发生寒战高热，即采取对症处理措施，包括盐酸异丙嗪 12.5～25mg 肌内注射，地塞米松 10mg 静脉推注。

5) 引流管堵塞和移位：主要发生原因有以下两点。

A. 引流管堵塞：一般由血凝块或其他胆汁内有形物的堵塞。

B. 引流管移位：多数是外移甚至可脱出体外，其原因主要是内外固定不良，个别患者可不自主拔出。

处理方法：一旦怀疑发生导管堵塞，应先进行经引流管造影复查，确认后用生理盐水脉冲式冲洗导管。如不成功，可在透视下送入导丝，清除阻塞物，必要时更换导管。引流管移位则可予更换引流管或者重新穿刺置管。

6) 支架移位：主要发生原因是支架定位不准或置入过程中发生前移导致支架进入肠腔部分过多。

处理方法：可于内镜下或外科手术取出。

2. 抗肿瘤治疗 上述介入治疗方法是针对恶性胆道梗阻引起的黄疸，并不能治疗肿瘤本身，因而可出现再梗阻。抗肿瘤治疗主要目的是控制肿瘤进展，最大限度地延缓再梗阻发生，改善患者生活质量。一般外科切除肿瘤为首选治疗手段，如患者失去手术治疗机会或拒绝手术治疗，可考虑下列方法治疗：

(1) 选择性动脉化疗栓塞术：治疗时机可根据患者一般情况、PTCD 或胆道支架植入术后黄疸消退情况选择。选择性动脉造影可以显示肿瘤的部位、数目及血供情况。再行经导管超选择至肿瘤供血动脉进行局部化疗和(或)栓塞治疗。也可行导管药盒系统植入术，将导管留置在供血动脉，以利于长期规律的区域性化疗灌注。常用的化疗药物目前主要有 5-FU、吉西他滨。具体技术方法及并发症发生同肝癌的介入治疗相同。但胆管癌造影表现多为乏血供性肿瘤，单纯经动脉途径的化疗灌注疗效欠佳，必要时结合其他的局部治疗方法，如放疗。

(2) 放射性粒子植入：放射性粒子植入是在影像设备引导下，将低剂量放射源植入肿瘤组织内，通过放射源持续发出的 γ 射线产生的生物学效应破坏肿瘤细胞，是对恶性肿瘤的近距离放射治疗技术。目前对于部分肿瘤取得较好的临床效果。单纯放射性粒子植入治疗肝脏恶性肿瘤疗效并不理想，胆道引流术联合放射性粒子植入有助于控制肿瘤及维持胆道通畅，延长患者的生存期。主要技术要点：通过影像学资料了解病变的位置、形态、大小等特点，明确肿瘤与周围器官的毗邻关系。利用治疗计划系统，确定粒子数量、剂量及空间分布等。然后在影像的监视下，将放射线粒子根据治疗计划植入到肿瘤内。

(3)其他：对于不同部位的胆管癌可选择物理消融，如射频、微波及氩氦刀等，全身化疗，立体定向放疗等技术，需根据患者具体情况选择合适的方法。

总之，恶性梗阻性黄疸的介入治疗临床上应用比较广泛。

【疗效评价】 胆管癌的预后很差，与临床类型、病理特点及治疗的方法有关。单纯引流的晚期患者生存时间少于 1 年。晚期胆管癌患者，如不作任何治疗，其生存期为 3 个月内左右，行姑息性胆管引流后生存期可达 6 个月，有报道胆道引流术联合肿瘤治疗患者的平均生存期可达 11 个月。

二、良性胆道梗阻

【案例 6-2-2】

患者，女性，57 岁，因“胆道术后 2 个月，身目黄染 1 周”入院。2 个月前患者因胆总管及胆囊结石行开腹胆囊切除+胆总管切开取石术，术后留置 T 管引流。近 1 周来间断夹闭 T 管，反复出现身目黄染。相关辅助检查：CA19-9、CEA 和 AFP 等肿瘤相关抗原正常。总胆红素(TBIL)43.4μmol/L，直接胆红素(DBIL)28.3μmol/L，间接胆红素(IBIL)15.1μmol/L。腹部 PET-CT 提示：全身未见明显肿瘤征象。T 管胆道造影：胆总管上段轻度扩张，胆总管下段呈“鸟嘴样”改变(图 6-2-4)，肠道未见显影。给予降黄、护肝及营养支持等治疗。由于该患者为 2 次外科手术，且患者拒绝再次外科治疗，遂选择介入治疗。入院后第 2 天行 PTCD 术置入 10.2F 内外引流管(图 6-2-5)，拔除原留置 T 管。每隔 1 个月更换粗引流管至 14F，最后于 PTCD 术后 4 个月拔除引流管。但拔管后 3 个月患者再次出现皮肤巩膜黄染，遂再次行 PTCD 置入 10.2F 内外引流管，带管随访至今。

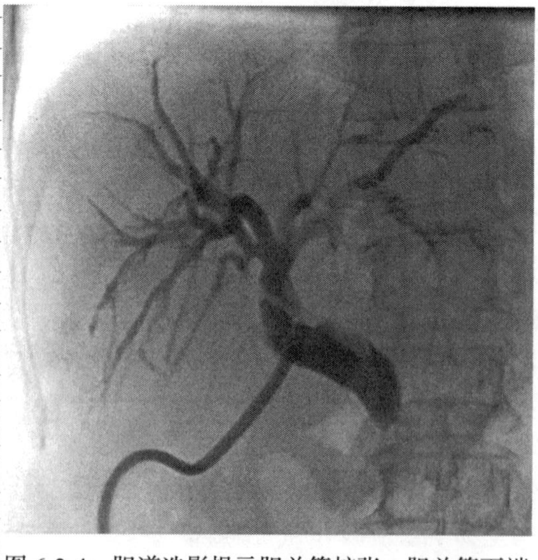

图 6-2-4 胆道造影提示胆总管扩张，胆总管下端呈“鸟嘴样”改变，胆总管远端未见显影

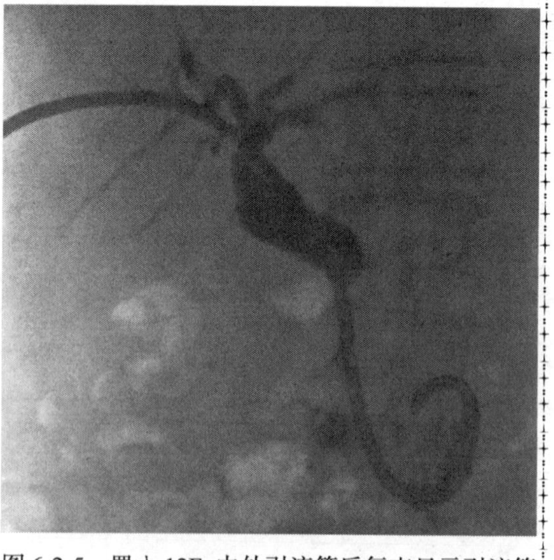

图 6-2-5 置入 12F 内外引流管后复查显示引流管位置良好，引流通畅

问题：

(1) 引起良性胆道狭窄的病因有哪些？可通过哪些检查排除恶性胆道狭窄？

(2) 为何此患者选择介入治疗？

引起良性胆道梗阻的常见原因包括胆道结石合并胆管炎、原发性硬化性胆管炎、胆道先天性畸形、医源性胆道损伤及创伤后胆道狭窄、胰腺病变引起的胆道狭窄等。良性梗阻性黄疸常具有间歇性发作的特点，即在梗阻发展到一定程度后，由于胆道压力增大，常可使其下段梗阻开放，从而黄疸有所减轻。临床上多表现为反复发作的黄疸、腹痛、发热、皮肤瘙痒等。实验室检查：血清总胆红素升高，以直接胆红素升高为主。影像学检查：依据引起梗阻的病因不同而影像学表现不同。超声、磁共振胰胆管成像（MRCP）及内镜下逆行胰胆管造影（ERCP）可显示扩张的范围及判断梗阻部位。经皮肝穿刺胆道造影（PTC）为有创性检查，较少单独作为诊断手段。胆道造影表现为“枯枝征”，一般也被认为是与恶性胆道梗阻鉴别诊断的要点。另外可直接显示结石、蛔虫的特殊影像表现。

另外，需通过其他一些诊断方法排除恶性病变引起的胆道梗阻，如正电子发射型计算断层扫描（PET-CT）及 CA19-9、CEA 和 AFP 等肿瘤标志物检查等。

【治疗方案】　良性胆道梗阻现主要以外科和消化内镜治疗为主，而介入治疗则作为备选的治疗方案。介入治疗的适应证包括：①已有多次胆道外科手术史。②先天或后天因素所致的解剖变异导致内镜治疗失败的患者。③一般情况差，不愿或不能接受外科手术。禁忌证同恶性胆道梗阻介入治疗。介入治疗包括经皮经肝胆道引流术和金属内支架置入术。

1. 经皮经肝胆道引流术　经皮经肝胆道引流术技术成功率较高，可有效缓解梗阻性黄疸，其技术要点及相关并发症的发生及处理详见前节。通过长期置入引流管，并定期每 3 个月更换更粗的引流管（8～14F），从而对狭窄段进行持续扩张，有可能使狭窄的胆总管扩张并重塑型，拔除引流管后恢复胆总管的功能。但用于经皮途径的胆道引流管的管径仍有限，故其扩张作用有限，引流管拔除后仍可发生再狭窄。由于良性胆道狭窄患者的生存期较长，长期体外带管会影响日常生活，给患者带来心理压力。

2. 金属内支架置入术　金属内支架可有效开通狭窄段，但对于良性病变不主张置入永久性金属内支架，原因是患者的生存期长，置入物对胆道刺激，会引起再狭窄，且可给下一步处理带来困难。一项较新的技术为可使用可回收支架持续扩张 1～3 个月再重新取出，设想如此可获得更大的内径支撑。

良性胆道狭窄的治疗效果与形成狭窄的原因、狭窄的长短、形成时间的早晚、狭窄的程度和狭窄处胆管周围纤维瘢痕的厚度等有密切的关系。良性狭窄对治疗的要求是有效而持久。总之，从短期疗效来看，介入治疗可避免复杂危险的开腹手术，创伤小，技术成功率高，且对于难以外科手术治疗或内镜治疗失败的患者，提供了又一有效的治疗手段。

第三节　胰腺疾病介入治疗

【案例 6-3-1】

患者，女性，52 岁，因上腹部疼痛进行性加重 4 个月入院。CA19-9 6321.36 *U*/ml。CT 检查提示胰腺癌并腹腔淋巴结转移（图 6-3-1）。行腹腔动脉化疗灌注术，术中造影示腹主动脉主干、胃左动脉及脾动脉近端可见血管粗细不均的受侵蚀现象(图 6-3-2)，胰体尾部见浅淡肿瘤染色。将导管超选入腹腔干，注入吉西他滨 1.2g。1 个月后行左锁骨下动脉药盒系统置入术，将药盒留置导管头端置于胸主动脉下段。术后经药盒以奥沙利铂 100mg(2h)+5-Fu 2.5g(5 天)动脉化疗。2 个月后复查 CA19-9 下降至 2195.87 U/ml，腹痛较前减轻。2 周后再经药盒行第 2 次动脉化疗，方案为吉西他滨 1.0g(24h)+奥沙利铂 100mg(2h)。1 个月后因腹痛加重再次入院行药盒动脉化疗，方案为吉西他滨 1.0g(第 1 天)+奥沙利铂 100mg(第 1 天)+吉西他滨 1.0g(第 8 天)+吉西他滨 1.0g(第 16 天)，期间辅以腹腔神经节阻滞及局部适形放疗，患者腹痛较前减轻。在动脉化疗期间，患者多次出现不同程度的血细胞抑制，经对症处理后恢复。1 个月后复查 CA19-9 升高至 5012.32 U/ml。3 个月后患者死于严重的恶病质。

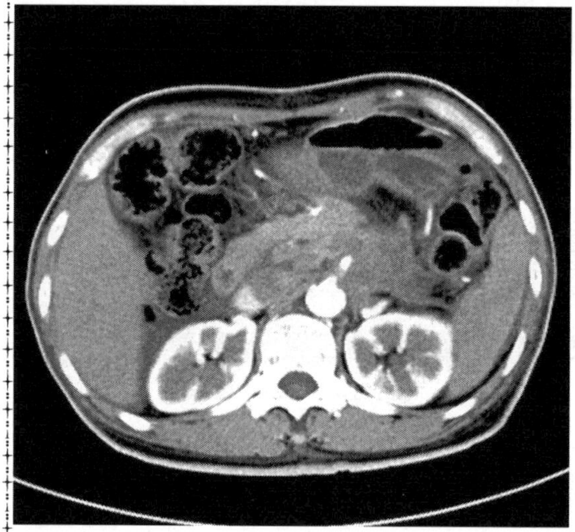

图 6-3-1　CT 检查提示胰腺癌并腹腔淋巴结转移

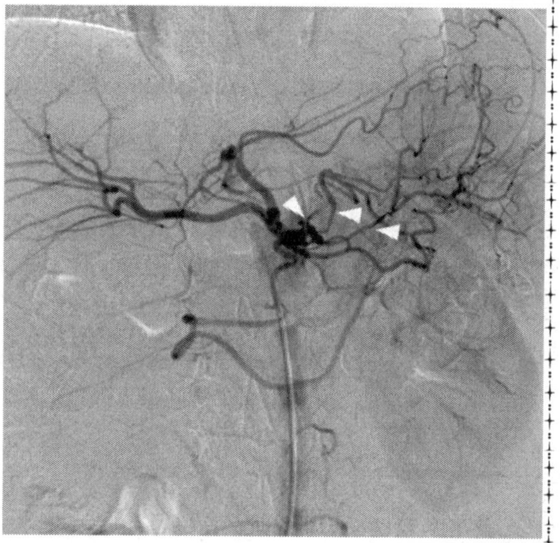

图 6-3-2　行腹腔动脉化疗灌注术，术中造影示腹主动脉主干、胃左动脉及脾动脉近端可见血管粗细不均的受侵蚀现象

问题：

(1)胰腺癌介入治疗的适应证有哪些？

(2)胰腺癌介入治疗包括哪些？其治疗的目标是什么？

胰腺疾病的介入治疗主要应用于胰腺癌，故本节主要介绍胰腺癌的介入治疗。胰腺癌是消化道常见的恶性肿瘤，其恶性度较高，预后差。本病多发于中老年人，男性患者远较绝经前的妇女多，绝经后妇女发病率与男性相仿。胰腺癌半数以上位于胰头部，约 90%是起源于腺管上皮的管腺癌。其发生与慢性胰腺炎、糖尿病病史、吸烟、饮酒、高脂肪和高蛋白饮食、过量饮用咖啡、环境污染及遗传因素有关。

胰腺癌的治疗主要包括手术治疗、放射治疗、化学治疗以及介入治疗等。外科手术切除是胰腺癌患者获得最好疗效的治疗方法，然而，超过 80%的胰腺癌患者因病程较晚而失去手术机会，对这些患者进行手术并不能提高患者的生存率，因此需要对胰腺癌进行综合治疗。综合治疗是任何分期胰腺癌治疗的基础，以其最大程度的根治、控制肿瘤，减少并发症和改善患者生活质量。胰腺癌及其合并症行介入治疗可获得较好的疗效。各期患者，如手术切除有困难、或者伴随病变较多不宜手术的患者、或者不愿意接受手术或接受其他方法治疗、或术后复发的患者，中晚期胰腺癌出现梗阻性黄疸、肝转移、剧烈腰背部疼痛者，均可以考虑介入治疗。

【诊断】 胰腺癌临床表现取决于肿瘤的部位、有无转移以及邻近器官累及情况。其临床特点是临床病程短、病情发展快和迅速恶化。

1. 多数胰腺癌患者缺乏特异性症状 最初仅表现为上腹部不适，隐痛，易与其他消化系统疾病混淆。当患者出现腰背部疼痛为肿瘤侵犯腹膜后神经丛，为晚期表现。

2. 黄疸 无痛性黄疸是胰头癌的常见症状。是胰头癌最突出的症状，一般呈进行性加重，伴皮肤瘙痒，尿呈浓茶色，大便可呈陶土色。

3. 消瘦乏力 由于癌肿本身引起的体质消耗、食欲不振、胰腺功能不足以及严重而持久的腹痛影响睡眠和休息，病员可迅速出现体重下降，消瘦乏力等全身恶病质征象。

4. 消化道症状 由于胆汁和胰液排出受阻，使胃肠道消化功能紊乱，患者常有食欲减退、恶心、呕吐、腹胀和腹泻。

胰腺癌的临床诊断依赖于影像学检查，特别是 CT 和 MRI。血管造影有助于确定胰腺肿块的性质，并判明肿瘤对周围血管的浸润程度。

【治疗方案】 胰腺癌介入治疗的目标主要为控制原发肿瘤进展，缓解临床症状及减少合并症。其适应证主要为：胰腺癌手术或其他治疗后出现肝转移；发现时已伴有肝转移的胰腺癌；无法手术切除的胰腺癌或者不愿意接受手术或接受其他方法治疗者；出现梗阻性黄疸、肝转移、剧烈腰背部疼痛者。其包括血管性与非血管性介入治疗，前者主要包括经动脉灌注化疗；后者主要包括放射性粒子植入、物理消融等。本节主要介绍以下几点。

1. 经动脉灌注化疗 大部分胰腺癌为乏血性肿瘤，适于采用动脉内化疗药物灌注术治疗而不宜行化疗栓塞术。经动脉内化疗灌注相比于全身化疗，具有高效低毒的优点。局部药物浓度较高，杀灭肿瘤组织能力较强，全身毒副作用小，缓解疼痛的周期短，部分病例还可以争取二期手术。根据给药方式分为一次冲击性化疗药物灌注术和长期间歇性化疗药物灌注术。

采用一次冲击性化疗药物灌注术时，宜把大部分化疗药物灌注至主要肿瘤供血动脉，如胰头癌选择至胃十二指肠动脉，胰体、胰尾癌选择至脾动脉，然后将导管分别退至腹腔动脉和置于肠系膜上动脉把剩余化疗药物灌注完。当存在肝转移时，应同时治疗肝转移灶。

对不能根治切除的胰腺癌患者经左锁骨下动脉化疗药盒（drug delivery system，DDS）植入，将 DDS 导管置于肝总动脉或腹腔干，经药盒行定期规律性局部灌注化疗，也是一种合理和积极的方法。留置导管头端的位置应根据肿瘤的部位和范围确定。胰头癌可将导管头端置于肝总动脉；胰体尾癌则将导管头端置于脾动脉；胰腺癌已有广泛的腹腔转移时，则将导管置于胸主动脉下段。考虑到胰腺血供的复杂性，特别是难以顾及胰十二指肠下动脉，则一般将导管置于胸主动脉下段（T_9～T_{10} 水平），以便使药物较均匀地分布到胰腺的各条供血动脉。

（1）操作技术和方法

1）动脉造影：胰腺为双重血管供血，分别来自腹腔干和肠系膜上动脉。先分别对两条血管进行造影，了解肿瘤的血供情况。

2）选择或超选择性至腹腔动脉分支的胰十二指肠上动脉和肠系膜上动脉分支的胰十

二指肠下动脉进行灌注化疗。一次冲击性化疗灌注的药物可选择吉西他滨、氟尿嘧啶、丝裂霉素和卡莫司汀等，以二联或三联用药效果较满意，但剂量不能过大，以免刺激正常胰腺而引发胰腺炎。一般按体表面积/平方米计算并根据患者一般情况、细胞免疫功能状况选择剂量。

采用长期间歇性化疗药物灌注时，首日按前述使用吉西他滨，随即用氟尿嘧啶 2.5g 用生理盐水按要求稀释后注入微量化疗泵 5 天内注完，并配合每日四氢叶酸钙 0.2g 静脉注射，第 5 天拔针前使用奥沙利铂 100mg。

(2) 围手术期处理：术前准备同前面相关章节叙述常规术前准备。术后处理常规予补液、对症处理。

药盒系统植入术注意术后换药及拆线，避免感染。药盒系统在使用过程中需注意以下几点：①化疗前需明确导管头端位置有无移位，检查药盒导管是否通畅；②化疗疗程结束后需用肝素盐水封管，观察周围组织有无渗液及红肿。

(3) 并发症：胰腺癌化疗灌注可引起急性胰腺炎，其发生主要是过量或过快注入造影剂及化疗药物引起。

2. 放射性粒子植入及物理消融术　放疗是胰腺癌的主要治疗方式之一，但胰腺癌放射治疗的根治剂量偏高，而胰腺周围如胃、小肠、肝、肾、脊髓等的放射耐受性偏低，传统的外照射是射线经由人体正常组织到达肿瘤，使得放疗期间易引起恶心、呕吐或肝功异常等不良反应。若要达到肿瘤根治剂量，易造成胃肠出血、穿孔或狭窄。而 ^{125}I 粒子治疗则是放射源在肿瘤内直接对肿瘤进行照射，是近距离放射治疗，避免了对周围正常组织造成的放射性损伤。CT 引导下植入 ^{125}I 粒子治疗胰腺癌，是安全、可靠、有效、可重复的方式，能较好的改善肿瘤引起的相关症状，近期疗效肯定，不良反应少，是目前对进展期胰腺癌一种较好的微创治疗的选择。在进行治疗时应注意：穿刺时尽可能避开空腔脏器，为确保进针方向和深度的准确性，应反复 CT 扫描和逐步进针，植入时注意避开血管、胰管和周围重要器官。

胰腺区域的解剖结构复杂，此处应用射频、微波及氩氦刀治疗等物理消融的方法有别于肝脏等传统的消融，一般在开腹手术后，在术中超声的监测下进行，消融范围要求不能超过肿瘤的边缘，是治疗不能手术切除仅限于胰腺局部的晚期胰腺癌的有效治疗方式。

3. 胰腺癌合并症的介入治疗

(1) 合并肝内转移：可以采取经导管灌注联合肝动脉化疗栓塞或物理消融的方法控制肝内转移灶。

(2) 合并梗阻性黄疸：可行胆道穿刺引流或胆管内支架置入术解除黄疸，其有关技术操作方法及适应证详见有关章节。

(3) 合并十二指肠狭窄、梗阻：可经口放置金属内支架于肠腔狭窄或阻塞部位，解除肠道梗阻，改善食物及营养的摄入。

(4) 晚期胰腺癌所致剧烈腰背痛程度较重，而药物无法控制者：可采用介入神经丛阻滞的办法，有效缓解疼痛。

【疗效评价】　胰腺癌的介入治疗是否能明显地延长患者的生存期仍存在争议，故其只作为一种姑息治疗的手段。治疗有效的指标包括原发肿瘤的控制、合并症及临床症状的缓解。影像学资料提示肿瘤体积稳定或者缩小。合并症及临床症状缓解主要包括肝内转移灶稳定或缩小、黄疸消退、食欲增加及体重增加、疼痛缓解。

第四节　脾脏疾病介入治疗

一、脾功能亢进及相关性疾病

【案例 6-4-1】

患儿，8 岁。面色苍白 5 年余。血红蛋白电泳检查诊断为 α-地中海贫血。脾动脉造影示脾脏重度增大。采用 PVA 颗粒栓塞治疗，根据造影复查评估栓塞程度，分 2 次进行栓塞。最后复查脾栓塞程度约为 70%。1 周后 CT 扫描示脾脏周边组织梗死(图 6-4-1～图 6-4-3)。

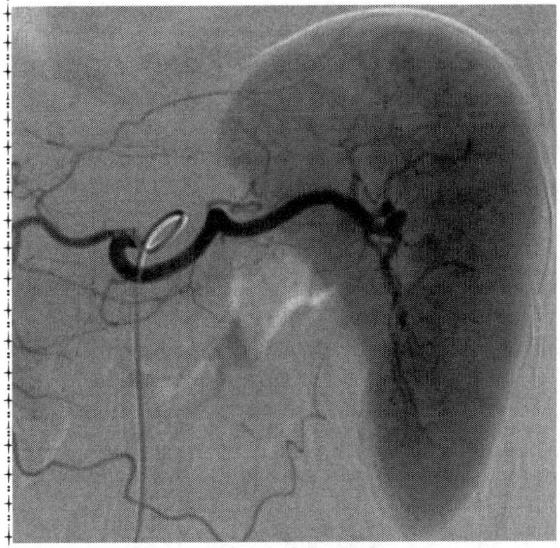

图 6-4-1　脾动脉造影示脾大

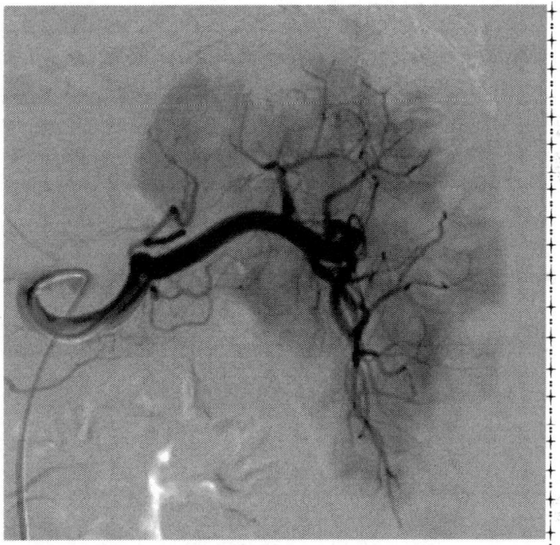

图 6-4-2　部分性脾动脉 PVA 栓塞后，显示栓塞范围约 70%

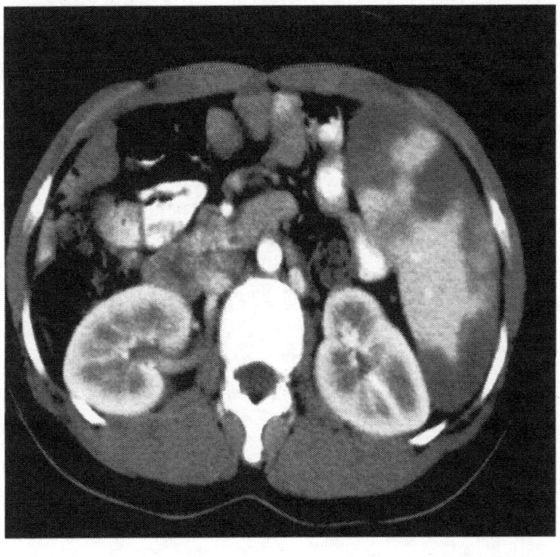

图 6-4-3　PSE 术后 1 周，CT 复查示脾周边梗死

问题：

(1)引起脾功能亢进的病因有哪些？部分性脾栓塞术的适应证？

(2)PSE 术后常见并发症有哪些？如何减少 PSE 术后并发症的发生？

脾功能亢进是由某些病因引起的脾脏功能的病理性增加，血液循环中有形成分红细胞、白细胞及血小板中的一种或多种不同程度地减少，骨髓呈增生状态的一组症候群。许多疾病可以引起脾功能亢进，其中以各种不同原因引起的肝硬化最为多见，如肝炎后肝硬化，血吸虫性肝硬化、门脉性肝硬化等；其次为慢性感染引起，如疟疾等；而血液系统中的遗传性球形红细胞增多症，自身免疫性贫血，原发性血小板减少性紫癜等疾病也可引起脾功能亢进。

外科手术切除和经动脉行部分性脾栓塞术(partial splenic embolization，PSE)是目前临床上治疗脾大和脾亢的主要方法。脾脏是血源性抗原发生免疫应答的主要场所，又可产生抗体、补体和多种体液因子，具有重要的抗感染、抗肿瘤功能。虽然外科手术是改善脾功能亢进的主要方法之一，但脾切除术，创伤较大，同时脾脏切除后，也就丧失了脾脏重要的免疫功能，使血液循环 IgM 减少、备解素和调理素水平下降、脾滤过功能下降消失、中性粒细胞和巨噬细胞对细菌的吞噬能力减低，导致感染发生率增高。尤其是凶险性感染的机会增加。文献报道，脾切除者比未切脾者感染率高 58 倍，死亡率高出 20 倍。使临床应用受到限制。微创介入技术用于治疗脾功能亢进时，以其微创、见效快的优点，可部分保留脾脏的功能，是比较理想的方法。目前，临床上常用的方法为：经动脉部分性脾栓塞术法、经皮穿刺注药部分性脾消融、射频或微波消融术、经脾脏放射治疗和高强度聚焦超声治疗等。

【诊断】 临床表现上多以血细胞减少为主要表现，可出现贫血、感染和出血倾向。脾大通常无症状，往往在体检时发现。有时巨脾的症状也很轻微，患者可感到腹部不适，胃纳减小或向一侧睡时感到不舒服。

脾功能亢进的诊断主要依赖于实验室检查，B 超和 CT 可明确脾大及其程度。

(1)脾大，肋下未触及脾者，B 超及 CT 检查可供临床参考。

(2)红细胞计数、白细胞计数或血小板可以单一或同时减少。血细胞减少与脾脏肿大不成比例。

(3)增生性骨髓象。

(4)脾切除后可以使血细胞数接近或恢复正常。

【治疗方案】

1. 部分性脾栓塞术(partial splenic embolization，PSE) PSE 已成为外科切脾的一种替代疗法，获得了医学界的广泛认可，在各大医院得到迅速推广应用。也是本章主要介绍的方法。

(1)原理：人为栓塞脾脏的部分动脉，使被栓塞动脉的供血区域坏死，达到类似外科部分脾切除的效果，从而削弱亢进的脾功能，并部分保留脾脏正常生理功能，又避免了脾切除术后的凶险性感染。

(2)适应证

1)肝硬化门静脉高压并脾功能亢进、α-地中海贫血、遗传性球形红细胞增多症、遗传性椭圆形红细胞增多症、特发性血小板减少性紫疲(ITP)患者，因其血细胞主要在脾脏破坏，为脾栓塞治疗的主要适应证。

2)血细胞既可在脾脏又可在其他脏器破坏的疾病，如自身免疫性溶血性贫血、β0/β+-

地中海贫血、慢性白血病、霍奇金病、高雪病患者，可试用脾栓塞治疗。

(3)禁忌证

1)血细胞主要在脾外破坏的一些疾病，不宜采用脾栓塞治疗。

2)继发性脾大而原发疾病已处于终末期。

3)严重感染者。

4)严重心、肺、肝及肾功能不全。

(4)器材与操作技术

1)PSE 术的栓塞材料：PSE 术目前临床上常选择的栓塞剂是颗粒或大型栓塞物，不选择液态的栓塞剂。主要有：PVA(或微球)、明胶海绵颗粒和主干栓塞的钢圈或血管封堵器。栓塞的部位与栓塞剂的直径密切相关。常用栓塞剂的直径从小到大依次为：PVA(或微球)的直径 300～1000μm，明胶海绵颗粒的直径为 1～2mm，钢圈或血管封堵器的直径为＞2mm。

2)PSE 的术前准备

A. 除了常规介入手术的准备外，需预防性使用抗生素。术前 2～3 天口服抗生素抑制肠道菌群，术前 8～12h 使用广谱抗生素。

B. 需要确定预期栓塞程度。应视患者的疾病、全身情况及耐受程度考虑。肝癌患者合并脾亢栓塞范围以 30%～40%为宜,尽量不超过 50%。巨脾患者 1 次栓塞范围应＜ 30%，以少量多次栓塞的方法为宜。体质较差、病情较重、肝功能属 Child C 级的患者，栓塞范围应较同类患者偏小。

3)PSE 的操作技术和步骤

A. 脾动脉造影：用 Seldinger 技术穿刺股动脉，置入血管鞘。将 4～5F 选择性造影导管(常用的有 RH、Cobra 和 Yashiro 管)送入腹腔干，顺利时可插至脾动脉开口处，进行选择性造影。应避免插管过深越过脾动脉发出的脾极动脉。脾动脉造影需要显示动脉期、实质期和静脉期，并显示脾脏全貌，重点观察脾脏血管的解剖、大小(图 6-4-1)，用于评估栓塞剂的用量及评价脾脏栓塞的程度。

B. 部分性脾栓塞：分为选择性和非选择性栓塞两种方法。选择性栓塞需插管至脾动脉分支血管，经导管注入栓塞剂至靶血管血流停滞，根据造影复查判断栓塞程度，如不足可对其余脾动脉分支进行选择性插管并栓塞，直到完成预期的栓塞程度为止。非选择性栓塞则是将导管置入脾动脉主干，需越过胰背、胰大动脉等胰腺主要供血动脉的开口，分次注入栓塞剂，根据血流和造影情况，分次注入栓塞剂，完成预期的部分性脾栓塞(图 6-4-2)。操作技术难点在于控制脾栓塞程度。一般认为脾栓塞范围应控制在 40%～70%，但栓塞范围过小临床症状改善效果不明显，且脾亢易复发，范围过大则易引起严重的并发症。

4)术后处理

A. 抗感染治疗：使用广谱抗生素及庆大霉素 1 周，预防脾栓塞术后感染。

B. 激素治疗：使用激素可减轻脾脏炎症反应，减少脾脏包膜水肿及渗出，减轻疼痛。

C. 对症、支持治疗：PSE 术后出现栓塞综合征，给予镇痛、止吐、退热、促胃肠动力等处理。

(5)并发症及防治

1)脾栓塞后综合征：主要表现为发热、左上腹部疼痛、恶心呕吐、食欲减退较常见。发热是脾栓塞后梗死区的炎性细胞释放致热物质所致。一般在 38.5℃以下，持续时间 1 周左右，少数患者可达 2 周。腹痛与脾栓塞后梗死区急性水肿刺激包膜，张力增加有关。多为左上腹疼痛。需要良好的止痛治疗，以避免患者应疼痛而影响左肺的呼吸。可采取口服一般止痛药物治疗，大都能在 3～10 天内缓解。

2）肺炎、肺不张及胸腔积液：多见于左侧，为脾栓塞后脾上极的反应波及左膈和左肺有关。原因是 PSE 术后，左上腹疼痛使左侧呼吸运动受限制，发生胸膜反应，炎性渗出物经淋巴引流进入左侧胸腔，以及支气管引流不畅所致。术后应用有效抗生素、止痛和鼓励患者适当活动。中量以下胸腔积液可自行吸收，大量胸腔积液需穿刺引流。

3）脾假性囊肿和脾破裂：脾假性囊肿是 PSE 术后脾脏液化坏死灶吸收不完全，较大的液化坏死区常受到周围纤维组织包绕形成一类似脓肿的含液囊腔，坏死物难以吸收。脾破裂与栓塞后脾脏淤血肿胀，受外力冲撞、挤压或合并脾脓肿、假性囊肿有关。脾破裂需立刻外科手术治疗。

4）脾脓肿：是脾栓塞后最严重的并发症。主要原因有栓塞面积过大，脾液化坏死面积过大，难以及时吸收，加上术中未严格无菌操作及栓塞后血流减慢致肠道厌氧菌逆行感染等。其次与患者身体状况有关。术前、术后预防感染及术中注意无菌操作很重要。PSE 术后 2 周左右均应行 B 超或 CT 复查，观察脾液化坏死的情况，对较大的（直径＞5cm）及时行引流处理，可减少其发生。应采用抗炎、对症、支持治疗，必要时需穿刺引流和局部冲洗，甚至外科干预。

5）异位栓塞：PSE 过程可能误栓胰腺动脉引起胰腺炎。异位栓塞程度较轻，对症处理即可，大范围及严重的异位栓塞则需相应专科处理。

6）门静脉血栓：形成门静脉血栓的原因主要是栓塞面积太大，使门静脉血流明显减慢、血小板数目短时间内显著增高、门静脉血流呈高凝状态所致。可给予抗凝治疗。

2. 射频消融术（RFA）

（1）原理：热毁损可使脾脏组织凝固坏死，热能通过局部传播，使局部血管和脾窦内皮细胞变性坏死，血栓形成，血管和脾窦闭塞，达到扩大毁损病灶的效果；脾脏坏死后的局部炎性反应、新生毛细血管形成可以建立广泛的门-腔静脉间侧支循环，以及毁损后脾脏血液回流减少，可以降低门静脉压力。

RFA 治疗脾脏功能亢进有较高的安全性。临床实践证明，在脾动脉结扎后插入射频针时穿刺针道的几乎没有出血；不结扎脾动脉时，早期穿刺针道可有极少量出血，但随着温度升高出血很快停止。除了脾脏纤维化使得脾组织相对致密外，主要是射频热能本身具有电凝止血的功能，另外温度升高后，3mm 以内的脾脏血管可在短时间内出现血栓形成引起血管闭塞减少针道周围的出血。

（2）操作步骤

1）定位：利用 CT 或超声引导。射频针在脾脏实质中打开，距离脾脏包膜要有 8cm，防止术后出现疼痛。

2）按计划布针，一般情况下选择 8 个毁损部位，可采用单针或多针同时进行操作。进针部位选择脾脏的脏面，穿刺最大深度远离脾门 2～3cm，同时应避开脾门周围的大血管。毁损部位之间距离为 3～5cm。

3）开始烧灼：开始时以 50W 为起始功率，每隔 2min 将预置功率上调 10W，功率上升至 90W 后维持。烧灼过程要保持电极针稳定，防止晃动，这样可减少针道出血的可能性。开腹操作可用盐水纱布将脾脏与周围脏器隔离，防止副损伤。一般单个部位烧灼时间需要 8～10min，若操作前将脾动脉预先阻断，毁损时间可减少至 5～6min。然后将电极针向外拔 2cm

左右，再次重复上述操作。毁损过程要沿同一针道进行，这样可减少脾内出血可能性。

【疗效评价】 PSE 术后主要观察指标有：血常规、肝功能、凝血时间，以观察脾亢和肝功能的变化。行腹部彩超检查，以评价脾脏的形态学变化和血流动力学的改变，必要时可采用 CT 检查，以进一步观察。栓塞术后脾脏体积缩小，外周血白细胞及血小板在 1 周内显著升高，达到或接近正常水平，脾亢好转率接近 100%；对免疫功能无影响。

二、脾动脉瘤

【案例 6-4-2】

患者，女性，54 岁，CT 提示脾门血管瘤。脾动脉造影示脾门处有 1 个椭圆形动脉瘤，大小约 1cm×2cm，瘤壁壳样钙化。置管于瘤腔内，送入 8mm 钢圈 2 个，造影复查瘤腔缩小血流缓慢，脾动脉及其分支通畅(图 6-4-4～图 6-4-7)。

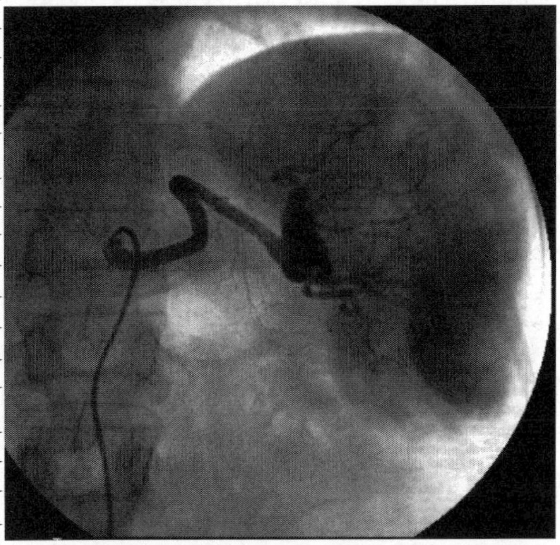

图 6-4-4　脾动脉造影示脾门区动脉瘤

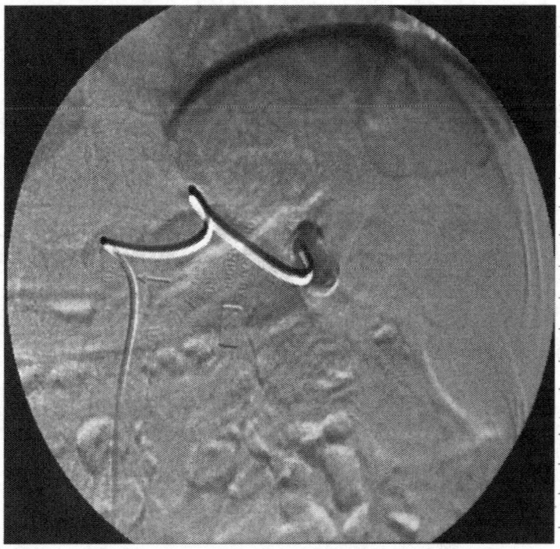

图 6-4-5　脾动脉超选择插管

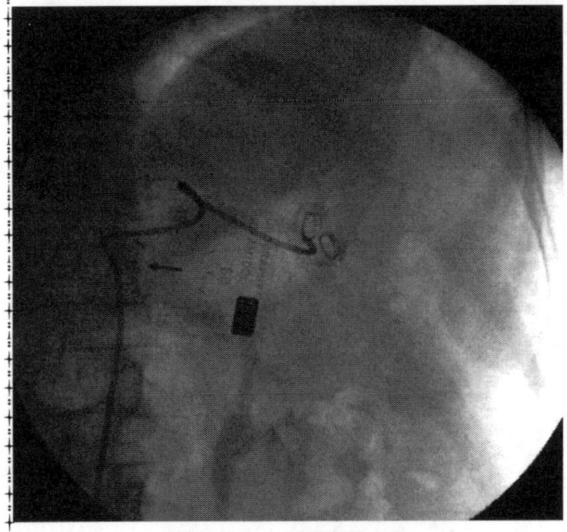

图 6-4-6　弹簧圈释放

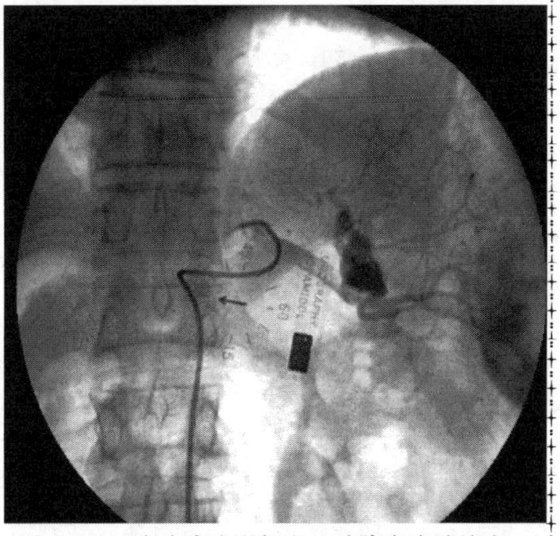

图 6-4-7　脾动脉造影复查，动脉瘤瘤腔缩小，脾动脉分支通畅

问题：

(1) 引起脾动脉的病因有哪些？

(2) 脾动脉瘤的介入治疗包括哪些？脾动脉栓塞治疗脾动脉瘤的技术要点有哪些？

脾动脉瘤是最常见的内脏动脉瘤，非选择性血管造影发现其发病率大约为 0.78%。常见的致病因素包括先天性血管壁薄弱、动脉粥样硬化、感染、外伤和妊娠等。好发部位为脾动脉主干，少数可见于脾门及脾内动脉分叉处。绝大多数为单发，且起病隐匿，不易诊断。

根据瘤体部位可分为 3 型，①远离脾门型：瘤体位于脾动脉主干、距离脾脏＞5cm 处；②近脾门型：瘤体位于脾门处；③中间型：介于两者之间者。

【诊断】 破裂前患者多无明显临床症状，偶有左上腹部不适。一旦出现明显左上腹或左季肋区疼痛、恶心、呕吐等症状，预示着动脉瘤可能破裂。破裂后有上腹部剧痛及左肩部放射痛(Kehr 征)、左侧肋缘下压痛、低血压、休克等表现。

本病的诊断主要依靠影像学检查。

【治疗方案】 脾动脉瘤的治疗方法早期多为外科手术，常用术式为脾动脉瘤切除+脾切除术。近年来，也有为保留脾脏而进行脾动脉瘤切除+血管重建术。但是由于血管重建手术难度较大，术后并发症较多，更多地采用传统的脾切除术。近年来随着介入技术的进步，脾动脉栓塞、脾动脉瘤腔内隔绝术以及裸支架辅助下的弹簧圈栓塞术治疗脾动脉瘤取得了良好疗效，且可以保留脾脏。目前，腔内介入治疗已经成为脾动脉瘤的首选治疗，本节仅对脾动脉栓塞进行介绍。

1. 脾动脉栓塞术原理 脾动脉瘤以闭塞瘤体近端和/或远端脾动脉主干使动脉瘤段血管呈隔离或少血流状态，降低动脉瘤内压力，减少其破裂风险。脾动脉主干栓塞后侧支循环易于形成，多不会造成严重的脾坏死。

2. 适应证

(1) 出现明显临床症状，怀疑脾动脉瘤瘤体先兆破裂或已破裂者。

(2) 瘤体直径≥2cm 者。

(3) 直径＜2cm，有增大趋势者。

(4) 妊娠期间发现的脾动脉瘤。

3. 操作技术 选择性脾动脉造影，观察动脉瘤的部位、大小、形态、数量。诊断明确后，再确定栓塞部位。一般瘤体近端脾动脉干＜7mm 时，先用直径 8mm 钢圈 1 枚试栓塞，如能成功停留于近端主干，再加 1～2 枚完全栓塞主干。如钢圈不能停留而入瘤腔或其远端，可用 3～5mm 钢圈数枚，栓塞脾门动脉。如可行瘤体近、远端栓塞则更理想。

4. 术后处理及随访 术后常规应用抗生素治疗 1 周。术后 3 天和 1 周查血常规和血清淀粉酶；术后 1 周、3 个月、6 个月复查上腹部增强 CT 明确脾动脉瘤瘤体及有无脾脓肿、胰腺炎等并发症。

5. 并发症及防治

(1) 脾栓塞后综合征：主要表现为发热、左上腹部疼痛、恶心呕吐、食欲减退等。发热是脾栓塞后梗死区的炎性细胞释放致热物质所致。一般在 38.5℃以下，持续时间 1 周左右，少数患者可达 2 周。腹痛与脾栓塞后梗死区急性水肿刺激包膜，张力增加有关。多为左上腹疼痛。需要良好的止痛治疗，以避免患者应疼痛而影响左肺的呼吸。可采取口服一般止痛药物治疗，大都能在 3～10 天内缓解。

(2) 肺炎、肺不张及胸腔积液：多见于左侧，为脾栓塞后脾上极的反应波及左膈和左肺有关。原因是栓塞术后，左上腹疼痛使左侧呼吸运动受限制，发生胸膜反应，炎性渗出物经淋巴引流进入左侧胸腔，以及支气管引流不畅所致。术后应用有效抗生素、止痛和鼓励患者适当活动。中量以下胸腔积液可自行吸收，大量胸腔积液需穿刺引流。

(3) 脾脓肿：是脾栓塞后最严重的并发症。主要原因有栓塞面积过大，脾液化坏死面积过大，难以及时吸收，加上术中未严格无菌操作及栓塞后血流减慢致肠道厌氧菌逆行感染等。其次与患者身体状况有关。术前、术后预防感染及术中注意无菌操作很重要。PSE 术后 2 周左右均应行 B 超或 CT 复查，观察脾液化坏死的情况，对较大的（直径＞5cm）及时行引流处理，可减少其发生。应采用抗炎、对症、支持治疗，必要时需穿刺引流和局部冲洗，甚至外科干预。

(4) 异位栓塞：载瘤动脉栓塞过程可能误栓胰腺动脉引起胰腺炎。异位栓塞程度较轻，可能引起胰酶一过性升高，对症处理即可，大范围及严重的异位栓塞则需相应专科处理。

【疗效评价】　载瘤动脉栓塞操作相对简单，并发症较少，可有效隔绝脾动脉瘤瘤腔，降低破裂风险。

（陈　勇　叶　鹏）

第七章　消化道疾病的介入治疗

第一节　消化道出血的血管造影诊断和介入治疗

消化道出血血管造影诊断包括定位诊断和定性诊断，既往是作为外科术前检查的辅助手段。随着介入放射学临床应用的不断深入，目前它既是一种辅助检查手段，更是进一步选择性血管内介入治疗的基础。

然而，血管造影可出现假阴性或假阳性诊断结果。通常造影要发现出血，出血速度或流量必须达到 0.5ml/min。因此通常在急性消化道活动性大出血时，阳性检出率比较高，而小量出血尤其是毛细血管出血，或大出血静止期，则可出现阴性诊断结果。另外，选择性动脉造影无法显示静脉出血，包括胃底、食管静脉曲张大出血。而出血假阳性结果则多出现于如下几方面：①移动性伪影；②局部黏膜血管增粗、增多并伴有黏膜浓染；③可疑出血与实质性脏器重叠区。

本节介绍常见消化道出血原因及介入处理。

一、动脉出血

（一）出血原因

1. 消化道溃疡　急性胃或十二指肠溃疡是消化道大出血的常见原因。其相关因素包括：①应激性溃疡；②药物或乙醇诱发的胃炎；③不明原因性胃炎；④烧伤或尿毒症患者。此类患者血管造影可表现为相对正常的胃和十二指肠中有大量造影剂外渗（图 7-1-1）。

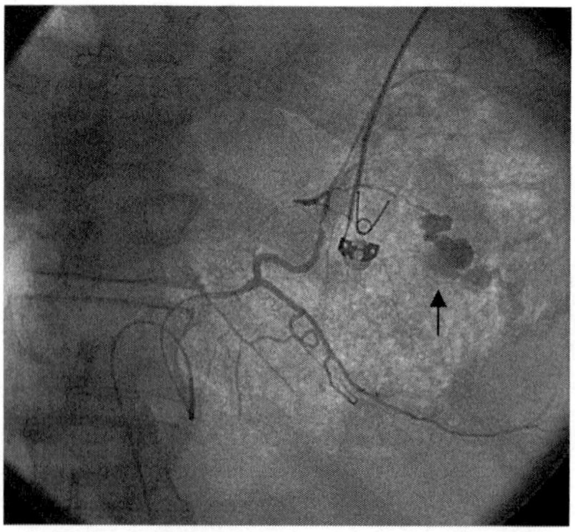

图 7-1-1　胃左动脉造影示造影剂片状外渗

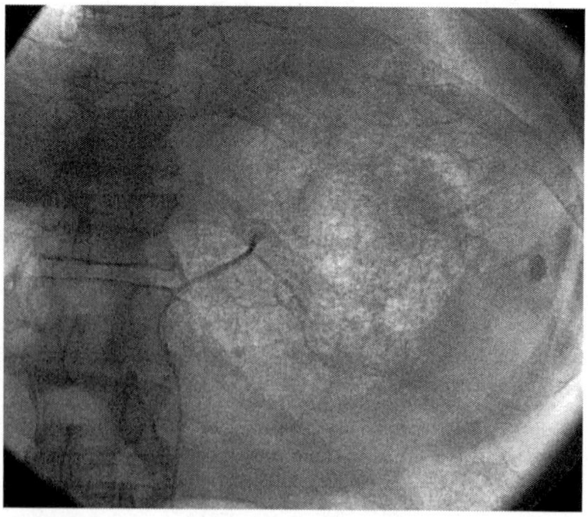

图 7-1-2　明胶颗粒栓塞后，出血动脉闭塞

介入治疗可以通过选择性动脉内直接灌注血管加压素或动脉栓塞而获得显著效果（图 7-1-2）。有文献报道有效率可达 80%以上，复发率约 15%。

2. 外科术后出血　外科术后通常可发生胃肠吻合口出血、留置引流管或缝扎线松脱、创伤性动脉瘤等出血。可通过选择性动脉插管造影明确诊断，并动脉内灌注垂体后叶素或者栓塞止血。

3. 血管畸形或血管结构异常　临床表现为间歇性消化道出血。在儿童以动静脉畸形、动静脉瘘多见，是先天性疾病；在老年人，则以血管构架异常多见。血管畸形血管造影可见畸形血管团、扭曲引流静脉及增粗的供血动脉；血管结构异常的血管造影则表现为动脉期大量的小动脉逐渐显影，毛细血管期造影剂浓聚并使肠壁显影，同时可见静脉早显。介入治疗通常采用硅胶、NBCA 或 Onyx 胶进行栓塞。

4. 肿瘤　胃肠道肿瘤尤其是恶性肿瘤侵蚀胃肠道，可造成消化道大出血。通过血管造影可以显示出血部位及性质。动脉内灌注垂体后叶素治疗通常不能有效控制这种出血，因为血管收缩剂对肿瘤血管无效。而介入治疗则采用栓塞治疗，栓塞材料可以是 PVA、明胶海绵或弹簧圈。

（二）常见副作用或并发症的防治

1. 灌注垂体后叶素的副作用

(1) 腹痛：垂体后叶素注入腹腔干或肠系膜上、下动脉时，几乎所有患者都有腹部绞痛的主诉。疼痛通常发生在灌注开始后 10～15min 后，以后逐渐缓解。介入操作时注意，一方面要控制好灌注速度及灌注药物浓度，特别在灌注初期；另一方面要把握好导管插入深度，不宜强求过度深插。

(2) 过敏反应：垂体后叶素特异性反应亦有报道，主要表现皮肤瘀斑。严重时必须停止灌注。

(3) 少尿或无尿：主要是垂体后叶素造成肾血流灌注减少，以及机体发生抗利尿作用的发生。可以用利尿剂和适量补充电解质来预防。

(4) 心脏不适：对心脏功能不好的患者，可出现心绞痛样症状。可以舌下含服硝酸甘油予以预防。

2. 栓塞治疗的副作用

(1) 发热：明胶海绵等微粒栓塞后，患者常有短暂性发热，体温 38～39℃，一般可持续 2～3 天可自然缓解。

(2) 胃肠道缺血坏死：一般较少发生，通常是过度栓塞引起，或者不恰当选用栓塞材料引起。发生胃肠道坏死、穿孔，多数要外科手术处理。

(3) 误栓：多因栓塞剂反流引起。注射栓塞剂时要缓慢，采用球囊导管可防止反流性误栓。

二、静脉出血

食管、胃底静脉曲张破裂出血是静脉出血中最为常见而且最为凶险的病症。多为肝硬化门静脉高压症、肝癌伴门静脉血栓（癌栓）或先天性畸形所致。如下叙述食管，胃底静脉曲张破裂出血的介入治疗。

（一）经颈静脉肝内门腔分流术

经颈静脉肝内门腔分流术（transjugular intrahepatic portosystemic shunt，TIPS）是 20 世

纪 90 年代发展成熟的一种介入治疗技术。它经颈静脉、上腔静脉、右心房、下腔静脉、肝静脉穿刺进入肝内门静脉，采用球囊扩张术及支架植入术，建立门静脉-肝静脉分流通道，从而降低门静脉压力，达到治疗胃底食管静脉曲张破裂出血、顽固性腹水等门静脉高压症的目的。

【适应证】

(1)急性食管胃底静脉曲张破裂出血，经保守治疗或内镜治疗无效。

(2)反复食管胃底静脉曲张破裂出血大出血，不论有无内镜治疗史。

(3)门脉高压性胃病。

(4)肝硬化所致顽固性腹水。

(5)Budd-Chiari 综合征肝静脉阻塞。

(6)外科门腔分流后通道闭塞。

【禁忌证】

(1)严重脏器功能衰竭。

(2)严重或难于纠正的肝性脑病。

(3)难于纠正的凝血功能障碍。

(4)无法控制的全身性感染及败血症。

(5)门静脉狭窄或阻塞。

(6)严重梗阻性黄疸。

(7)多囊肝。

(8)弥漫型肝癌。

【术前准备】

(1)常规准备：包括肝、肾、心、肺功能检查，功能不全者予以纠正；凝血功能检查，凝血异常者予以纠正；血常规检查，失血性贫血者予以纠正；影像学检查包括彩超、CT、MRI，尤其重要的是 CTA 及三维重建，是 TIPS 穿刺的重要参考；碘过敏试验；肠道准备；抗生素预防应用；输液通道的建立；术前知情谈话、签字等。

(2)药物准备：包括麻醉药、抗凝药、对比剂、镇静止痛药、栓塞剂等。

(3)器械准备：包括颈静脉穿刺针、TIPS 穿刺系统、球囊导管、支架(覆膜支架、裸支架或 TIPS 专用支架)、交换导丝、血管鞘、造影导管、测量导管、测压导管等。

【介入步骤】

(1)颈静脉穿刺置管：经右颈内静脉穿刺成功后，直接引入 10F 的长导管鞘，以方便接下来的 TIPS 穿刺针、球囊和支架的引入和操作。采用导管导丝技术将导丝经过右心房，送入下腔静脉内。

(2)选择肝静脉插管：采用有一定弯度的导管，如 Cobra 管、TIPS 穿刺套装内的保护鞘管或 TIPS 穿刺针等，将导丝直接经下腔静脉送入肝静脉。再引入保护鞘管至肝静脉造影，明确肝静脉的位置和解剖形态。一般优先选择肝中静脉。

(3)门静脉穿刺：是本术的关键和难点。因为是需要经过体内的肝静脉直接穿刺门静脉，而不是经过体表的某一点穿刺门静脉，同时门静脉的解剖位置在透视下亦不能实时显示。保护鞘管引入肝中静脉后，引入 TIPS 穿刺针。在透视下，依据 CT 或其他影像学资料，推测门静脉的解剖位置，穿刺门静脉。尽量穿刺门静脉左右支或者主干分叉部。门脉穿刺成功后，将导丝送至脾静脉或肠系膜静脉。引入导管至门静脉，行门脉造影和测压，观察门脉的血流动力学。

(4)球囊扩张术：通过导丝引入球囊进入门静脉。由于球囊导管需经过穿刺的肝实质通道，有时引入困难。因此，可以选择引入的导丝为超硬导丝，甚至可以在 TIPS 穿刺针的支撑下，先将保护鞘管引入门静脉，扩张穿刺道。球囊导管引入门静脉后，先后进行门静脉端、肝静脉端的扩张术。通过球囊扩张出现的"腰征" 可以明确穿刺通道的肝静脉及门静脉的位置及它们与脊柱的骨性标志的重叠位置。进而通过对脊柱的骨性标志的测量，来确定所选择支架的长度。也可以根据脊柱的骨性标志来定位释放支架。

(5)支架置入术：在球囊扩张术顺利完成后，选择支架植入。目前多采用覆膜支架，可减少术后支架通路再狭窄的可能。近年来为 TIPS 设计了专用支架，该支架两端裸露，中间覆膜，有利于防止肝实质通道再狭窄，又不影响支架两端的分支血流。根据膈肌和脊柱的骨性标志及球囊扩张时显示的标志定位释放支架，尽量使支架的覆膜部分覆盖肝实质的穿刺通路。再引入导管至门静脉进行造影和测压，检测分流后的门静脉血流动力学改变，评估疗效。

(6)食管胃底静脉硬化栓塞术：建立门腔分流通道后，原则上能降低消化道出血的风险。如同时进行胃冠状静脉、食管静脉硬化及栓塞术，可进一步降低曲张静脉出血的风险。通常用 5%的鱼肝油酸钠和(或)无水乙醇作为硬化剂，弹簧圈、PVA 颗粒或明胶海绵作为栓塞剂进行硬化栓塞治疗。

【术后处理】

(1)术后 24h 床边监护。

(2)护肝、保肾、护胃：可采用还原性谷胱甘肽、甘草酸、二磷酸果糖、维生素 K、维生素 C、维生素 B 等护肝治疗；水化利尿保肾治疗；奥美拉唑或半托拉唑、胃舒平等护胃治疗。

(3)预防感染：可用喹诺酮类或头孢类抗生素，如合并腹膜炎者，抗生素首先第三代头孢菌素如头孢头孢噻肟钠 2g 静脉点滴，每 12h 一次。或根据细菌培养及药敏结果选用抗生素。

(4)降血氨，预防肝昏迷：予清洁灌肠、控制蛋白饮食，选用鸟氨酸门冬氨酸 20～40g/d，静脉滴注。

(5)抗凝：术后 1 周内用肝素 6250～12 500U/d，静脉滴注，或用低分子肝素皮下注射预防血栓形成。以后改用阿司匹林和双嘧达莫等继续治疗 3～6 个月。

(6)分流通道的定期监测：术后 24h 及以后每 3 个月行彩色多普勒超声检查，监测分流通道血流情况。

【并发症及其防治】

(1)出血：包括穿刺部位血肿、肝包膜下血肿、心包填塞、腹腔出血等，视病情轻重缓急作相应处理。

(2)胆瘘：对症处理。

(3)术后感染：使用抗生素。

(4)急性支架内血栓形成：介入取栓或溶栓治疗。

(5)肝性脑病：加强保肝降血氨治疗。

【疗效评价】

(1)TIPS 技术成功标准：①肝内分流通道成功建立；②支架释放准确；③支架展开程

度达到预期要求；④分流道通畅；⑤无严重并发症。

(2) 临床疗效判断：①急性出血的控制率：TIPS 急性出血控制率可达 80%以上；②再发出血率：12.7%～31%，远低于内镜治疗，但略高于外科手术；③顽固性腹水控制率：70%～90%；④分流道通畅率：1 年支架通畅率 25%～66%。⑤患者生存期：术后 30 天内死亡率达 25%，1 年内死亡率达 24%～54%。

(二) 经皮经肝食管胃底曲张静脉栓塞术

经皮经肝食管胃底曲张静脉栓塞术（percutaneous transhepatic variceal embolization，PTVE）是通过经皮穿刺肝内门静脉分支、插管栓塞食管胃底曲张静脉治疗门静脉高压症食管胃底曲张静脉破裂出血的一种介入疗法，是急诊处理食管胃底曲张静脉破裂出血的一种有效手段。

【适应证】

(1) 肝硬化门静脉高压伴食管胃底静脉曲张破裂急性大出血。

(2) 经保守治疗或内镜治疗无效或再发出血。

(3) 反复食管胃底静脉曲张破裂出血大出血，不论有无内镜治疗史。

(4) 不能或不愿意接受外科手术，或者外科手术后再发出血的患者。

【禁忌证】

(1) 严重脏器功能衰竭。

(2) 难于纠正的凝血功能障碍。

(3) 顽固性大量腹水。

(4) 无法控制的全身性感染及败血症。

(5) 伴弥漫型或巨块型肝癌、肝血管瘤。

【术前准备】

(1) 常规准备：包括肝、肾、心、肺功能检查，功能不全者予以纠正；凝血功能检查，凝血异常者予以纠正；血常规检查，失血性贫血者予以纠正；影像学检查包括彩超、CT、MRI；碘过敏试验；肠道准备；抗生素预防应用；输液通道的建立；术前知情谈话、签字等。

(2) 药物准备：包括麻醉药、抗凝药、对比剂、镇静、止痛药等。

(3) 器械和栓塞材料准备：床边 B 超（带穿刺探头）、穿刺针如 Chiba 针、18G 超声引导穿刺针、0.018 英寸导丝、0.038 英寸交换导丝、血管鞘、造影导管、测压导管、治疗导管等。栓塞剂如无水乙醇、明胶海绵、胶和弹簧圈等。

【介入步骤】

(1) 门静脉穿刺：可在 X 线引导下和 B 超引导下穿刺两种方法。前者步骤如下：取仰卧位，局部消毒、铺巾、局麻，穿刺点选择右侧腋中线第 7～9 肋间隙，患者屏气，采用 Chiba 针稍向腹侧对准第 11～12 椎体穿刺，针尖至右侧椎体旁 3cm，边退针边注造影剂，见门静脉显影后送入 0.018 英寸导丝（或者边退针边回抽，见到静脉血，注射造影剂证实针尖在门静脉后，送入导丝），退针，沿导丝送入扩张管或血管鞘，建立皮肤到门静脉系统通道。后者穿刺步骤如下：常规消毒、铺巾、局麻，在超声引导下，用 18G 穿刺针行经皮肝内左或右门静脉分支穿刺，注射造影剂证实门静脉分支后，送入 0.038 英寸导丝，沿导丝送入扩张管或血管鞘，建立皮肤到门静脉系统通道。后者方法更简单、实时，成功率高，可减少并发症发生，应作为首选。

(2)门静脉造影及测压：沿血管鞘送入造影导管或测压导管于门静脉主干远端(脾静脉或肠系膜静脉内)造影和测压。

(3)选择性食管胃底曲张静脉栓塞：选用 Cobra 导管选择性插管到胃冠状静脉、胃短静脉或胃后静脉，造影证实后，注入硬化剂及颗粒和(或)弹簧圈进行栓塞。栓塞过程必须在透视下进行，注意避免硬化剂及栓塞剂反流。栓塞后造影复查，判断栓塞效果，并再次测量门静脉压。

(4)穿刺道处理：为避免穿刺道出血，在拔出血管鞘时，可在近肝包膜 2～3cm 肝实质穿刺道内注入明胶海绵条或弹簧圈 1～2 枚闭塞穿刺道。回抽无血液流出后，再完全退出血管鞘及导管。

【术后处理】

(1)术后 24h 床边监护。

(2)护肝、止血、护胃：可采用还原性谷胱甘肽、氨甲苯酸、维生素 K、等护肝止血治疗；奥美拉唑或泮托拉唑、胃舒平等抑酸护胃治疗。

(3)预防感染：可用喹诺酮类或头孢类抗生素，如合并腹膜炎者，抗生素首选第三代头孢菌素如头孢噻肟钠 2g 静脉点滴，每 12h 一次，或根据细菌培养及药敏结果选用抗生素。

【并发症及防治】

(1)腹腔出血：多为穿刺门静脉损伤、穿刺道闭塞不完全及凝血功能不良所致，一般采用保守治疗，如大量出血则需急诊外科处理。

(2)气胸或血胸：多为穿刺点过高，针尖进入后肋膈角所致。少量者不必特殊处理，大量者可做胸腔闭式引流。

(3)胆道损伤：多为穿刺损伤胆道所致，可造成胆漏(瘘)，对症处理多可缓解。采用超声引导可减少此类并发症的发生。

(4)栓塞综合征：表现为恶心、呕吐、腹痛、食欲减退或局部胃肠淤张。一般对症处理 3～5 天可缓解。

【疗效评价】

(1)技术成功：技术成功标准判断：①食管胃底曲张静脉及侧支分流成功阻断；②未出现新的侧支与曲张静脉交通；③门静脉血流动力学的改善；④无严重并发症。

(2)临床疗效：①急性出血的控制：近期疗效可达 70%～95%；②再发出血的控制：由于曲张静脉的栓塞并没有降低门静脉的压力，反而增高门静脉压，因此新的侧支可重新建立并发展成为曲张静脉，导致再发出血。有报道近期再出现率可高达 20%～66%，2 年再出现率 81%。因此，PTVE 治疗门静脉高压症的中远期疗效不佳；③生存期：1 年存活率 48%，5 年存活率 26%。

第二节 消化道梗阻的介入治疗

消化道梗阻根据病变部位、性质、程度的不同选择不同的介入治疗路径、方法和选用不同的支架。路径选择包括经口、经肛、经皮造瘘；方法选择包括动脉灌注、球囊扩张、支架植入；支架材料选择包括可回收支架、永久性支架，裸支架、覆膜支架，防反流支架、粒子支架等。

一、食管狭窄

【案例 7-2-1】

患者，男性，75 岁，因“进行性吞咽困难 1 个月”入院。入院后经食管造影和内镜检查诊断为食管中段癌(鳞状细胞癌)。患者和家属不同意外科手术而行食管支架植入治疗。支架植入术后 2h，进行进流质饮食顺畅，次日出院。

问题：

(1)食管支架植入术应注意什么问题?

(2)食管支架植入术可能出现的并发症?如何预防或处理?

各种良、恶性原因都可以引起食管狭窄。良性的包括平滑肌瘤、腐蚀剂损伤、肌纤维发育不良、神经节缺乏(贲门失弛缓症)等，恶性包括食管癌及邻近癌侵犯、转移灶压迫等。下面主要介绍食管癌和贲门失弛缓症的介入治疗。

(一)食管癌

90%以上的食管癌患者具有吞咽困难和体重减轻。当食管狭窄到原来的 1/3～2/3 时，才明显感觉有吞咽困难症状。其他早期症状包括声音嘶哑、吞咽痛、咳嗽和食咽神经痛等。传统的治疗为手术或放射治疗，而对于无法手术切除且有吞咽困难症状的患者，什么是最佳的姑息治疗方法存在一定争议。而食管支架植入术是一种有吸引力、简单、快捷、有效的姑息治疗方法。

【适应证】 永久性和临时性食管支架植入的绝对适应证主要用于食管狭窄引起的不能进软食和流质的吞咽困难患者。

(1)不能切除或不能手术的食管癌患者。

(2)能切除但不接受外科手术的食管癌患者。

(3)食管癌伴食管气管瘘患者。

(4)手术和化疗前需营养支持治疗患者。

(5)球囊扩张后复发或失败的患者。

【禁忌证】

(1)高位食管癌和颈部肿瘤所致吞咽障碍者。

(2)严重恶病质状态。

(3)有严重的出血倾向者。

(4)严重心、肺功能衰竭。

【介入步骤】

1. 术前准备 全面了解病史，仔细阅读、分析影像学图片，观察病变范围、部位、程度。签署介入手术知情同意书。术前 10min 肌内注射阿托品 0.5mg 或 654-2 10～20mg 以减少口腔分泌与术中迷走神经反射，酌情给予镇静剂。取出义牙，备好吸引器，备氧。

2. 器械准备 选择合适的支架，一般选用覆膜防滑支架，食管下段、贲门癌引起的狭窄，常选用防反流覆膜支架。支架长度应超出病灶两端各 2cm 以上，直径一般选用 18～25mm。准备指引导管、交换导丝、球囊导管等。

3. 方法步骤　①利多卡因气雾剂喷雾局麻，患者取左前斜位或仰卧位，颈部过伸，在X线透视下吞入少量造影剂使食管狭窄部分显影。②放入开口器，用导管帮助，经口送入0.035 英寸硬导丝，通过狭窄段进入食管远端或胃内。③退出导管，沿导丝送入装有支架的支架释放系统至狭窄段，确定支架位置后，在透视下缓慢、准确释放支架。④退出支架释放系统，沿导丝送入导管，造影了解食管通畅情况，判断当即治疗效果、并发症等。⑤最后退出导管，取出开口器，完成手术(图 7-2-1、图 7-2-2)。

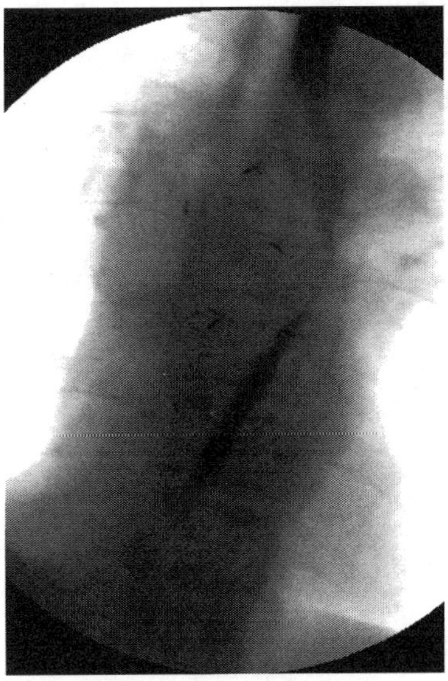

图 7-2-1　食管造影示食管中段癌

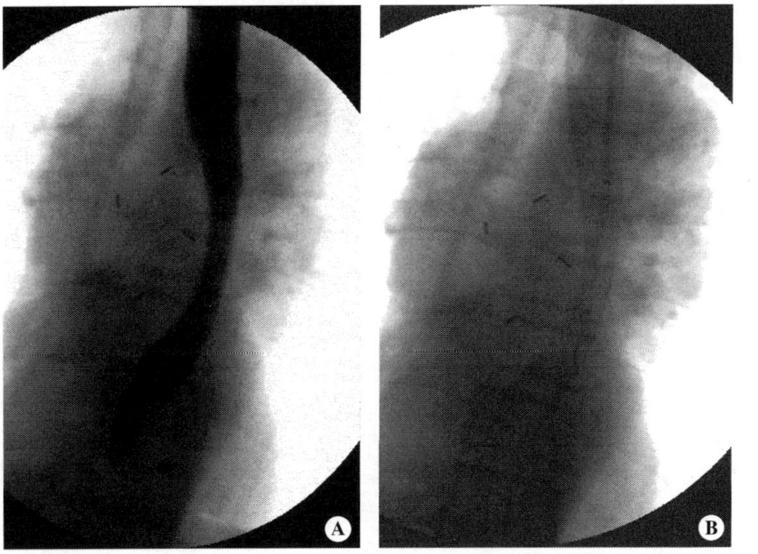

图 7-2-2　植入覆膜支架后梗阻解除

【并发症】

1. 食管黏膜损伤出血　术中出血多不严重，不需特殊处理。术后迟发性出血多与肿瘤生长侵蚀血管有关，可给予止血剂对症处理。

2. 食管破裂、穿孔　导丝导管误入假道，可能会造成食管穿孔，如不强行扩张，一般不造成严重后果。如强行扩张，可导致食管破裂、大出血等严重后果。一旦发生，需立即手术治疗。

3. 食管再狭窄、支架阻塞　常为食物阻塞或肿瘤发展侵犯所致。如为食物阻塞，可行食管插管冲洗或用异物篮取出；肿瘤侵犯时，可再置入 1 枚支架使其再通。

4. 支架移位　多发生在食管下段病变，进食后食管蠕动是支架移位的主要原因，选用双喇叭口支架可减少支架移位的发生。移位严重者可用内镜或腔镜取出。

5. 胃液反流　使用防反流支架可减少胃液反流的发生。临床上可用制酸药进行对症处理。

【疗效评价】　食管癌患者支架植入治疗近期效果显著，绝大多数患者可以基本恢复正常饮食，改善了患者的生存质量，为食管癌后继治疗提供必要的条件。对食管癌伴食管-气管瘘、食管-纵隔瘘患者，覆膜支架植入治疗是一种理想的选择。但是，晚期食管癌的发展也决定了其有限的生存期。

(二)贲门失弛缓症

贲门失弛缓症是神经节缺失造成的弛缓障碍，主要症状是吞咽困难。传统的治疗手段以外科手术为主，介入治疗主要采用球囊扩张术。

【介入治疗】

1. 术前准备 全面了解病史，仔细阅读、分析影像学图片，观察病变范围、部位、程度。签署介入手术知情同意书。术前 10min 肌内注射阿托品 0.5mg 或 654-2 10～20mg 以减少口腔分泌与术中迷走神经反射，酌情给予镇静剂。取出义牙，备好吸引器，备氧。

2. 器械准备 选择合适的球囊导管，一般选用大球囊，直径 35～40mm，球囊长度 40～60mm，准备指引导管、交换导丝等。

3. 方法步骤 ①利多卡因气雾剂喷雾局麻，患者取左前斜位或仰卧位，颈部过伸，在 X 线透视下吞入少量造影剂使食管狭窄部分显影。②放入开口器，用导管帮助，经口送入 0.035 英寸硬导丝，通过狭窄段进入胃内。③退出导管，沿导丝送入球囊导管至狭窄段，并固定球囊位置后，在透视下缓慢、逐步扩张球囊，待球囊凹陷消失后，维持球囊扩张状态约 3min。如此重复扩张 2～3 次。④后退球囊导管，造影了解食管、贲门通畅情况，判断当即治疗效果、并发症等。⑤最后退出球囊导管，取出开口器，完成手术。

4. 主要事项

(1) 送入导管、导丝、球囊及扩张过程必须在透视监视下进行。

(2) 送入导丝、球囊导管尤其是扩张球囊必须确保在食管、贲门腔内。

(3) 球囊扩张过程必须固定好球囊位置。

(4) 球囊扩张压力不能超出标注最大压力。

(5) 操作过程中及时吸出口腔分泌物，以免误入气道。

5. 并发症及防治

(1) 食管黏膜损伤出血：术中出血多不严重，不需特殊处理。术后迟发性出血多可给予止血剂对症处理。

(2) 食管破裂、穿孔：导丝导管误入假道，可能会造成食管穿孔，如不强行扩张，一般不造成严重后果。如强行扩张，可导致食管破裂、大出血等严重后果。一旦发生，需立即手术治疗。

(3) 食管再狭窄：常为瘢痕增生或扩张不充分所致。后者可再行球囊扩张术，一般不主张置入支架治疗。

(4) 胃液反流：临床上可用制酸药进行对症处理。

6. 疗效评价 有效率约 80%～90%，复发率 10%～20%。反复介入治疗仍然无效者，需行外科手术治疗。

二、胃肠道狭窄

【案例 7-2-2】

患者，男性，43 岁。因“尿黄、皮肤黏膜黄染 2 周伴反复恶心、呕吐 3 天”入院。入院查体：慢性病面容，消瘦。皮肤黏膜、巩膜中度黄染。肝肋下 2cm，质中。中上腹深压痛，无反跳痛。实验室检查：Hb90g/L，TB180μmol/L，DB150μmol/L，CA19-9 400U/ml，AFP(−)。CT 检查：平扫见胰头区不规则肿块，大小约 5cm×6cm，肝内胆管中度扩张，肝内见多发结节，增强扫描胰头区不规则肿块及肝内多发结节呈中度不规则或环形强化。胃重度扩张，十二指肠明显受压。诊断为胰头癌伴肝内多发转移、十二指肠梗阻（图 7-2-3）。入院后予插胃管行胃肠减压，2 天后行十二指肠支架植入术，术后梗阻解除（图 7-2-4）。3

天后钡餐造影复查，支架扩张良好，钡剂通过顺利（图 7-2-5）。

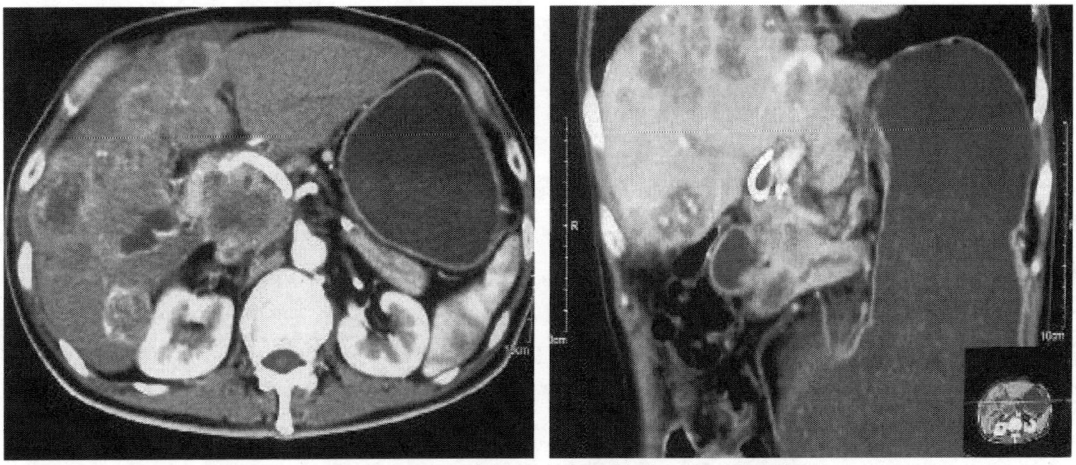

图 7-2-3　CT 示胰头癌伴肝内多发转移，十二指肠梗阻

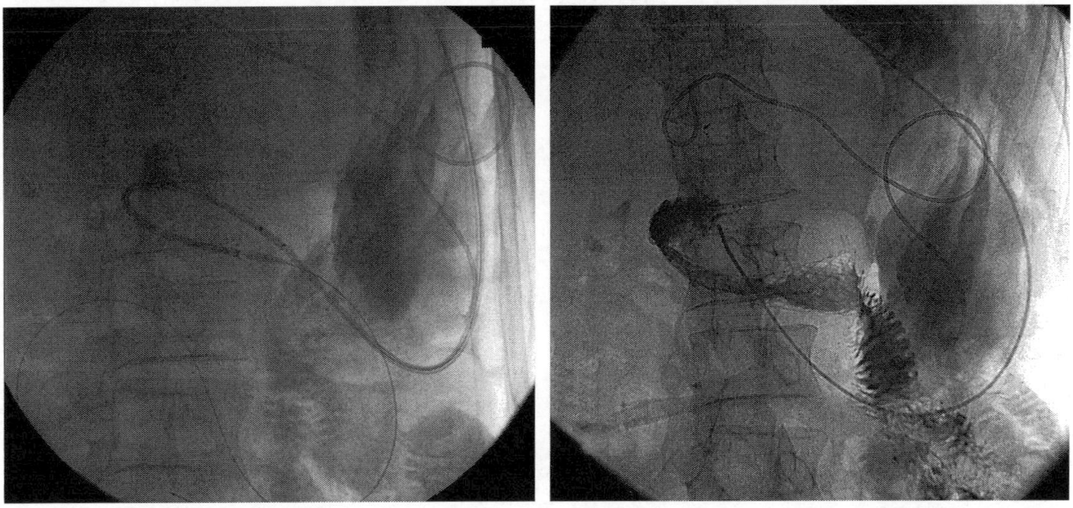

图 7-2-4　经口、食管、胃向十二指肠植入 1 枚 20mm×100mm 的肠道支架。支架释放后造影显示通畅良好

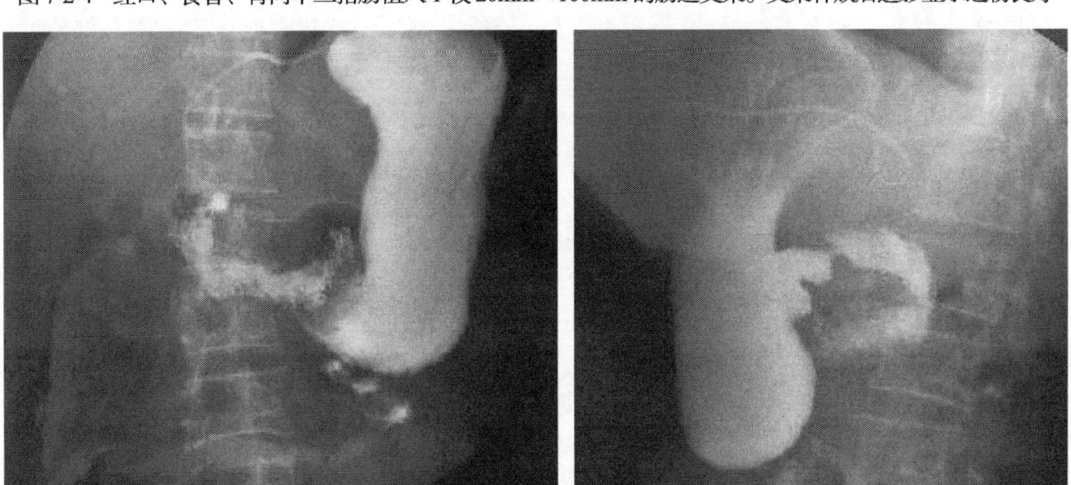

图 7-2-5　十二指肠支架植入后，钡餐造影显示支架扩张良好，钡剂通过顺利

问题：

(1)本案例诊断明确，如何选择介入治疗方案？

(2)请结合前面学习过的知识和本章节的相关内容，按病情的轻重缓急制定介入综合治疗措施。

胃肠道恶性狭窄常由胃癌、壶腹部周围癌和结直肠癌向腔内生长或管壁浸润所致。良性狭窄多为化学性灼烧、术后瘢痕增生、放疗或异物损伤及先天性病变等所致。主要临床表现为吞咽困难、呕吐宿食和肛门停止排气、排便等胃肠道梗阻的症状。消化道气钡双重对比造影和纤维胃镜是主要的诊断手段，可以明确病变的部位、大小及性质。但怀疑肠梗阻时宜使用水溶性造影剂。而CT、MR、和PET/CT则对病变的浸润、转移等可提供更多的诊断信息，为肿瘤临床分期、治疗选择及预后判断提供评估依据。

胃肠道支架植入术能以非手术的方法解除消化道狭窄、梗阻，具有微创、起效快、可重复的临床治疗特点。能明显改善生活质量，易被患者接受。

十二指肠、结直肠支架植入可以在透视下或内镜下引导完成，也可以2种引导手段结合来完成。

【适应证】

(1)不能切除或不能手术的胃肠道癌伴消化道梗阻患者。

(2)能切除但不接受外科手术的胃肠道癌伴消化道梗阻患者。

(3)胰头癌或壶腹部周围癌伴十二指肠梗阻患者。

(4)手术和化疗前需营养支持治疗患者。

【禁忌证】

(1)严重恶病质状态。

(2)有严重的出血倾向者。

(3)严重心、肺功能衰竭。

(4)梗阻伴有严重血运障碍者。

【介入治疗】

1. 术前准备 全面了解病史，仔细阅读、分析影像学图片，观察病变范围、部位、程度。签署介入手术知情同意书。术前24h禁食，胃肠减压或清洁灌肠。酌情给予镇静剂。取出义牙，备好吸引器，备氧。

2. 器械准备 准备指引导管、交换导丝、支架等。

3. 方法步骤

(1)十二指肠支架植入术：①利多卡因气雾剂喷雾局麻，患者取左前斜位或仰卧位，颈部过伸。②放入开口器，用导管帮助，经口送入0.035英寸硬导丝，进入胃内。调整导管头端将导管、导丝通过幽门，注射水溶性造影剂充分显示狭窄段肠管，然后导管导丝送入狭窄段十二指肠远端至空肠内。③退出导管，沿导丝送入支架推送器至狭窄段，判断位置准确后，在透视下缓慢释放支架。④退出支架推送器，重新沿导丝送入导管，行十二指肠造影，了解十二指肠支架通畅情况，判断当即治疗效果、并发症等。⑤最后退出导管、导丝，取出开口器，完成手术。

(2)结直肠支架植入术：①直接经肛门送入导管、导丝，至狭窄段肠管附近；②造影了解狭窄情况；③送入支架输送器至狭窄段并释放支架（基本操作同十二指肠支架植入）；④退出支架推送器，重新沿导丝送入导管，行十二指肠造影，了解十二指肠支架通畅情况，判断当即治疗效果、并发症等；⑤如支架扩张不理想，可用球囊进行扩张。

4. 术后处理　对症、消炎、止血等处理。一般术后 2h 就可流质饮食，以后逐渐进食固体食物。

5. 疗效评价　胃十二指肠支架治疗近期效果十分明显，大部分患者基本可恢复正常饮食和排便，提高生活及生存质量。但要有效延长患者生存期，还有赖于其他有效的综合治疗。如本案例，支架植入术可以解除或缓解胃肠道梗阻，经皮胆道穿刺引流术（或胆道支架置入术）可以解决梗阻性黄疸，然后行动脉内灌注化疗（TAI）和动脉化疗栓塞术（TACE）可以治疗原发病和肝内转移。

第三节　消化道肿瘤

消化道肿瘤的介入治疗主要包括针对消化道肿瘤并发症（合并症）和消化道肿瘤本身的介入治疗。前面两节分别讲述消化道肿瘤并发症的介入治疗，本节主要讲针对肿瘤本身的介入治疗。

消化道是空腔器官，消化道肿瘤主要治疗手段仍然以传统的外科手术和（或）放化疗为主。介入治疗只作为术前、术后的辅助治疗手段，包括动脉内灌注化疗（TAI）和动脉化疗栓塞（TACE）等。下面以胃癌和大肠癌为例进行讲解。

一、胃癌的动脉灌注化疗（TAI）和动脉化疗栓塞（TACE）

TAI 和 TACE 是不可切除的进展期胃癌重要治疗方法。其主要目的是控制肿瘤进展、缩小肿瘤、部分或完全治愈、使肿瘤降期而获手术切除机会。

【适应证】

（1）进展期胃癌的术前辅助治疗，包括可根治或不可根治胃癌的术前治疗。

（2）进展期胃癌的术后介入治疗，包括术后预防性 TAI、对肝转移灶的 TAI 和 TACE。

（3）不可手术根治切除、有手术禁忌证或拒绝手术者。

（4）晚期胃癌的姑息治疗。

（5）肿瘤并发症的介入治疗如出血、梗阻等。

【禁忌证】

（1）对比剂如碘过敏者。

（2）恶病质或有心、肺、肝、肾功能严重障碍者。

（3）有高热、全身或局部严重感染、WBC＜3×10^9/L。

（4）凝血机制障碍。

（5）广泛转移者。

【介入治疗】

1. 术前准备

（1）明确诊断及肿瘤分期，包括各项影像学诊断、胃镜及病理诊断和免疫组化等，并做出肿瘤临床分期。

(2)常规化验检查、出凝血时间、心电图检查。

(3)胃肠道准备：包括术前1天做碘过敏试验、术前6h禁食、术前1h口服甲氧氯普胺10mg和(或)山莨菪碱10mg，减少胃肠道反应和胃肠蠕动。

(4)穿刺部位备皮。

(5)术前知情谈话及签字。

2. 确定治疗方法及用药方案

(1)目前胃癌介入治疗方法：主要包括动脉灌注化疗(TAI)和动脉化疗栓塞(TACE)及经皮动脉药盒植入术(PCS)。血供丰富的进展期胃癌可选择TAI和(或)TACE，血供不丰富的进展期胃癌如印戒细胞癌、未分化红细胞癌和Borrmann4型胃癌可选择PCS。

(2)治疗(用药)方案：经典的治疗方案有FCM方案(5-FU+CDDP+MMC)、FAM方案(5-FU+ADM+MMC)、FAMD方案(5-FU+ADM+MMC+DDP)、FAMTX方案(5-FU+ADM+MTX)或EAP方案(V-p16+ADM+DDP)等。目前较为常用的治疗方案为FCM和FAM。近年来，一些靶向治疗也有大量临床报道。

3. 介入步骤

(1)穿刺插管：一般选择经股动脉穿刺(下入路)，也可选择经腋动脉或锁骨下动脉穿刺(上入路)。如果选择PCS，通常选择上入路。

(2)选择性插管造影：通常行选择性腹腔动脉造影，了解肿瘤血供特点。

(3)超选择动脉插管及灌注化疗、栓塞：将导管超选择到靶血供后，将化疗药物稀释并沿导管缓慢灌注(多支靶血管者，分配好并按比例灌注)。或者将部分化疗药加入适量碘油进行缓慢灌注，完毕后，再用明胶海绵条或颗粒进行靶动脉栓塞。

(4)再次造影复查：对TACE病例，常规行造影复查，观察栓塞程度和栓塞效果。

(5)治疗完毕，拔出导管及血管鞘，穿刺部位压迫、包扎止血。

4. 术中术后注意事项

(1)操作手法要轻柔，切忌粗暴。

(2)术中注意适当肝素化，虽然无需全身肝素化，但是间中适量应用肝素，以防止阻塞导管、避免血栓形成。

(3)灌注化疗和栓塞过程要密切观察患者反应，如疼痛、呕吐等，术前或术中可预防用药或对症处理。

(4)如果经PCS灌注或栓塞，治疗前需经PCS造影，了解导管位置。经PCS治疗频度为7～10天1次，每次治疗前都需做好术前准备。

5. 并发症及防治

(1)消化道出血、穿孔：少见，一般对症处理可缓解。消化道坏死、出血穿孔严重者，需外科手术处理。

(2)化学性胃炎：较常见，护胃、制酸等对症处理可缓解。

6. 疗效评价

(1)判断标准参考全国胃癌协作组制定的进展期胃癌全身化疗疗效判断标准。①完全缓解(CR)：主要病变缩小50%以上症状显著减轻或接近消失。②部分缓解(PR)：主要病变缩小或CT强化病灶减少25%～50%，症状明显减轻。③稳定(SD)：主要病变缩小或CT强化病灶减少0～20%，症状减轻。④无效(PD)：治疗前后影像学和症状无明显好转。

(2)肿瘤内部结构的变化：通过判断肿瘤坏死和碘油沉积的程度，来判定胃癌的介入治疗效果。碘油沉积>50%为良好，不足10%或无碘油沉积为欠佳，两者之间为尚可。

(3)转移病灶的改变：采用缩小率来评判。即[(治疗前长径×宽径－治疗后长径×宽径)/(治疗前长径×宽径)]×100%。

二、大肠癌的动脉灌注化疗(TAI)和动脉化疗栓塞(TACE)

大肠癌包括结肠癌和直肠癌，外科手术仍然是目前的主要治疗手段。非手术治疗手段包括化学治疗、放射治疗、生物治疗、免疫治疗、中医中医治疗和介入治疗等。而介入治疗作为中晚期结直肠癌术姑息治疗、前辅助治疗和术后预防、巩固治疗起到越来越重要的作用。

介入治疗主要是对结直肠癌区域动脉灌注化疗(TAI)和肝转移灶的动脉灌注化疗(TAI)和化疗栓塞(TACE)及对其并发症的治疗(本章第一、二节)。

【适应证】

(1)结直肠癌手术前、后的辅助治疗。

(2)不能手术或不接受手术中晚期结直肠癌的姑息治疗。

(3)伴有肝转移或消化道出血者。

【禁忌证】

(1)对比剂如碘过敏者。

(2)恶病质或有心、肺、肝、肾功能严重障碍者。

(3)有高热、全身或局部严重感染、WBC$<3\times10^9$/L。

(4)凝血机制障碍。

(5)广泛转移者。

【介入治疗】

1. 术前准备

(1)明确诊断及肿瘤分期，包括各项影像学诊断、肠镜及病理诊断和免疫组化等，并做出肿瘤临床分期。

(2)常规化验检查、出凝血时间、心电图检查。

(3)胃肠道准备：包括术前1天做碘过敏试验、术前6h禁食、术前1h口服甲氧氯普胺10mg和(或)山莨菪碱10mg，减少胃肠道反应和胃肠蠕动。

(4)穿刺部位备皮。

(5)术前知情谈话及签字。

2. 确定治疗方法及用药方案

(1)目前结直肠癌介入治疗方法：主要包括区域性动脉灌注化疗(TAI)和动脉化疗栓塞(TACE)。如果肿瘤血供不丰富可行TAI，血供丰富的结直肠癌或伴有肝转移者可选择TAI和(或)TACE。

(2)多采用联合用药，常用抗癌药物有铂类(DDP、CBP、L-OHP)、抗代谢类(5-FU、吉西他滨)、生物碱类(HCPT、紫杉醇)、抗生素类(吡柔比星、表柔比星)等。

3. 介入步骤

(1)穿刺插管：一般选择经股动脉穿刺(下入路)。

(2)选择性插管造影：通常行选择性腹腔动脉、肠系膜上、下动脉造影，了解肿瘤血供特点。

(3) 超选择动脉插管及灌注化疗、栓塞：将导管超选择到靶血供后，将化疗药物稀释并沿导管缓慢灌注(多支靶血管者，分配好并按比例灌注)。或者将部分化疗药加入适量碘油进行缓慢灌注，完毕后，再用明胶海绵条或颗粒进行靶动脉栓塞。伴有肝转移者超选择性肝动脉灌注和(或)栓塞治疗。

(4) 再次造影复查：对 TACE 病例，常规行造影复查，观察栓塞程度和栓塞效果。

(5) 治疗完毕，拔出导管及血管鞘，穿刺部位压迫、包扎止血。

4. 术中术后注意事项

(1) 操作手法要轻柔，切忌粗暴。

(2) 术中注意适当肝素化，虽然无需全身肝素化，但是间中适量应用肝素，以防止阻塞导管、避免血栓形成。

(3) 灌注化疗和栓塞过程要密切观察患者反应，如疼痛、呕吐等，术前或术中可预防用药或对症处理。

(4) 使用铂类药物者，静脉补液 2000～2500ml 常规水化。

5. 并发症及防治

(1) 消化道出血、穿孔：少见，一般对症处理可缓解。消化道坏死、出血穿孔严重者，需外科手术处理。

(2) 化学性肠炎：较常见，对症处理可缓解。

6. 疗效评价 参考胃癌的疗效评价标准。

(陈义雄 陈存飞 彭巧庆)

第八章　泌尿系统疾病的介入治疗

第一节　肾 细 胞 癌

【案例 8-1-1】

患者，女性，79 岁。因“无痛性血尿 1 周”入院。既往有高血压及糖尿病病史。入院后查双肾区无隆起，双侧肋脊点无压痛，双肾区无叩击痛和无血管杂音，双侧输尿管行程区无压痛，膀胱空虚，膀胱区无压痛。门诊 B 超、CT 提示：右肾占位病变，考虑肾癌。化验显示血常规、肝肾功能和凝血功能正常。患者及其家属明确拒绝行外科手术切除治疗。

问题：

(1) 肾癌的典型临床表现如何？

(2) 肾癌血管造影的表现如何？

(3) 肾癌如何进行介入治疗？应注意哪些具体事项和关键步骤？

肾细胞癌是肾脏最常见的肿瘤，又称为肾癌，占肾肿瘤总数的 50%～80%。肾癌起源于肾实质泌尿小管上皮系统，包括起源于泌尿小管不同部位的各种肾细胞癌亚型，但不包括来源于肾间质的肿瘤和肾盂肿瘤。发病年龄多在 50～70 岁，男女比例是(2～3)：1，绝大部分是单侧发病。肾癌多发于肾上、下极，一般为圆形，或椭圆形。肿瘤受周围组织挤压致纤维化而形成的假性包膜，瘤内常有出血、坏死、囊性变及钙化。

早期肾癌临床症状不典型，可表现为体重减轻、乏力、贫血、消瘦等。典型的临床表现是无痛性间歇性全程肉眼血尿。腰部疼痛、肾区肿块常在较晚期出现。腰痛，多为钝痛，偶呈剧痛或绞痛。肿块为肿大的肾脏或癌块，多无压痛，可活动或固定。部分出现副瘤综合征，表现为高血压、红细胞增多症、高血糖等。晚期肾癌可转移至肺、骨、腹膜后淋巴结核等处。部分病例原发灶可无明显症状，早期发生远处转移。

【常规检查方法及诊断】

1. B 超检查　小的肾肿瘤可无任何变化，仅肾轮廓局部稍降起，较大的肿瘤可见肾轮廓增大，肾结构失常，回音不均，低回声。有液化、出血、坏死时，可见不规则的无回声暗区。肿瘤压迫肾盂时，可见肾盂变形、移位甚至中断。晚期可出现肾静脉或下腔静脉瘤栓，腹膜后淋巴结转移等。

2. 静脉尿路造影　造影前做腹部平片，排除阳性结石影、钙化斑等。造影时，先静脉注射对比剂如泛影葡胺等，5min 后即可见肾实质、肾盂、输尿管显影，如有肿瘤，对比剂可显示出充盈缺损和狭窄改变。此法对观察肾功能、诊断肾盂、输尿管、膀胱肿瘤都有帮助。对肾实质的肿瘤显示较差。

3. CT 扫描　可清晰地看到肿瘤的大小、性状，是否外凸或外侵，肾的轮廓、外形、破坏等情况。增强后肾实质期肿瘤呈低密度肿块，且更加不均匀，有利于更清楚地观察肿瘤，肾静脉或下腔静脉瘤栓等。

【临床分期】

Ⅰ期：肿瘤局限于肾实质。

Ⅱ期：病变侵犯肾包膜进入肾周脂肪囊，但肿瘤仍限制在 Gerata 筋膜内。

Ⅲ期：肿瘤侵及肾静脉，出现肾静脉或下腔静脉癌栓，癌细胞还可进入肾周淋巴结发生转移。

Ⅳ期：肿瘤侵及邻近器官或肿瘤发生远处转移。

【介入治疗适应证】 局限性或局部进展性(早期或中期)肾癌患者采用以外科手术切除为主的治疗方式。介入治疗主要用于晚期肾癌患者的姑息治疗和拒绝外科手术治疗的患者。也可用于非局限性肾癌外科手术前的减瘤，以利于Ⅱ期外科手术完整切除肿瘤，并减少术中出血。

【介入治疗禁忌证】 肿瘤过于晚期，患者一般情况差、不能耐受介入手术是介入治疗的禁忌证。而肾功能、凝血功能异常是介入治疗的相对禁忌证。

【介入治疗的要点】 术前全面评估患者情况，包括生命体征、重要脏器功能、凝血功能等情况，排除手术禁忌证。

行分肾功能测定，明确病肾和健侧肾的功能，评估病侧肾完全栓塞后对患者肾功能的影响。

肾动脉造影有助于肾占位的定性诊断，并了解肾脏血管、肿瘤供血分支和血流动力学的改变情况。因此，在介入治疗之前，要行双侧的肾动脉造影，并根据肾动脉造影的情况决定下一步的治疗。

肾癌的肾动脉造影特点：病侧肾动脉主干增粗，肾动脉主干和(或)分支因受压而出现弧形移位，部分可包绕肿块，形成“抱球征”(图 8-1-1)。

可见大量粗细不均、排列紊乱的肿瘤新生血管，可见血池及粗大肿瘤静脉早显(图 8-1-2)。

实质期肿瘤染色明显，排空延迟。肿瘤染色多不均匀，部分不均匀与肿瘤内出血、坏死相关。肾实质染色可见肾轮廓不规则(图 8-1-3)。

静脉期可见肾静脉主干早显及肾静脉内瘤栓，可向下腔静脉直至右心房延续(图 8-1-4)。表现为肾静脉主干或其分支内充盈缺损或突然中断，阻塞以前的肾静脉排空延迟，常可见到侧支静脉显影。

【肾癌的化疗栓塞治疗】 肾癌的介入治疗为经肾动脉化疗栓塞术。常规使用的化疗药物与肝癌的 TACE 相似。肾癌的栓塞水平有超选择肿瘤供血动脉和肾动脉的主干两个方面。若健侧肾功能良好，可考虑行肾动脉主干水平栓塞治疗，以追求肾肿瘤最大程度的缺血坏死。

由于肾静脉直接回流下腔静脉，且有时肾癌可造成明显的动静脉分流，经肾动脉注入过量的碘油化疗乳剂时，有可能导致肺栓塞的风险。故所使用碘油化疗乳剂，应尽量黏稠。配制时减少造影剂的用量，比例可为 0.5 ∶ 1。另外肾动脉造影显示有明确的肾静脉早显或动静脉分流时，注入碘油化疗乳剂要谨慎，必要时可考虑先注入合适大小的颗粒栓塞剂进行栓塞，减慢血流后，再考虑注入碘油乳剂。在注入碘油化疗乳剂的过程中，需观察碘油是否在病灶中良好的沉积和患者呼吸的情况。一旦出现肺栓塞的情况，应立刻停止碘油乳剂的注入。

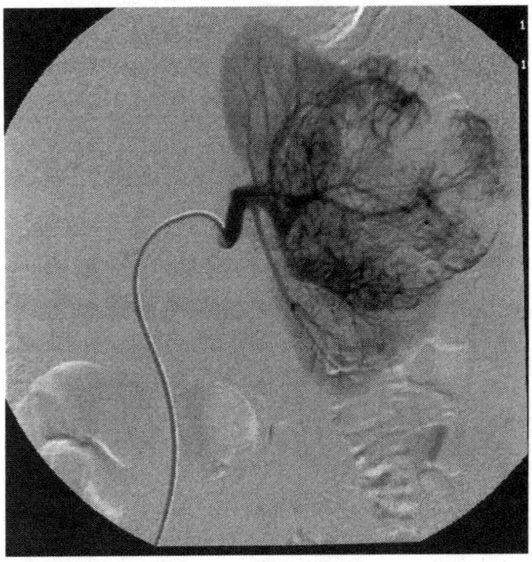

图 8-1-1　左肾癌，左肾动脉造影示“抱球征”

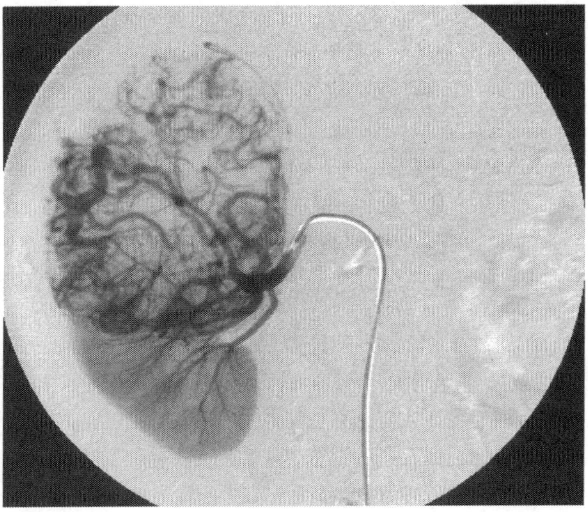

图 8-1-2　右肾癌，右肾动脉造影显示大量粗细不均、排列紊乱的肿瘤新生血管

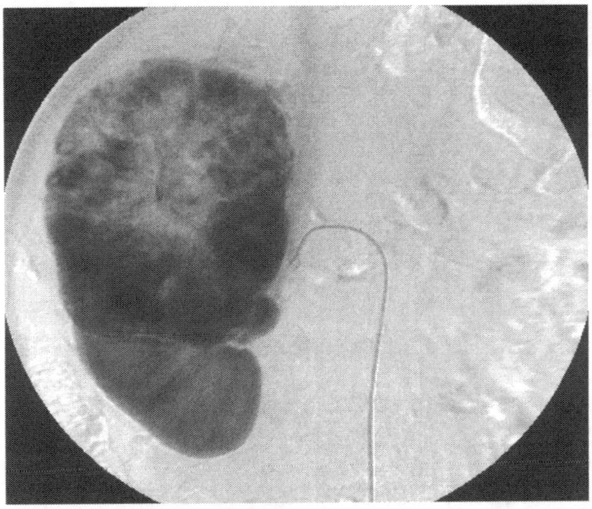

图 8-1-3　实质期显示肿瘤染色

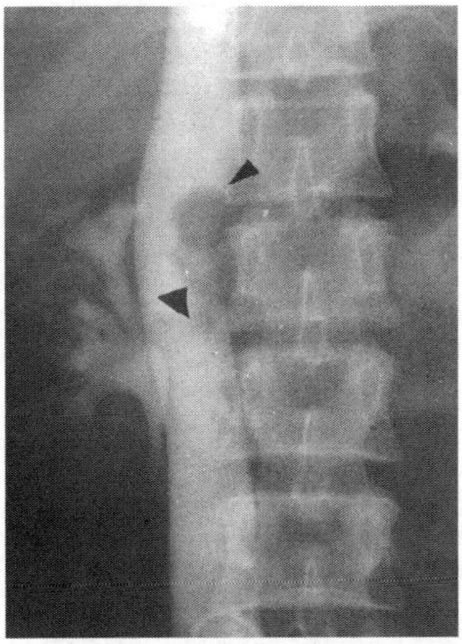

图 8-1-4　显示下腔静脉癌栓

肿瘤供血动脉的栓塞可选用明胶海绵、PVA 颗粒，甚至钢圈。如需要尽量保护肾功能，则要求尽量超选肿瘤供血动脉后进行栓塞，并避免栓塞颗粒的反流误栓。若追求肿瘤最大程度的坏死，则可在肾动脉主干水平进行栓塞。但由于肾动脉主干一般较短，在主干进行栓塞时，需注意可能出现栓塞剂反流性误栓，并导致下肢的缺血坏死。

结合本文的病例，阐述肾癌的化疗栓塞过程（图 8-1-5～图 8-1-9）。

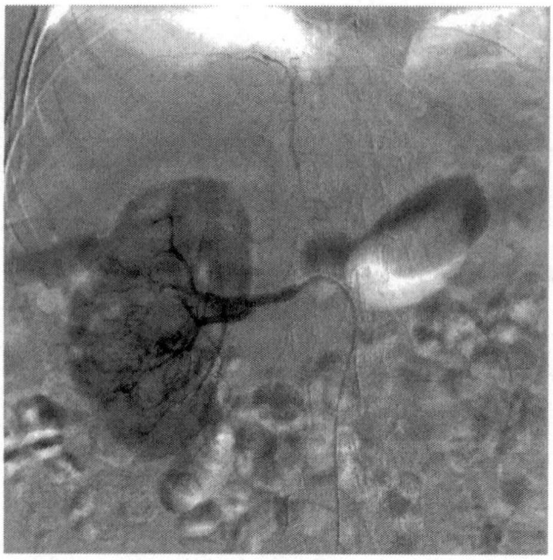

图 8-1-5　使用 Cobra 导管进行肾动脉造影

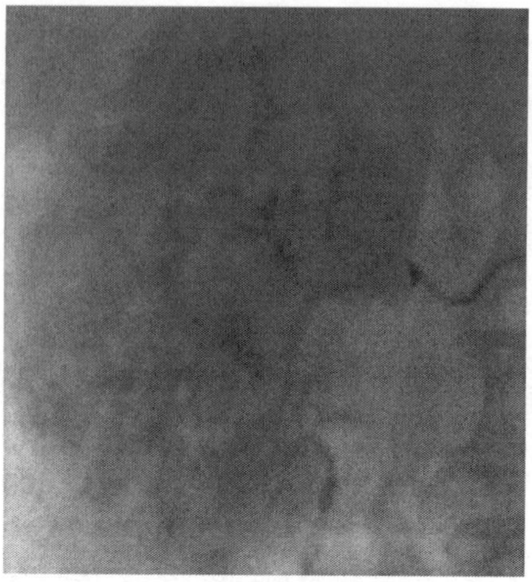

图 8-1-6　进一步超选肾动脉，并冒烟明确导管头端位置

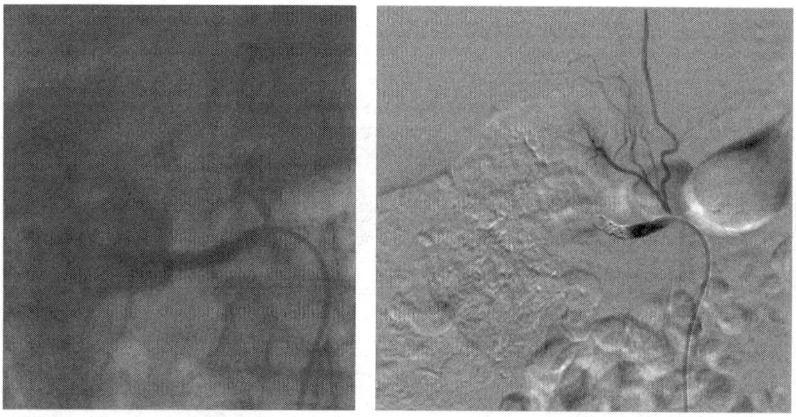

图 8-1-7　先注入碘油化疗乳剂，再使用 PVA 颗粒栓塞肿瘤供血动脉，最后在肾动脉主干注入钢圈进行栓塞。复查造影显示病灶内碘油沉积良好，病侧肾完全不显影

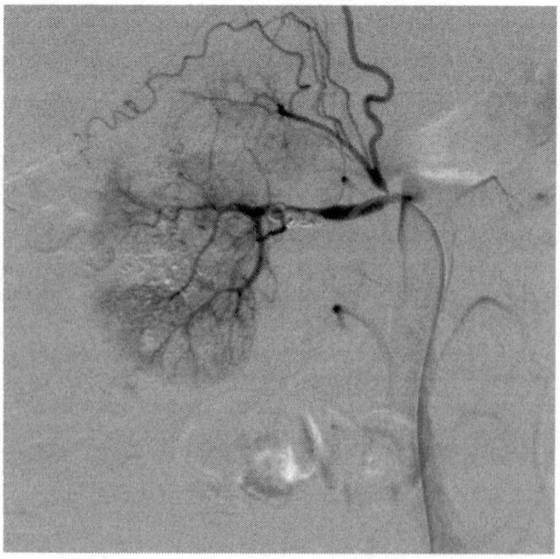

图 8-1-8　3 个月后，患者因再发血尿而返院。复查肾动脉造影显示，肾动脉主干复通，肿瘤血管显影

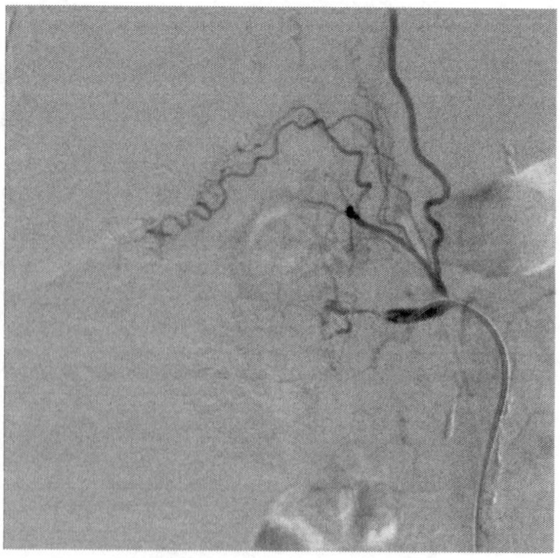

图 8-1-9　再次注入碘油化疗乳剂和 PVA 颗粒，复查造影，效果良好

【术后处理】

(1)除有心、肾功能不全的患者外，术后当天给予水化，补液量在2000ml以上，以促进造影剂排出。补液过程中，注意患者尿量，若尿量<1000ml，可给予加强利尿处理。必要时行肾功能检查，排除肾功能不全。术前肾功能不全者，行血液透析处理。

(2)观察患者生命体征、腹部情况、尿色和尿量。术后第2天复查肾功能情况。

(3)对有一过性腹痛、腰痛、发热、嗳气、呕吐等症状患者行镇痛、退热等对症处理。短期血压升高者，行降压治疗。对反复高热或伴有寒战高热的患者，需排除感染的可能。

【疗效评价和后续治疗】　术后1个月复查增强CT，了解肿瘤情况，并根据实体瘤的疗效评价标准(RECIST)来进行评价。

CR：肾内病灶消失或完全坏死。

PR：肿瘤病灶长径总和缩小达30%。

SD：肿瘤病灶长径总和有缩小，但未达PR或有增加但未达PD。

PD：肿瘤病灶长径总和增加20%或出现新病灶。

疗效评价为CR者，则定期复查CT，密切关注病灶的情况。评价PR和SD者，则重复介入治疗或转为外科手术治疗。评价PD者则更换治疗方式。

【介入术后的不良反应和并发症】

1. 栓塞后综合征　恶心、呕吐、发热和栓塞侧腰背痛，可持续3～5天后自行缓解。若症状较重，可给予止吐、止痛等对症处理后，一般均可缓解。

2. 肾脓肿、败血症　若持续出现高热不退或口服退热药物后很快体温复升，需警惕肾脓肿的可能。可检查血常规和肾脏B超，以进一步确诊。明确后需给予足量、敏感的抗生素抗感染治疗，必要时要给予脓肿穿刺引流。

3. 肾外非靶器官栓塞　少见。碘油乳剂可顺流性肺栓塞。术中尽量超选择性插管栓塞，选择适合的栓塞剂，并在注入栓塞剂时注意注入的量和速度，一般可避免该类并发症发生。

第二节　创伤性肾出血的介入治疗

【案例8-2-1】

患者，男性，39岁。患者12天前无明显诱因出现右腰腹部绞痛不适，向下腹部放射，伴恶心、呕吐，排尿不畅、尿频、尿急。在当地医院诊断为：右肾积水，右输尿管上段结石，右肾结石。行右侧经皮肾镜取石术，术中顺利将结石击碎后取出。术后第6天拔除肾造瘘管时，肾造瘘口喷射出鲜红色血液，同时患者排鲜红色尿液，量约500ml，伴头晕、心慌。给予止血、补液等对症治疗后，导尿管引流液恢复清亮。但2天后患者导尿管再次排出鲜红色尿液。行泌尿系CT提示：①右侧经皮肾镜术后改变，肾皮质插管路径少量积血。②右肾、右侧输尿管及膀胱内积血。患者遂转入某院。入院后生命体征暂时平稳。查体右肾区叩击痛阳性，右输尿管行径区深压痛，膀胱无压痛。导尿管可见鲜红色液体流出。查血常规提示中度贫血，肝肾功能正常，凝血功能无明显异常。

问题：

(1)创伤性肾出血血管造影的表现如何?

(2)创伤性肾出血如何进行介入治疗?应注意哪些具体事项和关键步骤?

肾创伤多由直接或间接暴力导致，部分为医源性损伤，如经皮肾镜取石等。其中部分肾损伤相对比较局限，包括两种情况。一是无肾实质裂伤的肾损伤或包膜下血肿；二是肾周围血肿局限在腹膜后间隙或皮质裂口 1.0cm，无尿外渗者。针对以上 2 种情况，行肾动脉造影可寻找出血血管，并给予栓塞止血治疗，效果确切，且对肾功能影响小。

【肾损伤的常见临床症状】

1. 休克 可由于创伤和(或)出血导致休克。伴有合并伤尤其是当腹内实质脏器损伤时更易出现。

2. 血尿 为肾创伤最常见、最重要的症状，以肉眼血尿为多见。值得注意的是血尿的程度并不一定与创伤严重程度相一致。因此，临床上不能以尿中血量多少来判断伤势轻重。血尿不重时，多在数日内消失，若伤后活动过早或并发感染，可出现继发出血。

3. 局部肿块 血和尿外渗至肾周围组织，可在上腹部深处扪及肿块，应观测有无继续扩大。若局部疼痛加重伴有高热，血白细胞增高，是肾周围感染的表现。

4. 疼痛及肌紧张 伤部软组织损伤、肾实质损伤、肾包膜激惹均可引起腰部或上腹部疼痛。血块阻塞输尿管亦可产生绞痛。

【常规检查方法及诊断】

1. 尿液 血尿为重要依据，故尿液检查极为重要，如不能自行排尿，应行导尿检查。

2. 排泄性尿路造影 应在伤情允许下进行。一般须用双倍或大剂量造影剂获得理想的结果。此法不但能了解伤肾情况也可检查对侧肾脏的存在和功能。肾挫伤时，肾盂肾盏显示正常，肾盏可因包膜下血肿而轻度移位。肾裂伤时可见部分肾盏显影迟缓，造影剂外溢处即为肾实质裂伤部位。

3. B 型超声和 CT 检查 最常用，均可查出肾实质情况和血肿的部位、范围。

【介入治疗适应证】 局限性肾创伤在保守治疗无效后，可优先考虑介入栓塞止血治疗。另外，医源性肾损伤也首选介入治疗。

【介入治疗禁忌证】 无绝对的手术禁忌证，肾功能、凝血功能异常是介入治疗的相对禁忌证。

【介入治疗的要点】

1. 肾动脉造影 肾动脉造影有助于明确出血血管，并根据肾动脉造影的情况决定下一步的治疗。其造影特点主要为：损伤侧肾动脉分支血管破裂，造影剂外渗、假性动脉瘤形成和肾动静脉分流或瘘的显示。但当损伤的血管分支细小时，肾动脉主干造影有可能无法发现出血病灶。这时需针对怀疑部位进一步超选、放大造影寻找出血血管。

2. 创伤性肾出血的介入栓塞治疗 创伤性肾出血主要是肾动脉的二级或三级分支的损伤破裂，血液外渗，并往往伴有假性动脉瘤形成。因此，介入治疗主要是寻找和栓塞损伤的肾动脉分支。常规使用栓塞材料包括明胶海绵、PVA 颗粒和钢圈等。明胶海绵主要用于栓塞细小的出血动脉或粗大的出血动脉的末梢分支。而钢圈主要用于栓塞出血动脉主干或假性动脉瘤的载瘤动脉。由于明胶海绵颗粒直径较小且具有可压缩性，单纯使用其栓塞出血动脉主干往往并不可靠，需加用钢圈进行栓塞。

结合本文的病例，阐述创伤性肾出血的介入栓塞过程(图 8-2-1～图 8-2-6)。

【术后处理】

(1)术后患者卧床休息 2 周，以利于受创伤的肾脏修复。

(2)观察患者生命体征、腹部情况、尿色、尿量和血色素的变化情况，并注意保持导尿管通畅。术后第 2 天给予复查肾功能和血常规。

(3) 对有一过性腹痛、腰痛、发热、嗳气、呕吐等症状患者行镇痛、退热等对症处理。短期血压升高者，行降压治疗。对反复高热或伴有寒战高热的患者，需排除感染的可能。

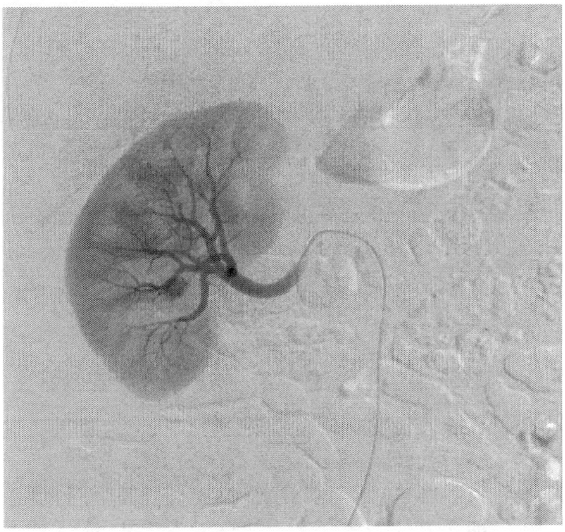

图 8-2-1　使用 Cobra 导管超选肾动脉主干进行肾动脉造影。显示肾下级 1 支血管破裂，造影剂外渗，假性动脉瘤形成

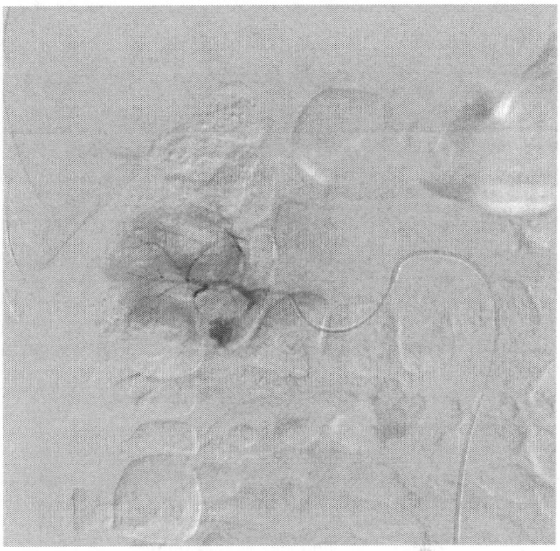

图 8-2-2　用微导管超选择至出血动脉分支，并冒烟明确导管头端位置，并可见造影剂外渗，假性动脉瘤形成

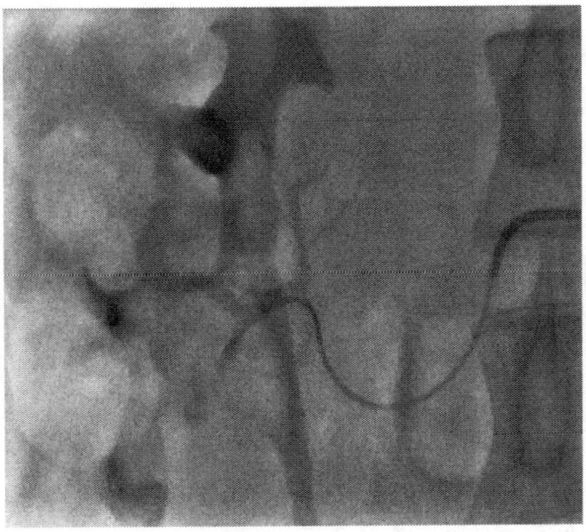

图 8-2-3　注入明胶海绵颗粒尝试减慢血流速度

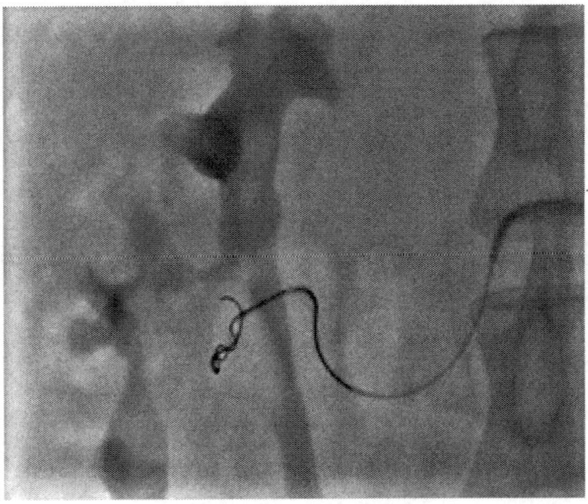

图 8-2-4　使用微钢圈栓塞假性动脉瘤的载瘤动脉主干及其上一级血管

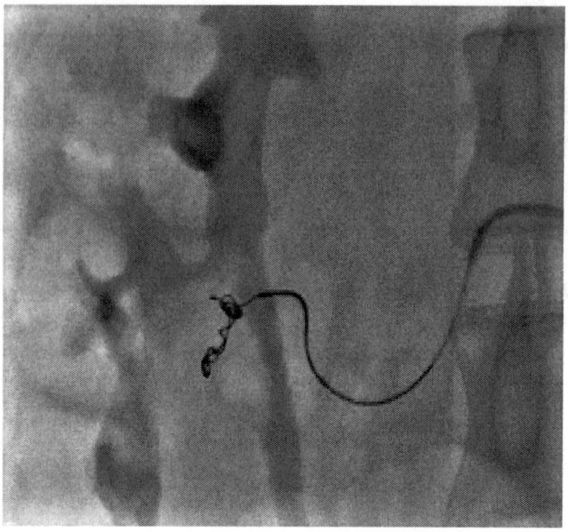

图 8-2-5　弹簧圈栓塞

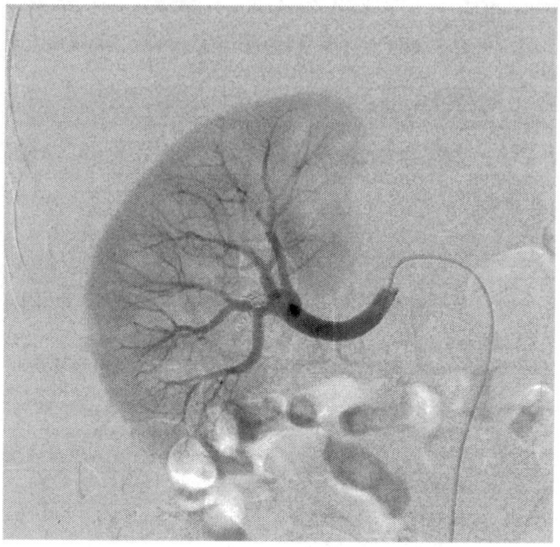

图 8-2-6　复查造影显示造影剂无外渗，正常肾血管无影响

【疗效评价和后续治疗】 术后密切注意尿色、小便常规和血色素的变化情况。若尿色转黄、小便中红细胞减少和血色素稳定或回升，则说明治疗有效，出血已减少或停止。若血色素仍持续下降，则考虑仍有出血的可能，需再次行肾动脉造影寻找出血病灶。往往是上次栓塞的血管再通或又发现新的出血灶。

【介入术后的不良反应和并发症】

1. 栓塞后综合征 由于栓塞的范围较小，一般反应不大，偶有恶心、呕吐、发热和栓塞侧腹痛，可持续 1～3 天后自行缓解。

2. 再出血 栓塞治疗后 3 天内患者可能仍排血尿，这是由于栓塞后组织坏死所致。复查血色素一般下降不明显。加用钢圈栓塞，且栓塞较密实者，再出血可能性小。若血尿持续时间长，且血色素下降较明显，需再次肾动脉造影，排除再出血的可能。

3. 肾脓肿、败血症 创伤性肾出血容易并发感染，需注意及时给予抗感染治疗。

第三节　肾动静脉畸形的介入治疗

【案例 8-3-1】

患者，男性，42 岁。患者近 1 年来无明显诱因反复出现全程肉眼血尿，近 1 周来血尿增多，无伴腰痛、发热，无尿频、尿急、尿痛，无伴血压升高。就诊于当地医院，行 CT 示膀胱内大量血块，但肾脏未见肿瘤及结石。查体：双肾区无异常隆起，无压痛，双肾下极未及，双肾区无叩击痛，未闻及血管杂音。双侧输尿管行径无压痛。血常规检查提示中度贫血，肝肾功能正常，凝血功能无明显异常。

问题：

(1) 肾动静脉畸形的临床特点有哪些？

(2) 肾动静脉畸形的血管造影的表现如何，与创伤性肾出血的鉴别要点有哪些？

(3) 肾动静脉畸形如何进行介入治疗？应注意哪些具体事项和关键步骤？

肾动静脉畸形（renal arteriovenous malformation，rAVM）是一种发生在肾脏少见的血管性病变，发病率约0.04%，绝大部分是先天性，少部分是后天获得性。先天性rAVM为胚胎时期的血管发育异常，其病理血管由3部分构成：增粗迂曲扩张的供血动脉、缺乏正常毛细血管结构的畸形血管团（nidus）和增粗的引流静脉。出生时畸形血管团异常细小，随着生长发育或激素水平的改变造成其逐渐增大、增多并逐渐出现血流动力学改变，而导致多在中青年发病。根据血流动力学和肾动脉造影表现，先天性rAVM分为静脉曲张型和动脉瘤型。静脉曲张型相对常见，病变一般位于集合系统黏膜下的固有层中，病变血管常缺乏弹力纤维，呈串珠状或瘤样扩张，易破溃入集合系统引起血尿。临床上静脉曲张型首发症状即为反复发作的大量肉眼血尿、膀胱填塞、腰痛等，高血压少见。而动脉瘤型的分流量较静脉曲张型大，常导致其远端肾组织缺血，引起肾素分泌增加，血压升高。因此，动脉瘤型患侧肾区可闻及血管杂音，多数出现高血压，甚至出现心脏增大，心功能不全症状等循环系统异常，但血尿较静脉曲张型少见。

【常规检查方法】

1. 彩色多普勒超声　对血流变化敏感，可以发现动静脉畸形所产生的血流动力学变化。显示肾动脉血流速度增快，畸形血管团内混杂回声，呈花彩样血流信号。

2. CT　平扫CT可以排除肾脏肿瘤、结石等其他血尿病因，但多无明显异常。多层螺旋CT进行血管重建有可能显示病变区强化的畸形血管，局部肾实质染色增高，强化血管呈管状、蚯蚓状或结节状，偶见肾静脉扩张、早显。

3. MRI　可见畸形血管呈高信号，三维MRI血管重建技术能显示较大肾动脉分支的血管畸形。

【介入治疗适应证】　曾有报道先天性动静脉畸形有自愈的可能，但有症状的动静脉畸形仍需要给予治疗。目前治疗的办法包括外科手术切除和介入栓塞治疗。外科手术操作较复杂且创伤较大，对于双侧性、血供复杂的血管畸形，由于位置、范围的特殊性，外科手术切除难度大，且存在切除不完全的可能。而介入治疗准确、微创、对肾功能损伤小，相比起外科有较大的优势。因此，介入栓塞治疗先天性动静脉畸形已成为首选。

【介入治疗禁忌证】　无绝对的手术禁忌证。

【介入治疗的要点】

1. 肾动脉造影　肾动脉造影是诊断肾动静脉畸形的金标准，能发现很小的病变，并明确其病变的部位、范围和血流动力学的变化。临床上对于原因不明的血尿或经各项检查仍未找到病因者，需考虑行肾动脉造影。其特点主要为：可见病变区异常扩张、扭曲的畸形血管团，畸形血管粗细不均，排列不规则，近端供血动脉和远端引流静脉异常粗大，引流静脉早显。

创伤性肾出血的肾动脉造影亦可以表现为肾动静脉分流，因此需要区分两者。两者除病史的不同，在肾动脉造影上的区别是：创伤性肾出血表现为损失处的血管破裂、造影剂外渗和假性动脉瘤形成，其可以存在动静脉分流，但未见明显的畸形血管团；而肾动静脉畸形的血管壁通常完好，主要表现为异常扩张、扭曲的畸形血管团，增粗的供血动脉和血流速度增快。

2. 介入栓塞治疗　肾动静脉畸形的病理基础在于局部肾脏内动、静脉之间迂曲扩张的畸形血管团，而介入治疗就是要对其进行栓塞和破坏。明胶海绵、PVA颗粒、钢圈等固体栓塞材料，如选择的直径较大，无法达到该栓塞水平，而只能栓塞畸形血管团前的供血小动脉端。采用以上这些栓塞材料进行治疗，可能会暂时止血，但理论上存在复发的可能。畸形血管团的栓塞和破坏提倡采用液态栓塞剂，即无水乙醇或组织胶。无水乙醇由于其脱水和消蚀作用,能破坏病灶畸形血管内皮细胞,而起到永久性的栓塞作用,从而有治愈 AVM 的可能。且其易得，价格低廉，在体内代谢清楚不产生异物排斥反应，应该作为首选。

在栓塞治疗前，应该尽量超选接近畸形血管团或瘘口，再注入栓塞材料。以减少正常血管的栓塞。在注入无水乙醇前，应手推造影剂初步评估病变血管的容积、血流速度及注射压力，然后再注入无水乙醇。无水乙醇与少量造影剂或碘油混合后注入，可在透视下观察栓塞情况，评估栓塞程度，及时停止注射。如选择单纯的无水乙醇，浓度相对更高，但无法在透视下示踪，不能实时评估栓塞情况。需采用少量多次注入，并间断多次“冒烟”显影栓塞程度。在栓塞过程中根据病变范围大小，首次无水乙醇的总共用量为 2～10ml，分次注入。一般每次注入 1～2ml 的无水乙醇。首次用量注射完毕 5min 后造影显示病变栓塞情况，必要时重复操作直至畸形血管团不显影。另外，针对血流速度很快的动静脉畸形，可先使用 PVA 颗粒进行栓塞，适当减慢血流速度后，再注射无水乙醇。注射乙醇前先动脉内推入利多卡因 2～3ml 可缓解疼痛。在栓塞结束后，应常规全面复查造影，避免遗漏小的血管和新开放的侧支，一旦发现应同时栓塞，但应避免过度栓塞和栓塞剂反流引起的异位栓塞。对于较大且复杂的病变，可分阶段多次序贯治疗。重复治疗的时间间隔在 2 个月左右。分次治疗优势在于减少每次栓塞剂使用的剂量，避免注入过多栓塞剂引起相关并发症，且治疗更完全。

结合本文的病例，阐述肾动静脉畸形的介入栓塞过程(图 8-3-1～图 8-3-4)。

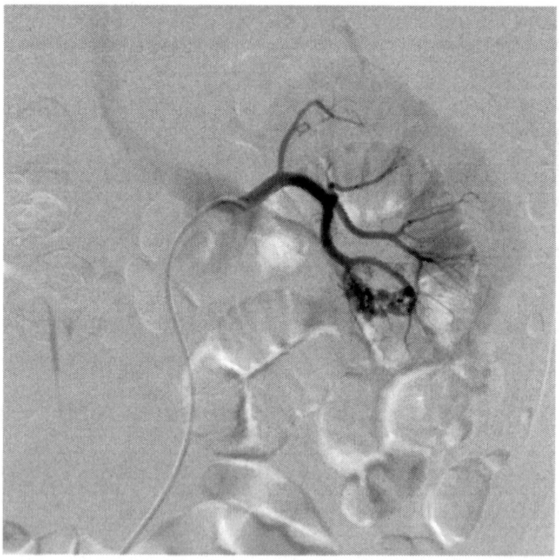

图 8-3-1　超选行肾动脉造影显示左肾中下极异常扩张、扭曲的畸形血管团，畸形血管粗细不均，排列不规则，引流静脉早显

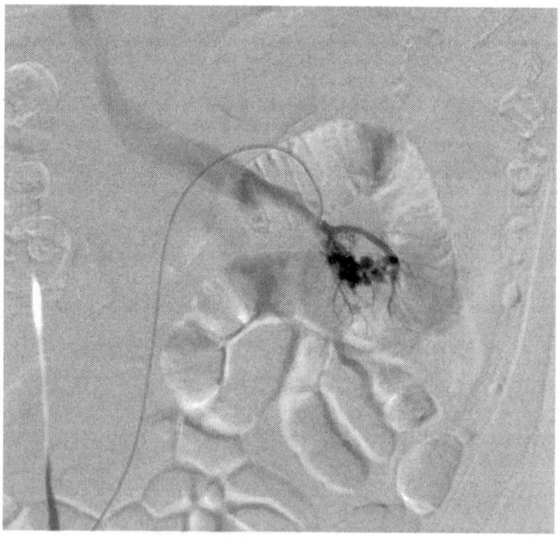

图 8-3-2　导管超选接近畸形血管团

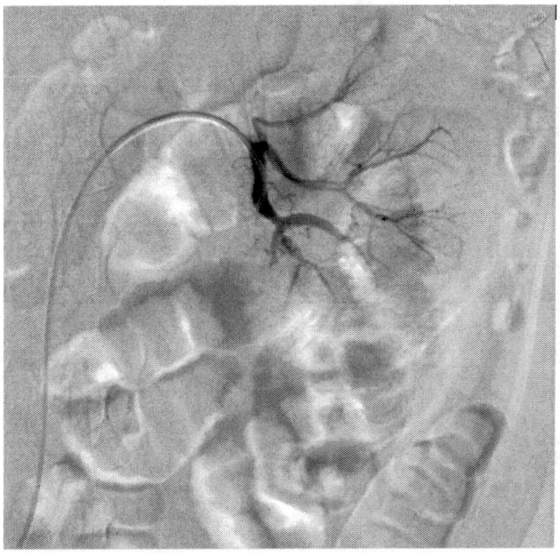

图 8-3-3　先注入 PVA 颗粒减慢血流速度，再注入无水乙醇，直至畸形血管团不显影

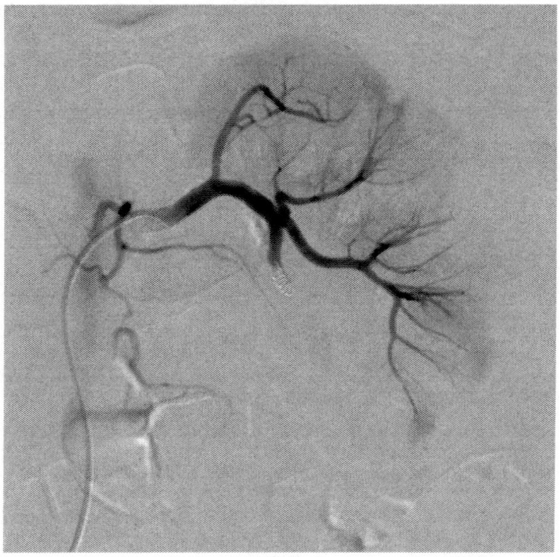

图 8-3-4　再注入 PVA 颗粒加强供血端动脉栓塞，最后注入微钢圈加强栓塞效果。复查造影畸形血管团完全不显影

3 个月后患者再发血尿，肾动脉造影提示畸形血管再次显影，供血动脉复通。提示钢圈栓塞并不可靠(图 8-3-5～图 8-3-8)。

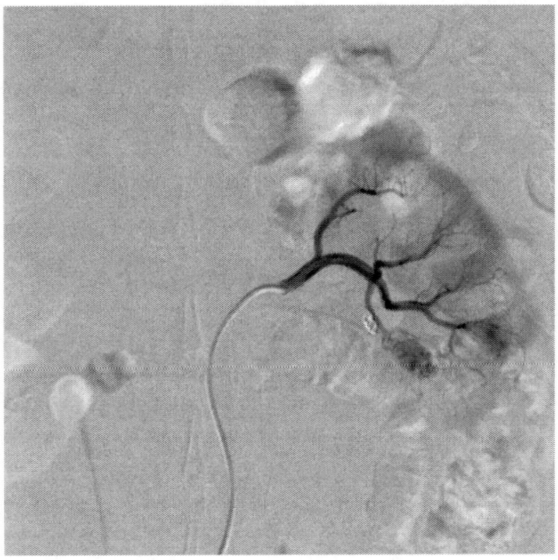

图 8-3-5　肾动脉造影提示畸形血管再次显影

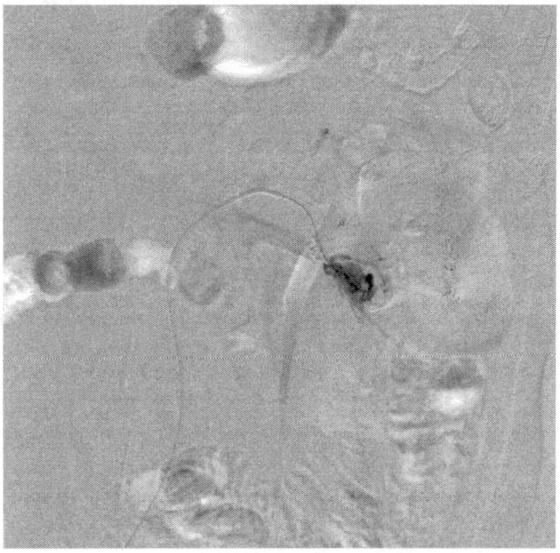

图 8-3-6　使用微导管超选通过钢圈

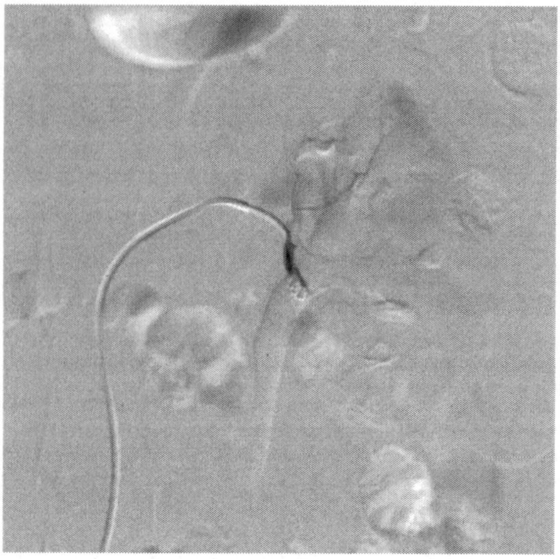

图 8-3-7 再使用无水乙醇进行栓塞，直至畸形血管团不显影

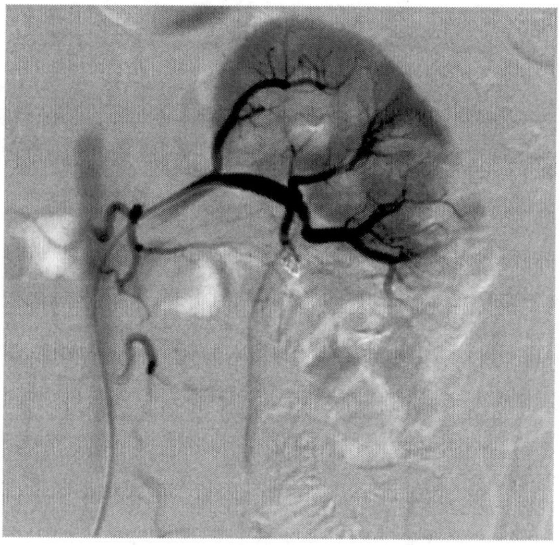

图 8-3-8 复查造影效果良好。随访患者，未再出现血尿

【疗效评价】 术后密切注意尿色、小便常规和血色素的变化情况。若尿色转黄、小便中红细胞减少和血色素稳定或回升，则说明治疗有效。若血色素仍持续下降，则考虑存在畸形血管团栓塞不完全的可能，需再次行肾动脉造影寻找病灶并介入栓塞治疗。临床研究多认为无水乙醇栓塞效果良好，再发出血可能性很小。

【不良反应和并发症】

1. 栓塞后综合征 由于栓塞的范围较小，一般反应不大。偶有恶心、呕吐、发热和栓塞侧腹痛，可持续 1 周后自行缓解。

2. 肾功能不全 超选择性栓塞能尽量减少正常肾组织的损伤，避免发生肾功能不全。另外，有文献报道栓塞后肾组织不全缺血，而继发肾性高血压，但非常少见。

3. 异位栓塞 肺栓塞等少见。术中尽量超选择性栓塞，选择适合的栓塞剂，并在注入栓塞剂时注意注入的量和速度，一般可避免该类并发症发生。

第四节 肾动脉狭窄

【案例 8-4-1】

患者，男性，60 岁。于 20 余年前发现血压升高，最高达 210/110mmHg，长期口服“硝苯地平”降压治疗，血压控制良好。1 个月余前监测血压持续偏高，最高达 200/120mmHg，伴头晕、头痛、胸闷、心悸等其他不适。口服“硝苯地平+倍他乐克+氢氯噻嗪”降血压治疗，效果欠佳，血压仍维持在 170/110mmHg。患者遂就诊当地医院。行肾动脉彩超示：右肾动脉开口狭窄，左肾动脉未见狭窄。患者为行进一步治疗而转至某院。入院后查体：腹平软，无压痛。肾区无叩痛，双肾区未闻及血管杂音。辅助检查提示：肾功能、凝血功能等未见异常。

问题：

(1)肾动脉狭窄的分类和临床表现如何？

(2)肾动脉狭窄的介入治疗目的和指征有哪些？

(3)肾动脉狭窄的介入治疗并发症包括哪些？

临床上所谓肾动脉狭窄(RAS)是指一侧或两侧肾动脉主干或主要分支狭窄大于50%。RAS 的危险因素主要包括：老年、吸烟、动脉硬化、高血压、高脂血症、糖尿病及外周血管病变、家族史等。

【病因】

1. 动脉粥样硬化 占 RAS 病因的 70%～90%。大多数动脉粥样硬化病变发生在距肾动脉起始部 1cm 处，可发生在单侧或者双侧。动脉粥样硬化可局限在肾动脉，但更多的是弥散性病变。研究显示 RAS 在动脉硬化症患者更易发生，并且提示同时有肾外的动脉粥样硬化。

2. 纤维肌性发育不良 是一种能够影响动脉内膜、中膜、外膜的疾病，并且发病原因不清。其所致的 RAS＜10%。常发生于年轻女性。狭窄常发生在肾动脉主干中远段或侧支，血管造影可见血管呈串珠样动脉瘤样改变。本病很少导致血管阻塞和缺血性肾病。

3. 大动脉炎 本病主要侵犯主动脉及其大的分支，造成血管狭窄或闭塞，少见扩张。多为青年女性，近 90%病例在 30 岁以下。大动脉炎侵犯肾动脉者约占 60%以上，87%病变侵犯肾动脉起始部和近心端，肾动脉多为向心性局限狭窄。

4. 其他原因 有肾动脉瘤、肾动脉栓塞、肾动脉损伤和腹主动脉瘤压迫、肾移植术后移植肾动脉狭窄等。

【临床表现】

1. 高血压 肾缺血导致肾素血管紧张素醛固酮系统激活，引起肾血管性高血压，尤其发生在患纤维肌性发育不良的患者。肾动脉狭窄，尤其是双侧肾动脉狭窄可加重患者先前存在的原发性高血压，且有可能导致反复发作一过性肺水肿。高血压得不到有效控制，有可能导致：充血性心力衰竭、肺水肿、高血压脑病、颅内出血、肾病和动脉瘤等。

2. 肾功能不全 缺血性肾功能不全可由严重的双肾动脉狭窄或者独肾伴 RAS 所致。肾功能不全的发生一方面是由于受累肾脏的低血流灌注，另一方面是由于高血压、糖尿病等引起的肾脏结构的改变。

3. 左心功能不全 左心扩大和心力衰竭的最主要原因是高血压。肾缺血引起肾血管性高血压。醛固酮不仅促进高血压，而且也可导致左心室扩大的心肌纤维化和心力衰竭患者的心室重构，左心室纤维化和扩大导致舒张和收缩功能不全。

【常规检查方法】

1. 彩色多普勒超声 可作为首选和初查的影像学方法。能显示出腹主动脉和肾动脉开口、主干及其分支的解剖学情况，观察肾动脉血流动力学，测量血流速度和动脉的阻力等。但是对肾动脉分支显示欠佳，对狭窄程度小、位于肾动脉远端的病变检查敏感性、特异性均不高。肥胖、肠气等其他客观原因对肾动脉狭窄的检出率影响较大。

2. 多层螺旋 CT 64 层及其以上的螺旋 CT 具有更薄的层厚和更短的扫描时间，其时间分辨率及空间分辨率高，且可有 MIP、VRT、SSD 等多种重建方法。可清晰显示肾动脉管壁、管腔内钙化和血栓血管情况，亦可显示与肾组织的立体关系。通过测量 CT 值判断肾动脉内斑块的性质。根据肾实质显影的时间和程度、形态、大小的改变，间接评价肾脏的功能。但对肾动脉 3 级以下分支的显示不如 DSA。肾衰竭和碘过敏的患者不能应用此项检查。

3. 磁共振成像 由于其对 RAS 诊断准确性高而逐渐成为一线检查。磁共振成像可较好地显示肾动脉的解剖结构，其敏感性可为 62%～100%，特异 84%～96%。常用的造影剂为钆-二乙三胺五乙酸等肾毒性小的物质，可用于对碘过敏的患者，不增加造影剂肾病的危险。但当肾小球滤过率＜30ml/min 时，仍不能应用 Gd-DTPA 作为造影剂。

【治疗】

1. 内科治疗是基础 ①控制高血压：多采用 2 种及 2 种以上抗血压药物联合治疗，以钙离子拮抗剂及 β 受体阻滞剂为主。②降血脂：胆固醇控制的目标值为＜100mg/ dL，低密度脂蛋白控制的目标值为＜70 mg/ dL。③控制血糖：对患有糖尿病的 RAS 患者采用严格的血糖控制。可常规结合抗血小板治疗。

2. 介入治疗的目的和适应证 介入治疗目的在于控制高血压、治疗肾功能不全及防止肾功能进一步恶化。肾动脉介入治疗能使部分患者高血压和肾功能得以改善。

(1) 肾动脉成形术的指征为：肾动脉狭窄程度＞70%，同时伴有治疗 RAS 的药物难以控制的高血压和进行性肾功能损害者，或者与 RAS 相关的不稳定心绞痛、心力衰竭或阵发性肺水肿。

(2) 肾动脉支架置入术用于：①动脉粥样硬化性 RAS 开口病变；②肌纤维发育不良球囊扩张失败者。

(3) 对于患动脉粥样硬化性 RAS 的患者，肾动脉血管成形术很少能治愈高血压，但是能够改善血压的控制。

【介入治疗禁忌证】 无绝对的手术禁忌证，肾功能、凝血功能异常是介入治疗的相对禁忌证。

【介入治疗】

1. 术前准备 术前 3 天每日口服阿司匹林 100mg。

2. 肾动脉造影 DSA 可以准确、清晰、直观显示肾动脉，尤其是Ⅲ级以下肾动脉的分支，明确肾动脉的狭窄情况，并根据狭窄情况，决定进一步的治疗计划。且在选择肾动脉造影前，应行腹主动脉造影，以明确肾动脉是否有解剖变异。

3. 介入治疗操作步骤 股动脉入路是肾动脉支架置入术最常用的选择。但极少部分患者肾水平以下的腹主动脉和髂股动脉重度迂曲者，可导致手术失败。此时，可以选择肱动脉入路或者桡动脉入路。

肾动脉狭窄的介入治疗包括球囊扩张成型术和支架植入术。造影证实肾动脉狭窄后，给予全身肝素化。交换引入 6～7F 导引导管置于肾动脉开口的狭窄处。使用 0.014～0.018 英寸导丝通过狭窄部，送入肾动脉分支远端后固定。经导引导管引入球囊导管（一般直径 5～7mm，长 20～40mm）置于狭窄部，以 8～10atm 进行扩张。保留导丝后撤回导管，经导引导管造影，重新评估狭窄情况。支架植入术操作过程与球囊扩张术类似，但要求定位更加准确。因此，在将支架放置在狭窄部后，要求经导引导管再次造影评估支架的位置，并视情况做出调整。

肾动脉狭窄一般选择球扩性支架。支架规格选择上应注意所选择支架的长度应大于肾动脉狭窄部的长度 2mm，宽度应不小于远端正常肾动脉的宽度。支架置入时定位应该充分覆盖狭窄部，开口部狭窄者，支架的近端应进入主动脉腔内 1～3mm。

结合本文的病例，阐述肾动脉狭窄支架植入术的介入过程(图 8-4-1～图 8-4-7)。

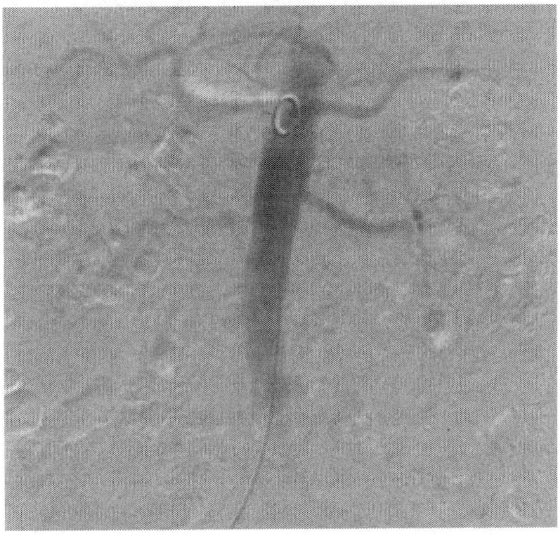

图 8-4-1　先使用猪尾巴导管行腹主动脉造影，显示双侧肾动脉，可见右侧肾动脉狭窄

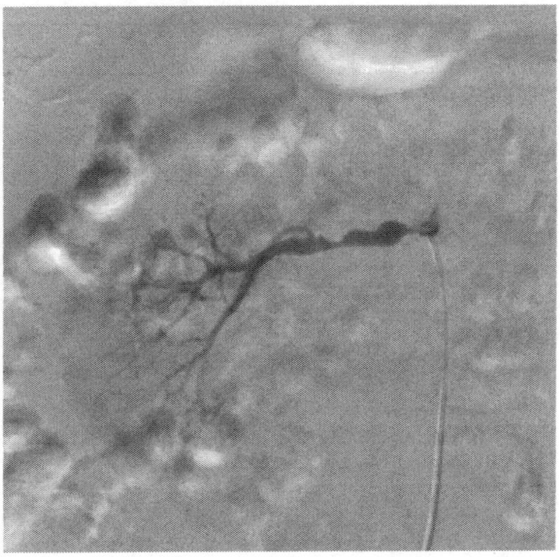

图 8-4-2　再使用 Cobra 导管超选肾动脉主干进行肾动脉造影，显示肾动脉开口狭窄，狭窄程度大于 75%。狭窄后瘤样扩张，肾动脉主干也严重狭窄，狭窄程度大于 85%。肾动脉分支显影良好

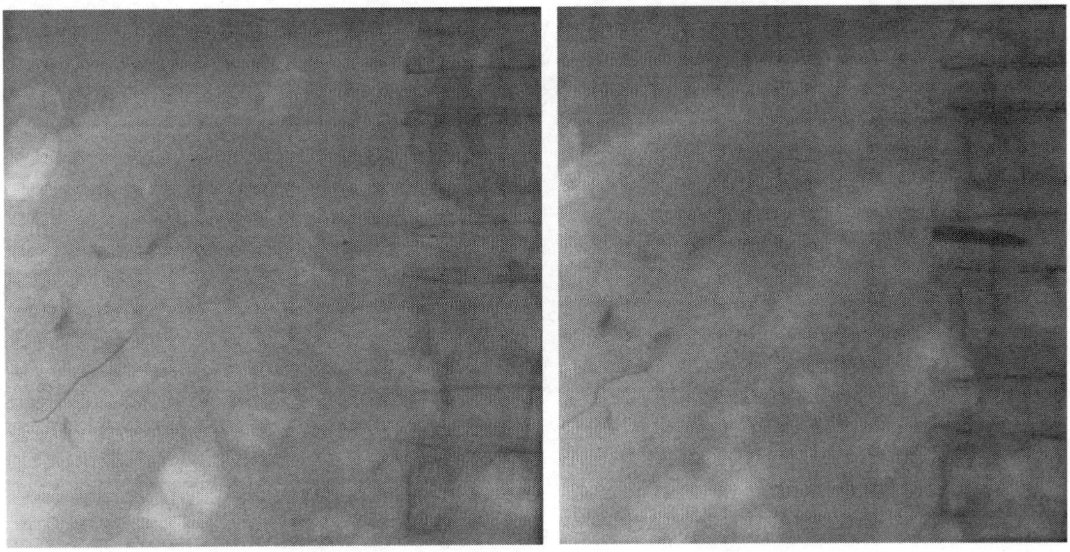

图 8-4-3　用 7F 导引导管超选至右肾动脉开口，并引入 0.014 微导丝至肾动脉分支末梢。再经微导丝引入球囊导管(6mm×20mm，Cordis)分段进行扩张

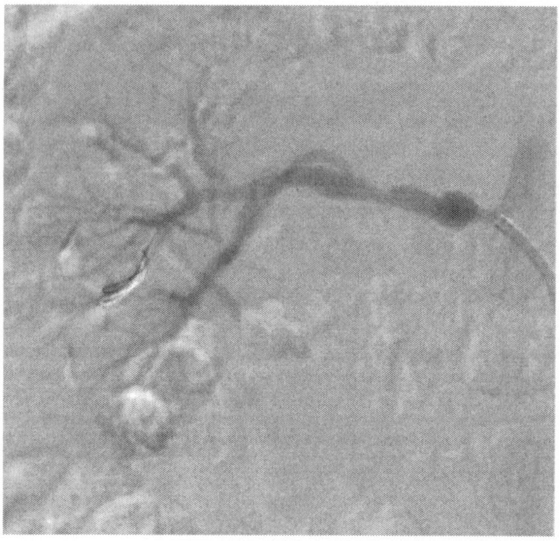

图 8-4-4　造影复查显示扩张效果欠佳，狭窄程度仍大于 60%

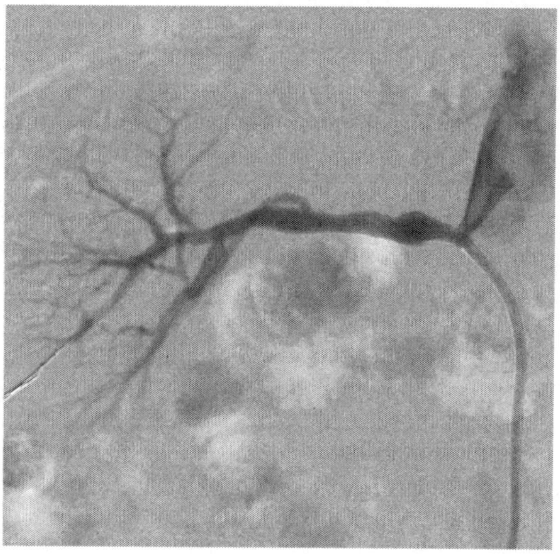

图 8-4-5　植入支架 1 枚（6mm×40mm），造影显示支架覆盖肾动脉开口仍有轻度狭窄

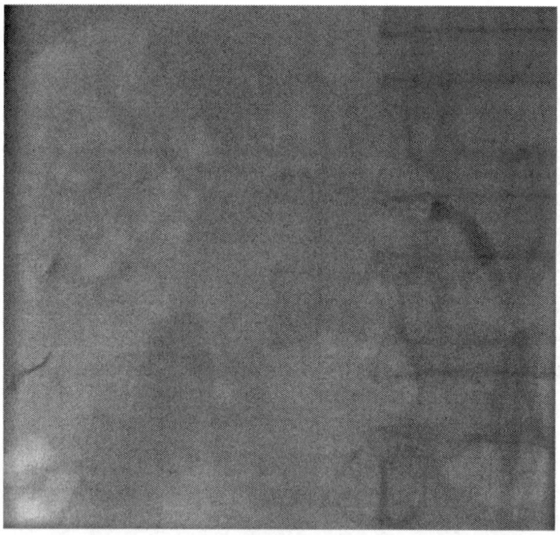

图 8-4-6　再引入球囊导管对肾动脉开口进行扩张

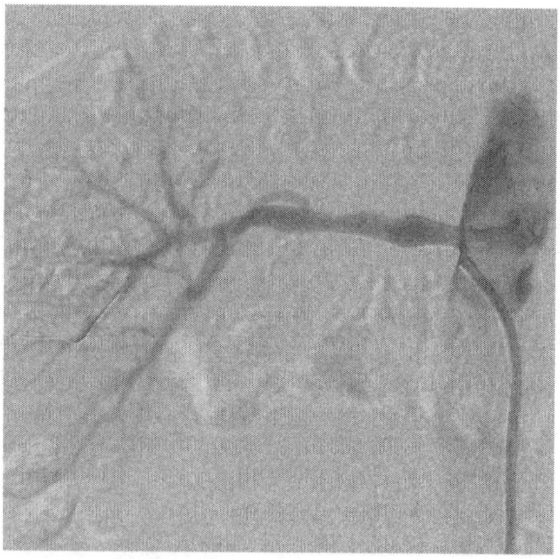

图 8-4-7　造影复查显示肾动脉扩张良好，肾动脉狭窄小于 30%

该术后患者血压下降，口服单药“硝苯地平”血压控制良好。复查肾功能等指标正常。

4. 术后处理　术后每日口服阿司匹林 100mg+氯吡格雷 75mg。术后使用低分子肝素 3～5 天。6 个月后停用氯吡格雷，单纯口服拜阿司匹林 100mg/d，长期维持。每隔 4～6 周复诊，随访观察临床症状、血压及肾功能，多普勒超声监测肾动脉及支架通畅情况。

【疗效评价】　介入治疗成功的定义为肾动脉管腔残余狭窄≤30%。临床疗效评价主要是根据术后的高血压和肾功能情况进行。

高血压疗效判断标准：①治愈：指在术后不用降血压药，收缩压＜140 mmHg，舒张压＜90mmHg。②改善：指术后舒张压≤90～110mmHg，或至少下降 15 mmHg，同时抗血压治疗较术前降低或不变。③无变化：术后未能达到治愈或改善的要求。

以术前、术后血肌酐的变化情况来针对肾功能进行评价。肾功能改善的标准是：①血清肌酐降低至正常或比术前降低 20%；②原进行性增高的血肌酐恢复稳定。

临床的研究结果显示：肾动脉支架置入术后只有 10%～30%患者高血压治愈，20%～50% 患者改善，而 20%～50%患者无变化；60%～90%患者肾功能稳定或改善；10%～30%肾功能继续恶化。

【不良反应和并发症】

1. 造影剂肾病 为导致患者肾功能恶化的重要原因。基础肾功能不全是引起造影剂肾病最强的危险因素。术前评估患者的肾功能；术中使用非离子造影剂，尽量减少造影剂的使用；术后充分水化，必要时透析，促使造影剂尽快排出。

2. 肾动脉内膜剥离、急性闭塞 均发生在球囊扩张治疗后，需给予支架植入处理。

3. 肾动脉痉挛 导丝、导管反复多次刺激肾动脉管壁导致。给予利多卡因、罂粟碱等解痉处理。轻柔操作，熟练操作技术，避免反复插管是关键。

4. 肾动脉血栓形成 介入治疗损伤了血管内皮、放置支架后刺激血小板凝聚等导致。术前 3 天开始口服阿司匹林，术中肝素化，术后使用阿司匹林和氯吡格雷抗血小板、低分子肝素抗凝，能减低肾动脉血栓形成的概率。若发生肾动脉血栓形成，则需急诊行肾动脉造影明确，并给予相应的治疗。

第五节 移植肾动脉狭窄

【案例 8-5-1】

患者，男性，40 岁。患者因长期慢性肾功能不全于 3 个月前在某院行同种异体肾移植术。术后移植肾功能稳定，规律在某院门诊复查，血肌酐波动于 139～201μmol/L。近 1 周来，患者出现血压升高，最高达 180/100mmHg。复查肾功能提示肾功能较前转差，肌酐 252μmol/L。遂在门诊行移植肾彩超示：移植肾血流信号略减少，移植肾各级动脉阻力指数偏低。

问题：

(1) 移植肾动脉狭窄的临床表现如何？

(2) 移植肾动脉狭窄的移植肾动脉造影的特点有哪些？

(3) 移植肾动脉狭窄的介入治疗特点？

肾移植术后移植肾动脉狭窄(TRAS)一般于术后 6 个月内发生，原因较为复杂。缝合技术、肾动脉术中损伤、术后排异反应、供体或受体动脉硬化及巨细胞病毒感染等多重作用，均可导致移植肾动脉狭窄。文献报道发病率差异较大，为 1%～23%。TRAS 多表现为血压持续升高或顽固性高血压和(或)移植肾功能减退，但并非特异性。值得注意的是还有多数 TRAS 患者并无临床表现，在多普勒超声检查时无意中发现。

TRAS 的诊断标准是：术后出现复发或难治性高血压、尿量减少、血肌酐(Scr)升高等临床表现，经彩色多普勒超声发现肾动脉峰值流速＞2m/s，移植肾血供不丰富及体积较前缩小，动脉阻力指数降低等。行移植肾动脉造影示狭窄程度＞50%。

【常规检查方法】 彩色多普勒B超是排查TRAS的首选检查手段，其征象有：①肾动脉峰值流速＞200cm/s；②狭窄段流速：狭窄前段流速＞2：1；③狭窄远端血流紊乱。

【适应证】 临床症状符合，B超提示移植肾动脉狭窄的可能，均需尽早行肾动脉造影明确，并视情况给予进一步的介入治疗。

【禁忌证】 无绝对的手术禁忌证，肾功能、凝血功能异常是介入治疗的相对禁忌证。

【介入治疗】

1. 肾动脉造影 移植肾动脉造影仍然是诊断TRAS的金标准，同时可为进一步的球囊扩张术或支架置入术提供依据，并可通过再次造影来评价效果。移植肾位于双侧髂窝内，移动度较大，肾动脉与髂动脉间相对位置关系亦具有多样性，肾动脉造影时通常以斜-侧位投照显示病变较佳。可以先旋转造影，明确最好的显示角度后，再用该角度放大造影。TRSA所致的高血压和肾功能减退表现，亦可因载肾动脉-髂动脉血管病变引起，文献报道其发病率为1.5%～12.5%。因此，在对移植肾动脉行造影之前，先行主动脉-髂动脉造影很有必要。

2. 介入治疗方法 逆行同侧股动脉插管适合于移植肾动脉与髂外动脉端-侧吻合和股动脉搏动明显的病例。若触及不到股动脉搏动或移植肾动脉与髂内动脉端-端吻合的病例，则需从对侧插管。

移植肾动脉狭窄的介入治疗包括球囊扩张成型术和支架植入术。球囊扩张术简便易行，短期效果好，并可多次重复进行，技术成功率近100%。术后短期内83%～95%患者肾动脉保持通畅。但因为血管壁的弹性回缩等原因，远期疗效较差，6～8个月后有5%～30%发生再狭窄。1年后的开通率则下降至32%～57%。且术中存在移植肾动脉夹层、血栓、动脉撕裂的风险，发病率接近4%。支架置入术可防止狭窄部位血管壁弹性回缩，提高肾脏灌注，修复动脉撕裂，在短期内控制血压，改善移植肾功能等方面安全有效，且无严重不良反应。支架术后1年再狭窄率为0～28%，较球囊扩张术明显下降。因此，临床上亦可首选支架置入术。

对于置入自膨式支架还是球囊扩张支架，需依据具体病变特点而定。球囊扩张支架定位相对更加精准，释放过程中不易偏移既定部位，支架释放和球囊扩张可1次完成。自膨式支架柔顺性较好，适合于移植肾动脉扭曲造成狭窄的病例。

术前3天每日口服阿司匹林100mg。术后每日口服阿司匹林100 mg+氯吡格雷75 mg。术后使用低分子肝素3～5天。6个月后停用氯吡格雷.单纯口服拜阿司匹林100 mg/d，长期维持。每隔4～6周复诊，随访观察临床症状、血压及肾功能，多普勒超声监测移植肾动脉及支架通畅情况。

结合本文的病例，阐述移植肾动脉狭窄支架植入术的介入过程（图8-5-1～图8-5-5）。

该术后患者血压下降至正常。复查肾功能恢复，肌酐下降至移植后水平。

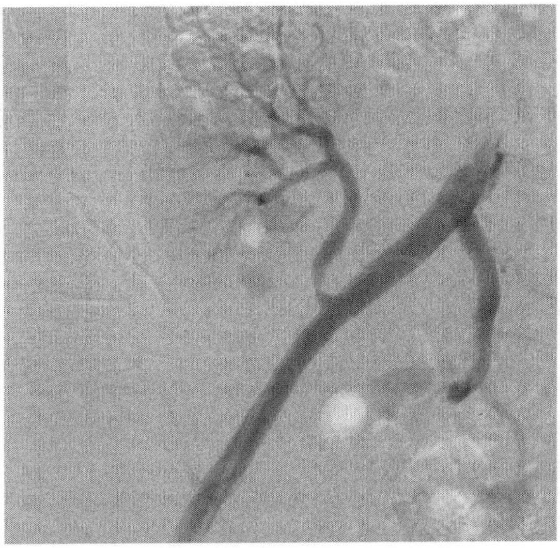

图 8-5-1　患者移植肾为端-侧吻合
采用逆行同侧股动脉穿刺插管。引入 Cobra 导管至右侧髂总动脉造影示：移植肾动脉近开口部狭窄，狭窄程度 83%

图 8-5-2　更换 7F 导引导管，并将导引导管引至移植肾动脉开口。引入 0.014 的微导丝至肾动脉分支末梢。再经微导丝引入球囊扩张支架（6mm×18mm）

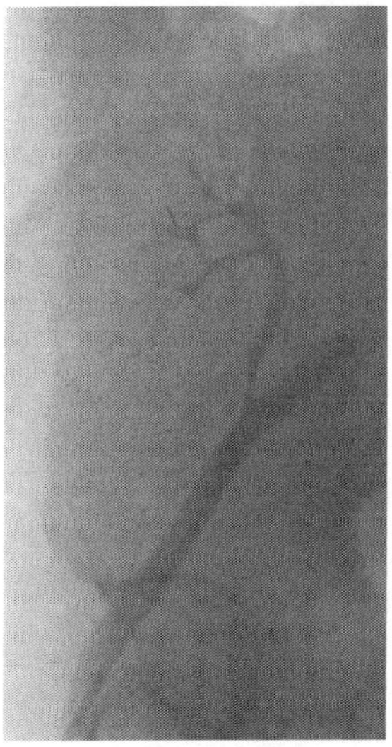

图 8-5-3　用导引导管造影显示支架放置位置良好

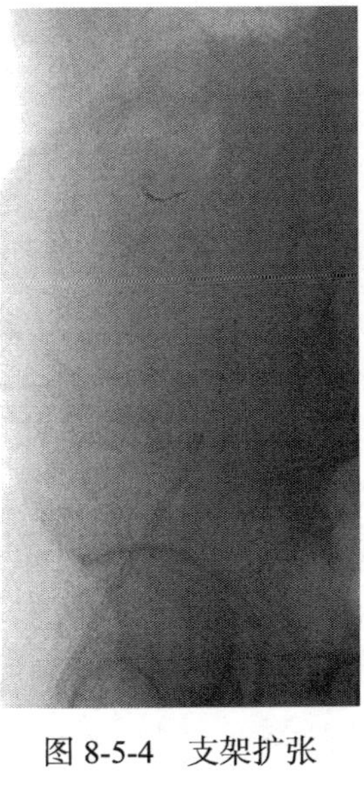

图 8-5-4　支架扩张

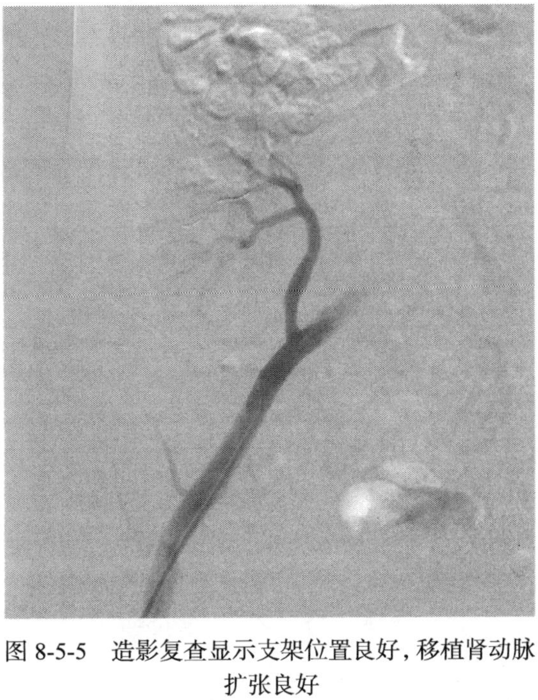

图 8-5-5　造影复查显示支架位置良好，移植肾动脉扩张良好

（陈　勇　叶　鹏）

第九章　妇产科疾病介入放射学

第一节　妇科恶性肿瘤的介入治疗

【案例 9-1-1】

患者，女性，25 岁。清宫术后阴道流血 14 天，大出血 2 次入院。化验：血绒毛膜促性腺激素(HCG) 9862mU/ml，B 超提示右宫体部实性占位，临床诊断为绒毛膜癌（图 9-1-1）。

问题：

(1) 该患者如何介入治疗？

(2) 该患者疗效如何评价？

妇科恶性肿瘤包括子宫癌、子宫肉瘤、卵巢癌、外阴癌、绒毛膜癌、侵蚀性葡萄胎等，是威胁女性生命的主要疾病之一。1952 年 Coromer 等首次报道动脉灌注氮芥治疗晚期宫颈癌及阴道癌。20 世纪 60 年代起就有作者将血管性介入治疗应用于中晚期妇科恶性肿瘤，并取得一定的疗效。其介入治疗主要指：①动脉栓塞止血治疗；②经导管动脉内化疗灌注及动脉内化疗栓塞。随着放射介入技术的迅速发展，各种介入器材的不断改进和提高，血管介入技术在妇科各种恶性肿瘤治疗领域也得以广泛开展，并取得良好的效果。并得到妇科肿瘤学家的广泛认同。

【适应证和禁忌证】

1. 适应证　适应各种分期的各类妇科恶性肿瘤，特别是中晚期妇科恶性肿瘤失去手术机会或放、化疗效果欠佳者。根据治疗目的分为：①术前辅助化疗：外阴癌、阴道癌、宫颈癌、卵巢癌、子宫内膜癌。②切除术后或放疗后复发及各种中晚期恶性肿瘤的姑息性治疗：外阴癌、阴道癌、宫颈癌、卵巢癌、输卵管癌、子宫内膜癌。③主要用于滋养细胞肿瘤的治疗。④妇科恶性肿瘤所导致的出血及放疗并发出血的止血治疗。

2. 禁忌证　①严重心、肝、肾功能障碍。②造影剂过敏。③盆腔或宫腔有合并感染者。④骨髓再生障碍。⑤全身各脏器极度衰竭者。⑥不能超选择插管是化疗栓塞的相对禁忌证。

【治疗机制】　妇科恶性肿瘤介入治疗主要为：双侧髂内动脉或双侧子宫动脉灌注化疗、化疗栓塞。其主要特点在于：将化疗药经导管直接注射到肿瘤的供血动脉，化疗药物聚集在肿瘤局部组织，提高药物疗效，降低化疗药物的全身毒副作用。经导管盆腔动脉内化疗栓塞或化疗灌注，治疗妇科恶性肿瘤，可以使盆腔组织内 药物浓度较外周血高 4～22 倍，对瘤体杀伤更强。化疗灌注后选择性阻断肿瘤供血血管，使癌细胞缺血、缺氧使其变性坏死，也可增加细胞膜通透性，使药物对肿瘤杀伤力更强。使肿瘤体积缩小，与周围组织关系清楚，为患者手术切除提供更好的机会。

【女性盆腔动脉解剖】　腹主动脉在第 4 腰椎水平分为左、右髂总动脉，循腰大肌内侧外行向下，至骶髂关节前分为髂内、外动脉。髂内动脉长约 4cm，向下越过小骨盆上口入骨盆腔，延骨盆后外侧壁行于盆筋膜内，在梨状肌上缘分成壁支和脏支。壁支有闭孔动脉，臀上、下动脉，髂腰动脉，骶外侧动脉。脏支主要分布盆腔脏器和外生殖器，主要动脉有：脐动脉、膀胱动脉、直肠下动脉、子宫动脉、阴部动脉。卵巢动脉为腹主动脉分支。

【技术要点】

1. 术前准备

(1)会阴部常规备皮、留置导尿。

(2)如使用顺铂患者术前应进行水化。

(3)告知患者及家属术中、术后反应和并发症，签手术同意书。

2. 操作方法　采用 Seldinger 穿刺法，选用 5.0F Cobra 导管经一侧股动脉插管，分别将导管选入双侧髂内动脉及双侧子宫动脉造影。了解相关动脉起点、走行，进一步明确诊断肿瘤区域，分辨出肿瘤供血血管、正常组织供血血管，是否有交通支及动静脉分流。血管造影表现(图 9-1-1A～C)：肿瘤供血动脉迂曲、增粗，远端血管扭曲。部分可发现新生肿瘤血管，多呈纤细密集。实质期明显肿瘤染色，病变区域明确，瘤体大多为斑片或团块状染色。部分可见肿瘤局部血管受压、移位或截断。部分可出现造影剂潴留，静脉早显。再将导管超选入病变血管内，根据肿瘤侵犯范围、肿瘤供血动脉确定如何选择化疗药物及栓塞剂。

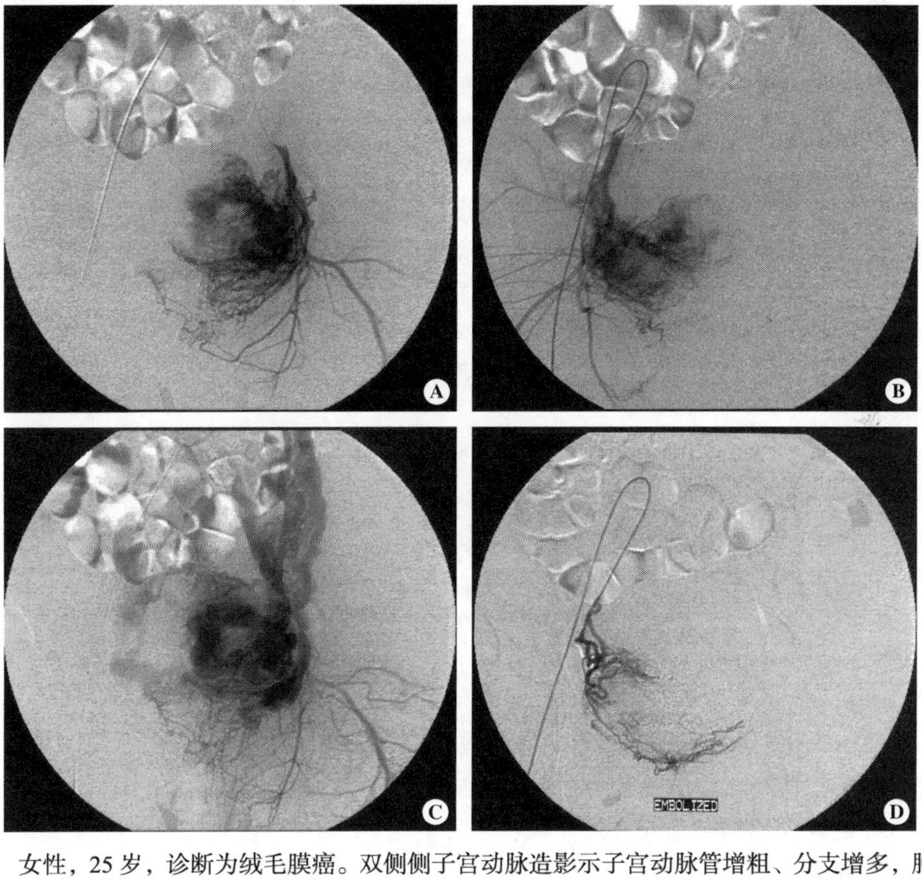

图 9-1-1　女性，25 岁，诊断为绒毛膜癌。双侧侧子宫动脉造影示子宫动脉管增粗、分支增多，肿瘤血管丰富、粗大，瘤内血流缓慢，并见静脉早显，实质期子宫体颈交界部见不规则肿瘤染色(A～C)。注入甲氨蝶呤(MTX) 50mg+平阳霉素(PYM) 8mg+碘油 3ml 后，再以明胶海绵栓塞(D)

药物灌注时可选择手推法和微量泵泵入法，手推法时间一般为：15～30min，微量泵泵入法时间一般为：1～4h。也可采用埋置股动脉药盒或锁骨下动脉药盒规律化疗。对肿瘤引起的大出血通过 DSA 造影明确出血部位，并可以立刻进行栓塞，在行动脉栓塞后出血可以立即止血或明显减少，达到最快的止血目的，挽救患者生命。

3. 选择适当药物　妇科恶性肿瘤介入化疗药物均以采用顺铂为主，联合其他化疗药物，常用的药物多为细胞周期特异性药物与细胞周期非特异性药物相结合，抗代谢、抗肿瘤生物药、抗肿瘤植物药相结合。例如：表柔比星 20～40mg，阿霉素 20～40mg，丝裂霉素 10～20mg，卡铂 100～400mg，5-FU250～1000mg，环磷酰胺 200～800mg，一般可选择 2～4 种联合用药。

碘油化疗乳剂的应用：一般用于染色明显，排空延迟的肿瘤。但要注意碘油化疗乳剂的用量及患者治疗病史，如宫颈癌放疗后的患者易导致膀胱、阴道及直肠瘘。

4. 栓塞剂选用　明胶海绵、PVA 颗粒、钢圈。

（1）明胶海绵：盆腔脏器血供来源往往多支动脉参与供血，如髂外动脉、肠系膜下动脉等，髂内动脉或子宫动脉被阻断时会有好多侧支循环建立，提供盆腔脏器的血供，明胶海绵多用于反复介入治疗患者及切除术前辅助性栓塞或止血。例如，宫颈癌的术前栓塞。

（2）PVA 颗粒：为一种永久性栓塞剂，要求超选择性插管。例如，子宫的滋养细胞肿瘤的栓塞治疗和宫颈癌的出血治疗。

（3）钢圈：一般用于髂内动脉及有明显动静脉瘘，肿瘤血供丰富，血管较粗的患者。例如，宫颈癌出血患者，难以超选择插管入肿瘤供血动脉，需要栓塞髂内动脉。

【疗效评价】　主要根据患者的临床症状、妇科检查、B 超、彩超、CT 等检查，是否获得手术机会极其毒副作用进行疗效的评定。

1. 症状缓解标准　指肿瘤所导致疼痛、坠胀、下肢肿胀、阴道排液或出血等。0 为完全缓解，1 为明显缓解，2 为中度缓解，3 为轻度缓解，4 为未缓解。

2. 根据 WHO 肿块消退标准　CR 为完全消退，PR 为肿块体积缩小 50%以上，Impr 为肿块体积缩小 50%以下，Nc 为肿块体积无变化，P 为肿瘤体积增大，在治疗期间有新的病灶发生。

3. 2 周后复查，通过妇科检查、彩超、CT　等检查，可以发现部分患者肿瘤体积明显缩小、临床症状明显好转而再次接受进一步介入治疗或行根治切除术，术中可见：局部肿块缺血性坏死、与周围组织界限较清，手术易于剥离，出血量明显减少。从而提高手术安全性、彻底性，减少术后复发及转移的机会。

本患者双侧子宫动脉造影示子宫动脉管增粗、分支增大，肿瘤血管丰富、粗大，瘤内血流缓慢，并见静脉早显，实质期子宫体颈交界部见不规则肿瘤染色（图 9-1-1A～C）注入甲氨蝶呤 50mg+平阳霉素 8mg+碘油 3ml 后，再以明胶海绵栓塞（图 9-1-1D）。术后阴道出血减少，3 周时血 HCG 降为 430mU/ml。术后 6 周阴道出血停止，血 HCG 降为正常（1.1mU/ml）。在 3 年的随访期间，患者临床情况良好。

【并发症及副作用的防治与处理】

1. 并发症

（1）盆腔器官损伤：如膀胱损伤、直肠损伤、外阴损伤导致膀胱阴道瘘、直肠阴道瘘等。避免的措施为要注意患者的病史，如放疗后患者，小血管受损伤，栓塞后侧支循环差，易导致器官缺血。再者碘油化疗乳剂易导致空腔脏器的坏死，并发症多。

(2)感染：多与手术中术野的消毒，术者的无菌观念，化疗栓塞术后肿瘤局部缺血、水肿，患者体质虚弱、抵抗力降低有密切关系。术者应规范操作，遵循无菌观念，术前术后给予静脉注射抗生素预防感染。

(3)异位栓塞：多数是由于 DSA 造影时未分清肿瘤血管与周围血管的关系，超选插管时未完全选入肿瘤病变血管栓塞剂脱落或反流造成。可出现盆腔脏器、下肢等相应器官的缺血坏死，局部皮肤溃疡、坏死，神经的损伤。均需相应的处置。

2. 副作用　①栓塞后综合征：表现为疼痛、发热等，是动脉栓塞后肿瘤局部组织缺血、肿胀的一种炎性反应。无需特殊处置，对症治疗即可。②恶心、呕吐、发热、乏力是常见化疗药物反应，使用化疗药物患者均会不同程度出现，是不可避免的，应对症处理。③骨髓抑制尤其是白细胞下降，较常见，多发于化疗后 2 周达到高峰，以后逐渐上升。④肝、肾功能损害，出血性膀胱炎及血便，较常见于使用大剂量化疗药物。术后要充分水化、利尿。注意观察尿量，定期复查肝、肾功能。

第二节　子宫肌瘤的介入治疗

【案例 9-2-1】

患者，女性，37 岁。月经经前延长，月经量多，无痛经，伴有贫血。尿频，大便形状改变。下腹部可触及包块。CT 和 B 超检查均诊断为子宫肌瘤(图 9-2-1)。每年复查有增大。

问题：

(1)子宫肌瘤介入治疗的技术要点是什么？

(2)该患者治疗后疗效如何评价？

子宫肌瘤为妇科常见肿瘤之一，多发于 30～50 岁。发病原因不明确，大多数学者认为与雌激素、孕激素有关。主要由子宫平滑肌细胞增生而形成，常多发，大小不一，肌瘤周围有一层结缔组织，为其被膜(假包膜)。肌瘤均始于子宫肌层，随瘤体增大，其位置亦不同，可分为 3 种类型：黏膜下肌瘤、肌壁间肌瘤和浆膜下肌瘤。

临床表现：子宫肌瘤常见的临床症状为经量增多、经期延长以至贫血；腹部包块；腹痛、腰酸、下腹坠胀，部分患者伴有痛经；白带增多；邻近器官的压迫症状，如大小便异常；造成不孕或流产。无症状者可占 50%。

传统治疗方法包括子宫切除术，肌瘤切除术，肌瘤溶解，消融和激素治疗；但每种方法均有一定缺陷。1995 年法国 Ravina 在 Lancet 杂志上首次发表了子宫肌瘤的栓塞治疗，1997 年 Goodwin 发表在美国应用经子宫动脉栓塞治疗子宫肌瘤的经验，此后子宫动脉栓塞治疗子宫肌瘤以其方法简单、创伤小、费用低廉、疗效好，而在临床上推广应用。

【影像学检查】

1. 超声检查　B 超检查(尤其阴道超声)诊断子宫肌瘤的准确率可达 93.1%，它可显示子宫增大，形状不规则；肌瘤数目、部位、大小及肌瘤内是否均匀或液化囊变等；周围器官有无压迫；以及邻近脏器的改变。根据超声回声的情况区别肌瘤是否变性或有无恶性变。

2. CT 和 MRI 检查　CT 和 MRI 检查对于 B 超诊断困难的子宫肌瘤患者具有一定价值。两者均能准确地显示肌瘤的大小、位置、变性、坏死、钙化及其与周围组织的关系，从而做出正确地诊断。子宫肌瘤 CT 表现为子宫增大，有时可见肿块向外隆突或呈分叶状。肌瘤密度可等于或低于正常子宫。如出现瘤内钙化则可确诊为子宫肌瘤。增强扫描时，子宫肌瘤和正常子宫肌层一样显著增强，继发玻璃样变或液化、坏死时，增强后呈不规则低密度区。子宫肌瘤在 T_1WI 上表现为均匀的中等强度信号，略低于正常子宫肌层，但难以区分；T_2WI 上则肌瘤信号低于子宫肌层，易于识别。如伴坏死、液化或出血等改变，可表现 T_2WI 高信号。钙化在 T_1WI 和 T_2WI 均为低信号，脂肪变性则为高信号。

【适应证和禁忌证】 子宫肌瘤引起明显相关症状，如经期过长、量大、痛经、出现直肠、膀胱压迫症状、明显腹部包块、造成不孕或流产及发现肿瘤后造成明显的心理症状者，若无血管内栓塞治疗的禁忌证，均适合介入治疗。

妊娠期、严重的盆腔和宫腔感染者不宜选择栓塞治疗；瘤体大部分位于肌壁外的浆膜型肌瘤，由于栓塞后肌瘤坏死脱落至腹腔，需手术取出，亦不宜栓塞治疗。

【术前准备】

(1)患者应经过妇科医生的妇检结合影像学检查确诊为子宫肌瘤。

(2)对月经量过多和(或)月经期过长的患者建议刮宫检查。

(3)术前推荐采用经阴道彩色超声检查，有条件者可行增强 MRI 或增强 CT 检查。

(4)建议在术前抽血检查促卵泡素、黄体生成素和雌二醇等激素水平(抽血时间在月经第 1 天)。

(5)术前血常规、出凝血时间检查。

(6)建议手术时间在月经干净后第 3～7 天进行。

(7)对手术时间超过排卵期的患者，应常规尿妊娠试验，排除妊娠。

(8)对有宫颈炎患者应常规宫颈细胞刮片检查，排除恶性病变。

(9)对有阴道炎患者应控制后进行。

(10)了解患者以往盆腔病史和手术史。

(11)与患者充分沟通，包括子宫肌瘤的各种治疗方式的介绍，栓塞治疗的利弊，栓塞治疗对妊娠、生育和卵巢的影响，签定手术同意书。

(12)术前应插入导尿管，以防术中膀胱内大量对比剂滞留影响栓塞治疗。

【介入技术路线】

(1)插管入路：股动脉入路，一般选右股动脉。

(2)造影：建议先行腹主动脉造影，了解子宫肌瘤血供情况，尤其双侧卵巢动脉对子宫肌瘤的供血情况。分别在双侧髂内动脉造影，了解子宫肌瘤供血情况和子宫动脉走向与行程，推荐采用子宫动脉对侧前斜位 25°～30°，球管向头侧倾斜 15°投照角度，利于显示子宫动脉开口。分别超选插管到子宫动脉，并造影证实。采用导丝超选择进入子宫动脉时，应注意操作轻柔，切忌粗暴，防止子宫动脉夹层和破裂的出现，以及子宫动脉痉挛。

子宫肌瘤动脉造影表现：小的子宫肌瘤动脉造影往往见不到异常表现。较大的肌瘤可见子宫动脉明显增粗、迂曲，分支增多，子宫体增大，染色明显并排空延迟。少数较大的瘤体可出现肿瘤染色并勾画出肌瘤轮廓和占位征象。

(3)栓塞治疗：给予栓塞剂栓塞直到子宫动脉主干造影剂滞留。栓塞剂应与造影剂混合，栓塞全程在透视下进行。若子宫动脉造影中出现卵巢支者，推荐使用可吸收大颗粒栓塞材料作为栓塞剂，并在栓塞过程中发现栓塞剂向卵巢方向流动，建议中止栓塞。栓塞结束后再次子宫动脉造影了解栓塞程度。子宫动脉栓塞后，建议再次行腹主动脉造影，了解双侧卵巢动脉是否对子宫肌瘤供血。若仍有双侧卵巢动脉对子宫肌瘤供血，不宜继续经卵巢动脉栓塞，中止治疗。若仅单侧卵巢动脉对子宫肌瘤供血，患者无生育要求，能接受进一步栓塞导致的卵巢功能下降甚至衰竭，可以尝试经卵巢动脉栓塞，栓塞材料宜使用大颗粒可吸收材料。

目前国内使用的栓塞剂主要有平阳霉素碘油乳剂(PLE)和 PVA 微球，均为末梢性栓塞剂。平阳霉素用量以 4～8mg 为宜，肿瘤较大者亦不应超过 16mg，碘油用量为 4～10ml 为宜，视肿瘤大小而定。平阳霉素用水溶性碘对比剂溶解，与碘油的比例为(0.5～1)：1。使用 PLE 栓塞前应经静脉推注地塞米松 10mg，以防出现过敏反应。PVA 微球以 300～500μm 为宜。

栓塞程度的控制十分重要，用 PLE 时，以宫体大部分染色为宜，一般不需要加用明胶海绵。如在治疗期间仍有较大量的阴道出血，加用少量明胶海绵有即时止血的作用。用 PVA 微球则栓塞达到子宫螺旋动脉不显影为宜，不必使其主干达到完全栓塞。过度栓塞可造成严重和持续性疼痛，栓塞不足则疗效较差。

【疗效评价】　疗效主要根据栓塞前后的临床、影像学变化综合评价。术后月经量明显减少，且肌瘤体积缩小≥50%为显效；月经量明显减少，肌瘤体积缩小 20%～50%为有效；月经量减少不明显，肌瘤体积缩小<20%为无效。但有一些肌瘤坏死后不能吸收发生钙化，影像学随访肌瘤体积没有明显的变化或稍有缩小，然而患者压迫症状消失、月经量减少，也属有效范畴。

该患者超选择子宫动脉造影可见子宫动脉增粗，分支增多迂曲(图 9-2-1A)，肿瘤染色明显(图 9-2-1B)，经平阳霉素 12mg 和碘油 10ml 混悬乳剂栓塞后，肌瘤内碘油沉积良好，明显勾画出肿瘤轮廓(图 9-2-2A)。术前和术后 1 个月 CT 显示肿瘤无明显缩小，但肿瘤内碘油沉积良好(图 9-2-2B、C)。术后 3 个月肌瘤明显缩小(9-2-2D)。术后月经期和量恢复正常。

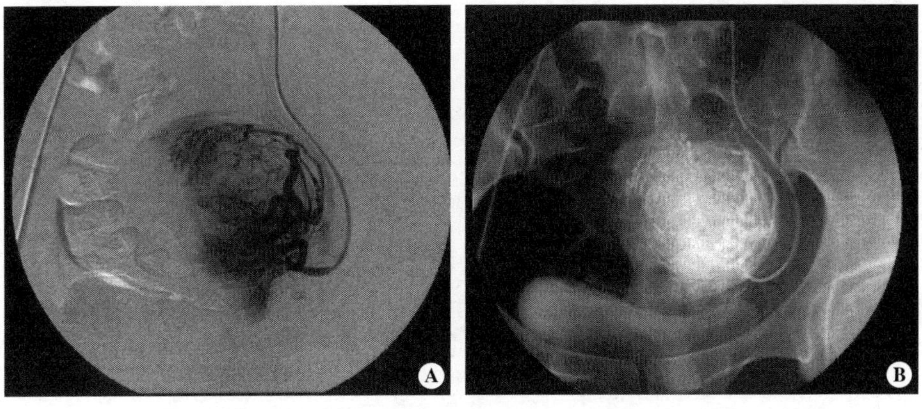

图 9-2-1　女性，35 岁，子宫肌瘤。选择性子宫动脉造影可见子宫动脉增粗，分支迂曲(A)，及明显的肿瘤染色(B)

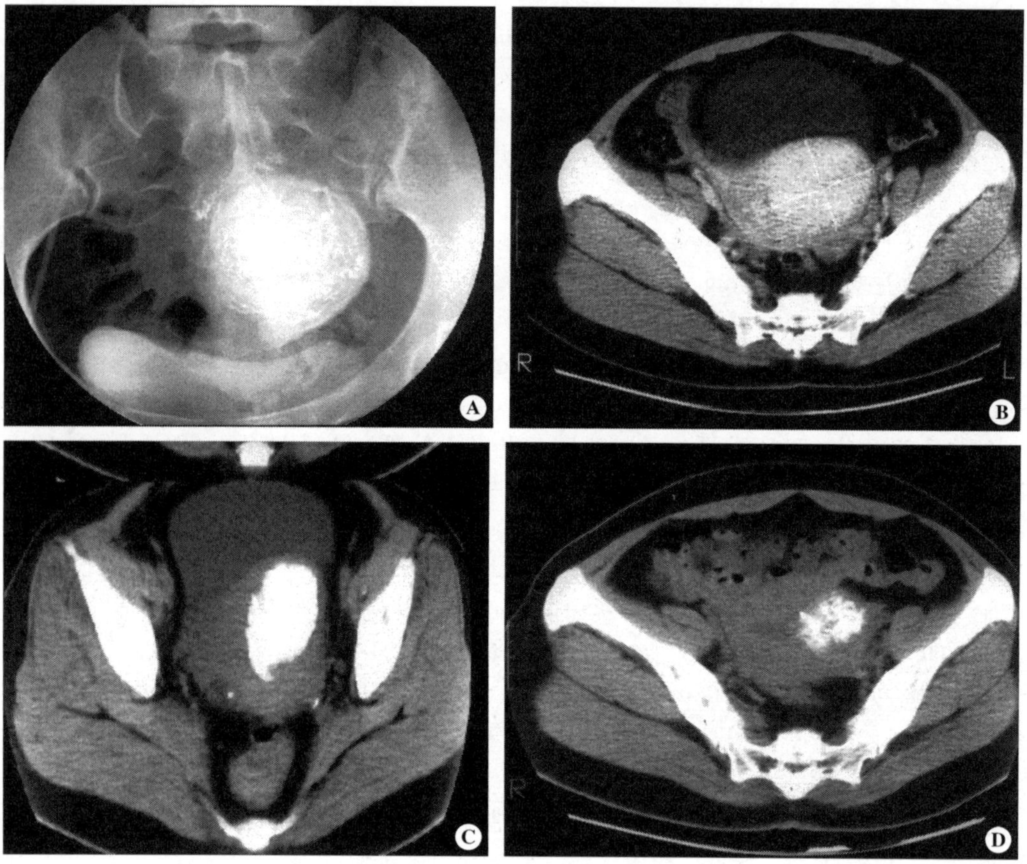

图 9-2-2 同上病例，碘油乳化剂栓塞后，碘油沉积良好(A)，术前 CT(B)术后 1 个月 CT(C)及术后 3 个月 CT 观察到肌瘤大小变化(D)

【并发症及其防治】

1. 栓塞后综合征 栓塞后综合征多表现为疼痛、发热、恶心、呕吐等，其中最主要的是严重的盆腔疼痛。常在栓塞后 1h 甚至栓塞术中出现，一般持续 2～4 天，少数患者可持续一至数周。术后可予以止痛及对症处理。

(1)子宫肌瘤坏死、脱落：黏膜下肌瘤栓塞后坏死、脱落并经宫颈排出。小的肌瘤坏死脱落后多能顺利排出，大的肌瘤则无法自然排出，可导致子宫收缩，引起剧烈腹痛，疼痛表现为阵发性，类似于产前阵痛，应及时发现此情况，可采用药物促其排出或使用子宫镜、手术取出。

(2)阴道不规则流血：一般在术后第 1 天出现，持续 3～4 天；主要由于子宫缺血后内膜坏死的脱落导致的小量出血。防止感染即可避免严重后果。

(3)子宫内膜感染：发生率为 0.5%～1%。可能与脱落于宫腔内的肌瘤组织未能及时排出、栓塞前存在宫内感染、月经期栓塞有关。术后采用广谱抗生素可有效地降低感染的发生率。

2. 卵巢功能损伤 栓塞剂进入子宫动脉卵巢支或通过侧支循环进入卵巢动脉，引起卵巢血管床栓塞所致，发生率为 2%～10%。大多为卵巢功能可逆性损伤，表现为栓塞后不排卵，女性激素检测异常，闭经等，3～6 个月时恢复。若双侧卵巢血管床被栓，则可导致卵巢功能不可逆性损伤。控制栓塞程度是避免卵巢功能损伤的有效措施。

3. 非靶器官栓塞 子宫动脉可发出阴道、膀胱、卵巢、输尿管动脉分支，营养上述器官。若注入栓塞剂时的压力大过周边器官的侧支毛细血管网压力，则栓塞药物即由高压区

(子宫动脉)流向低压区(周边器官)，易发生非靶器官的顺行误栓，出现膀胱、阴唇、输尿管、会阴部皮肤坏死。栓塞时压力不能过大，应间隙进行。

第三节　子宫腺肌病的介入治疗

【案例 9-3-1】

患者，女性，25 岁。周期性进行性痛经 2 年余。伴有经量增多、经期延长。疼痛时需要服用止痛药物治疗才能缓解。超声和 MRI 均诊断为子宫腺肌症。临床诊断为子宫腺肌症(图 9-3-1)。

问题：子宫腺肌症的介入治疗机制是什么？

子宫腺肌病系子宫内膜腺体及基质侵入子宫肌层并在肌层生长所致。子宫腺肌病多发生于 30～50 岁的经产妇，约半数患者合并子宫肌瘤，15%的患者合并子宫内膜异位症。仅 70%的妇女有临床症状。多次妊娠和分娩时子宫壁的创伤和慢性子宫内膜炎为其致病的主要原因。侵入肌层的子宫内膜多呈弥漫性生长，使子宫均匀性增大，通常子宫后壁较前壁受累更重。少数异位的内膜呈局限性生长，形成结节或团块，称为子宫腺肌瘤。

临床主要表现为经量增多、经期延长、进行性痛经及盆腔包块。其中痛经为子宫腺肌病的突出表现，与病灶局部的前列腺素合成量明显增加有关。MRI 检查对于本病的诊断具有较大价值，根据子宫形态、病灶信号、病灶包膜与边界及内膜与结合带的改变，90%以上的患者能得到正确诊断。

子宫腺肌病的治疗方法主要包括药物、手术和介入治疗。药物治疗近期疗效较好，但停药后患者症状很快复发。手术治疗包括子宫全切术和子宫内膜切除术，前者为传统的子宫腺肌病的根治方法，适合于年龄较大，且无生育要求的患者；后者适合于异位内膜浸润肌层较浅的轻症患者。在大量子宫动脉栓塞治疗子宫肌瘤疗效肯定的基础上，McLucas 等于 2001 年报道了其在子宫腺肌症中的临床应用，其具有创伤小、痛苦少、症状缓解迅速，不易复发，并发症少等优点，特别是保留了子宫和生育能力，在临床上广泛应用。

【治疗机制】　血管内栓塞治疗子宫腺肌病的机制为：通过阻断子宫及病灶血供，使侵入肌层的异位内膜及增生的肌细胞和结缔组织缺血、坏死、溶解吸收，进而使子宫体积及宫腔面积缩小，达到减少月经量的目的；异位内膜缺血、坏死后，病灶局部合成的前列腺素明显减少，从而使患者的痛经症状缓解或消失。异位内膜坏死后由于缺乏基底层的支持，已坏死的病灶不能重新生长，从而达到较满意的疗效。

【血管造影表现】　子宫动脉造影主要是为介入治疗前了解子宫和病变的血供情况及分支特点。血管造影表现为：子宫动脉增粗迂曲；子宫螺旋动脉走行自然，无明显占位征象；子宫体对比剂浓集滞留，但不均匀，可见散在分布的淡染区，边界模糊；病灶内见大量增生的细小血管网形成；子宫体均匀性增大。

【适应证和禁忌证】　有典型的临床表现，并经超声、MRI 或病理明确诊断，且满足下列条件者为栓塞治疗的适应证。

(1)希望保留子宫或有生育要求的育龄期妇女。

(2)保守治疗无效或不愿接受其他治疗方法者。

(3)妊娠患者、近期有盆腔放疗史者、盆腔或子宫严重感染者、造影剂过敏者为栓塞治疗的禁忌证。

【治疗方法】 子宫腺肌病栓塞剂选择和栓塞方法与子宫肌瘤基本相同。但有区别，腺肌症的血供与肌瘤不同，没有明显增粗的血管，尤其是弥漫性子宫腺肌症，是 PVA 颗粒直接栓塞腺肌症病灶处血流缓慢的微循环血管，进一步引发机体反应形成微血栓。因此腺肌症比肌瘤需要更强的栓塞治疗，包括用小直径微粒、彻底阻塞血管、明胶海绵的再次栓塞。

【疗效评价】 子宫动脉栓塞治疗子宫腺肌病的疗效评估主要从临床症状的改善、子宫体积的变化来评估。临床症状改善主要包括痛经缓解或消失、经量减少、经期缩短。栓塞后第 1 个月经周期，患者痛经症状即有缓解，且随月经次数的增加痛经逐渐减轻，经 2～3 个月经周期约有 90%左右的患者痛经症状改善(痛经缓解或消失)。在 2～3 年的随访期间，约有 5%的患者痛经症状复发。子宫体积变化主要通过 MRI 和超声进行观察。栓塞后第 1 个月，子宫体积开始缩小，第 6 个月时缩小至最低程度并趋于稳定。但总的说来，由于子宫腺肌病病灶内包含有较多纤维成分和血供不太丰富，因此栓塞后子宫缩小程度不如子宫肌瘤患者。

该病例两侧子宫动脉造影示子宫动脉明显增粗，分支数量增多、迂曲(图 9-3-1A、B)，用微导管超选择插管后，注入平阳霉素 8mg 和碘油 8ml 混悬乳剂栓塞后，可见肿瘤血供基本消失(图 9-3-1C、D)。

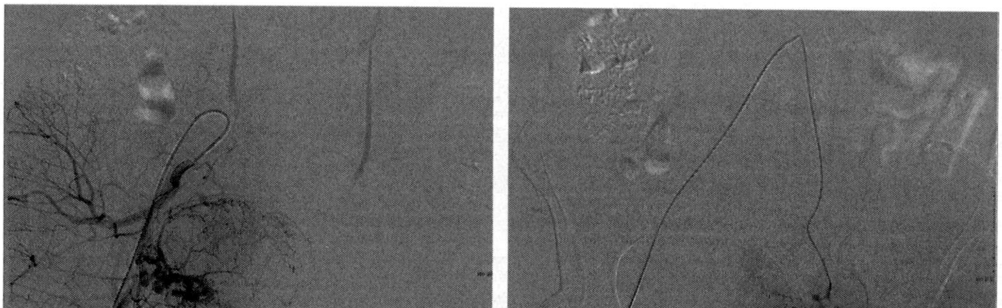

图 9-3-1 女性，25 岁，子宫腺肌病。子宫动脉造影示子宫动脉增粗、迂曲(A、B)。碘油+平阳霉素栓塞后肿瘤血供基本消失(C、D)

第四节　子宫出血的介入治疗

【案例 9-4-1】

患者，女性，28 岁，顺产 1 存活男婴，但出现产后大出血，出血量大，血色素降低到 5g/L，并出现低血容量性休克。经输血，子宫填塞后急诊行子宫动脉栓塞术(图 9-4-1)。

问题： 产后大出血的 DSA 表现及栓塞要点是什么？

子宫出血主要有肿瘤性、功能性子宫出血及产后大出血等几种。肿瘤性出血为肿瘤组织侵蚀子宫小动脉或小静脉所致，为子宫肿瘤(或累及子宫的肿瘤)的并发症之一，临床表现为反复持续的子宫出血。功能性子宫出血为一种常见的妇科疾病，是指排除全身及生殖器官器质性病变，而由神经内分泌系统功能失调所致的异常子宫出血。临床表现为月经周期不规律、经量过多、经期延长或不规则出血。大部分功能性子宫出血患者采用诊疗性刮宫术即可达到止血的目的，诊刮无效的患者可选择子宫动脉栓塞术止血。

产后大出血(postpartum hemorrhage)是指胎儿娩出后 24h 内阴道流血量超过 500ml 者，主要是由于产后子宫收缩乏力、软产道损伤，胎盘剥离不全或胎盘滞留及凝血功能障碍所致。产后出血为产妇死亡的首位原因。临床表现为产后阴道流血不止，继发低血容量性休克。治疗原则为去除病因、迅速止血、纠正失血性休克及控制感染。经上述内科保守治疗无效者，为子宫动脉栓塞治疗的良好适应证。

【造影表现及介入栓塞要点】 子宫出血的血管造影直接征象为对比剂外溢于宫腔内，并经久不散。量大者，外溢的对比剂沿宫腔弥散，甚至勾画子宫轮廓。量小者，外溢的对比剂显示为浅淡的点状、片状影。大部分子宫出血的患者，血管造影并不能显示对比剂外溢，多表现为子宫动脉增粗，分支增多，子宫体增大。胎盘滞留所致者尚可见斑片状的血窦影。一旦产后出血的诊断明确，无论血管造影有无发现造影剂外溢，均可栓塞双侧子宫动脉止血。栓塞剂一般选择固体类栓塞剂如明胶海绵颗粒或钢圈等，以前者为首选。

该病例两侧选择性子宫动脉造影示子宫动脉增粗，其分支增多，未见对比剂外溢(图 9-4-1A、B)，分别超选择性子宫动脉栓塞后，子宫动脉供血明显减少(图 9-4-1C、D)，临床出血症状消失。

【并发症及处理】 采用明胶海绵栓塞子宫动脉止血除栓塞后综合征外，多无其他并发症。

【疗效评价】 子宫出血栓塞技术成功率在 95%以上。排除凝血功能障碍等影响因素，止血成功率达 90%以上。与手术结扎子宫动脉、髂内动脉相比，具有创伤小、止血迅速可靠等优点，已成为保守治疗者的首选治疗方法。

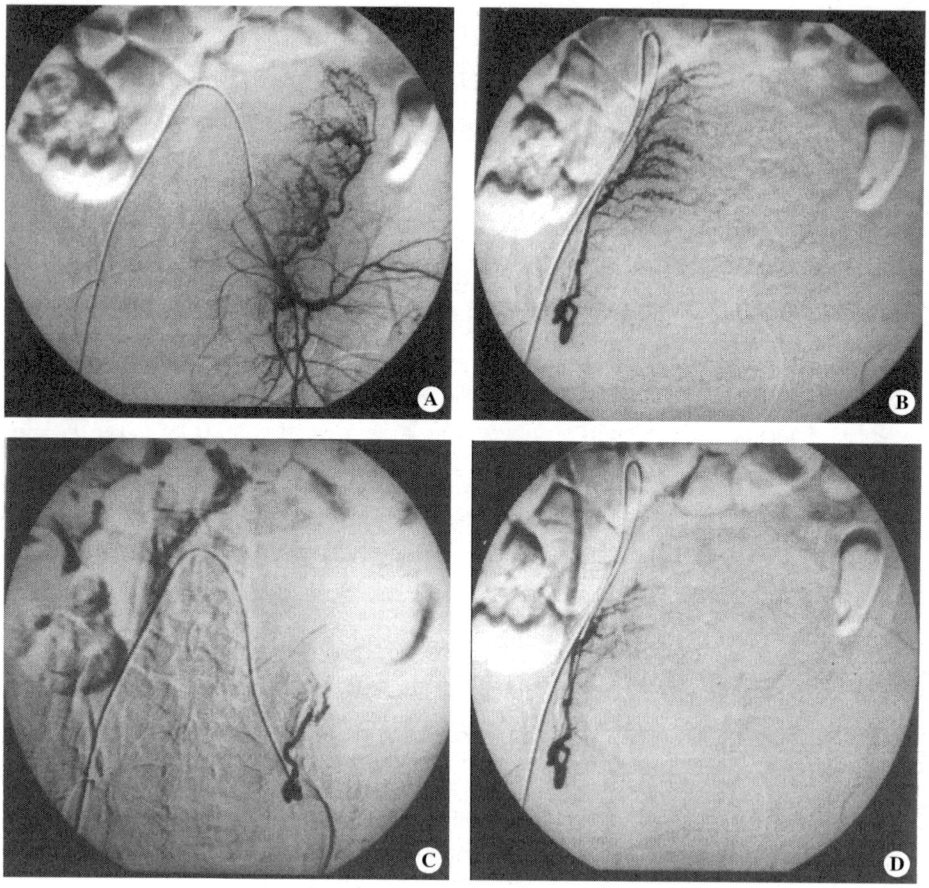

图 9-4-1 女性，28 岁，产后大出血。选择性子宫动脉造影示子宫动脉增粗，其分支增多，未见对比剂外溢（A、B），分别超选择性子宫动脉栓塞后，子宫动脉供血明显减少（C、D）

第五节 输卵管阻塞的介入治疗

【案例 9-5-1】

患者，女性，25 岁，孕 2 产 1，继发不孕 3 年。常规子宫输卵管碘水溶性对比剂造影显示双输卵管慢性炎症，呈不完全性梗阻（图 9-5-1）。

问题：输卵管阻塞的适应证有哪些？

全球有 15%的夫妇受到不孕症的困扰，尤其是工业国家，其中输卵管因素造成的不孕占女性不孕原因的 50%。输卵管非常纤细，最接近宫腔的输卵管峡部和间质部，长 4～5cm，管腔直径仅 1mm，60%轻度弯曲，40%屈曲，这种解剖结构可以使一些分泌物聚集于此发生炎症反应，进而形成炎症性瘢痕，造成输卵管近端阻塞而不孕。据统计输卵管近端阻塞造成的不孕占输卵管因素的 25%，解决输卵管近端阻塞将在一定程度上治疗女性不孕。随着妇产科介入医学的发展，1985 年美国 Platia 和 Krudy 首先发布了输卵管阻塞介入治疗。经过多年的临床分析，目前输卵管阻塞介入治疗被公认为诊断和治疗输卵管近端阻塞的 1

种安全、简便、经济而有效的方法。

【适应证及禁忌证】 输卵管介入治疗的最佳适应证是间质部至壶峡交界部阻塞，疗效较好。而结核性输卵管阻塞、子宫角部瘢痕形成严重闭塞、输卵管远端阻塞、输卵管积水和盆腔严重粘连则疗效不好。

【技术和方法】 本术宜在月经干净后3～7天进行。

(1)患者体位、消毒同常规子宫输卵管造影。

(2)先用装有水溶性碘对比剂的20ml注射器与塑胶蘑菇头连接，在透视下用塑胶蘑菇头顶住宫颈口。行常规子宫输卵管造影，观察输卵管阻塞的部位、程度和子宫角部的位置。

(3)当发现输卵管阻塞时，即行再通术，先将5.0F单弯导管和与其配套的0.035英寸导丝行选择性子宫角部或近端输卵管插管，旋转导管指向子宫角部或近端输卵管方向，当遇到阻力时撤出导丝，用对比剂“冒烟”确定导管是否在对着子宫角部。

(4)插入3F微导管及微导丝，微导丝先行，渐进性跟入微导管，进入3～5cm后，撤出微导丝，用2.5ml或1ml注射器注入1～3ml对比剂，观察输卵管阻塞情况并记录图像，然后灌注抗炎抗粘连药物(含庆大霉素8万U、糜蛋白酶10mg、地塞米松5mg、灭滴灵20ml溶于40ml生理盐水中)。

(5)对伞端有粘连者，可进行体外局部按摩，以期松解粘连。

(6)对子宫过度前、后和侧倾的病例，可采用宫颈牵拉法将宫颈向外牵拉，使子宫变平直，易于导管的插入和通过。

【术后处理】 一过性腹痛、恶心、呕吐，可口服解痉药，如普鲁本辛、阿托品或肌内注射罗痛定等。

如有阴道少量出血，一般持续1～3天，之后会自然消失。干净3～5天后则可同房。

常规口服抗生素3～4天。如果炎症较严重，应静脉滴注3天抗生素和(或)做盆腔理疗。

观察3个月，这期间不需作特殊治疗，如通水等。如术后3～4个月仍未孕，则要复查。

【并发症的预防和处理】

1. 输卵管穿孔、撕裂和肌壁损伤 常为输卵管浆膜下穿孔，造影表现为少量对比剂渗入浆膜下形成一“夹层”状。主要是由于经验不足和操作不当引起，患者可出现腹部胀痛。在DSA的路径图透视方式指引下操作可减少其发生。强调注射药液至输卵管时一定要用小容量的注射器，而且注射速度要慢。一旦发现轻度撕裂要停止操作，一般无严重后果。如后撤微导管再次试注对比剂可以顺利进入盆腔，则可继续完成手术。如“夹层”表现继续出现，则要终止手术，待1个月后再行治疗。

2. 宫腔感染 应注意无菌操作并避免操作时间过长。术后要常规做抗感染处理。

3. 输卵管妊娠 文献报道输卵管显微外科重建术后宫外孕发生率为3%～20%，导管再通术后宫外孕发生率约为10%。多数学者认为，选择性输卵管造影和再通术与手术治疗相比不会增加宫外孕的发生率。

【疗效评价】 插管成功率约98%，复通率约94%，妊娠率25%～40%。

影响受孕的因素：女方能否受孕是一个系统工程，影响因素很多，主要有男、女双方的因素。如男方精子的质量；女方除了输卵管因素外，还有子宫内膜、卵巢功能、子宫过度前后和侧倾、盆腔有无炎症粘连和程度等诸多因素。

就输卵管单方面来说，影响术后能否受孕与下列因素密切相关。

(1) 与阻塞的部位及程度密切相关。

(2) 与病程密切相关。

(3) 与再通术后的处理密切相关。

(4) 再通术后常规使用超液化碘油有利于受孕。

该病例患者行右输卵管再通术，术后常规注射超液化碘油，整条输卵管都充满碘油并弥散至盆腔，显示伞端通畅，其慢性炎症的 X 线征象更为清晰(图 9-5-2)。同法处理左输卵管，但碘油不能弥散至盆腔，伞端呈包裹性积液(图 9-5-3)。遵医嘱 3 个月后复查，盆腔平片显示盆腔仍有较多局限性的碘油残留，表示盆腔炎症较严重(图 9-5-4)。再次作常规子宫输卵管碘水溶性对比剂造影，显示右输卵管慢性炎症较前好转，但左侧伞端仍呈包裹性积液，无好转(图 9-5-5)。再次行右输卵管再通术，术后仍常规注射超液化碘油，使其弥散至盆腔，可见管壁较上次光滑、炎症明显好转，左侧伞端包裹性积液则不做处理(图 9-5-6)。术后第 2 个月妊娠，之后顺利产下一正常男婴。

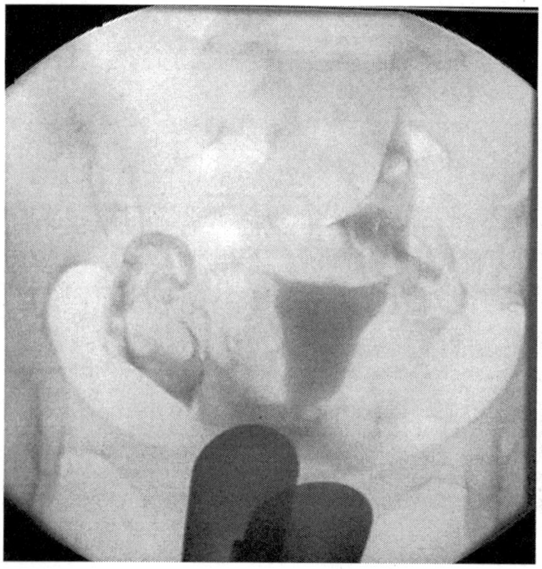

图 9-5-1　女性，25 岁，孕 2 产 1，继发不孕 3 年。常规子宫输卵管碘水溶性对比剂造影，显示双输卵管慢性炎症，呈不完全性梗阻

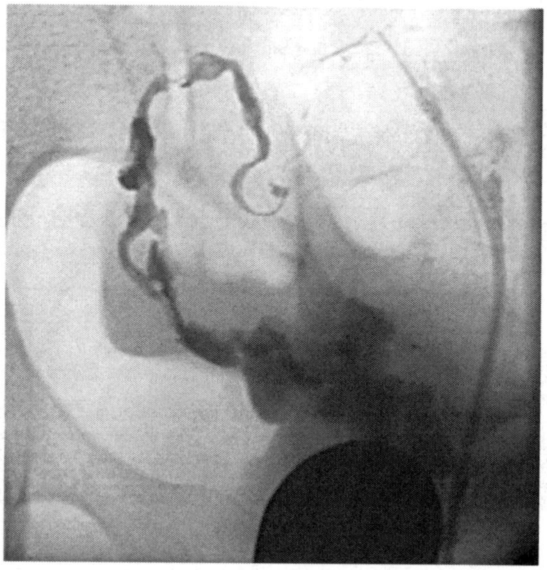

图 9-5-2　该病例患者行右输卵管再通术，术后常规注射超液化碘油，整条输卵管都充满碘油并弥散至盆腔，显示伞端通畅，其慢性炎症的 X 线征象更为清晰

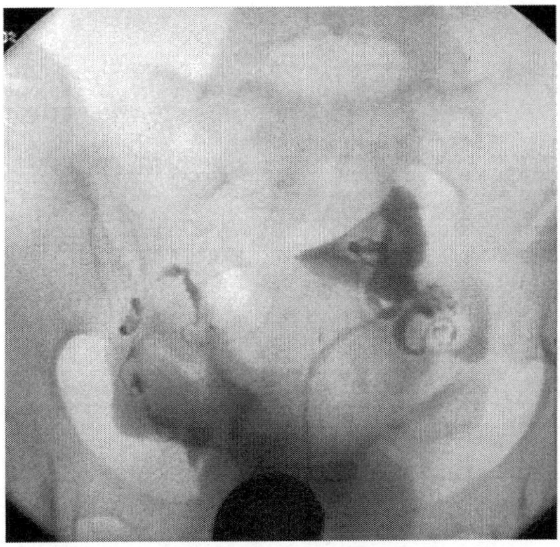

图 9-5-3　同法处理左输卵管，但碘油不能弥散至盆腔，伞端呈包裹性积液

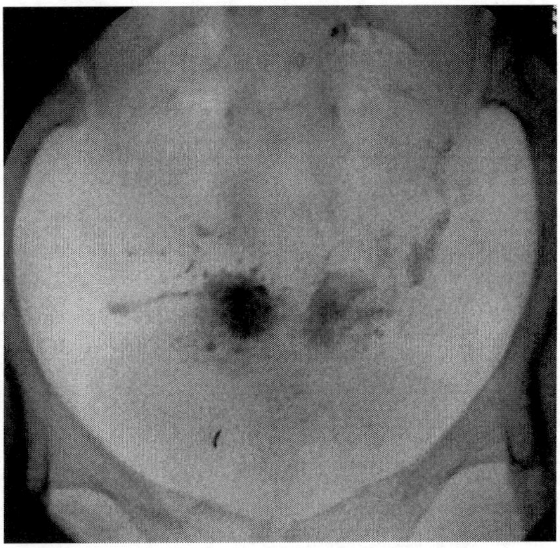

图 9-5-4　遵医嘱 3 个月后复查，盆腔平片显示盆腔仍有较多局限性的碘油残留，表示盆腔炎症较严重

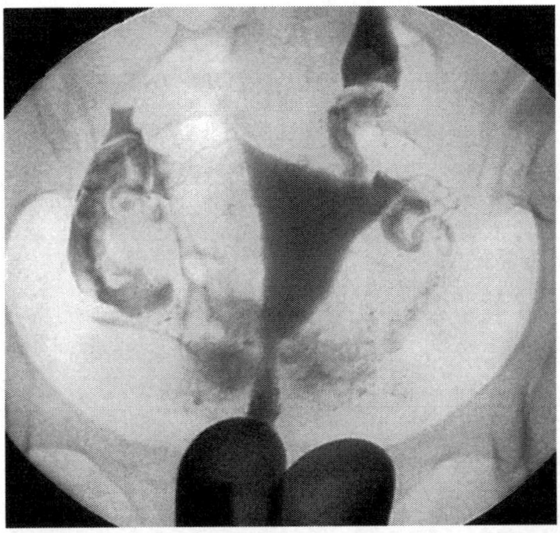

图 9-5-5　再次做常规子宫输卵管碘水溶性对比剂造影，显示右输卵管慢性炎症较前好转，但左侧伞端仍呈包裹性积液，无好转

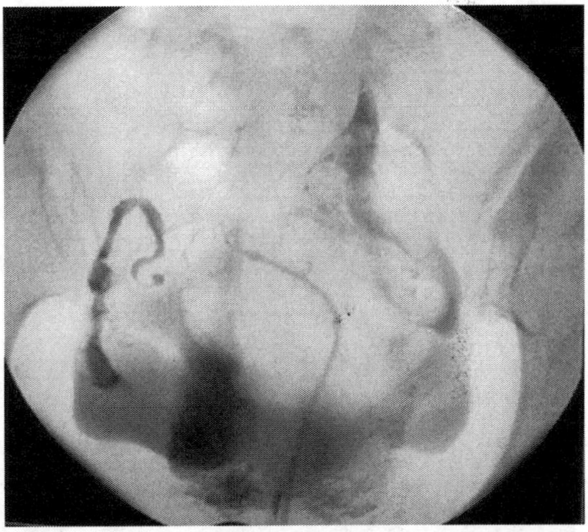

图 9-5-6　再次行右输卵管再通术，术后仍常规注射超液化碘油，使其弥散至盆腔，可见管壁较上次光滑、炎症明显好转，左侧伞端包裹性积液则不做处理

（陈　勇　叶　鹏）

第十章　主动脉及外周血管疾病腔内介入治疗学

第一节　概　　述

血管疾病腔内介入治疗学既往通称为血管成形术(percutaneous transvascular angioplasty，PTA)，其中主要包括球囊成形术和支架置入术两大类技术，实际工作中常是两者的相互结合。主动脉腔内修复术(endovascular aorta repair，EVAR)为自1991年始创的一项技术，发展至今在各种衍生技术的支持下已经涉及全主动脉。外周血管疾病本章涉及范围主要为除心脑血管以外的外周血管，包括内脏血管、双侧髂动脉及上下肢血管的病变，特别是集中在髂股动脉和膝下的病变，近年来此方面亦为介入放射学临床和科研发展最为蓬勃的一个方向。

第二节　主动脉夹层的介入治疗

【案例10-2-1】

患者，男性，61岁。背部及双下肢疼痛2周，加重2天入院。既往有原发性高血压史，未正规口服降压药物治疗。入院后查双下肢皮温稍低，双侧股动脉及腘动脉、足背动脉未扪及搏动。主动脉增强CT显示主动脉夹层(图10-2-1～图10-2-3)，范围自降主动脉波及左侧髂股动脉，腹腔干、肠系膜上动脉及右肾动脉和右髂股动脉由真腔供血，但自肠系膜上动脉以下真腔明显变小甚至闭塞，右肾动脉及右髂股动脉显影不良，左肾及左髂股动脉由假腔供血。左侧胸腔可见少量积液。化验显示血常规WBC，中性分类，肌酸激酶(CK)和肌酐水平较入院前化验明显升高。入院后患者下肢疼痛明显，间断给予吗啡和度冷丁止痛治疗。血压在下肢疼痛期间升高明显，收缩压最高达220mmHg，需要大剂量硝普钠静脉推注维持。尿量则持续减少，24h约800ml。

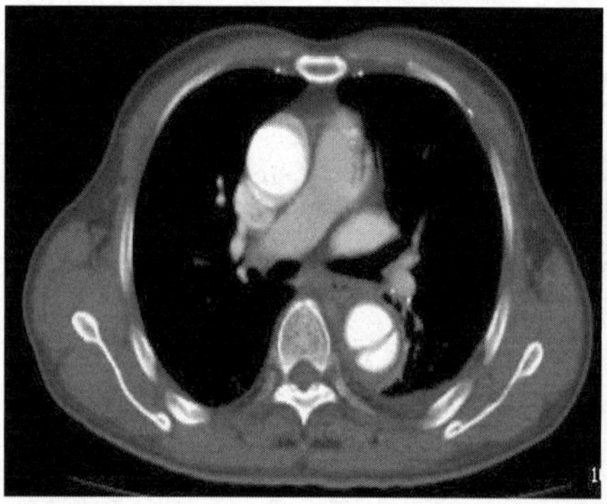

图10-2-1　胸主动脉可见真假腔双腔结构，纵隔及左侧胸腔可见渗液

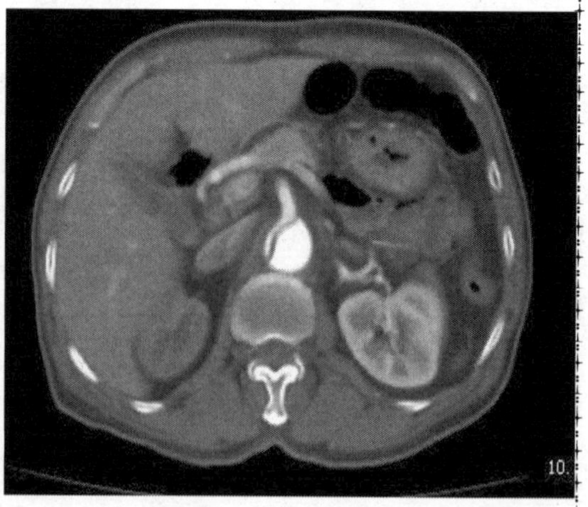

图10-2-2　真腔明显受压狭窄，腹腔干至真腔

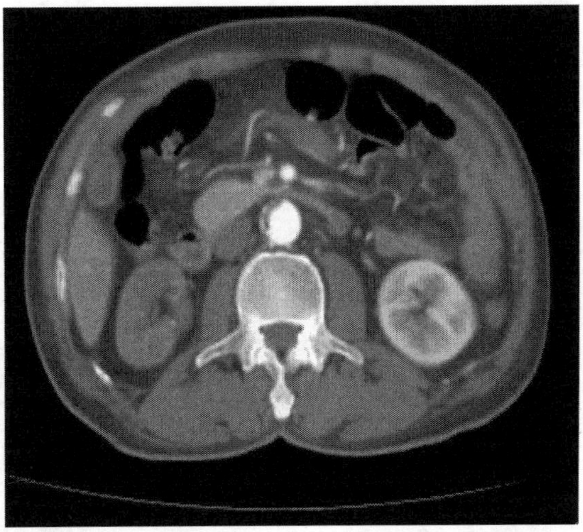

图 10-2-3　真腔位于右侧，受压呈细线状，几乎完全闭塞。左肾灌注良好，右肾完全无灌注

问题：

(1) AD 典型临床表现如何？此患者临床表现是否典型？如何产生上述症状？

(2) AD 的诊断标准检查方法是什么？此患者影像上应该记录哪些数据？如何记录？如何根据测量结果进行分型并根据分型确定治疗方案？

(3) AD 的介入治疗过程如何？应注意哪些具体事项和关键步骤？具体到此患者应注意哪些事项？

(4) 围手术期处理包括哪些？院外随访应该注意观察事项？

AD 为临床急危重症，随着生活质量的提高和生活方式的改变，该病的发病率有逐年增高、发病年龄有逐年降低的趋势。经皮血管闭合器械的不断改进和支架-人工血管移植物器械的迅猛发展，使得腔内修复术成为目前 AD 的治疗主流之一。

典型症状为突发的胸背部剧烈疼痛，疼痛呈撕裂样，难以忍受，多数患者伴有濒死感；主动脉分支受累可以导致器官缺血，从而产生相关症状。颈动脉夹层缺血可以出现晕厥、脑卒中、精神异常、偏瘫；肢体动脉夹层缺血可以出现截瘫、肢体麻木、疼痛、无力；肾动脉夹层可以出现腰痛或肾功能不全。体征方面有血压异常增高且难以用药物控制，涉及左锁骨下动脉时肢体血压可能不对称。一侧或两侧的呼吸音降低显示为中至大量的胸腔积液，以左侧多见。原因为非特异性炎症引起的胸腔积液。本节案例分析患者虽然临床表现中存在背部疼痛，但胸背部剧烈疼痛仅为一过性，症状主要以下肢缺血持续性疼痛为主，就诊骨科和神经内科等，所幸被明确诊断，从而得以及时治疗。未经治疗的急性夹层预后很差，50%的患者于 48h 内死亡，70%于 1 周内死亡，90%于 3 个月内死亡，因此 AD 需要积极的治疗。

【诊断】

1. 检查方法及优缺点　主要包括胸片、CTA、MRI 和 DSA 主动脉造影。

胸片显示纵隔增宽，部分患者合并胸腔积液，以左侧居多，间或发生在右侧（图 10-2-4）。发现上述征象结合相应临床症状应建议患者行胸部增强 CT 扫描。CT 增强应薄层扫描（1～3mm），扫描范围要求从头臂动脉一直扫描到髂股动脉。CT 增强扫描可清晰地显示真假腔和内膜片。真腔一般较小，而假腔较大。在升主动脉，假腔多在主动脉的右前方，在主动脉弓，假腔在弓的大弯上部，在降主动脉，假腔多位于前外侧，夹层累及肾动脉、髂股动脉时，假腔多位于左侧，部分患者呈螺旋状撕裂需仔细辨认，结合 CT 三维重建方便观察整个夹层的全貌(图 10-2-5)。CT 检查可测量介入治疗所需的相关参数，但确定内膜破口显示有一定的局限。

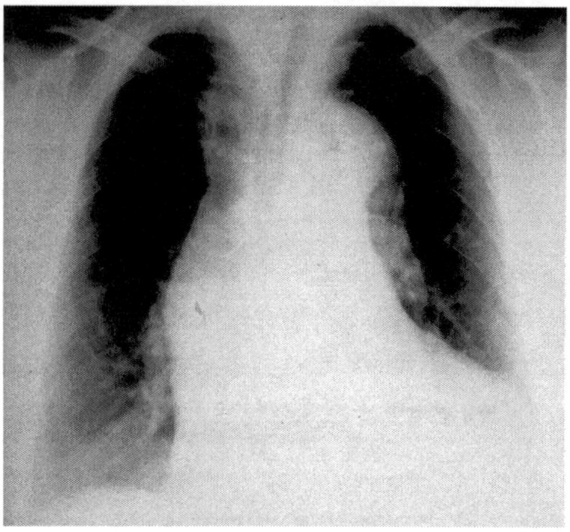

图 10-2-4　主动脉夹层患者，胸片显示纵隔影明显增宽

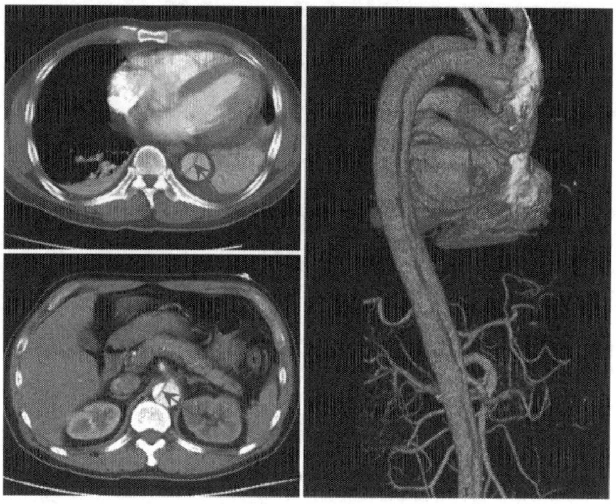

图 10-2-5　主动脉夹层患者，横断面和重建主动脉 CT 扫描显示撕开之内膜片将主动脉分成真假腔(箭头处)

MRA 能清楚地显示 AD 形态结构变化，还可以确定破口的位置及主动脉分支受累的情况，但其较慢的成像速度限制了临床应用(图 10-2-6)。DSA 也是诊断夹层非常有价值的检查手段，多在介入治疗前进行。目的是与 CTA 相互印证且观察近期变化，应注意左前斜最大展开位置投照。一般而言，真腔较小，血流快，显影浓；假腔较大，血流慢，显影淡。

2. 临床分型　根据上述检查结果(特别是主动脉 CTA)影像学表现，AD 可按照以下两种方式进行分型：DeBakey 和 Stanford 分型(图 10-2-7，图 10-2-8)。

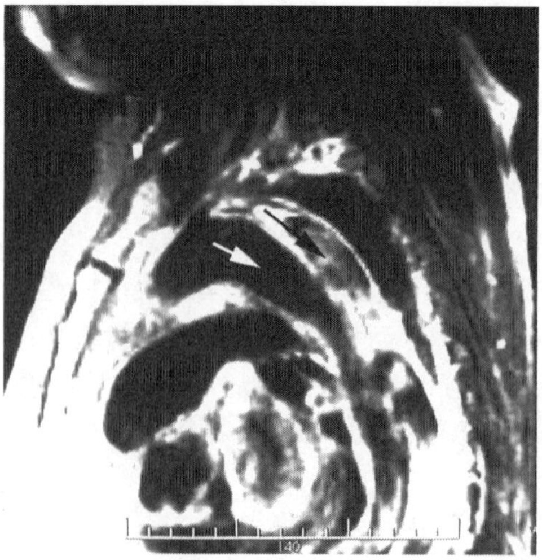

图 10-2-6　主动脉夹层患者，MRI 显示胸主动脉呈真假腔双腔结构

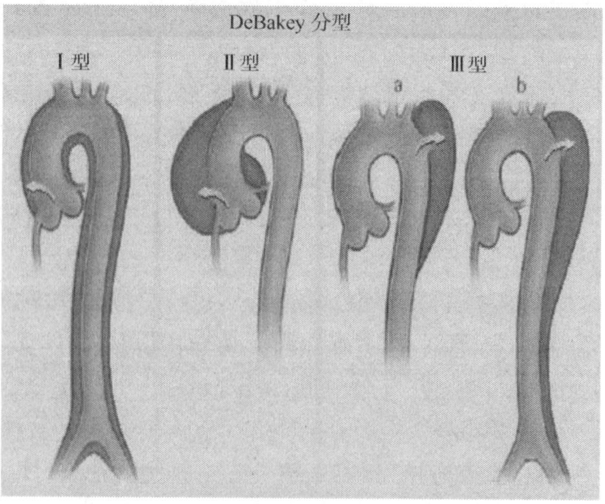

图 10-2-7　主动脉夹层 DeBakey 分型示意图

(1) DeBakey 分型

Ⅰ型：破口在升主动脉，但累及升主和降主动脉。

Ⅱ型：破口也在升主动脉，但仅限于升主动脉。

Ⅲ型：破口在左锁骨下动脉以远，进一步分成两个亚型，Ⅲa 从左锁骨下动脉破口处向远端发展，但夹层限于降主动脉；Ⅲb 夹层扩展至腹主动脉。

(2) Stanford 分型：应用最为广泛。凡是累及升主动脉的夹层为 A 型。仅累及降主动脉的为 B 型。

本节案例分析患者根据增强 CT 表现按此分型属于 DeBakeyⅢ型或 Stanford B 型。

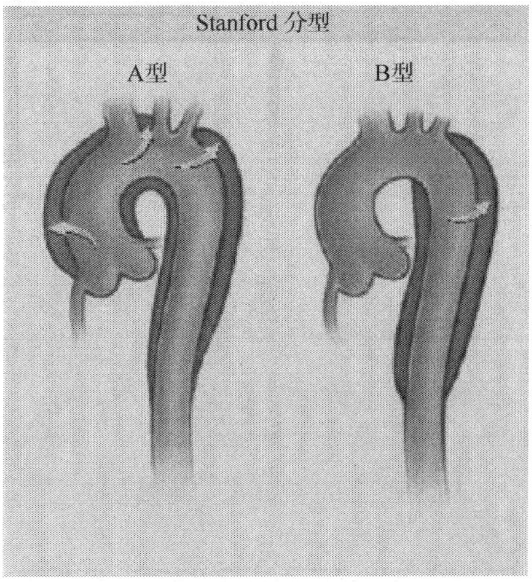

图 10-2-8　主动脉夹层 Stanford 分型示意图

3. AD 相关数据测量　CT 测量应包括近端锚定区长度、锚定区直径和双侧髂股动脉直径。近段锚定区长度指破口至左锁骨下动脉远心端长度。锚定区直径主要为主动脉弓区域血管管腔直径，如此处存在真假腔，则测量值应该为真假腔直径之和。髂、股动脉直径，主要评价路径是否合适支架输送系统通过，一般以未受夹层累积的一侧髂股动脉为主。

【治疗方案】

1. 术前处理　AD 的严重并发症多发生在发病后数小时内，因此积极的药物治疗以降低血流对主动脉的冲击极为重要。应同时降低血压和减少左心室的收缩速率。通常联合应用硝普钠和受体阻滞剂，以使血压下降到最低，而又不影响心、脑、肾灌注为度。单独应用硝普钠会增加左心室的收缩速率，因此必须同时应用受体阻滞剂。当然，强止痛剂，如度冷丁、吗啡等，通过缓解疼痛和镇静降低血压，防止患者用力，对预防严重并发症也是有很大好处的。

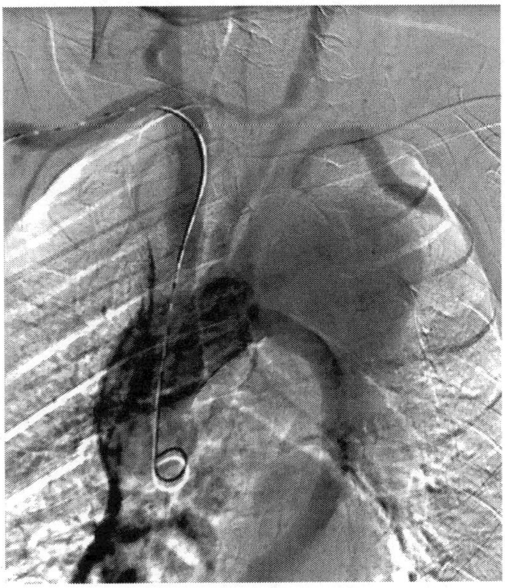

图 10-2-9　自右肘动脉置管于升主动脉造影见左右颈总动脉搭桥之人工血管通畅

2. AD 腔内修复术具体过程及注意事项

(1) 原理：腔内覆膜支架修复术(EVAR)的原理是应用覆膜型血管内支架封堵夹层第一破口，降低假腔压力预防破裂出血和增加真腔供血改善分支血管缺血。其主要目的是稳定主动脉及其重要分支血流动力学，防止夹层再向上下撕裂蔓延进一步导致严重并发症而危及生命。

(2) 适应证：近端锚定区＞1.5cm 的 Stanford B 型或 DeBakeyⅢ型 AD。但目前随着器材、技术的进步和临床认识水平的提高，部分破口在降主动脉但逆撕波及升主动脉，经持续观察稳定的 Stanford A 型、内脏缺血、主动脉瘤形成及顽固性剧痛或高血压，手术风险较大者，也是 EVAR 的适应证。近端锚定区＜1.5 cm 也不再成为禁忌，多个中心临床病例近端锚定区已超越左锁骨下动脉和左颈总动脉。对左锁骨下动脉的处理方法包括一期封堵左锁骨下动脉，先行或后行左锁骨下动脉旁路术及完全腔内技术重建该动脉。对左颈总动脉的处理方法常先行右颈总-左颈总的血管旁路术（图 10-2-9）。

(3)禁忌证：AD 破口在升主动脉的 Stanford A 型夹层。脏器功能严重损害而导致不能耐受手术的患者，其他同常规介入手术禁忌证。

(4)技术要点：术前全面评估患者情况，包括生命体征、重要脏器功能、血压，近远端锚定区直径、长度，入路血管情况等，制定治疗方案。

全麻并做好随时中转外科手术的准备。

先经左桡动脉或肱动脉入路置入导管行主动脉造影，明确破裂口及真假腔，再次测量相关参数，并决定入路血管。

入路血管应选择髂、股动脉无夹层，无严重狭窄或迂曲，直径允许覆膜内支架输送系统通过的一侧。

人工血管内支架的直径应是近端锚定血管直径的 120%，长度一般不超过 3 个椎体，特殊情况下需延长支架长度时，务必仔细评估脊髓的血供，尽量避免封闭脊髓供血动脉。

入路方式有两种：切开或者穿刺。目前多采取通过预置缝合器的方法置入 8F 导管鞘。股动脉置入超硬导丝至升主动脉，沿导丝送入内支架输送系统至近端锚定区。控制性降压至 90mmHg 左右，定位释放人工血管内支架。为准确定位并安全释放人工血管内支架：①术者必须熟知所选用的人工血管内支架之特性，如前端是否有裸区、前端是否有倒刺固定装置、前端打开方式是否为后释放及能否再次调整位置、Mark 所在部位和输送系统尺寸等。②人工血管内支架输送系统一般为 18～24F，为使其顺利上行至主动脉弓，超硬导丝前端软头必须置于升主动脉近端并成袢。③Mark 在近端锚定区定位好后，术者右手固定输送系统远端内芯杆，左手后撤输送系统外鞘，缓慢释放支架前端。一旦发生定位移位，必须左右手同时前送或后撤输送系统重新定位，切不可双手矛盾运动或单手运动，以防支架提前释放。

支架放置完毕后缝合或者收紧血管闭合器缝线闭合股动脉穿刺口。

本节案例中患者入院后化验显示肌酸激酶（CK）和肌酐水平已经升高，存在缺血后肌溶解可能，属于急诊需紧急开通病例，于次日急诊在全麻下行腔内修复术。术中见破口位于胸降主动脉中段，右侧股动脉在真腔造影后期可见浅淡显影（图 10-2-10，图 10-2-11）。透视引导下穿刺股动脉入路并使用缝合器技术在降主动脉置入 32mm×200mm 覆膜支架。复查造影显示破口封闭，假腔浅淡显影。右肾动脉灌注恢复，双髂股动脉显影良好，双侧股动脉和足背动脉可触及（图 10-2-12，图 10-2-13）。患者下肢疼痛消失，近期疗效满意。

(5)疗效评价：EVAR 术后短期疗效的主要评价指标为临床症状改善情况。具体可包括：胸背部疼痛患者疼痛性质和程度有无减轻；缺血脏器血流灌注状况有无得到改善；患者血压是否较术前容易控制并可逐渐过渡到口服药物控制血压。如上述情况不能得到纠正则有可能治疗未达到目的，夹层可能仍在进一步发展，应积极寻找原因进一步治疗。

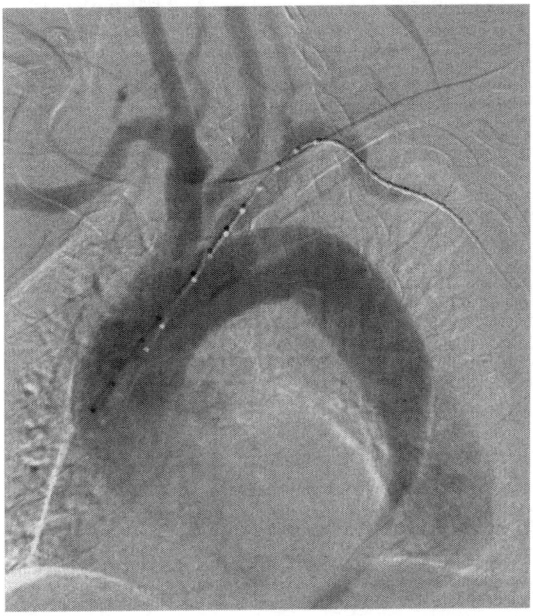

图 10-2-10　与图 10-2-1 同患者。自左肘动脉置管于升主动脉造影观察破口位置及测量夹层直径大小

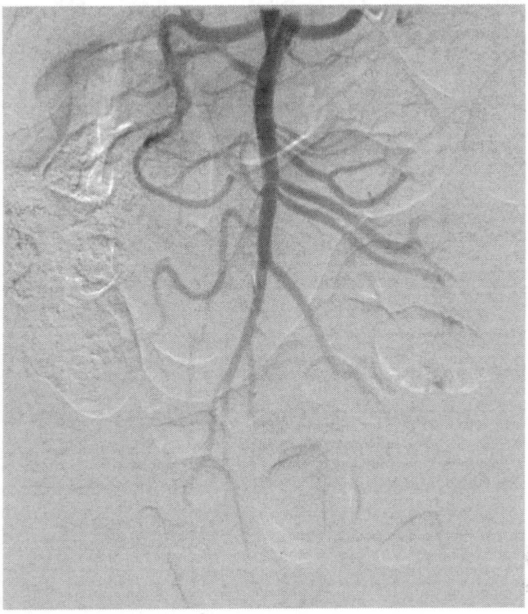

图 10-2-11　与图 10-2-1 同患者。腹主动脉下段造影显示腹主动脉真腔发出肠系膜上动脉以后受假腔压迫完全闭塞

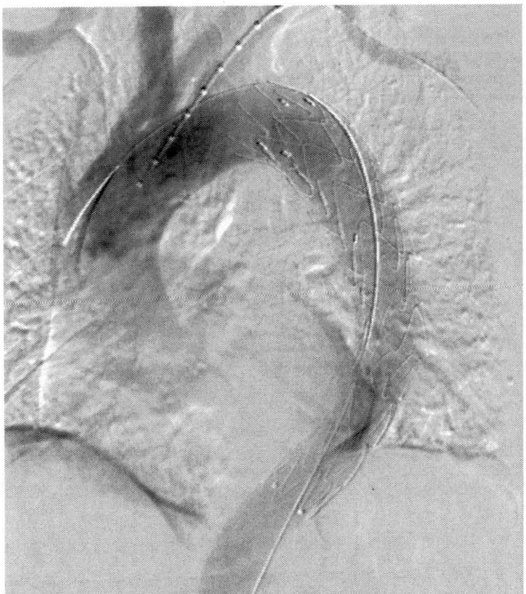

图 10-2-12　与图 10-2-1 同患者。支架-人工血管移植物置入后胸主动脉造影见假腔消失，真腔明显增大

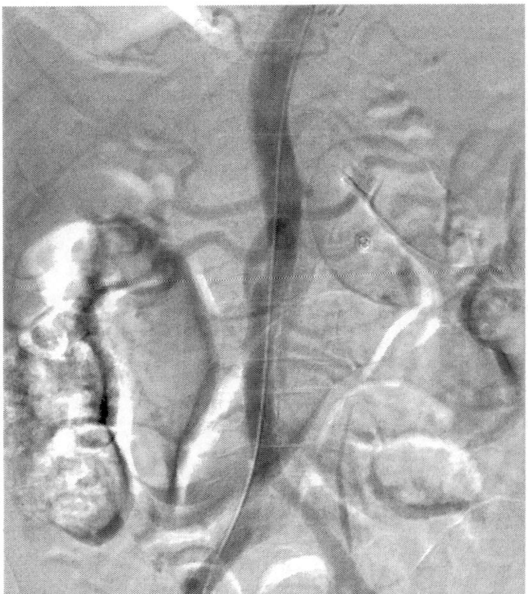

图 10-2-13　与图 10-2-1 同患者。支架-人工血管移植物置入后腹主动脉造影见真腔明显增大，重新开通，且双髂动脉明显

(6)并发症及处理和术后随访：术后造影一旦发现严重Ⅰ型内漏，应使用球囊扩张、植入主动脉 cuff 或延长段、栓塞、胶体封闭等技术予以处理，轻微Ⅰ型内漏可动态观察。

截瘫的发生率较小，但后果严重。术后立即发生截瘫和下身轻瘫为即刻性神经功能障碍，一段时间后发生的神经功能障碍为迟发性神经功能障碍。脊髓损伤的因素有脊髓缺血的时间及程度；主动脉修复后没能重建脊髓血运；生化介导的脊髓再灌注损伤。预防脊髓损伤的措施有选择合适长度的人工血管内支架；保持正常的脊髓灌注压(70～80mmHg)；术中诱发电位监测；缩短脊髓缺血时间(＜30 min)；合理应用相关药物等。一旦发生脊髓损伤，应保持平均主动脉压＞90mmHg；脑脊液引流(48～72h；保持脑脊液压不小于10mmHg)；应用类固醇药物。

随访内容主要包括患者血压控制情况、合并症如胸腔积液的吸收情况。支架置入术后患者主动脉腔和壁重新塑形的情况。一般以 3 个月为单位，连续复查两个周期后可延长至 6 个月及 1 年，如发现内漏加重或者主动脉瘤形成则需进一步处理。影像复查方式首选主动脉CTA。

第三节　腹主动脉瘤的介入治疗

【案例 10-3-1】

患者，男性，79 岁。肩痛 1 个月余，查体发现腹主动脉瘤 1 天入院。平素无腹痛及腰背部疼痛等不适，活动如常。全主动脉增强 CT 提示：腹主动脉瘤、双侧髂总动脉瘤，腹主动脉瘤体最大直径为 6.4cm×6.5cm。主动脉弓及降主动脉和右侧髂内动脉附壁血栓(图 10-3-1～图 10-3-4)。拟行胸腹主动脉腔内修复术入院。

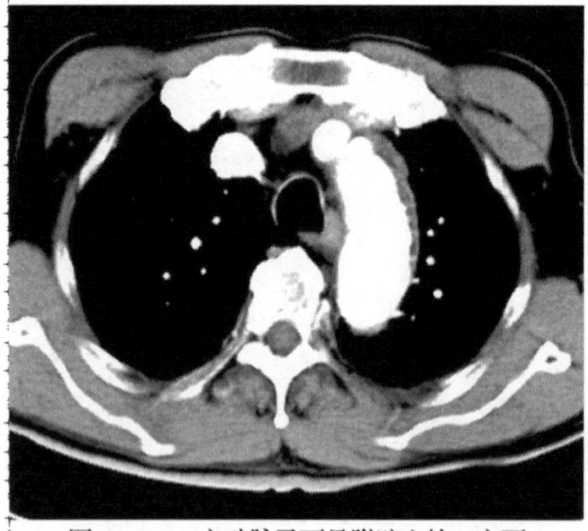

图 10-3-1　主动脉弓可见附壁血栓，主要位于大弯侧

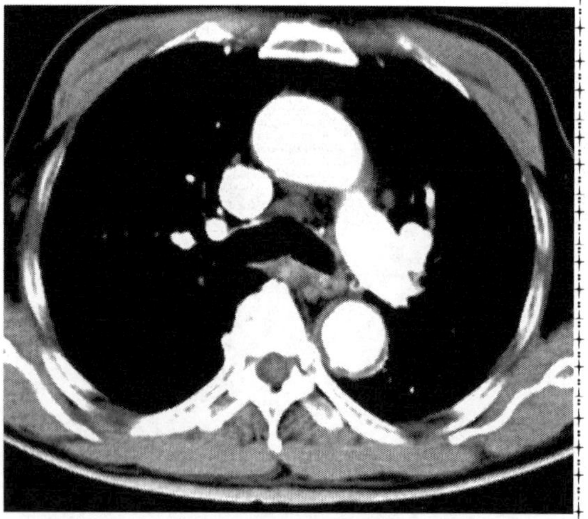

图 10-3-2　降主动脉可见围绕主动脉壁周围可见附壁血栓

问题：

(1)腹主动脉瘤的分型和治疗适应证如何？此例患者是否存在适应证？

(2)腹主动脉腔内修复术前入路选择和参数测量及覆膜支架的选定如何？具体到此患者如何测量和选定？

(3)腹主动脉瘤腔内修复术术中有哪些技术要点？

(4)腹主动脉瘤腔内修复术并发症有哪些？如何处理？

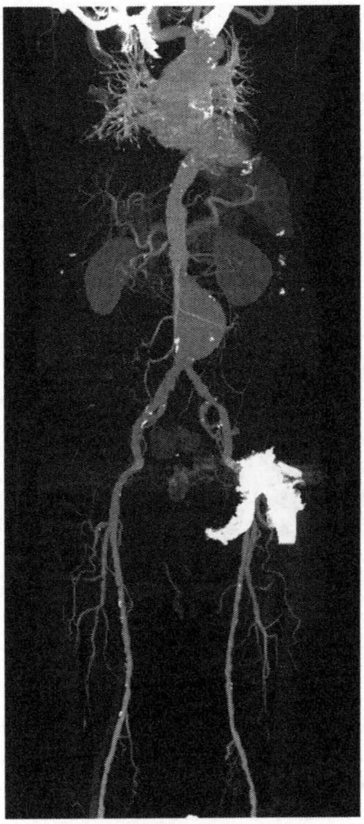

图 10-3-3　全主动脉增强 CT 重建可见腹主动脉瘤样扩张改变

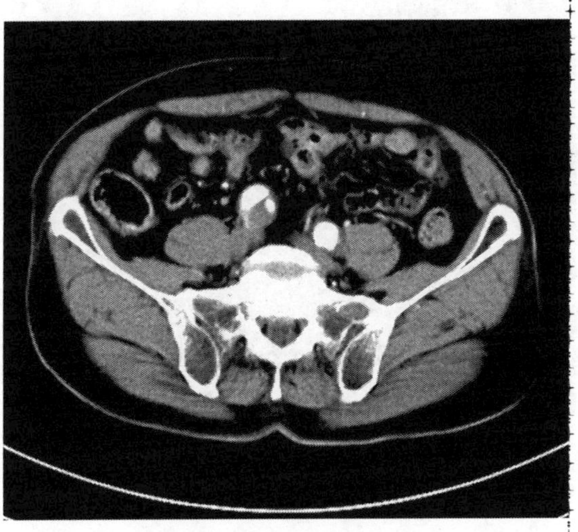

图 10-3-4　瘤体已经波及右髂总动脉，髂内外动脉分叉处可见附壁血栓

腹主动脉瘤（abdominal aortic aneurysm，AAA）是腹主动脉直径增大成囊状膨胀的病理改变。一般认为其直径增大超过 50%即可判定为 AAA。90%的腹主动脉瘤发生在肾动脉以下的腹主动脉，同时累及髂动脉者占 66%。该病发病多见于老年男性吸烟患者，吸烟为其独立发病因素。

1. 临床症状　因本病为慢性过程，瘤体较小者（小于 5cm）多数无症状，自主触摸腹部或正常查体时他人或仪器发现。体征为脐周可触及搏动性肿块，有时听诊时可闻及血管杂音，体形较瘦者平卧位时即可视及。此类患者可动态观察。少数瘤体较大者（大于 5cm）可有压迫性症状如上腹部饱胀不适等。AAA 破裂于其直径有明显关系，文献显示直径 5cm、6cm、7cm、8cm、9cm 的动脉瘤年破裂率分别为 3%～10%、15%～22%、25%～40%、45%～70%和 80%～100%。此类患者即使无症状亦建议择期处理。如出现疼痛则为破裂的前兆信号。部位多位于腹部或腰背部，程度较剧烈。一旦破裂腹膜后或腹腔出血则快速发展为出血性休克，如不能及时救治死亡率极高。

【诊断】　常用的影像检查方法有多普勒彩色超声（color duplex ultrasound scan，CDUS）、CTA、MRA、DSA。CDUS 优点是简便、无创，适用于初诊、瘤腔大小的判定及术后随访（图 10-3-5）。

CTA 薄层螺旋是首选的检查方法，对于腹主动脉瘤的治疗策略选择至关重要。其能准确测量腹主动脉瘤的各项参数，清晰显示腹主动脉的各分支动脉受累情况，瘤腔内的附壁血栓和钙化的动脉壁（图 10-3-6）。MRA 显示效果与 CTA 类似，但是其检查速度慢，体内带有起搏器或金属及幽闭恐惧症患者不能应用，使其临床应用有一定的局限性（图 10-3-7）。DSA 则在治疗时同时进行。其不能分辨动脉壁和附壁血栓，其测量的直径往往小于真实值，应结合 CTA 综合考虑（图 10-3-8）。

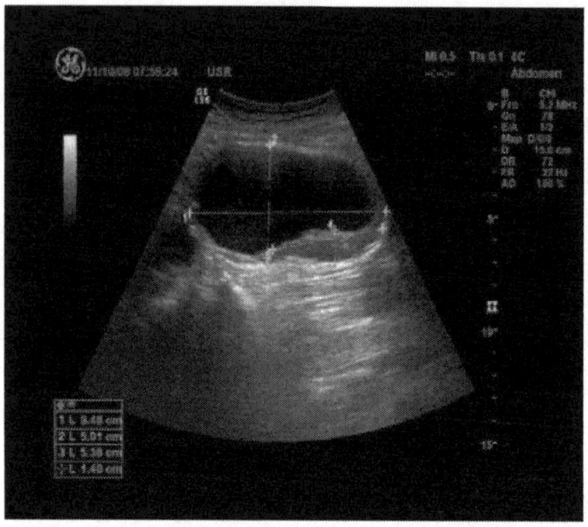

图 10-3-5　腹部 B 超可见腹主动脉扩张成瘤状

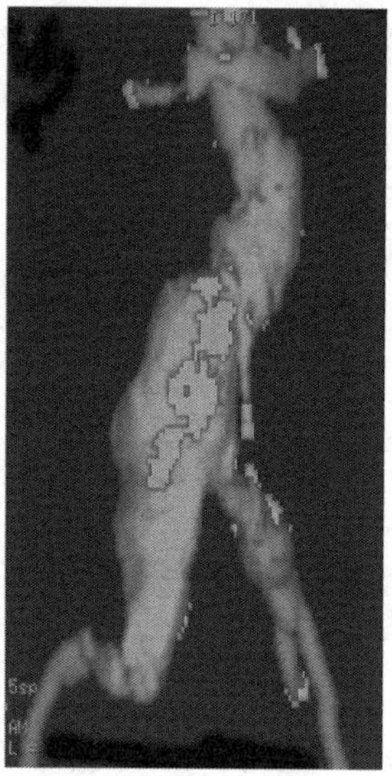

图 10-3-6　CT 重建显示肾下型腹主动脉瘤，瘤颈较长，瘤体波及右侧髂动脉成瘤状

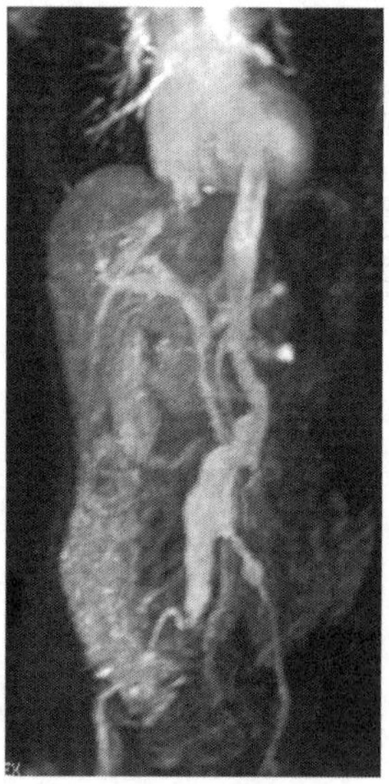

图 10-3-7　与图 10-3-6 同患者。MRI 增强扫描与 CT 所见相同

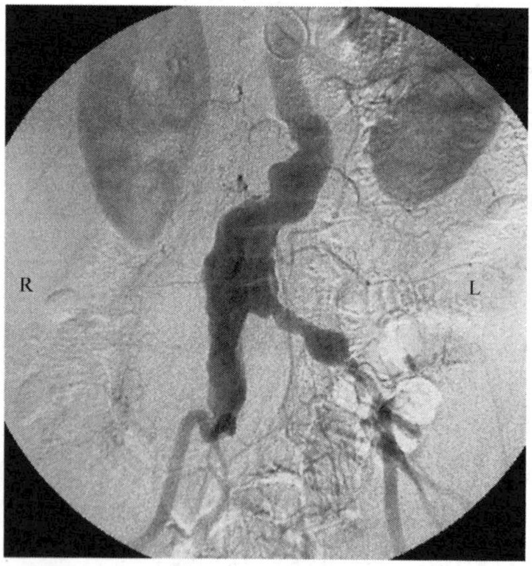

图 10-3-8　与图 10-3-6 同患者。DSA 增强扫描与 CT 所见相同

根据影像学检查特别是 CTA 结果将肾下腹主动脉瘤分为以下 3 型（Schumacher 分型）。Ⅰ型近端瘤颈≥1.5cm，而远端瘤颈≥1cm。Ⅱ型近端瘤颈≥1.5cm，而远端瘤颈消失。根据远端瘤体发展情况分为 3 个亚型：ⅡA 型瘤体侵及主动脉分叉；ⅡB 型瘤体侵及髂总动脉；ⅡC 型瘤体侵及髂内动脉开口水平。Ⅲ型近端瘤颈＜1.5cm。根据腹主动脉瘤近端瘤

颈的扭曲程度分级（以无扭曲的近端瘤颈为 180°）：Ⅰ级近端瘤颈成角范围为 150°～180°；Ⅱ级近端瘤颈成角范围为 120°～150°；Ⅲ级近端瘤颈成角范围＜120°（图 10-3-9）。

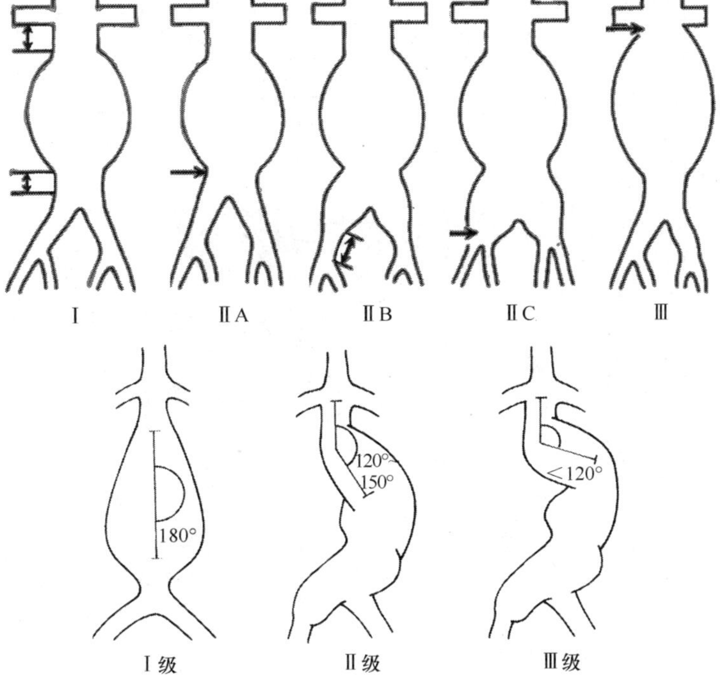

图 10-3-9　腹主动脉瘤 Schumacher 分型图示

影像学检查完备后需了解以下具体参数：①近端瘤颈（肾动脉至腹主动脉瘤近端，也称近端锚定区）的直径、长度。②低位肾动脉至髂动脉分叉的距离。③瘤体的外径和内径。④髂总动脉的直径和长度。⑤髂外动脉、股动脉的直径。覆膜支架的选择根据测量所得的参数以及目前上市产品中具体可供型号综合考虑（图 10-3-10）。

【治疗方案】

1. 原理　腹主动脉瘤的介入治疗主要为腔内覆膜内支架修复术（EVAR），通过覆膜内支架将动脉瘤体隔绝于血循环之外，降低动脉瘤腔压力，封闭动脉瘤腔近出入血流，导致动脉瘤腔内血栓形成，从而达到预防动脉瘤破裂和附壁血栓脱落之目的。

2. 适应证　主要适用于 Schumacher Ⅰ和Ⅱ型腹主动脉瘤。Schumacher Ⅲ型腹主动脉瘤在联合“开窗”及“烟囱”技术的情况下亦可以实施，但支架需要较长时间定制，适用于择期患者。

3. 禁忌证　随着“开窗”及“烟囱”技术的进一步开展，有关 AAA 参数方面的禁忌证越来越少，主要禁忌证同常规介入手术禁忌证。

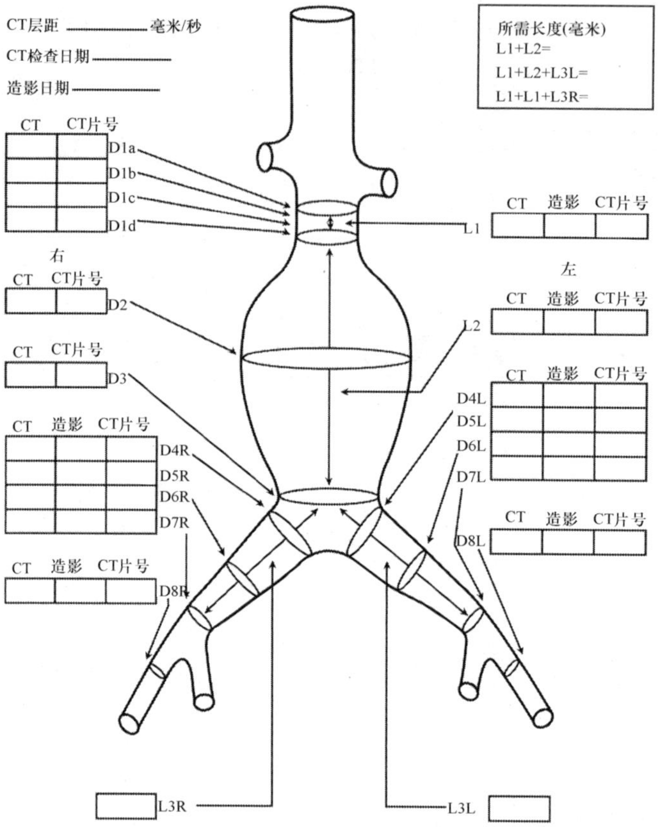

图 10-3-10 腹主动脉瘤行腔内修复术时所需要的各种参数示意图

4. 围手术期处理 因择期手术患者常常无明显症状，术前准备时主要是限制活动、避免剧烈咳嗽、软化大便等降低胸腹腔压力的处理。需控制血压在理想范围内，必要时可采取静脉持续泵注硝普钠和硝酸甘油等。手术当日因考虑到可能中转外科的问题，需禁食水和留置尿管。术前 2h 内需预防应用抗生素以降低可能术后瘤腔感染的机会。术后应仍预持续监护 1～2 天，注意下肢皮温及双侧股动脉及远端如足背动脉的搏动情况。伤口如缝合则应该于 9～14 天拆线。

5. 技术要点

(1)根据髂股动脉的狭窄和迂曲及髂内动脉开口的情况，正确选择入路侧血管。

(2)股动脉入路可采用切开或双缝合器预先留置的方法进行，预置缝合器患者引进支架主体时应逐层扩张。

(3)髂动脉瘤处理：合并髂动脉瘤且髂内动脉被累及时，如仅为一侧，则可选择以钢圈栓塞受累侧髂内动脉而保留另一侧；如两侧均受累，则可选择使用髂动脉分支支架保留一侧髂内动脉，另一侧则予以栓塞。

(4)置入超硬导丝至胸主动脉(如瘤颈角过大，主体难以上行时可采用肱—股动脉导丝牵张导轨技术)沿导丝送入主体支架输送系统至近端锚定区。造影明确肾动脉位置，控制性降压至 90mmHg 左右，将主体支架定位于肾动脉下方释放，需注意释放支架只能至对侧残端张开为止以维持主体支架的稳定。

(5)从下入路或上入路的方法建立对侧股动脉至主体支架对侧支的导丝通路并引入释放对侧支。再依次释放主体支架髂动脉段，必要时追加予以延长。支架释放完毕后可用顺应性球囊扩张支架结合部以促进其良好贴合并减少内漏的可能。

(6)开窗支架则在第一主体释放后即先经主体支架预留窗口插管行双肾动脉和肠系膜上动脉覆膜支架植入术，置入后需以球囊扩张贴合放置内漏。余下同常规手术。

具体到此患者，治疗过程如下：自股动脉入路，DSA 造影胸主动脉于左锁骨下动脉以远处多发溃疡，腹主动脉平左肾动脉水平下方约 3cm 处可见腹主动脉瘤样扩张，双侧髂总动脉及左侧髂内动脉瘤样扩张显影(图 10-3-11)。即于胸主动脉左锁骨下动脉以远处置入覆膜支架(36mm×160mm)。用 2 枚 8mm 及 2 枚 3mm 钢圈栓塞左髂内动脉。右股动脉入路释放主体支架(32mm×16mm×145mm)。左侧股动脉入路接驳对侧支(16mm×16mm×120mm)(图 10-3-12)。ProGlide 血管缝合器缝合双侧股动脉术毕。

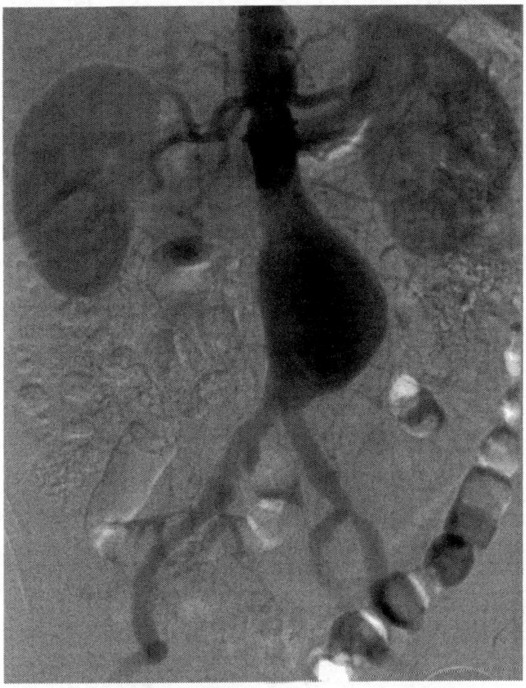

图 10-3-11　腹主动脉平肾下段可见瘤样扩张，双侧髂总动脉及左侧髂内动脉瘤样扩张显影

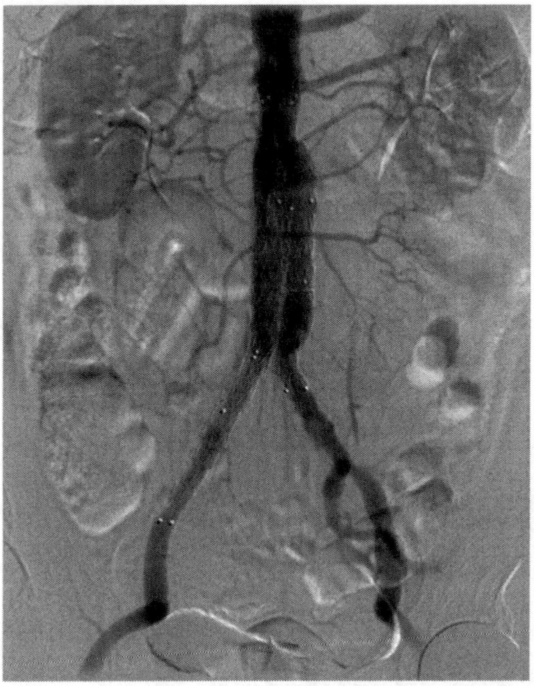

图 10-3-12　与图 10-3-11 同患者。腔内修复术后复查造影可见瘤体被隔绝

【疗效评价】　术后即刻疗效满意评价指标为触诊时原腹部搏动性肿块搏动消失或明显减弱，原因为动脉压力不能传导至瘤腔所致。远期疗效则根据复查之腹部增强 CT 判定，如瘤体缩小或者无增大，且瘤腔内无强化血流则说明疗效满意。

【并发症及处理】

1. 内漏　共分五型：Ⅰ型内漏为近远端锚定不良引起，应常规修复，可使用球囊扩张、植入主动脉 cuff 或髂动脉延长段、栓塞、胶体封闭等技术。Ⅱ型内漏为近远端与瘤体段血管侧支循环建立反流引起，可行分支血管栓塞、直接瘤内注射凝血酶、外科结扎等。Ⅲ型内漏与支架结构有关，需再次置入或外科手术置换。Ⅳ型内漏亦称覆膜渗透型内漏，多于 48h 内自行封闭，可预观察。Ⅴ型内漏可能由血栓化内漏或血栓传递压力引

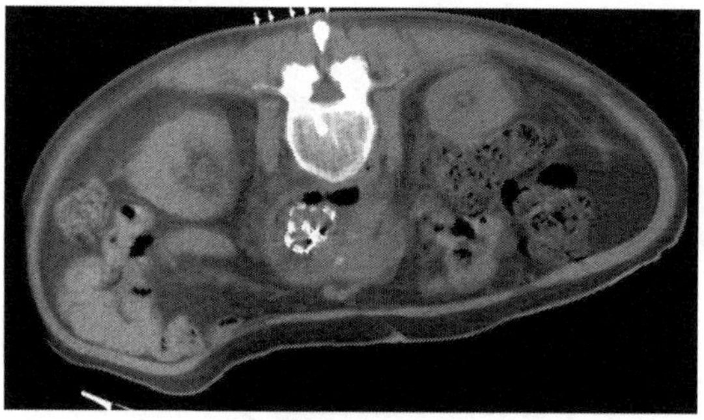

图 10-3-13　腹主动脉瘤腔内修复术后瘤腔感染，可见瘤体内有气体显影。现在 CT 定位下拟行置管穿刺引流

起，如瘤腔不断扩大(直径＞5mm)，亦需积极干预。

2. 瘤腔内感染　常发生在术后 1～3 个月。症状为反复低热和腰背部胀痛。腹部 CT 表现为瘤腔内有气体阴影。原因多样，术前瘤腔本身为感染性，手术中消毒不严格，术后肠道非致病细菌通过返流移位均为其原因。需引流冲洗，效果不良者可能需要外科切除置换(图 10-3-13)。

第四节　假性动脉瘤的介入治疗

【案例 10-4-1】

患者，男性，28 岁。右大腿外伤术后 40 天，伴肿胀、发热、疼痛感。查体见右大腿内侧肿胀、压痛、皮温高，足背动脉搏动无明显减弱。右股动脉造影见左股深动脉中断，末端形成一囊状造影剂浓染区，造影剂消失缓慢(图 10-4-1)。

【案例 10-4-2】

患者，男性，45 岁。误食鸡骨致食管炎症穿孔引起纵隔炎，手术过程中发现主动脉穿孔并行修补术。术后复查 CT 检查发现胸主动脉假性动脉瘤形成转行介入法胸主动脉隔绝术。胸主动脉造影显示发现假性动脉瘤位于主动脉右前壁，大小约 4cm×4cm(图 10-4-2)。

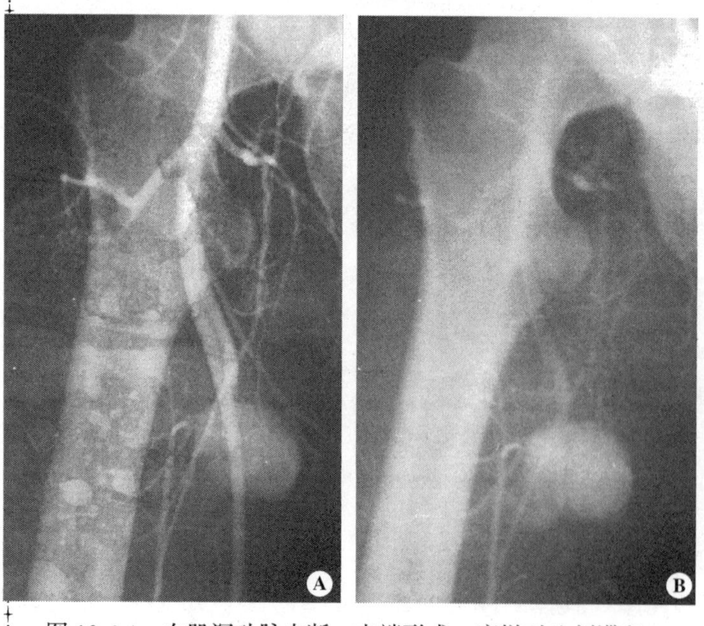

图 10-4-1　右股深动脉中断，末端形成一瘤样对比剂滞留

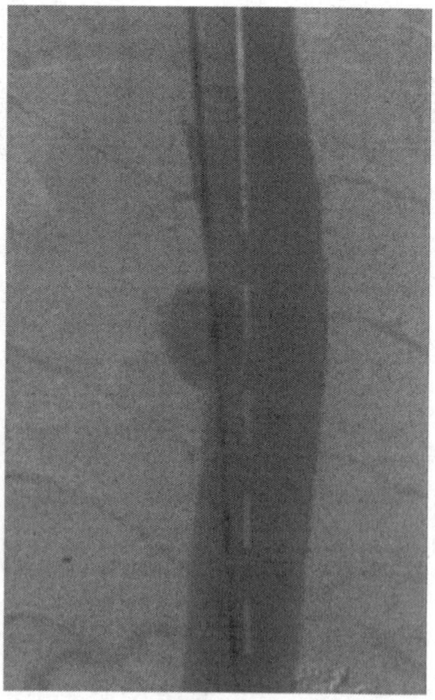

图 10-4-2　胸主动脉造影可见右前壁对比剂外溢成瘤样聚集

问题：

(1)假性动脉瘤的定义是什么？在组织结构上和真性动脉瘤有什么区别？

(2)假性动脉瘤的介入治疗方案是什么？两个案例中患者何种治疗方案最佳？

假性动脉瘤其本质是动脉壁破损，而后在软组织内形成有血液流动的“瘤腔”，瘤壁为血栓或软组织而无血管内皮。其病因多为外伤、介入治疗和手术创伤，少数继发于真性动脉瘤破裂。真性动脉瘤在发病机制上与假性动脉瘤不同。真性动脉瘤主要是原动脉管腔的过度膨大，其瘤壁为主动脉壁三层膜变性弹性减弱或消失之后的异常瘤壁，部分瘤壁有附壁血栓，但内中外膜的三层结构仍然存在。相对于假性动脉瘤，其特点是发病慢、多数无症状，在未破裂演变成假性动脉瘤以前可择期手术。假性动脉瘤如发生在体表临床上表现为局部迅速增大的包块，部分可触及搏动和闻及血管杂音，多可追问到外伤和手术史。如发生在内脏器官主要表现相应器官的压迫及缺血症状，需根据具体临床症状和影像学检查综合判断。

【诊断】 B 超、CT 和动脉造影常用于其诊断。B 超见动脉旁出现无回声肿块，边界清晰，无明确囊性回声。彩色血流可显示肿块与动脉相通的通道，其间镶嵌五彩血流(图 10-4-3)。

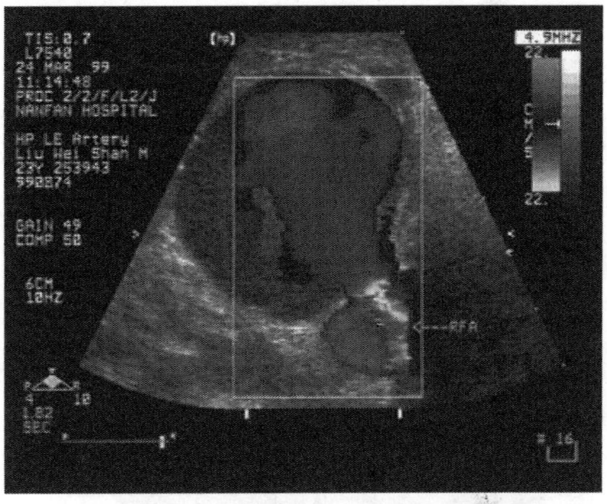

图 10-4-3 右股动脉 B 超检查可见假性动脉瘤中有彩色血流充盈，瘤腔有附壁血栓

CT 表现为强化的动脉周围有一肿块且肿块内有与动脉时间程度一致的强化，切线位可显示动脉破口，瘤腔多不规则，腔内未强化部分为附壁血栓(图 10-4-4)。动脉造影可见与动脉相通的囊腔，其瘤壁常不规则，切线位造影时常可见动脉破裂口。造影剂于瘤腔内形成漩涡，排空缓慢(图 10-4-5)

【治疗方案】 假性动脉瘤的主要介入治疗方法包括栓塞治疗、带膜支架隔绝治疗及球囊封堵配合外科手术三种方法。

1. 栓塞治疗 适应证于瘤腔为封闭性创伤造成，无明确感染征象；载瘤动脉为终末动脉，栓塞不造成相邻部位组织缺血坏死。其具体方法为使用栓塞剂在尽量靠近假性动脉瘤水平栓塞载瘤动脉，需注意的技术要点为，如果动脉瘤体远端血流通畅时需同时进行动脉瘤近远端栓塞,否则近端栓塞后远端会仍向假性动脉瘤提供供血使其持续显影。案例 10-4-1 中患者属于此类型。股深动脉虽然不完全属于终末动脉，但考虑其栓塞后相应供血区域可由股浅动脉提供侧支循环，不至于造成严重并发症，治疗方案上可选择栓塞治疗，即以钢圈将右股深动脉栓塞。栓塞后造影复查动脉瘤腔未见显影(图 10-4-7)。

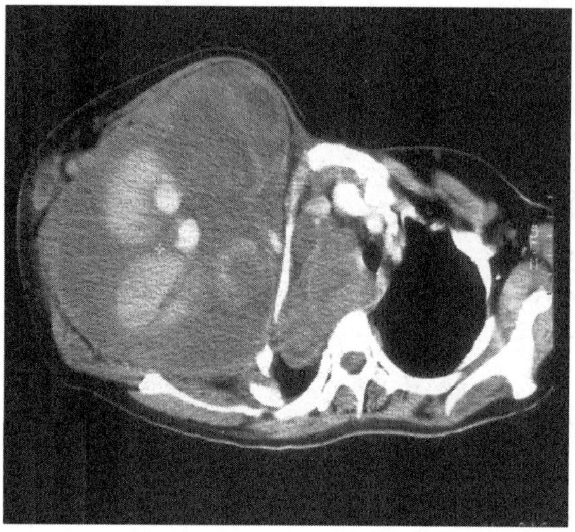

图 10-4-4　胸部增强 CT 显示右锁骨下动脉中断，可见巨大假性动脉瘤形成，其间可见对比剂充盈

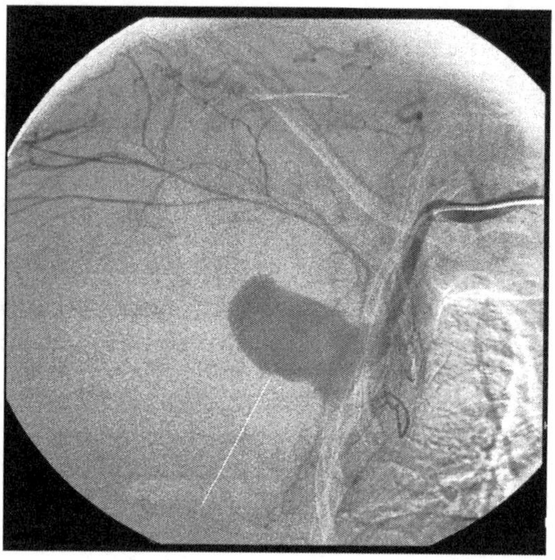

图 10-4-5　右腋动脉中断，可见与近端相通的假性动脉瘤腔，对比剂于瘤腔内形成漩涡，排空缓慢

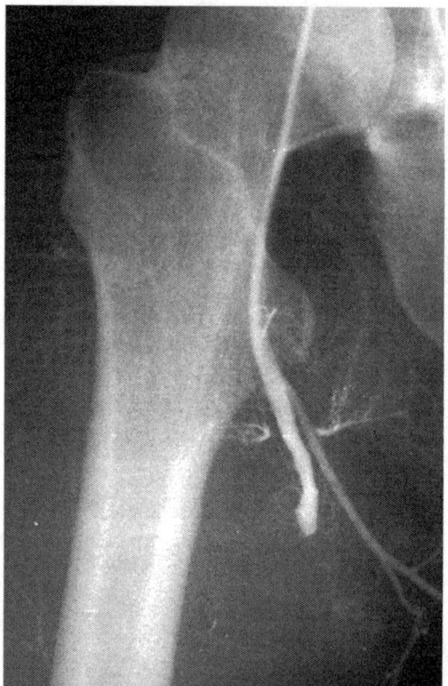

图 10-4-6　与图 10-4-1 同患者。钢圈栓塞右股深动脉后假性动脉瘤未再显影

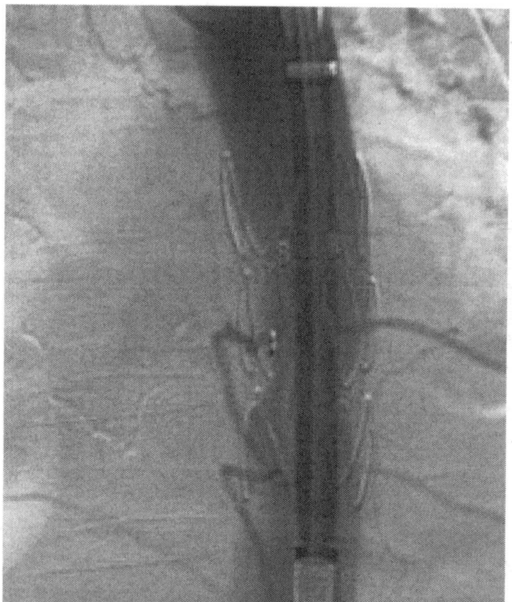

图 10-4-7　与图 10-4-2 同患者。置入 cuff 支架人工血管移植物后假性动脉瘤消失

2. 带膜支架隔绝治疗　适应证为瘤腔由封闭性创伤造成，无明确感染迹象；带膜支架隔绝区域无重要分支血管发出。此种治疗方式类似于 AAA 之腔内修复术。隔绝治疗需使用带膜支架，要求载瘤动脉直径较大(大于 6mm)，同时支架的选择需比载瘤动脉大 10%～20%。案例 10-4-2 中虽然发病过程中有感染因素，但已行外科处理并清创，胸主动脉段假

性动脉瘤可视为非感染性，可行隔绝治疗。即以短段支架——人工血管移植物(cuff)自右股动脉送入后释放将其隔绝。隔绝后造影显示假性动脉瘤瘤腔未再显影(图 10-4-8)。

3. 球囊封堵配合外科手术 适应证为瘤腔为开放性创伤造成，瘤腔存在着感染，需要清创；动脉壁破口较大且不规则，难以进行栓塞治疗；动脉瘤载瘤动脉近端封堵不至于造成远端组织缺血坏死。具体方法以合适内径球囊将载瘤动脉近端封闭，如果可以通过破裂口进入远端动脉则更好，如此可给外科清创时提供清晰的术野和更加明确的指示。

4. 其他治疗方式 假性动脉瘤的其他治疗方法尚包括局部加压包扎和瘤腔内液体栓塞剂注射。局部加压包扎适合假性动脉瘤瘤腔较小，压力不高(查体时搏动性不明显)的瘤体。通过持续表面给予适当压力可以使瘤腔自然封闭。文献报道多用超声探头探明破口所在部位并直接进行压迫，直至探到瘤腔内血流信号消失为止。此方法特别适用于股动脉等表浅动脉和穿刺造成的假性动脉瘤。瘤腔内液体栓塞剂注射如 NBCA 胶或止血药物如凝血酶等亦是封闭瘤腔的一种方法。此种方法于载瘤动脉远端尚有正常血供而无法封闭时最为适合。其前提是血管破口和瘤腔较小，预计在瘤腔凝血的情况下破口可自行封闭。但亦有注射过量时导致载瘤动脉血栓形成甚至闭塞的风险，实际操作时可于注射液体中加入少许碘油示踪已增加安全性。

【疗效评价】 假性动脉瘤的直接评价指标为影像学上复查瘤体缩小或者消失。体表假性动脉瘤更可以通过发病部位搏动减弱消失或皮温恢复正常为初步判定指标。深部或内脏动脉瘤则依赖影像学检查。如瘤体持续存在或增大，可能瘤腔未能完全封闭，需进一步处理。

【并发症及处理】 假性动脉瘤的介入治疗主要并发症为异位栓塞、缺血坏死及内漏形成。异位栓塞、缺血坏死主要与栓塞治疗方式有关，原因多为栓塞未达到超选择，非假性动脉瘤供血血管被栓塞而影响其相应部位血液供应导致缺血坏死。隔绝治疗中覆膜支架选择长度不合适隔绝了非假性动脉瘤供血血管也是造成异位栓塞、缺血坏死的原因之一。因此，术前供血动脉性质的准确判定，栓塞操作过程中微导管和微钢圈的使用，术前准确的增强 CT 测量和术中 DSA 的再次测量以选择合适长度的支架等均为减少异位栓塞和缺血坏死的重要因素。内漏形成多于栓塞不彻底和覆膜支架宽度选择不合适有关。前者可采用渐进性栓塞的方法进行，必要时亦可二次栓塞，而后者一旦发生则相对麻烦，可采用本章中其他治疗方式予以补充，亦可采用近远端延长覆膜支架的办法封闭瘤腔，但有着隔绝正常血管造成其他并发症的风险。

第五节 动脉硬化闭塞症介入治疗

动脉硬化性闭塞症属于临床常见病和多发病，随着生活习惯的改变和年龄的增长，发病率有逐渐升高趋势。发病部位主要集中在颈动脉、冠状动脉、肾动脉和下肢动脉，导致动脉管腔狭窄或闭塞，轻度症状可导致相应组织器官缺血，重症者可丧失相应功能导致残疾。动脉硬化性闭塞症的治疗主要为管腔成形术，包括球囊扩张成形和支架植入术。本节以肾动脉狭窄和髂股动脉狭窄闭塞为例，说明动脉硬化性闭塞症的介入治疗适应证和禁忌证及具体治疗方法。

一、肾动脉狭窄

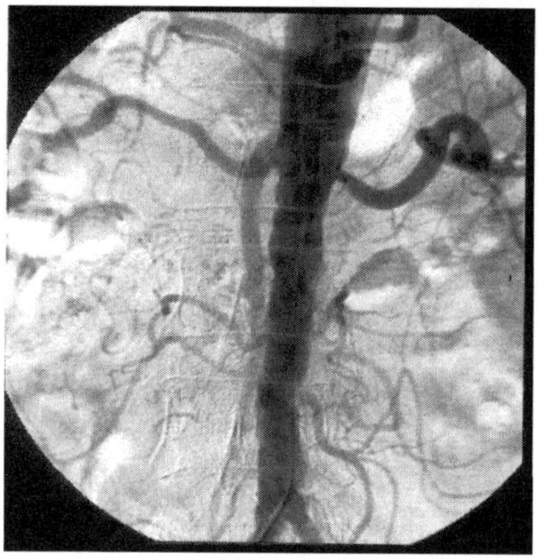

图 10-5-1 双肾动脉起始部均可见狭窄

【案例 10-5-1】

患者，男性，68 岁。因体检发现血压升高一年余入院。体检腹部可闻及血管杂音。腹主动脉造影可见双肾动脉起始部狭窄，腹主动脉硬化，管壁凹凸不平(图 10-5-1)。

问题：

(1) 肾动脉狭窄病因主要有哪些？各有什么特点？

(2) 肾动脉狭窄介入治疗适应证、禁忌证和技术要点是什么？并发症主要有哪些？如何预防及处理？

肾动脉狭窄(renal artery stenosis，RAS)是指一侧或两侧肾动脉主干或主要分支狭窄＞50%。RAS 后引起肾血流量减少和肾组织缺血，通过刺激肾小球旁感受器导致肾素血管紧张素系统分泌增加，可引起慢性缺血性肾病和肾血管性高血压。及时纠正狭窄可恢复缺血肾脏的血流动力学，保护受损的肾功能。肾动脉狭窄病因有动脉粥样硬化性病变、纤维肌性发育异常和大动脉炎等。其中动脉粥样硬化占发病原因首位。年轻患者中大动脉炎及纤维肌性发育异常为常见病因，而老年患者则多为动脉粥样硬化。症状主要为 30 岁以前或 50 岁以后发现急剧和顽固性的高血压相关症状如头痛和头昏等，查体部分可于腹部、腰部可闻及血管杂音。

【诊断】 彩色多普勒超声为无创性检查首选方法之一。可在形态和血流动力学两方面进行观测，通过测量肾动脉的血流动力学指标，尤其是肾内动脉血液动力学指标(阻力指数、搏动指数、收缩期加速指数、收缩期加速时间等)间接判断 RAS 的有无和狭窄存在的部位。CTA 可清晰地显示肾动脉走行、形态及管腔粗细，对狭窄的部位做出准确的判断(图 10-5-2)。采用多种重建技术相结合，可使其诊断 RAS 的敏感性和特异性达到 90%以上，尤其对肾动脉主干狭窄其敏感性和特异性可达 100%和 98%。CTA 的优点为可以显示血管腔和血管壁的病变，对钙斑、血栓的显示更佳，如适应证许可且决定行血管成形术，CTA 为必要的检查方法。缺点为

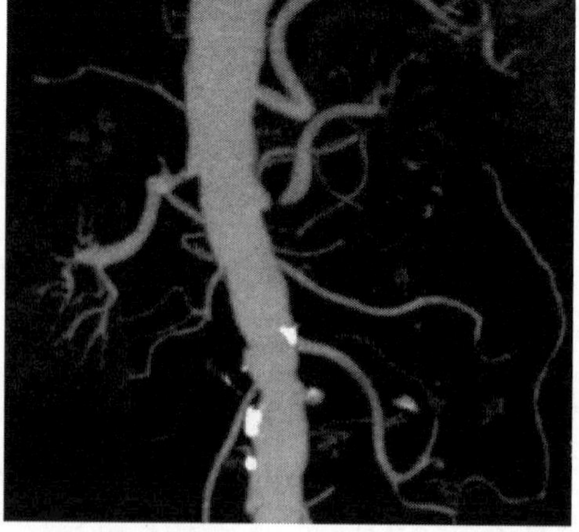

图 10-5-2 CT 显示双肾动脉起始部狭窄，以左侧更加明显

有可造成对比剂肾病的可能，对肾功能不全者需综合考虑。MRA 诊断肾动脉主干狭窄的敏感性可达 95%左右，特异性达 90%。缺点在于其较慢的成像速度和较多的假阳性(图 10-5-3)。肾动态显像和分肾功能测定是肾动脉支架植入术前重要的检查项目之一，其对于健侧和患肾功能的测定可为是否需要进行肾动脉支架植入术提供参考依据。肾动脉造影为肾动脉狭窄诊断的黄金标准，但多在成形术前实施，不作为常规诊断手段。

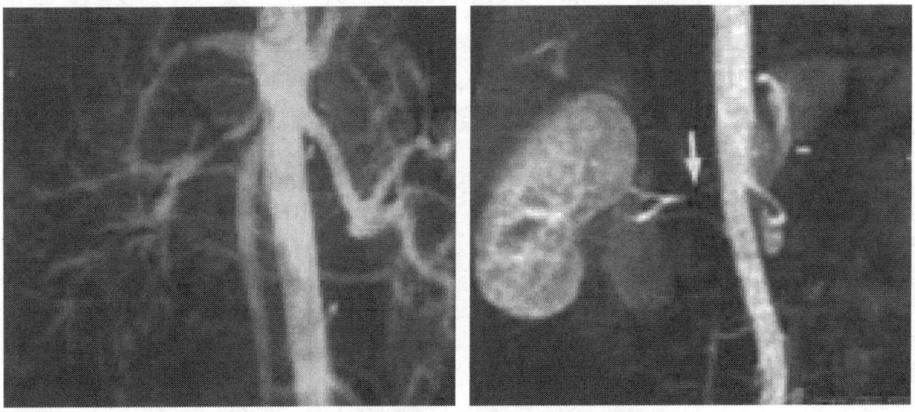

图 10-5-3　MRI 显示右肾动脉中段狭窄

【治疗方案】

1. 原理　球囊扩张成形术在治疗原理上主要为控制性损伤理论，即对血管壁进行有限度的扩张，内皮细胞及粥样斑块脱落或重分布，内膜及中膜部分断裂拉长，外膜伸展超过其弹性程度，结果为血管腔扩大，血管恢复通畅。其可控程度只为部分性，因为存在内膜损伤可能导致增生及再狭窄。支架则是其必要补充，通过在血管内膜上提供生物相容性较好的金属支撑而保持血管腔的通畅，对血管壁的损伤相对较小，但因为其为持续存在的异物仍可刺激血液系统反应导致再狭窄或者闭塞。

2. 适应证　血管造影显示肾动脉管腔狭窄程度超过 70%，或狭窄两端压力差超过 20mmHg，则为肾动脉成形术的适应证。血管造影显示狭窄程度在 50%～70%，或狭窄两端压力差在 10～20mmHg 之间，需结合肾图、临床表现综合判断。

3. 禁忌证　肾动脉内有新鲜血栓者；肾动脉段以下分支狭窄者；大动脉炎活动期，凝血机制异常者；肾严重萎缩或肾功能丧失者均为肾动脉成形术禁忌证。

4. 技术要点　①操作入路常规选用股动脉入路，角度过大时可采用肘动脉或桡动脉入路。②导引导管接近肾动脉开口水平后，导丝需先通过肾动脉狭窄段到达远端，注意导丝不要进入过深已免引起肾脏小动脉破裂出血。③导引导管需预先通过狭窄段，一方面为支架顺利通过狭窄段提供支持，一方面可起到预扩张作用。④支架一般选用球扩支架。要求支架较狭窄前后正常段大 1～2mm，长度伸出狭窄段远近端各 5～10mm。⑤可采用导引导管回退至狭窄近端手推造影的方法在支架释放前定位。⑥释放后需造影复查。复查目的有两个，一个为显示支架放置后狭窄段改善情况，一个为显示肾动脉分支有无血管破裂等相关并发症，如存在则需及时处理。案例 10-5-1 患者同时行双侧肾动脉支架植入术，支架类型则选择球扩支架，规格左侧 6mm×4cm，右侧 7mm×2cm(图 10-5-4)。腹主动脉造影复查示双侧肾动脉狭窄处已扩张，肾动脉血流基本正常(图 10-5-5)。⑦围手术期处理：介入治疗前后抗凝、抗血小板及抗痉挛治疗有助于降低急性、亚急性肾动脉血栓形成和急性肾动脉闭塞。通常术前 3 天开始口服抗血小板药阿司匹林或抵克立得。术中给予血管扩张剂或 Ca^{2+}通道阻滞剂如罂粟碱、硝酸甘油、利多卡因等预防痉挛。术后 12h 起，皮下注射低分子肝素 0.4ml，2 支/天，持续 3～7 天，之后改为阿司匹林或抵克立得继续口服至少半年。

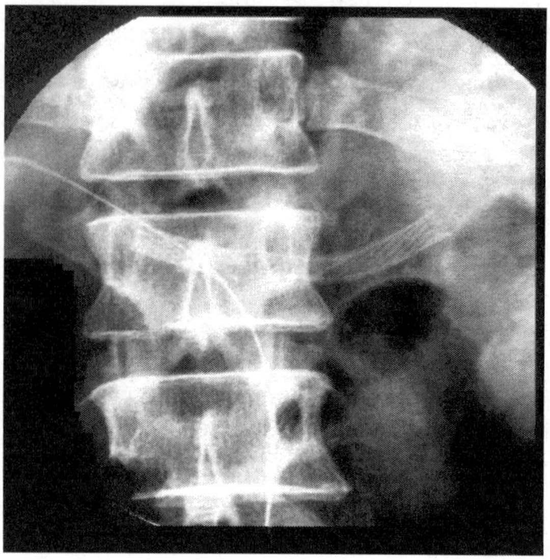

图 10-5-4 与图 10-5-1 同患者。双肾动脉支架置入术后摄片显示位置良好

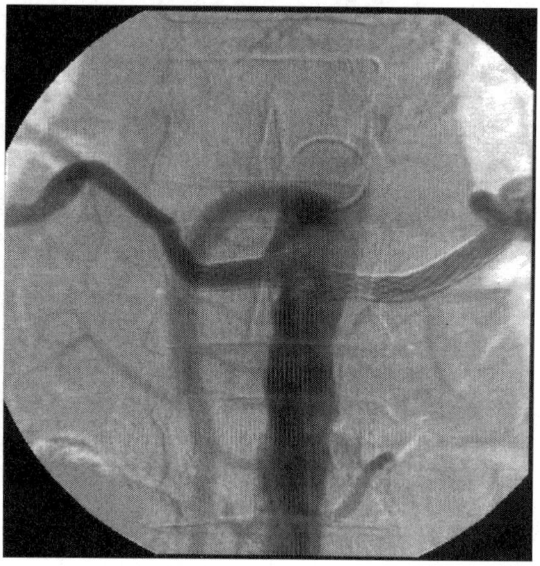

图 10-5-5 与图 10-5-1 同患者。双肾动脉支架置入术后复查显示管腔恢复正常

【疗效评价】 典型肾动脉狭窄血管成形术后常可收到戏剧性效果，患者血压在成形术后短时间内可下降至理想数值。随着尿量的明显增加，肌酐水平亦可在 1～3 天内得到明显下降。长期肾动脉狭窄已经造成肾实质性损害或合并原发性高血压因素的患者则疗效可能欠明显，需同时处理原发因素。

【并发症及处理】 常见且后果严重的并发症为肾动脉急性闭塞、肾动脉血栓形成和肾动脉分支出血等。肾动脉急性闭塞多由肾动脉夹层和肾动脉痉挛引起。肾动脉夹层主要原因为粗暴操作，导丝导管通过狭窄段时需要注意轻柔。肾动脉血栓形成除外上述因素外主要为术中肝素化不良，应于导引导管通过狭窄段后即可给与足量肝素化。肾动脉分支出血主要由导丝进入肾皮质血管过深引起，操作时需注意导丝通过狭窄段够长能提供足够支撑力即可，治疗结束复查造影时需注意除观察主干情况亦要注意查明分支情况。

二、下肢动脉硬化性闭塞症

【案例 10-5-2】

男性，69 岁。高血压 10 余年，左下肢间歇性跛行伴酸胀感半年。介入治疗前左髂动脉造影见左股浅动脉入口闭塞，股深动脉代偿，远端股浅动脉显影(图 10-5-6，图 10-5-7)。

问题：

(1) 下肢动脉硬化性闭塞症的临床 Fontaine 分期和 Rutherford 分级如何定义？此患者属于分期和分级如何？

(2) 下肢动脉硬化性闭塞症介入治疗技术要点是什么？此患者应如何治疗？

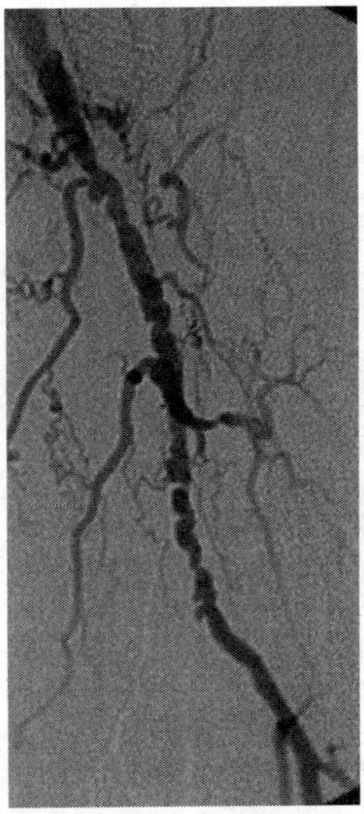

图 10-5-6　左股浅动脉呈串珠样狭窄，股动脉中下段可见流出道

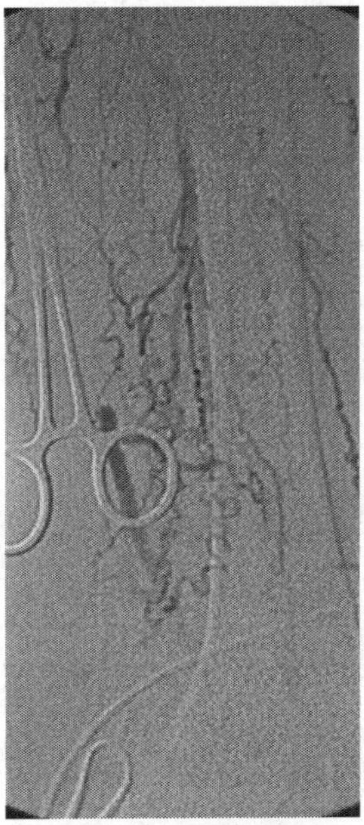

图 10-5-7　左股浅动脉呈串珠样狭窄，股动脉中下段可见流出道

下肢动脉硬化性闭塞症常发生在老年人，多与高血压、糖尿病和高脂血症等病伴发。发病部位主要累及髂股动脉，合并糖尿病时亦可累及膝下胫腓动脉等小血管。发病机制为动脉壁的脂质沉着，突出于管壁造成管腔的狭窄继之闭塞。临床症状上主要引起供血区域或器官的缺血，其严重性与急性或慢性发病、狭窄或闭塞发生的部位、阻塞程度和侧支血供的代偿能力等有明显的关系。根据其临床表现可按 Fontaine 和 Rutherford 方法进行分级（表 10-5-1）。

表 10-5-1　周围动脉阻塞性疾病常用临床分期及分级

Fontaine 分期		Rutherford 分级		
分期	临床表现	分期	分级	临床表现
Ⅰ	无症状	0	0	无症状
Ⅱa	轻度跛行	Ⅰ	1	轻度跛行
Ⅱb	中重度跛行	Ⅰ	2	中度跛行
Ⅲ	缺血性静息痛	Ⅰ	3	重度跛行
Ⅳ	溃疡或坏疽	Ⅱ	4	缺血性静息痛
		Ⅲ	5	轻微组织缺损
		Ⅳ	6	溃疡或坏疽

【诊断】 影像学检查主要包括超声、CTA 和 MRA 及血管造影等。超声为筛查常规

检查方法，可对受累血管管腔及其周围和管腔内血栓、血流等进行监测。动脉硬化性闭塞症动脉内膜回声增强，连续性差，有中断现象。管腔内有回声不等的斑块，斑块表面可出现“火山口”样龛影(图 10-5-8)。CTA 重建后的图像可整体显示自腹主动脉至足部血管病变，为腔内治疗提供术前评估及入路指导。同时为器材准备提供术前依据，良好的 CTA 完全可取代血管造影而清楚全面地显示病变(图 10-5-9)。

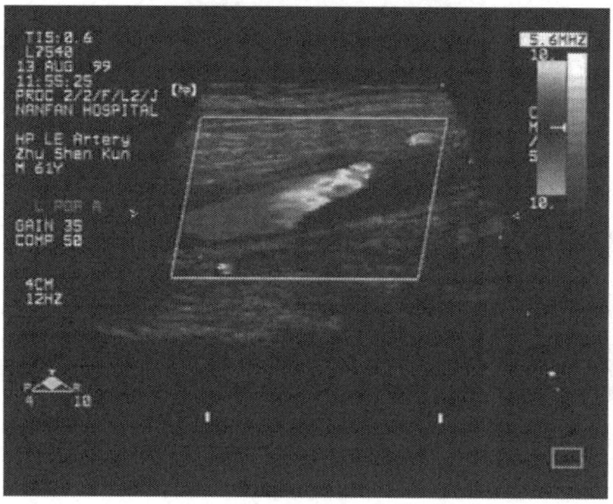

图 10-5-8　B 超显示动脉壁增厚，管腔内血流信号中段

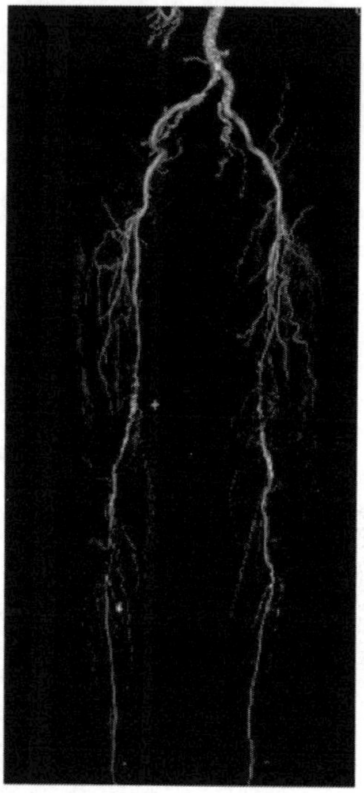

图 10-5-9　髂股动脉增强 CT 重建显示髂股动脉及膝下多处管腔处狭窄、闭塞，局部呈串珠样改变

按照 CTA 的表现可对髂股腘动脉病变进行 TASC(Trans-Atlantic Inter-Society Consensus)分级，对治疗方法的选择有一定的指导意义。但随着器械改善和技术进步，指导意义越来越局限。MRA 其意义与 CTA 相同，但对钙化显示不如 CTA，且由于其假阳性较多、成像速度慢且价格相对昂贵，实际应用受到一定限制。血管造影为介入治疗前的必经阶段，较少单纯作为检查手段执行。

【治疗方案】 髂股动脉的成形术可针对狭窄或闭塞段进行，而膝下血管则应根据临床表现和血管功能区概念进行。主要治疗方法为经皮球囊扩张成形术和支架置入术。前者为后者的基础，同时也是后者的必经阶段和必要补充。PTA 是治疗动脉狭窄或闭塞的重要介入技术，亦是内支架置入术的基础治疗。具体操作技术上导丝和球囊导管安全通过狭窄段为此两种技术成功的关键。根据狭窄闭塞动脉的走行方向选择适当的入路、抗折长鞘的使用及路径图的指引，可减少通过困难。通过闭塞段时可利用导丝钻挤手法、超滑导丝头端成绊技术、微导丝及特殊导管 Frontrunner 来提高通过成功率。导丝导管可钻挤通过真腔狭窄或闭塞段进入远端正常流出道，亦可通过内膜下穿行然后再重新进入真腔。如导丝和导管走行于内膜下不能进入真腔时，可使用回真腔装置如 Outback、Pioneer 等通过在腔内 B 超引导下定向穿刺后返回真腔。必要时逆行穿刺流出道自下而上进入真腔机会较前为大。

如上下均不能进入则可使用“双球囊”技术等。导丝通过狭窄或闭塞段后，跟进导管(常用 4F 或 5F 锥形头导管)。“冒烟”证实远端为正常血管真腔后，即可置入长 260～300cm 的交换导丝，沿交换导丝跟进球囊导管，由狭窄或闭塞段远段向近段逐段扩张。当大球囊导管难以跟进时，可用小球囊导管进行预扩张，此时预扩张顺序可由狭窄或闭塞段近段向远段进行，然后再置换相应球囊由远至近逐段扩张。

球囊大小的选择原则是与狭窄远端的动脉直径相同或直径稍大 1mm。切忌采用直径较大的球囊以不完全膨胀的方式扩张直径较小的动脉，其可能造成过度扩张而引起动脉破裂或内膜严重损伤而形成急性闭塞。球囊扩张时应把住导管，缓慢加压膨胀球囊到工作压，以防扩张过程球囊移位。切忌在球囊膨胀过程中推拉导管，否则极易造成局部动脉内膜损伤及斑块脱落。技术成功的指标为：狭窄对球囊的压迹消失，造影复查显示残余狭窄小于 30%。一般局部扩张 1～2 次即可，不应进行多次扩张。

作为 PTA 治疗的后续手段，支架置入术适用于 PTA 后血管内存在影响血流的夹层、管腔狭窄仍大于 50%、平均动脉压差大于 10mmHg。支架置入的前提是动脉远端存在流出道。在 PTA 的基础上，将长度和直径适当(长度需超过狭窄段 1～2cm，直径需大于狭窄周围正常段 10%)的自膨胀或球囊膨胀支架送至狭窄部，定位准确后即可释放。支架前端 1～2cm 应缓慢释放，并随时调整支架位置，支架展开 2cm 后尽量匀速释放剩余支架部分，避免过度牵拉。一把情况下不跨越关节置放支架，如必须置放则使用特定支架并且加行关节屈位造影以观察其在运动状态下通畅情况。

案例 10-5-2 自右侧股动脉逆行穿刺后引入“翻山”鞘于患侧股总动脉后，经顺行途径使用 0.014 导丝探寻通过了闭塞段，以球囊扩张股浅动脉闭塞段后，置入 8mm×60mm 支架。置入后复查见股腘动脉血流通畅(图 10-5-10，图 10-5-11)。术后症状消失，ABI 恢复至 0.9，Rutherford 分级＋3。

【围手术期和并发症处理】　同肾动脉成形术。

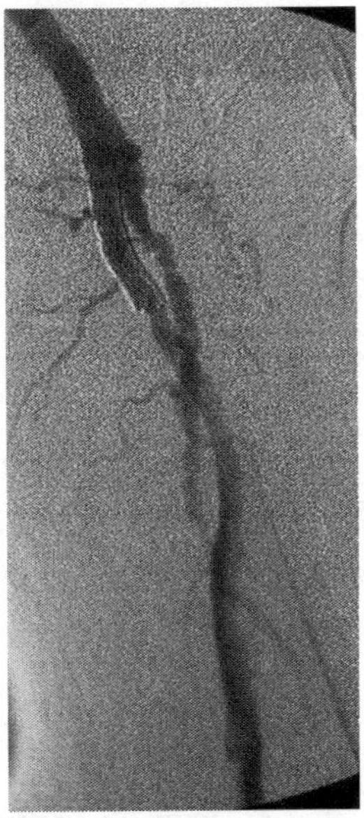

图 10-5-10　与图 10-5-6，图 10-5-7 同患者。左股浅动脉上段置入支架后显示对比剂通过顺利

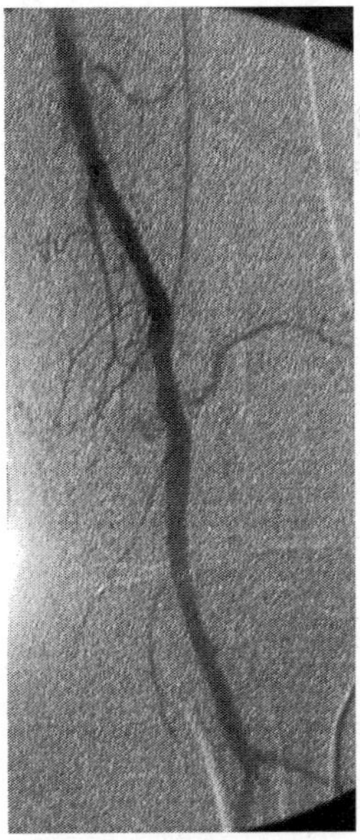

图 10-5-11　与图 10-5-6、图 10-5-7 同患者。对左股浅动脉中下段行球囊扩张，复查造影显示对比剂充盈完全，未见夹层发生

第六节 糖尿病足介入治疗

【案例 10-6-1】

患者，男性，68 岁。糖尿病 14 年，间歇性跛行 2 年伴静息性疼痛 1 周。查体双下肢皮温低，双侧足背动脉未触及，ABI 右侧 0.3，左侧 0.5。DSA 检查示右侧胫前、胫后、腓动脉闭塞，膝周侧支形成(图 10-6-1)，左侧胫前闭塞，胫后、腓动脉狭窄(图 10-6-2)。

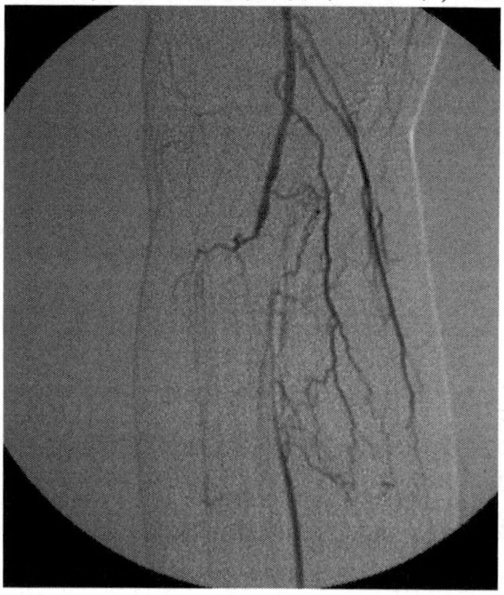

图 10-6-1 右侧胫前、胫后、腓动脉闭塞，膝周侧支形成

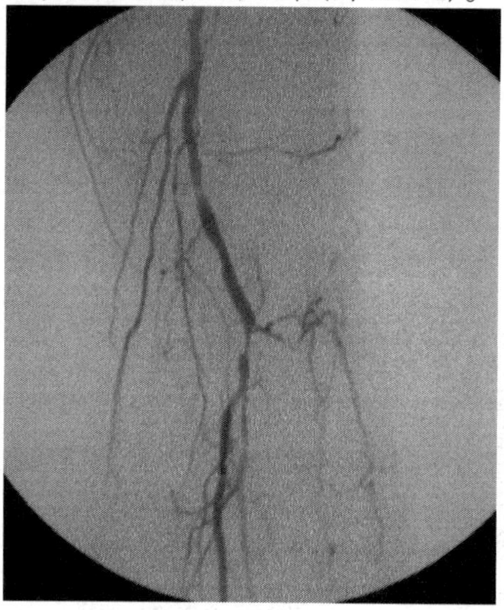

图 10-6-2 左侧胫前闭塞，胫后、腓动脉狭窄

问题： 糖尿病足介入治疗的特点如何？技术要点如何？此患者需如何处理？

糖尿病足是指糖尿病患者足部由于神经病变使下肢保护功能减退，大血管和微血管病变使动脉灌注不足致微循环障碍而发生溃疡和坏疽的疾病状态，糖尿病足是糖尿病一种严重的并发症，是糖尿病患者致残，甚至致死的重要原因之一。糖尿病足的主要病因有：①神经病变：感觉、运动和自主神经病变；②血管病变；③循环障碍；④免疫障碍；⑤皮肤中促进皮肤生长的胰岛素生长因子-1(IGF-1)减少。其中主要是神经和血管病变。

1. 临床表现 糖尿病足的症状和体征因病程和病变严重程度而不同。轻者只有足部微痛、皮肤表面溃疡；中度者可以出现较深的穿透性溃疡合并软组织炎；严重者在溃疡同时合并软组织脓肿、骨组织病变，足趾、足跟或足背局限性坏疽，甚至可以出现坏疽。

一般采用 Wagner 法对糖尿病足进行分级，分为 0～5 级。0 级：有发生足溃疡危险因素，目前无溃疡。1 级：足部皮肤表面溃疡，但无感染表现。溃疡好发于足的突出部位，如足跟部、足或足底部，溃疡多被胼胝包围。2 级：表现为较深的穿透性溃疡，常合并有软组织感染，但无骨髓炎或深部脓肿。3 级：深部溃疡常影响到骨组织，并有深部脓肿或骨髓炎。4 级：表现为缺血性溃疡并坏疽，经常合并神经病变而无严重疼痛，坏死组织的表面可有感染。5 级：坏疽影响到整个足部，病变广泛而严重，部分发展迅速。

2. 检查方法 糖尿病足因其发病因素较复杂，其检查方法亦较多。主要包括以下几种。

(1)神经系统检查。

(2)皮肤温度检查。

(3)压力测定。

(4)周围血管检查：①血管超声检查：通过检查明确血管有无狭窄或闭塞。②踝动脉-肱动脉血压比值：正常值为 1.0～1.4；<0.9 为轻度缺血，0.5～0.7 为中度缺血，<0.5 为严重缺血。严重缺血的患者容易导致下肢(或脚趾)坏疽。③下肢动脉 CTA 及重建：整体了解下肢血管闭塞程度和部位，为介入治疗和外科手术提供依据。④跨皮氧分压测定：反映微循环状态，同时反映周围动脉的供血状况。周围血管检查为最重要的检查方法，可为下一步治疗方案的制定起决定性作用。

【治疗方案】 糖尿病足的治疗分内科治疗、介入治疗和外科治疗。内科治疗为基础性治疗，为介入治疗和外科治疗维持疗效的关键。其中控制血糖水平为核心内容，建议降糖药物以胰岛素治疗为首选；另外改善微循环、神经营养和降脂及局部的清洁和抗感染治疗亦不可或缺。外科治疗主要包括较大和长期不愈创面的清创及不可挽救的肢体坏死时的截肢。

1. 介入治疗 与下肢动脉硬化性闭塞症相比，糖尿病足的病变血管虽然同样波及髂股血管和膝下血管，但髂股血管常常改变轻微且不需进一步成形治疗，膝下血管如胫前后动脉和腓动脉常有严重的狭窄或闭塞，是介入治疗的对象。因为膝下血管管径相对较细，对介入器材要求相对较高，长期以来，糖尿病足涉及膝下血管时，介入治疗水平发展缓慢。进入新世纪以来，随着以小直径、超长球囊及各种涂药球囊(如紫杉醇或西洛他唑药物涂层球囊)的问世，糖尿病足的血管成形术进入一个新的阶段。

2. 技术要点

(1)糖尿病足的主要治疗方法为小直径、超长球囊及涂药球囊扩张，尽管目前有膝下血管支架(主要为冠脉涂药支架)，因为置放后亦有再发狭窄闭塞且较难再次处理而较少采用。

(2)操作入路可选择健侧翻山或者同侧穿刺。如果血管近端入路难以通过狭窄闭塞段进入真腔时，可逆行穿刺远端流出道进入真腔。

(3)选择被开通血管时需要注意血管功能区的问题。病变部位相对功能区的供血血管为治疗时的首选血管(图 10-6-3)。如开通该血管在技术上难以完成时，可优先选择开通腓动脉，因为腓动脉是连接胫前后动脉的主要血管。开通水平应尽量深至足底动脉弓。

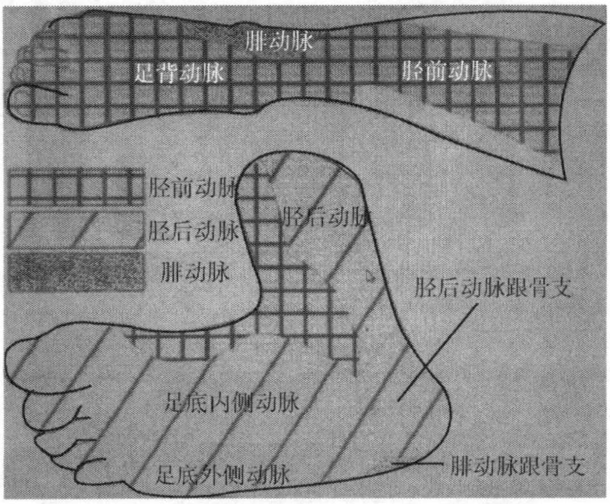

图 10-6-3 胫前、胫后及腓动脉供血区域示意图

(4)导丝导管通过狭窄闭塞段仍为操作中的关键步骤。在常规导管接近阻塞段后，可选用管壁较硬且头端为尖头的导管如 Diver、Quick cross 和 Traiblaser 等导管，导丝则选用 0.014 和 0.018 导丝。如上下端均难以通过时，可试行采用内膜下成形。球囊选择应该从远端至近端由细至粗，膝下

直径多选择 2～4mm 球囊。未涂层球囊充胀扩张时可计时维持 30s 左右，药物球囊则需持续维持扩张 3min，应注意回抽时动作轻柔，避免球囊对血管的压力骤升骤降。应注意肝素化和采取预防血管痉挛的措施。如果技术操作成功而复查造影时血管再通情况仍较差时，需要考虑可能是痉挛的原因。此时可保留导管及导管鞘并采取抗痉挛措施数小时再次复查，血管再通情况满意后再拔管压迫止血。

案例 10-6-1 患者在完成膝下动脉造影后行 PTA 治疗：先用 0.014 英寸导丝探过闭塞或狭窄段，再跟进 2.5mm×80mm 球囊，分别对病变血管扩张成形（图 10-6-4），双侧胫前动脉导丝未能通过，未行 PTA，术后造影双侧胫后、腓动脉血流通畅（图 10-6-5）。术后双下肢皮温恢复正常，ABI 双侧均改善至 0.9，间歇性跛行及静息性疼痛消失。

3. 并发症及处理 血管破裂为糖尿病足血管成形术的主要并发症。因为被开通血管在成功开通前本身存在着狭窄或闭塞而无血流冲刷，且并开通血管多为膝下小血管，所以即使破裂亦仅压迫即可止血，多数不至于造成严重血肿而导致截肢。其他并发症为血管成形术共性并发症，如穿刺插管并发症、溶栓并发症等，需注意预防。

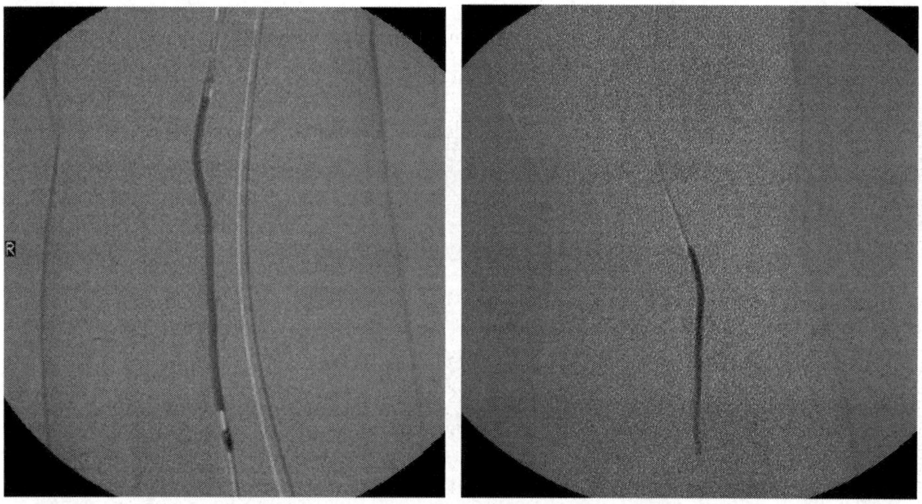

图 10-6-4 双侧胫后动脉及腓动脉球囊扩张成形

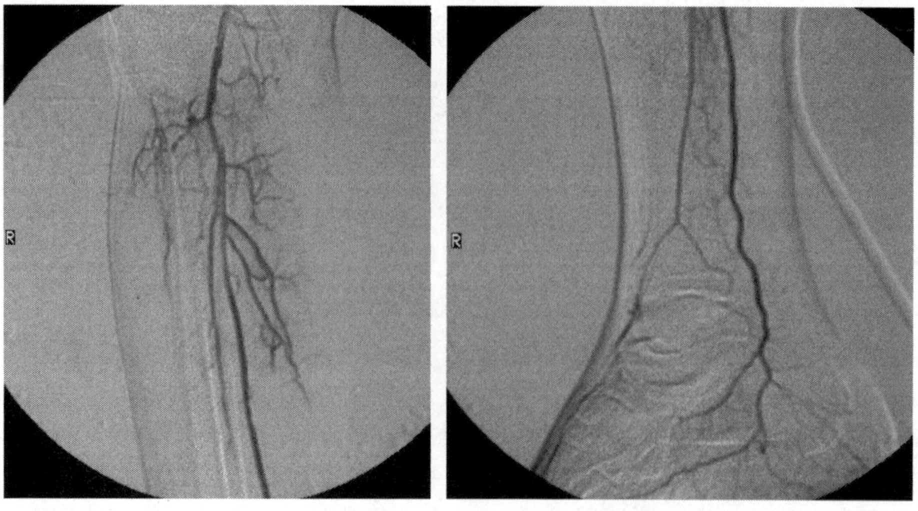

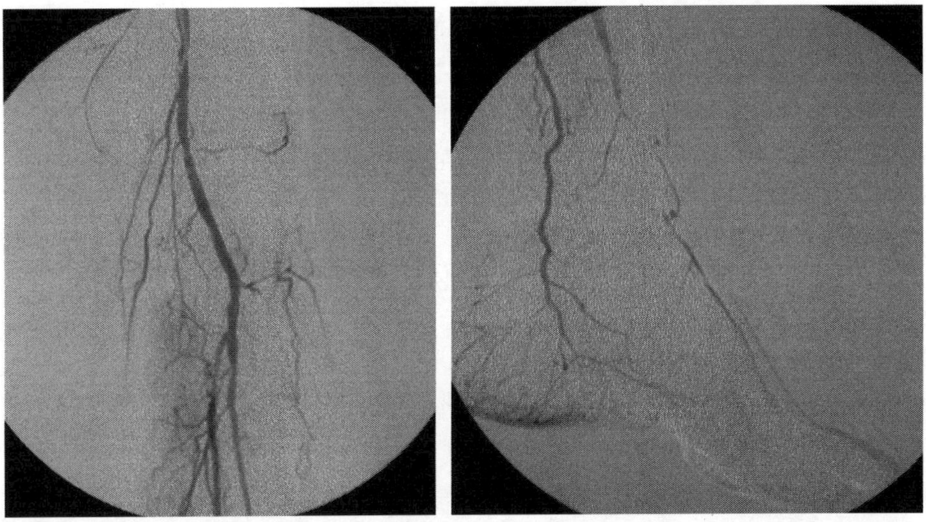

图 10-6-5 双侧胫后动脉及腓动脉成形术后造影显示血流通畅，未见明显充盈缺损

第七节 布加综合征的介入治疗

【案例 10-7-1】

患者，女性，32 岁，厌食、腹胀三年，查体见腹壁静脉曲张，血流方向向上。临床诊断为肝硬化。B 超检查显示肝、脾大。行下腔静脉造影显示下腔静脉及肝静脉阻塞并侧支循环形成（图 10-7-1）。

问题：

(1) 布加综合征的分型如何？各型选择何种治疗方式？

(2) 布加综合征下腔静脉开通时禁忌证和技术要点如何？

(3) 该患者分型如何？选择何种治疗方式？

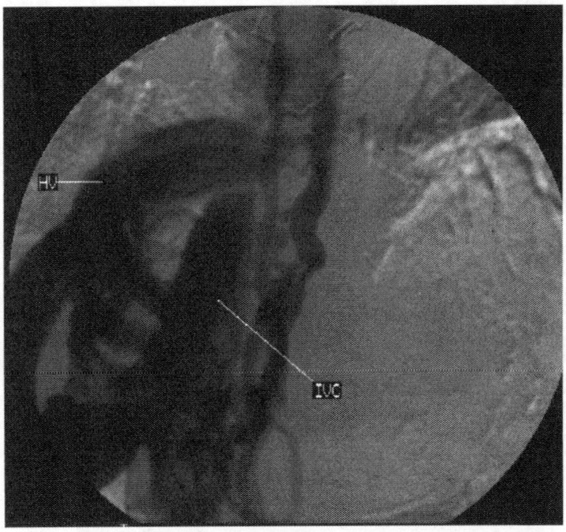

图 10-7-1 下腔静脉造影显示下腔静脉及肝静脉阻塞并侧支循环形成

布加综合征(Budd-Chiari syndrome，BCS)指由于先天性或获得性肝静脉或下腔静脉狭窄或阻塞，引起的肝静脉高压症候群。获得性的主要由肿瘤压迫或癌栓阻塞等引起，先天性的则主要累及静脉本身。BCS 的关键所在是阻塞引起的肝静脉高压，继而使门脉回流受阻，造成淤血性肝肿大和门脉高压，由此引发一系列临床表现。下腔静脉阻塞并非是本症

产生的必要条件，仅在其阻塞发生在肝静脉近心端以上或直接累及肝静脉开口造成肝静脉高压，才成为本症的组成部分。BCS 的临床症状主要为：肝大和脾大，可合并腹水、食管胃静脉曲张出血，与肝硬化门脉高压征候群相似，鉴别诊断的要点在于肝大。存在下腔静脉阻塞者常有相关的症状体征，如下肢静脉曲张、精索静脉曲张和腹背部静脉增粗，也易导致误诊为同类的独立病变。临床上 BCS 可分为急性型和慢性型。急性 BCS 较少见，其发病急，表现为大量顽固性腹水、消化道出血，如无适当的治疗措施并侧支循环建立不佳者预后较差。慢性型早期无症状，仅极少数经体检发现，出现症状后主要为持续性腹胀和顽固性大量腹水，易误诊为肝硬化等。

【诊断】 BCS 检查方法主要为超声、CTA 和 MRA。多普勒超声是经济而有效且实用的诊断方法，主要显示肝脾肿大及肝静脉和下腔静脉的阻塞的程度、范围和血流方向和血流速度等(图 10-7-2，图 10-7-3)。

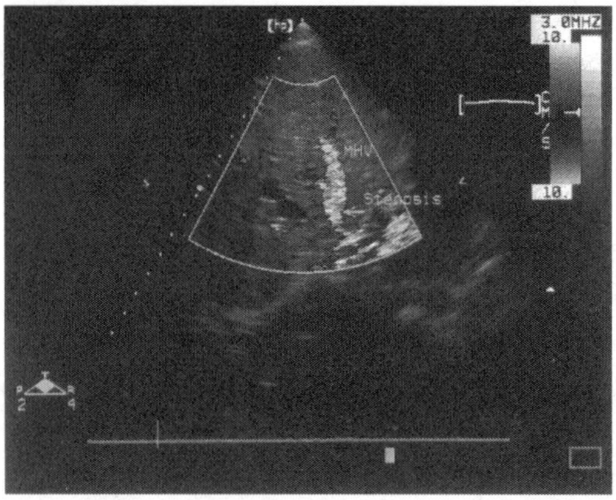

图 10-7-2　彩色多普勒超声显示干肝中静脉狭窄

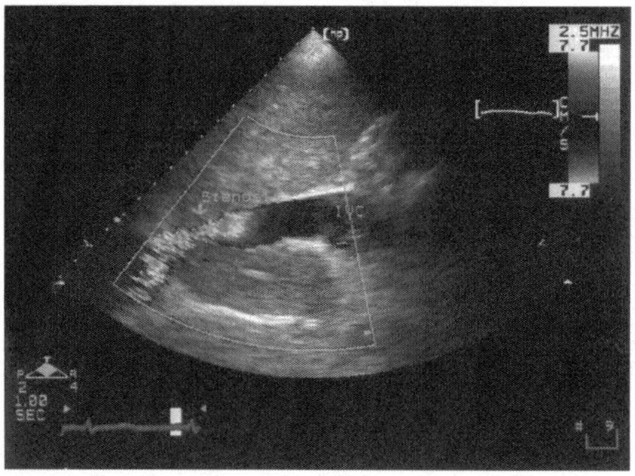

图 10-7-3　彩色多普勒超声显示下腔静脉狭窄

CT 平扫时可显示肝脾肿大，肝脏密度不均匀，呈花瓣状。肝尾状叶肥大对本症有提示作用(图 10-7-4，图 10-7-5)。

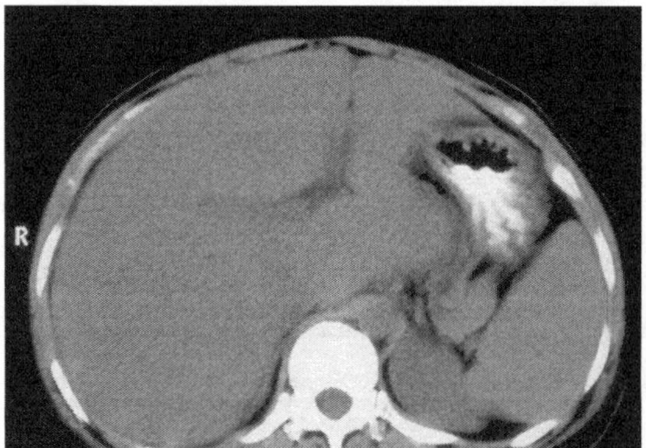

图 10-7-4　肝脏 CT 平扫显示肝脏体积增大，形态饱满，尾状叶增大

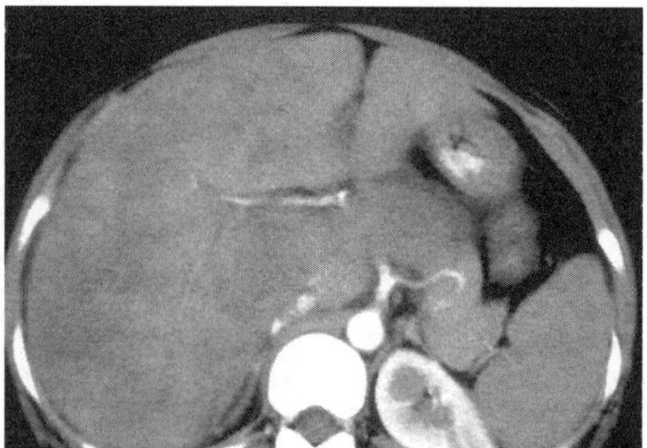

图 10-7-5　与图 10-7-4 同患者。肝脏增强 CT 扫描除显示前述平扫征象外。可见肝内血管系统受压狭窄

MRA 对肝静脉或下腔静脉阻塞远端血栓显示较 CT 更加敏感(图 10-7-6)。

肝静脉和下腔静脉造影，以及静脉压力的测定仍是本症诊断的金标准。直接征象为显示肝静脉或下腔静脉阻塞的程度、平面和长度。阻塞平面可为天幕状、锥形(图 10-7-7)。如导管可顺利通过狭窄段则可使用多侧孔导管跨越狭窄两端同时造影以显示狭窄长度和程度。肝静脉阻塞时下腔静脉造影部分病例可显示特殊征象，即乳头征，表现为在位于肝静脉开口处显示乳头状充缺损，为肝静脉膜性阻塞突向腔静脉或由膜状阻塞的小孔流出不含造影剂的血流而形成(图 10-7-8)。间接征象主要是侧支循环的显示。如肝包膜静脉、椎旁静脉丛的粗、迂曲等(图 10-7-9)。阻塞远端有血栓形成者可见血管内充盈缺损(图 10-7-10)。测量病变远端静脉压对诊断和疗效观察有重要意义。通常肝静脉压高于 15cmH_2O 和下腔静脉压高于 20cmH_2O 可被认为异常。下腔静脉狭窄者应顺序在第 3 腰椎体平面、膈下平面和右心房测压以了解其压力阶差。右心房压力明显升高者不排除是缩窄性心包炎引起的假性 BCS。肝静脉阻塞者常可引起肝尾叶肥大，其对局部下腔静脉压迫形成假性狭窄，往往被误认为下腔静脉狭窄，但测压时下腔静脉压常正常或轻度升高一般不高于 20cmH_2O。

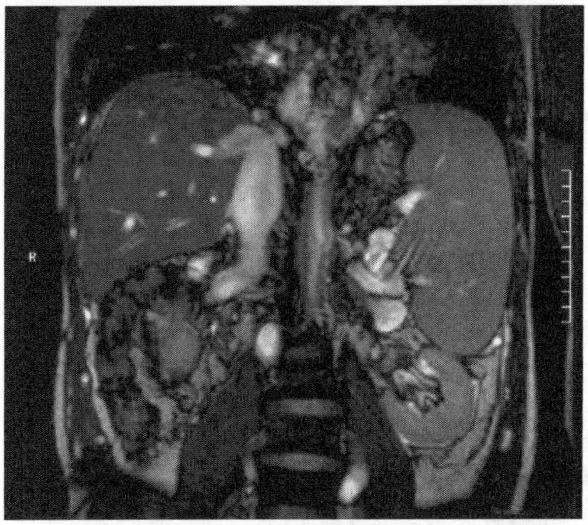

图 10-7-6　MRA 显示下腔静脉近心房处狭窄，下腔静脉远端可见窄后扩张

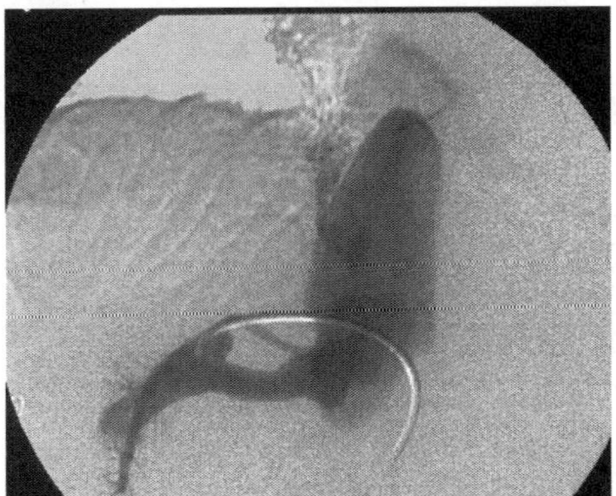

图 10-7-7　下腔静脉近心端阻塞，远心端扩张。阻塞平面为天幕状，形态较圆滑

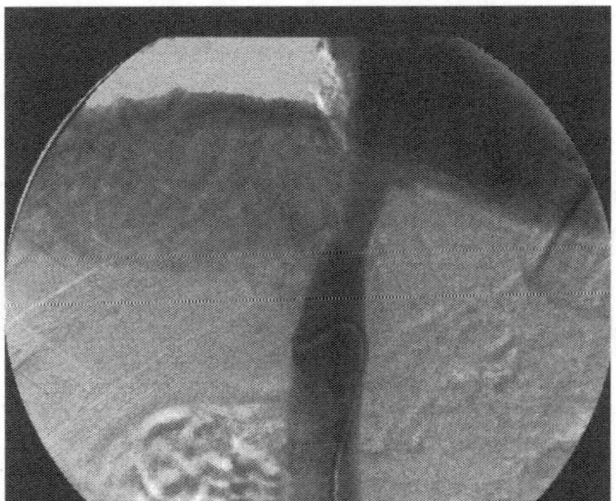

图 10-7-8　下腔静脉造影时在肝静脉开口平面，由于肝静脉不含对比剂血流的冲刷显示出凹向下腔静脉平面的充盈缺损即为乳头征

依据 BCS 的肝静脉和下腔静脉造影的情况可其进行分型。以肝静脉为中心的分型应最为合理。Ⅰ型为肝静脉狭窄、闭塞，是指单纯肝静脉狭窄闭塞。其中有两个亚型，即Ⅰa 型：肝静脉主干或开口部狭窄或闭塞，多为膜性或蹼状明显扩张；Ⅰb 型：肝静脉广泛狭窄或闭塞，常累及主干及分支。Ⅱ型为肝静脉并下腔静脉狭窄阻塞。肝静脉的病变常

位于开口处，少部分为广泛性；下腔静脉病变多为节段性。Ⅲ型为下腔静脉狭窄阻塞而肝静脉开口于其下方，由于下腔静脉压力升高造成肝静脉回流障碍，甚至肝静脉成为下腔静脉的侧支循环，而出现逆行血流。Ⅳ型为罕见的肝小静脉闭塞症，造影显示肝静脉主干并无狭窄闭塞，其末端小静脉扭曲、紊乱。

【治疗方案】

1. 适应证 按照BCS分型中的各型采取不同的治疗方式。Ⅰa型适于肝静脉开通术治疗，Ⅰb型适于经下腔静脉行TIPS治疗或选择门腔或肠腔分流手术治疗；Ⅱ型必须分别行肝静脉和下腔静脉开通术方可有效治疗。Ⅲ型治疗方法相对简单，只要行有效的下腔静脉开通术即可。Ⅳ型可行TIPS治疗。

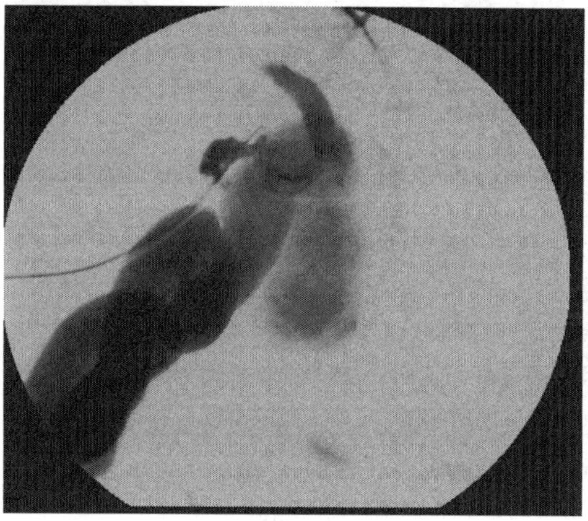

图 10-7-9 由于下腔静脉狭窄导致副肝静脉明显增粗

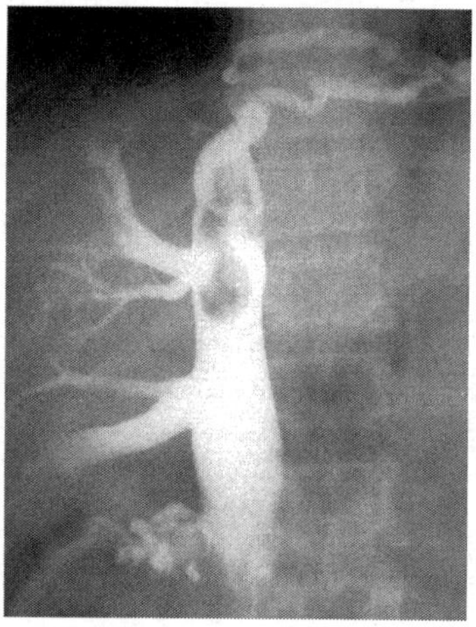

图 10-7-10 下腔静脉近心端狭窄闭塞，其远处可见长条状充盈缺损为血栓形成

2. 禁忌证 下腔静脉阻塞段远端血栓为开通术的禁忌。需先行处理血栓，避免盲目开通引起肺梗死等严重并发症。严重凝血障碍及大量腹水为经皮经肝途径肝静脉开通术的相对禁忌。

3. 技术要点

(1)治疗方式：球囊扩张术为一线且首选的治疗方法。支架植入术只有在球囊成形失败或复发的时候才能采用。对于年轻BCS患者应更加慎重。

(2)插管入路有：经股静脉、经颈静脉和经肝静脉，必要时可联合应用，可提高治疗的技术成功率。经股静脉入路是常规途径，也是下腔静脉开通的首选途径，经颈静脉入路和经肝静脉入路则有利于肝静脉开通术的进行。

(3)开通方式：一般情况下采用钻挤法多可成功开通下腔静脉，合理使用长鞘或导丝硬头有时可增加开通成功率。如不成功可改用穿刺法。穿刺针一般选用房间隔穿刺针，注意正侧位定位以防止穿刺损伤心包造成心包填塞等严重并发症。

(4)造影测压：穿刺成功时应注意按前述方法跨狭窄或闭塞两端再次造影证实是否全程为主干通路，避免经侧支进入给后续治疗带来风险。下腔静脉成形常用直径20～30mm球囊导管，肝静脉常用 15～20mm。术后即行测压及造影复查。造影显示残余狭窄＜30%及静脉压明显下降为成功的标志。

(5)支架植入：如果存在下述情况则考虑置入下腔静脉支架：①术中球囊成形术后血管残余狭窄＞50%，静脉压下降不明显；②首次治疗成功后，经复查显示病变复发、且预计球囊成形术难以取得良好疗效；③下腔静脉狭窄远端陈旧性血栓难以溶解清除，又需开通下腔静脉者；④需行 TIPS 治疗者。下腔静脉建议选用直径为 20～30mm 的网状支架，肝静脉选用直径为 10mm 或 14mm 的网状支架。

案例 10-7-1 患者按照分型判断为 BCS Ⅱ型，用 25mm 和 10mm 球囊分别扩张下腔静脉和肝静脉。3 个月后复查显示下腔静脉通畅，压力正常(图 10-7-11)，肝静脉仍相对狭窄，压力达 36cmH_2O(图 10-7-12)，再用 20mm 球囊扩张。术后显示肝静脉明显扩张(图 10-7-13)，压力下降至 30cmH_2O(图 10-7-14)。临床症状明显好转。

(6)下腔静脉远端血栓的处理：无论是球囊扩张成形或支架植入术，如果开通前下腔静脉造影显示下腔静脉存在血栓则为禁忌证。此类患者处理原则为先行局部插管进行血栓抽吸和(或)溶栓。将导管插至血栓形成区，采用 12～14F 导管鞘进行血栓抽吸。对残留血

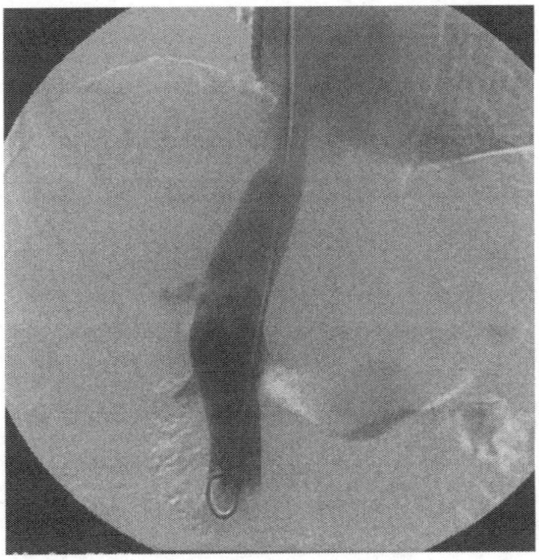

图 10-7-11 与图 10-7-1 同患者。下腔静脉扩张后 3 个月后造影复查显示血流仍通畅

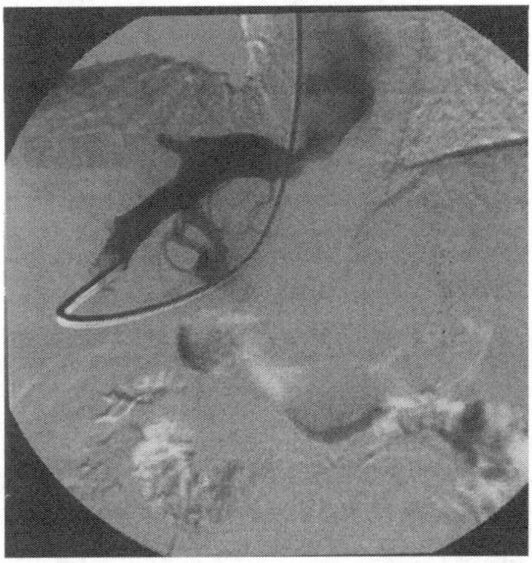

图 10-7-12 与图 10-7-1 同患者。肝静脉狭窄，测压为 36cmH_2O

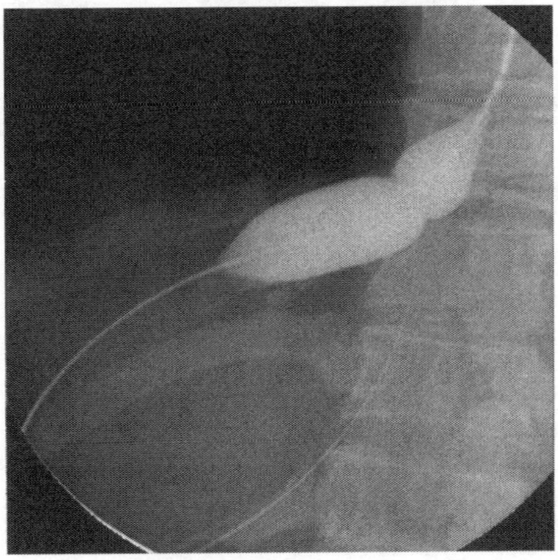

图 10-7-13 与图 10-7-1 同患者。以 20mm 球囊对肝静脉狭窄段进行扩张

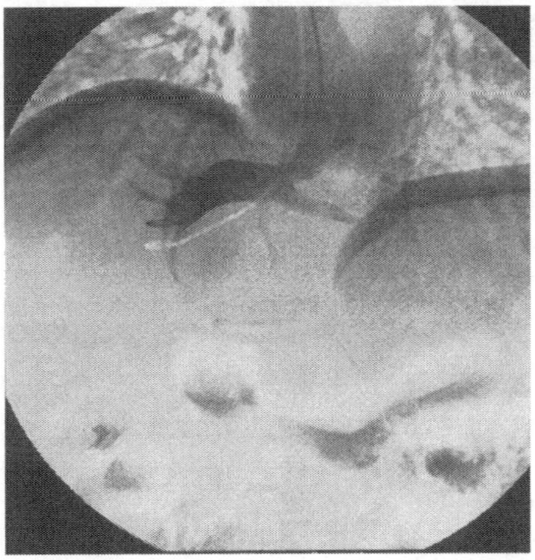

图 10-7-14 与图 10-7-1 同患者。肝静脉扩张后造影复查血流通畅，压力下降为 30mH_2O

栓采用尿激酶 50～100 万 U 持续 24～72h 滴注。如血栓溶解消失，可行上述治疗。机化血栓通常难以溶解，需行下腔静脉开通时，先用 8mm 或 10mm 球囊将阻塞处扩张，随即可置入支架，其可起到压迫和固定血栓的作用，然后视情况用大球囊进一步扩张支架或待其自然膨胀。

【并发症及预防】 BCS 介入治疗的并发症多与技术有关，严重或致死的并发症发生率 1%～3%，主要为阻塞段穿刺所致的心包损伤、心包填塞和血管外穿刺造成的腹腔大出血。偶见下腔静脉开通后血栓脱落造成的肺梗死。上述并发症的出现主要为适应症选择不当和影像解剖不熟悉有关，开通过程中需透视监视和正侧为对比，必要时需超声辅助。

第八节 下肢静脉血栓的介入治疗

【案例 10-8-1】

患者，女性，46 岁。因左下肢疼痛、肿胀 1 天入院。查体显示左侧左下肢肿胀，皮温稍高。B 超显示左侧髂总、髂外及股腘静脉血栓形成(图 10-8-1)。CT 显示髂静脉内血栓已经突入下腔静脉并导致其下段狭窄(图 10-8-2)。化验检查显示血浆凝血酶原时间测定(PT) 13.2s，D-二聚体测定(D-Dimer) 52.66mg/L。

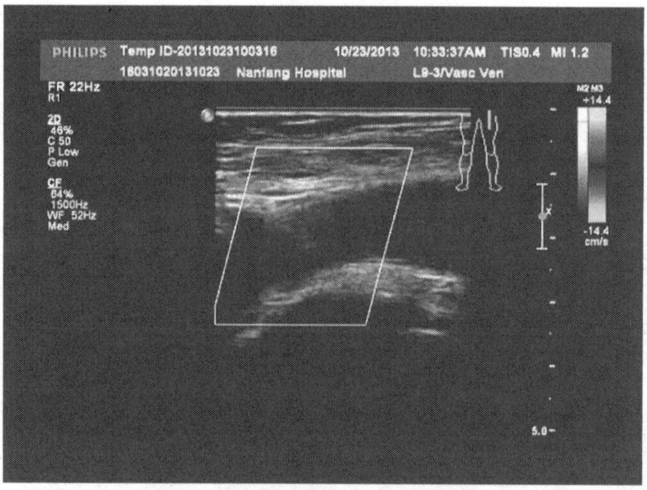

图 10-8-1 彩色多普勒超声显示左髂股静脉内无彩色血流信号，管腔内实质性强回声

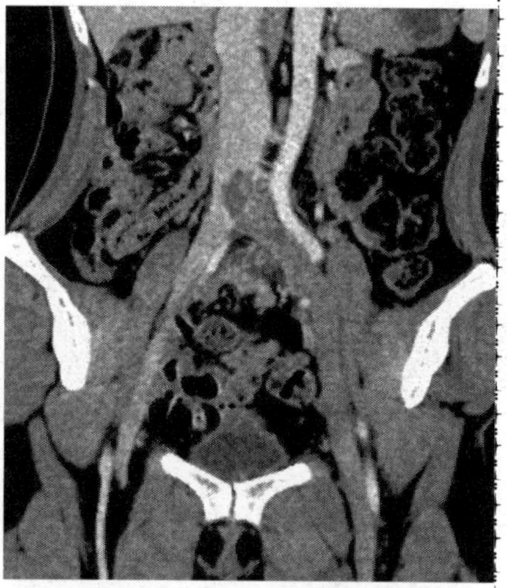

图 10-8-2 与图 10-8-1 同患者。CT 显示左髂股静脉血栓近端已经突入下腔静脉与双侧髂总静脉汇合处

问题：

(1) 下肢深静脉血栓形成临床及影像检查表现如何?

(2) 下肢深静脉血栓介入治疗分几种方式? 步骤如何? 各自适应及禁忌证?

(3) 此患者如何序贯进行介入治疗处理?

深静脉血栓形成(deep vein thrombosis，DVT)常见于下肢，特别是左下肢。血栓形成原因主要有三大要素：静脉壁损伤、静脉血流滞缓和血液高凝状态。静脉壁损伤可启动外源性凝血途径促进血栓形成。长期卧床、妊娠后期及左髂总静脉被夹在右髂总动脉和骶骨峡之间的解剖因素等可造成血流淤滞。长期卧床因缺少肌肉收缩运动而导致血流缓慢，而妊娠后期的盆腔高压和各种先天或后天性的因素造成的左髂总静脉受压亦造成远端血流速度缓慢和远端侧支形成。下肢 DVT 按照部位可分为三种类型：周围型、中央型和混合型。周围型指股浅静脉下段以下的深静脉血栓形成；中央型指髂股静脉血栓形成；混合型指全下肢深静脉血栓形成。

【临床表现】 下肢肿胀、疼痛和浅静脉曲张是下肢 DVT 的三大症状。根据下肢肿胀的平面可初步估计静脉血栓的上界，一般小腿中部以下水肿病变可能在腘静脉；膝以下水肿疼痛可能为股浅静脉；大腿中部以下水肿可能为股静脉；臀部以下水肿可能为髂总静脉；双侧下肢水肿为下腔静脉。根据肿胀的严重程度可以判断静脉血栓的危重程度，仅有一般肿胀而无皮肤表面颜色变化的为常见型，而重型 DVT 则除下肢肿胀外，皮肤颜色已经发生变化，包括股青肿（下肢深静脉严重淤血）和股白肿（伴动脉痉挛持续存在）。疼痛多为坠痛或钝痛，浅静脉曲张多为慢性期侧支循环建立的表现。

【诊断】 多普勒超声为最实用直观可靠的诊断方法之一。下肢静脉可显示病变的深静脉管腔内有实质性回声，部分或全部占据血管腔。DVT 急性期管腔明显增宽，血栓为实质性低回声。慢性期管腔变细，管壁增厚，血栓为实质性较强回声。探头加压后，静脉管腔不能被压瘪（图 10-8-3）。经足背静脉顺行静脉造影目前已经较少使用。经穿刺置入导管造影显示静脉管腔内充盈缺损及阻塞周围大量侧支循环形成（图 10-8-4）。除非静脉血栓形成考虑为盆腔肿瘤压迫引起，一般深静脉血栓形成较少行 CTA 或 MRI 检查。

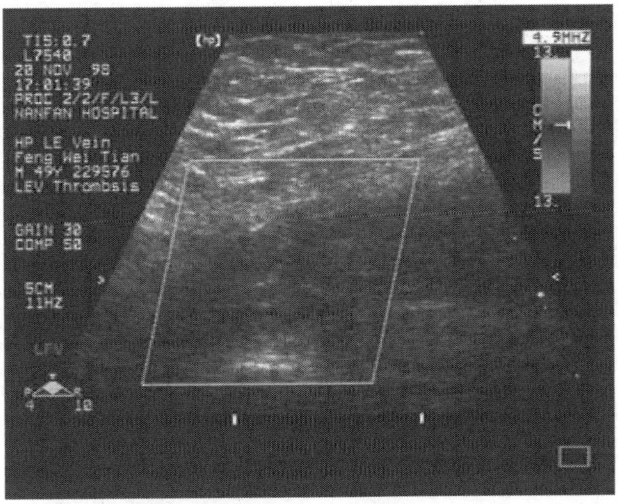

图 10-8-3 彩色多普勒超声显示左股浅静脉血栓，为实质性较强回声。探头加压后，静脉管腔不能被压瘪

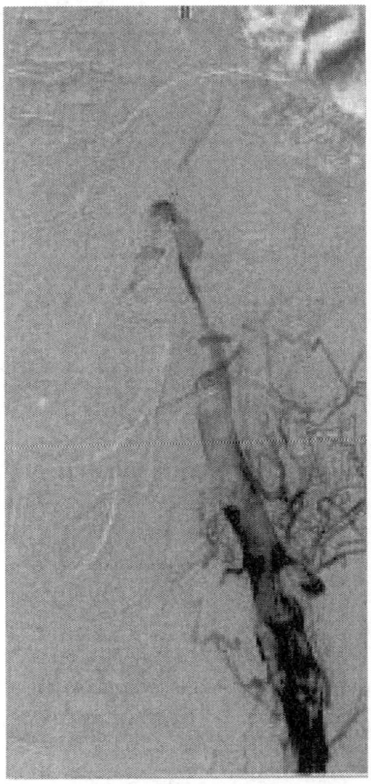

图 10-8-4 左侧髂股静脉穿刺造影见左髂股静脉内血栓形成，呈充盈缺损表现，周围有侧支循环形成

【治疗方案】

1. 抗凝治疗 下肢静脉血栓的一线治疗。一旦明确诊断为 DVT，立即可行抗凝治疗。低分子量肝素安全性较高，出血并发症较少。且其吸收较快，可快速达到预防再发血栓的目的，以速避凝为例，标准用量为 0.4ml，2 次/天。华法林为口服药物，适合

长期持续抗凝，起效相对较慢，一般为介入处理后出院维持治疗时使用，起始剂量常以 2.5mg（1 片）开始，逐渐增量或减量，需经常监测凝血象，维持 PT-INR（国际标准时间）在 2～3 之间。

2. 溶栓治疗

（1）静脉溶栓治疗：周围型下肢静脉血栓的治疗方法主要为静脉溶栓治疗。溶栓药物主要为尿激酶和重组组织型纤维蛋白溶酶原激活剂（r-tPA），其中尿激酶临床应用广泛，常用剂量为 20～100 万 U/d，而 r-tPA 主要用于急症时溶栓，特别是血栓形成时间在 12h 以内者，常用剂量为 100mg/d，根据血栓形成的部位和时间用法不尽相同。部分患者经此项治疗可痊愈。

（2）接触溶栓治疗：中央型和混合型下肢静脉血栓则需要进行接触溶栓或抽栓治疗。将导管插入血栓内或在血栓远端插管行局部溶栓药物灌注术即为接触溶栓，需注意经常跟进复查以调整导管深度。对上述治疗持续 24h 后溶栓效果不明显者或血栓形成超过 1 周者，可先行局部血栓抽吸术。血栓抽吸术主要用于髂静脉血栓，原因主要为此处无静脉瓣，抽吸不至于损害静脉瓣功能，而腘静脉至股静脉段则一般不进行抽吸。通常经病变同侧入路，采用双导丝法，保持一根导丝为工作通道，经另一根导丝引进的 10～14F 导管鞘反复进行抽栓。抽出的血栓经纱布过滤保留称重及送检，了解吸出血栓的性质。此过程进行到血液被顺利抽出其内没有血栓为止。其优点为方便实用且费用低廉，缺点为可造成少量失血。术后需配合留管溶栓 2～3 天并间断复查。

3. 血管成形术　对于溶栓后造影复查显示合并静脉狭窄者，在溶栓治疗中可采用球囊导管扩张狭窄段，效果不理想者溶栓过程结束后可考虑行内支架置入术。左髂静脉压迫综合征患者因其腔内狭窄多由纤维化的“嵴状”突出物引起，一般球囊扩张后仍不能有效解除狭窄，多数患者需行金属内支架置入。支架的直径应选择 12～14mm 为宜。原因是静脉本身无肌层和血流缓慢，直径较小的支架难以维持长期通畅。置入过程中需注意支架覆盖整个狭窄段。术后需注意常规抗凝治疗 6 个月，一般以口服华法林为主，但需要注意监测凝血功能以防止出血并发症发生。

4. 下腔静脉滤器植入术　下肢静脉血栓是否需要置入下腔静脉滤器和何时置入下腔静脉滤器目前仍有争议。下腔静脉滤器分为永久和临时性两种。目前认为其适应证主要为已经发生肺梗死或下腔静脉及髂、股静脉栓形成的患者有下述情况之一者：右侧下肢深静脉血栓患者；存在抗凝治疗禁忌证者；抗凝治疗过程中发生出血等并发症；充分的抗凝治疗后仍复发 PE 和各种原因不能达到充分抗凝者；肺梗死，同时存在下肢深静脉血栓形成者；髂、股静脉或下腔静脉内有游离漂浮血栓或大量血栓；诊断为易栓症且反复发生肺梗死者；急性下肢深静脉血栓形成，欲行经导管溶栓和血栓清血栓。经验上讲发生在右侧的髂股静脉血栓因为其生理曲度较为平直一般建议放置滤器，发生在左下肢的 DVT 放置滤器与否则可根据具体临床情况而定。另外如果存在永久滤器植入禁忌证，可考虑植入临时滤器，需注意在规定的时间内取出。

案例 10-8-1 患者治疗过程如下：从健侧（右侧）入路，插管至左髂静脉内，造影见明显充盈缺损（图 10-8-5）。因考虑到血栓已经波及髂总静脉，本例患者进行了滤器放置，放置滤器为临时过滤器（图 10-8-6）。之后以导管逆行通过髂静脉血栓留置于股静脉水平溶栓。3 天后复查左髂静脉血栓较前明显减少，但仍有充盈缺损，左髂静脉狭窄。即给予球囊扩张并型左髂总静脉支架植入（图 10-8-7，图 10-8-8）。患者左下肢肿胀、疼痛症状消失出院。2 周后再次返院自颈静脉途径取出临时滤器。

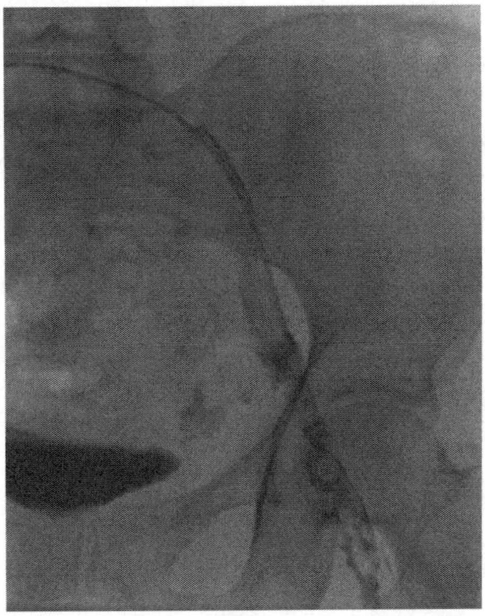

图 10-8-5　与图 10-8-1 同患者。自右侧股静脉穿刺后置管于左侧髂股静脉造影见髂股静脉内血栓形成，呈充盈缺损表现

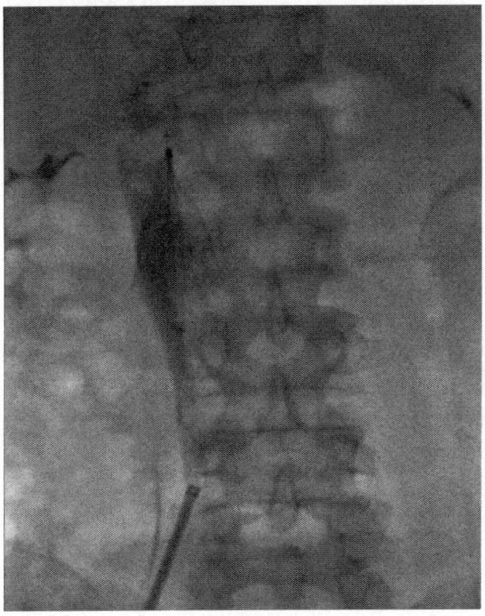

图 10-8-6　与图 10-8-1 同患者。自右侧股静脉途径放置下腔静脉过滤器

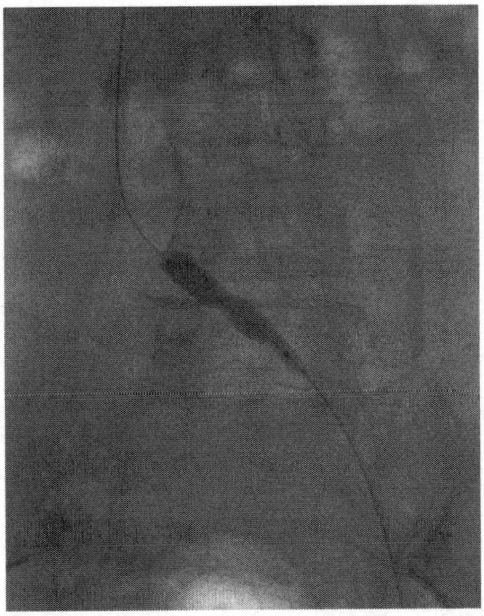

图 10-8-7　与图 10-8-1 同患者。溶栓后左侧髂股静脉内已未见充盈缺损，但左侧髂总静脉开口处有狭窄，以球囊进行扩张

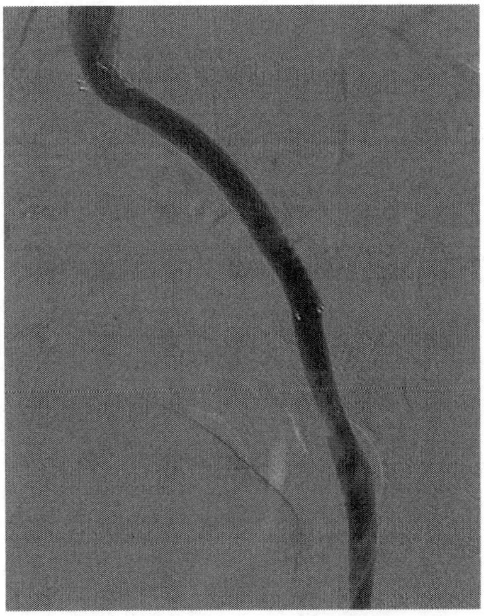

图 10-8-8　与图 10-8-1 同患者。左侧髂总静脉置入支架后造影复查见左侧髂股静脉血流通畅，管腔内无充盈缺损，管腔内径正常

【疗效评价】　技术成功的标志是造影复查闭塞静脉通畅，静脉内膜光滑，侧支循环消失，患者症状完全缓解。但在临床实践中完全形态学的恢复并非易事，原因比较复杂，如残留难以溶解或抽吸的陈旧性血栓，静脉瓣膜和静脉壁的病变等。因此，不必单纯追求

形态学改善，通过综合治疗使患者的症状，特别是肢体肿胀得以改善也是临床治疗有效的表现。

【并发症及处理】 肺梗死仍为下肢深静脉血栓最重要和最危险的并发症。下腔静脉过滤器植入术为预防肺梗死的有效方式，但过滤器植入在抗凝不足的情况下又有血栓形成的风险。因此术后抗凝药物长期口服及严密观察和及时停药需特别注意。出血并发症为另一主要风险，需综合评估患者的耐受性，避免过大溶栓药物用量，必要时结合机械抽栓、碎栓等方式联合应用以提高溶栓效率并提高疗效。

（曾庆乐）

第十一章　骨、肌疾病的介入治疗学

第一节　经皮椎体成形术

【案例 11-1-1】

患者，男性，36 岁。车祸外伤后腰背痛 1 周入院。查体胸背部轻压痛，余无阳性体征。化验检查无异常。X 线及 MRI 示第 12 胸椎体压缩性骨折，椎体后缘骨皮质完整。诊断为“第 12 胸椎体压缩性骨折”（图 11-1-1，图 11-1-2）。

问题：

(1) 经皮椎体成形术治疗机制是什么？

(2) 经皮椎体成形术的介入操作要点是什么？

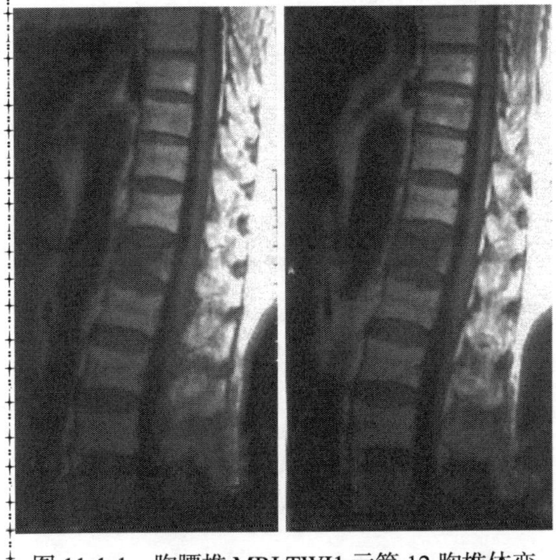

图 11-1-1　胸腰椎 MRI TWI1 示第 12 胸椎体变扁，信号低，后缘完整

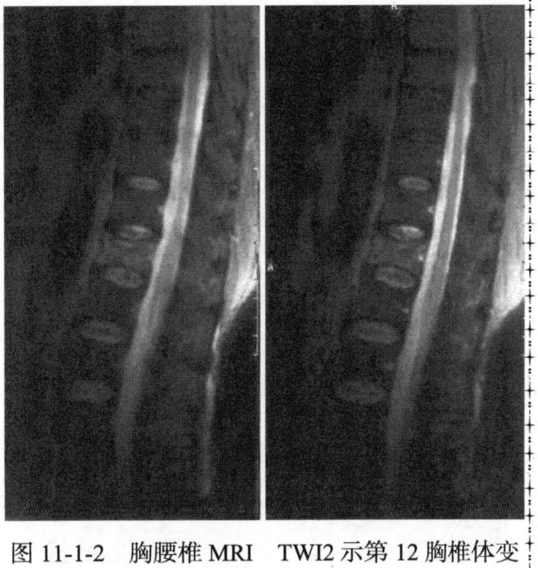

图 11-1-2　胸腰椎 MRI　TWI2 示第 12 胸椎体变扁，信号高，后缘完整，脊髓未见受压

经皮椎体成形术（percutaneous Vertebroplasty，PVP）是在影像引导下，通过经皮向病变的椎体内注入填充物，如骨水泥等，以增强病变椎体的稳定，减轻疼痛，还可以同时行椎体局部病变的介入治疗技术。1984 年放射科医生 Galibert 等首次采用这种方法成功治疗椎体血管瘤，开创了 PVP 的先河。1989 年 Kaemmerlen 等将这一技术成功应用于治疗脊椎转移瘤。1990 年 Galibert 等又进一步提出该技术可扩大应用于椎体恶性肿瘤及骨质疏松症等病变。因该技术能使患者迅速缓解疼痛、创伤小，在临床上得到较快的发展。到目前为止，PVP 已广泛应用于椎体骨质疏松性压缩骨折、血管瘤、骨髓瘤和溶骨性转移瘤等多种椎体良、恶性病变的治疗。

【骨水泥及其止痛机制】 骨水泥，化学名为聚甲基丙烯酸甲酯(polymethyl methacrylic，PMMA)。

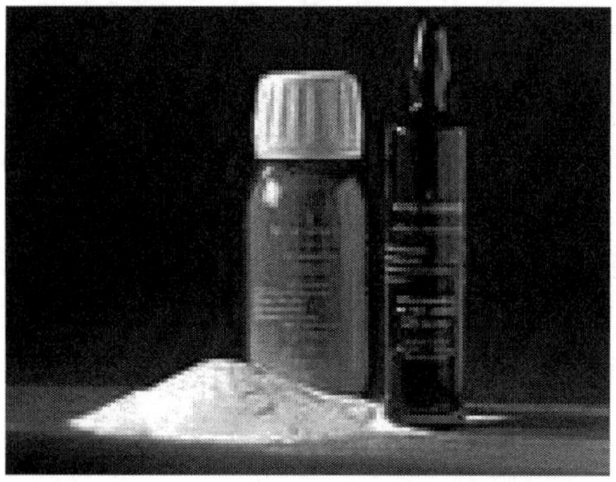

图 11-1-3 骨水泥(白色粉末+液体制剂)

由于它的部分物理性质及凝固后外观和性状颇像建筑、装修用的白水泥，便有了如此通俗的名称。为了便于保存、运输，骨水泥由白色粉末和无色带刺激气味的液体两部分制剂组成(图 11-1-3)，使用时，只要按一定比例将它们倒在一起调和，即可在室温下发生聚合反应。开始像砂浆，进而如同稀粥，接着变成面团一样，可以揉捏、挤压成任意形状，最后逐步固化，整个过程只有十几分钟。

PMMA 单体有细胞毒性作用，导致肿瘤细胞脱水凝固，最后凋亡；将微小骨折固定，不再因上下挤压、左右摩擦而刺激痛觉神经末梢，骨水泥聚合反应过程中释放出的热量可达 72～78℃，其热效应足以使肿瘤组织和椎体痛觉神经末梢坏死，骨水泥凝固后，可截断肿瘤血供，使肿瘤组织坏死，变硬的骨水泥增加了椎体的支撑力，维持脊柱功能。

【适应证】 PVP 适应证包括各种良、恶性病变引起的椎体压缩骨折的患者。

1. 疼痛性脊椎血管瘤 多为良性病变。放疗曾为主要的治疗手段，但由于可引起各种并发症，有逐渐被 PVP 取代的趋势。

2. 脊椎恶性肿瘤 脊椎溶骨性转移瘤、骨髓瘤和淋巴瘤等常伴有剧烈的疼痛，行 PVP 术能在较短的时间内缓解疼痛，增加椎体强度，且可与放疗、化疗结合以增加疗效。由于此类患者常为多灶性，部分患者一般情况差，手术较为困难。放疗多需 1～2 周才有止痛作用，且影响骨重建，增加椎体塌陷的机会。因此，PVP 的应用得到推广。

3. 骨质疏松所致压缩性骨折 常发生于老年患者，以往多采用药物治疗和卧床休息。因活动量减少，骨质疏松往往更加严重，容易再压缩，形成恶性循环。PVP 能在较短的时间内止痛且增加脊椎强度，避免骨质疏松进一步加重。

【禁忌证】

1. 相对禁忌证 ①疼痛时间＞12 个月。②无症状的椎体压缩性骨折或骨质疏松的预防性治疗。③广泛椎体骨质破坏，椎体塌陷＞90%。④椎体塌陷或肿瘤扩散后移的骨碎片所致椎管受压＞20%或压迫神经根。⑤成骨性转移。⑥一次同时治疗 3 个或以上节段。

2. 绝对禁忌证 ①有出凝血功能障碍者。②椎体骨髓炎。③严重心肺肝肾功能不全。④对手术所用的物品过敏。

【术前准备】 手术前行 X 线、CT 和(或)MRI 等检查，明确受累椎体的部位和数量、椎体的塌陷程度、溶骨破坏程度、椎体后壁的完整性、椎弓根侵犯程度、脊髓受压情况。常规检查心肺功能、血糖、出凝血时间、肝肾功能、碘过敏试验等。术前签署手术同意书。术前 15min 予以吗啡 10mg 肌内注射。

【操作技术】 穿刺入路有以下几种。

1. 颈椎 患者取仰卧位。肩下垫枕，两肩尽量下移，头部后仰。于侧位透视下，选定病变椎体平面。根据选定椎体平面的标记，在气管和颈动脉之间确定皮肤穿刺点。局麻后用中指和食指于气管与颈动脉间隙按压至椎体前缘，同时将气管推向对侧，于侧位透视下，将穿刺针自颈动脉内侧 0.5～1.0cm 处与椎体矢状面呈 15°～20°插入到病变椎体。理想的进针深度是：侧位透视穿刺针尖到椎体前 1/3，正位透视下针尖应位于椎体中心或略偏左或右 0.3cm。

2. 胸腰椎　经椎弓根穿刺是常用的方法。在不影响针尖在椎体内位置的情况下，尽量沿椎弓根在椎体上投影的外缘进针。上位胸椎的椎弓在椎体上投影较小，必要时可在肋头和椎弓根之间进针。椎弓根不宜反复穿刺，否则造成椎弓根医源性破坏，穿刺道扩大，骨水泥渗漏。进针的深度，即针尖的理想位置应位于椎体中前 1 / 3 处。

本节以最常用的腰椎为例介绍 PVP 的操作技术，具体如下。

(1) 确定皮肤进针点患者取俯卧位：于病变椎体棘突旁，在 X 线透视下定位椎弓根的体表位置，用甲紫标记。常规碘酒、乙醇消毒铺巾，1%利多卡因 8～10 ml 局部浸润麻醉。

(2) X 线透视引导下进针：正位像上将针尖置于椎弓根椭圆皮质影中心偏外侧，向内倾斜 10°～15°缓慢进针。侧位像上观察穿刺针尖达椎体前、中 1/3 交界处，停止进针。用普通 5ml 注射器抽取 3～4ml 造影剂向椎体内注射，推注时无阻力(图 11-1-4)。正、侧位透视下观察造影剂的流向，确认无椎管内渗漏，开始调制骨水泥。

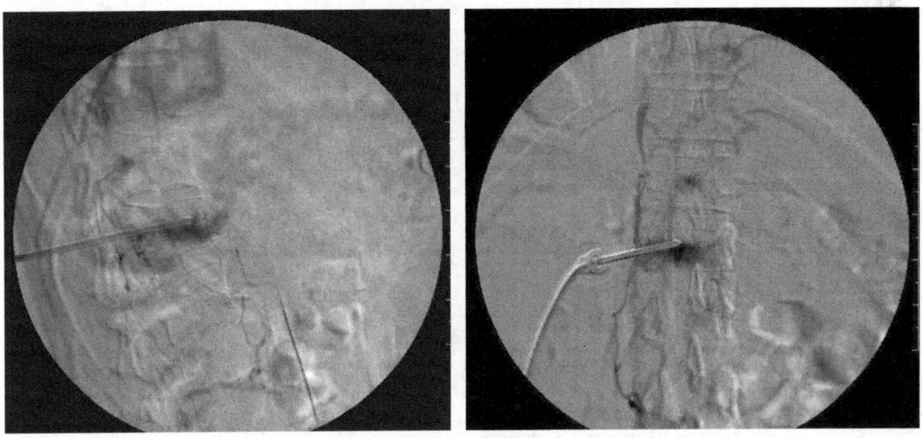

图 11-1-4　针尖位置准确后注入造影剂，未见静脉显影及外渗

(3) 骨水泥的配置：粉剂与水剂之比为（13～14g）：10ml，调制方法：术中粗略地以注射器称量 13～14ml 粉末(相当于 13～14g)，倒于不锈钢或塑料碗中；在碗中加入 10ml 的液态单体；用匙子搅拌混合物直到粉末完全溶解，当骨水泥呈现为融化的冰激凌样物质并可以从 1ml 的注射器头部缓慢的滴下时就可以准备注射了。这样调制的骨水泥的工作时间为 8min 左右。可以通过调节粉末成分的含量来控制混合物的黏度。成骨性病变需要低黏度骨水泥，则可以把粉末含量降到 11～13g；对于严重的浸润性椎体血管瘤或破坏严重的椎体恶性肿瘤，则可以把粉末含量提升到 15～16g，以便提高骨水泥黏度。

(4) 骨水泥的注入：选用多个 1ml 和 2ml 的专用注射器，快速抽取骨水泥至注射器内，向椎体内注射。侧位透视下边注射边观察骨水泥在椎体内的流向，直至达预定注射量，以病变程度不同，用量一般为 3～6ml，若有椎管内渗漏时即刻停止注射。

注射完毕后立即插入针芯，拔出穿刺针。压迫数分钟止血，维持原体位约 15 min，使骨水泥充分固化(图 11-1-5，图 11-1-6)。

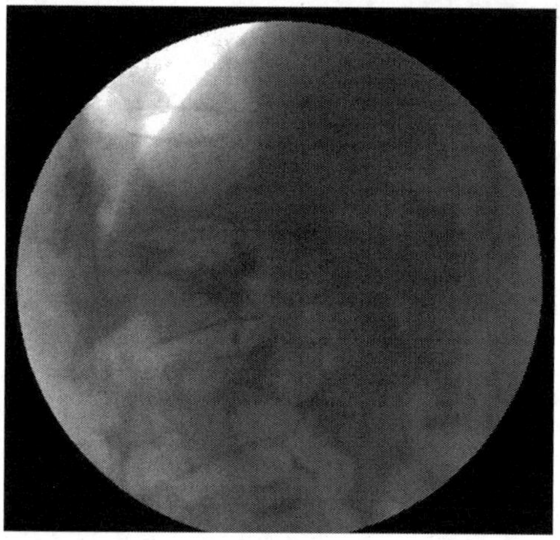

图 11-1-5　骨水泥注射完毕后摄片，骨水泥在椎体内无外渗

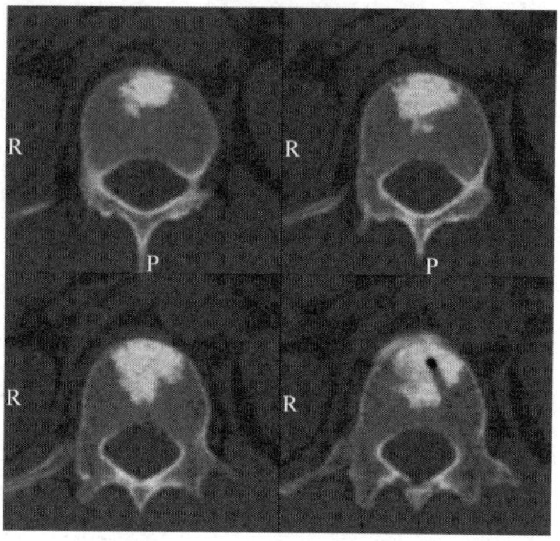

图 11-1-6　术后 CT 扫描可见骨水泥在椎体内呈高密度

【术后处理及随访时间】 术后患者卧床休息 12 h。观察生命体征。抗炎、止血治疗 2～3 天。随访时间为术后住院期间 3～7 天及 3～15 个月。

【疗效评价】 临床疗效主要是疼痛缓解和脊柱稳定性加固。据报道，PVP 术后，60%～80%恶性肿瘤患者疼痛症状缓解，91%患者可减少止痛药应用。对骨质疏松的治疗早期报道的有效率＞70%，具有显著的止痛效果，绝大多数在术后 24h 疼痛显著缓解。

本案例患者用了骨水泥约 5ml，术后骨水泥沉积良好，腰背部疼痛迅速减轻，2 天后出院。

【并发症及其预防】 主要并发症发生率较低，骨质疏松的治疗并发症发生率小于 1%，肿瘤的治疗小于 5%。主要并发症如下。

1. 脊髓及神经损伤 骨水泥外漏进入椎管或椎间孔引起的脊髓或神经损伤导致的神经功能缺失包括下肢无力、感觉障碍、括约肌功能障碍甚至瘫痪。

2. 肺栓塞 渗漏入椎旁静脉造成微栓塞、经下腔静脉回流引起肺栓塞。

3. 其他 少数包括过敏、相邻椎体和肋骨骨折、感染等。

PVP 并发症预防：①选择合适的病例；②使用高质量透视设备实时监控；③合理调整骨水泥的黏稠度、注射时段及速率。

第二节　股骨头无菌性坏死的介入治疗

【案例 11-2-1】

患者，女性，40 岁。左髋疼痛 3 年多，行走时加剧。平片显示左股骨头密度减低，可见多个囊性病变，股骨头变扁(图 11-2-1)。诊断为“左股骨头无菌性坏死”。

问题：

(1)股骨头无菌性坏死的介入治疗的机制是什么？所用的药物有哪几类？

(2)股骨头的供血动脉有哪些？

股骨头无菌性坏死(ANFH)是常见的髋关节疾病，治愈率低，致残率高。非创伤性股骨头坏死是由多种疾病或致病因素共同作用所致，但仍有些因素至今不明。股骨头无菌性坏死可发生于任何年龄，但以 30～60 岁最多，无性别差异。早期如未给予合适治疗，70%～80%的患者可出现渐进性股骨头塌陷，继发退行性骨关节炎而致残。晚期股骨头坏死需行髋关节置换术。因此，理想的治疗应在早期采取有效治疗措施，以防止股骨头塌陷，保存关节功能，避免或延缓行髋关节置换术。但目前尚无满意的早期治疗手段。临床上多采用外科手术治疗，如髓芯减压、游离骨移植等，其近期疗效明显，但远期效果不理想。介入治疗是基于股骨头血液循环障碍而导致缺血这一核心问题，采用经股骨头主要供血动脉局部直接灌注大剂量溶栓剂、血管扩张药等，以改善股骨头局部血液循环，利于股骨头骨质结构的修复。该方法创伤小，操作上简便易行，属于保全股骨头的微创治疗，已在临床得到认可，并逐步应用。

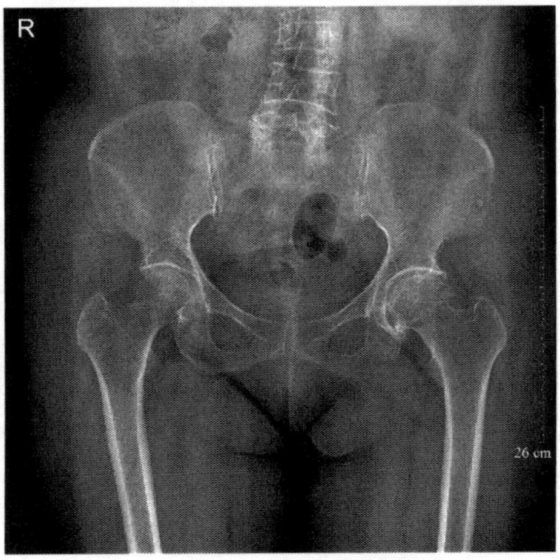

图 11-2-1　左股骨头无菌性坏死

【病因分析及治疗机制】　股骨头缺血坏死的原因很多，其中髋关节外伤、大量应用激素、乙醇中毒是常见的致病原因。多数学者认为股骨头的供血动脉以旋股内动脉为其主要供血动脉(图 11-2-2)。它分出上、下支持带动脉，其中上支持带动脉又分出上干骺动脉(分布于股骨头外上 2/3)和外侧骨骺动脉(分布于内侧 1/2 股骨颈)，下支持带动脉发出下干骺动脉(分布于内侧 1/2 股骨颈)。其次闭孔动脉通过髋臼支供血圆韧带动脉，终端为骨骺内动脉，主要分布于头下 1/3。另外，旋股外动脉发出的髓内支自股骨干和大粗隆处向上走行于骨皮质下，终止于股骨颈近侧。外伤时易造成上述股骨头和颈部血液供血动脉的断裂和栓塞，以旋股内动脉为主。此处血管较细小，易发生损伤并较少形成侧支循环。长期使用激素等药物，可使血液黏稠度增加，也易导致此处血管栓塞，造成股骨头缺血性坏死。

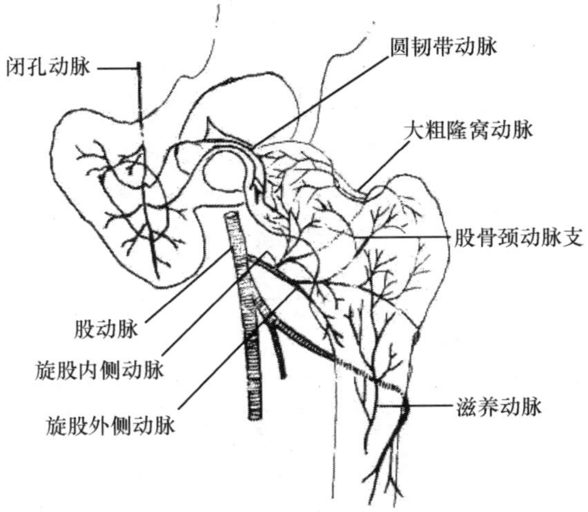

图 11-2-2　股骨头血供示意图

介入治疗是经股动脉穿刺插管，将导管超选择插入股骨头的主要供血动脉后，经导管直接灌注溶栓药物和扩血管药物，使闭塞的微血管重新开放，侧支循环的微血管扩张，改善股骨头的血供，使缺血骨重新恢复血液循环，促进坏死骨的吸收、新骨的形成，有利于股骨头的修复。

【诊断和分期】　股骨头无菌性坏死的主要临床症状是患髋疼痛、活动受限及间隙性跛行。需要鉴别诊断的疾病有：髋关节骨性关节炎、类风湿、强直性脊柱炎、化脓性关节炎和滑膜结核等。化验检查可排除部分活动性类风湿、强直性脊柱炎和关节结核等病。股骨头缺血性坏死的诊断主要靠影像学检查，有 X 线、CT、MRI 和 ECT 等。其中 X 线片及

CT 均反应的是骨内矿物质含量的多少，难以显示股骨头缺血性坏死的缺血坏死期。只有到了骨修复期引起骨坏死区及周围的矿物质含量有较大变化时才能在 X 线片及 CT 上表现出来。因此，X 线及 CT 对股骨头无菌性坏死诊断的分期基本相同。MRI 是股骨头缺血性坏死早期诊断最为特异和敏感的，准确率可达 100%。其典型表现为病变区 TWI1 呈低信号，TWI2 呈高信号。ECT 可反映 ANFH 早期血流减少和代谢低下状态，对 ANFH 早期病变敏感，但特异性不高，一般只用于对 ANFH 高危人群早期筛查。

ANFH 分期目前国内应用较多的是依据 X 线的 Ficat 四期法：

Ⅰ期：髋痛僵硬，活动受限，X 线没有特殊征象，或有骨小梁轻度不均，或有斑点状稀疏区。

Ⅱ期：股骨头外形正常，有囊性变和不规则硬化。

Ⅲ期：股骨头连续性断裂，顶端有塌陷或变扁。

Ⅳ期：股骨头塌陷变扁合并髋臼骨性关节病。

ANFH 的早期诊断和早期治疗是关键。对 ANFH 的早期治疗，目前临床上尚无满意的方法。介入治疗做了有益的探索，并在临床上得到了初步应用。

【适应证和禁忌证】 Ficat 分期Ⅰ和Ⅱ期 ANFH 为介入治疗最佳适应证，疗效较好。Ⅲ期和Ⅳ期多为改善症状和恢复部分功能，或延缓病情变化。无绝对禁忌证，如碘过敏或凝血功能障碍为禁忌证。

【介入治疗操作要点】 一般采用 Seldinger 穿刺技术，经对侧股动脉穿刺插管，将 4～5F cobra 导管插入对侧髂总动脉造影，了解旋股内动脉、旋股外动脉和闭孔动脉等动脉的走向和分布，再将导管超选择插入股骨头供血动脉造影。缺血型表现为股骨头分支血管稀少或呈枯枝状改变。明确导管位置无误后，沿导管分别缓慢注入溶栓、扩血管及骨营养药物，即：稀释盐酸罂粟碱 30mg，尿激酶 30 万～50 万 U，低分子右旋糖酐 80～120ml，复方丹参注射液约 30ml 等药物，灌注时间为 30min 左右。如果一次治疗临床症状改善不显著，术后 30 天可行 2 或 3 次重复介入治疗。

【术后处理】 术后卧床休息 1 周，患肢抬高 30°～50°，严禁过多旋内或旋外。同时，患肢静滴尿激酶 50 万 U 共 5 天；也可同时静脉应用低分子右旋糖酐及丹参等药物，常规口服鱼肝油，钙片 3～4 周。肠溶阿司匹林片及胰激肽释放酶 3～6 个月。出院后杵双拐 1 个月，避免患肢过多负重。

【复治时间】 各期至少需 3 次灌注治疗。1 个月后复治 1 次，半年后再复治 1 次。

【疗效评价】 患者疼痛是否减轻、消失。髋关节前屈、后伸、外展、内收、旋内、旋外活动范围是否有改善。与术前相比是否血管管径增粗延长、分支增多，显影时间是否缩短，骨坏死囊变区是否染色变浅。影像学上是否坏死骨有吸收，新骨是否有形成。总的来说，经动脉介入治疗股骨头无菌性坏死其近期有效率可达 85%。远期疗效不明确。外伤、激素、酗酒引起的股骨头坏死早期病变疗效较好，而类风湿性关节炎引起的股骨头坏死疗效差；年龄越小，病程越短，疗效越好，而年龄大，病程长，合并骨质增生、髋关节狭窄的疗效差。

前述案例患者术后疼痛减轻，15 天后行第 2 次治疗，术中造影可见旋股内动脉分支较前增粗，分支增多。

第三节 骨肿瘤的介入治疗

【案例 11-3-1】

患者，男性，34 岁。半年前无明显诱因出现腰痛、排大便困难，伴会阴部、双下肢麻木无力。逐渐发展为双下肢肌肉萎缩，活动受限，不能站立行走。骶尾部亦出现压痛明显的肿块，呈强迫性俯卧位。CT 和 MRI 示骶尾部肿瘤，考虑脊索瘤或骨巨细胞瘤(图 11-3-1)。

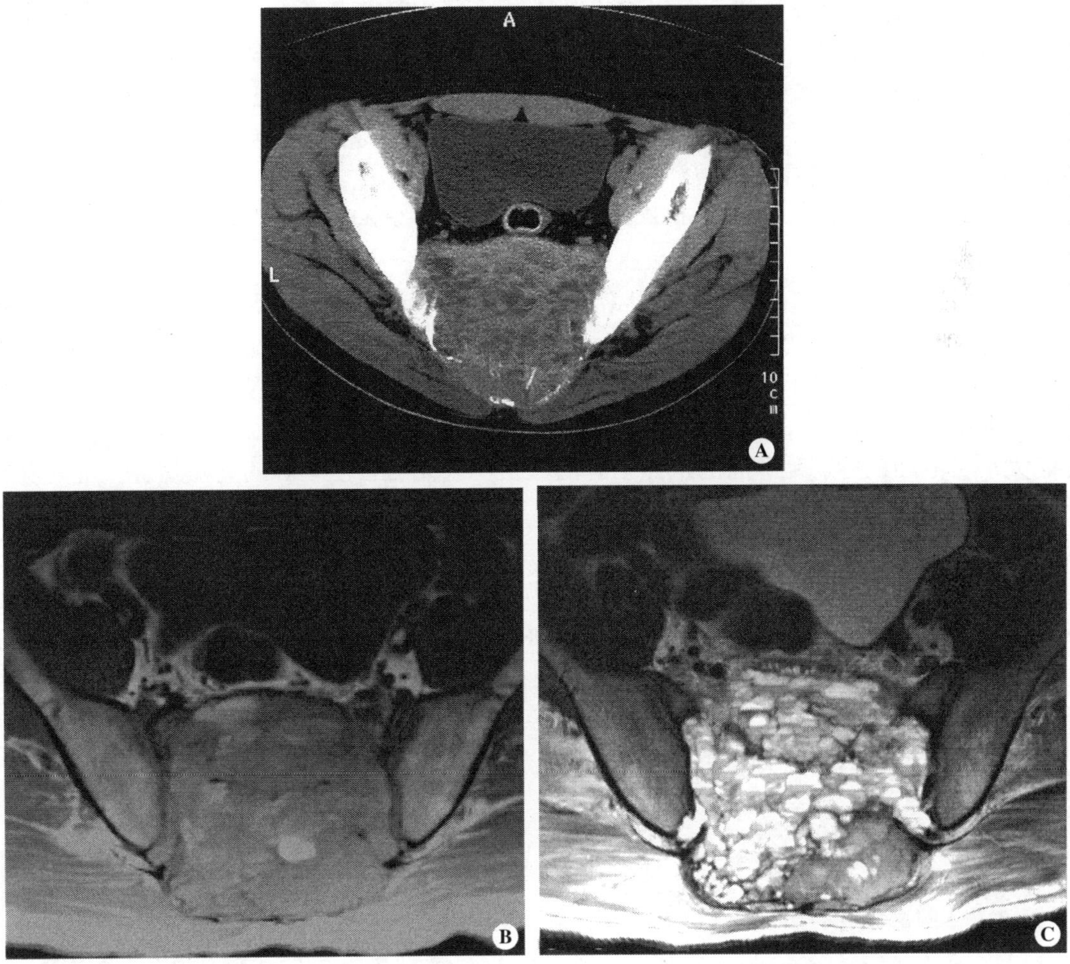

图 11-3-1 CT(A)和 MRI-TWI1(B)，TWI2(C)示骶尾部肿瘤

问题：

(1)骨肿瘤的血管内介入治疗方法有哪些？

(2)恶性骨肿瘤的血管造影表现有哪些？

【概述】 骨肿瘤是骨骼系统的常见病之一，主要以外科手术治疗为主。可以行介入治疗的良性骨肿瘤和肿瘤样病损主要有骨巨细胞瘤、脊索瘤、骨静脉畸形(骨血管瘤)和动脉瘤样骨囊肿等，骨恶性肿瘤有来源于成骨组织的骨肉瘤、软骨肉瘤、骨纤维肉瘤，也有来源于骨的附属组织和骨髓组织的骨尤文肉瘤、骨血管肉瘤、骨网状细胞肉瘤等，还有来源于骨外组织的骨转移瘤等。目前骨肿瘤的诊断主要靠 X 线、CT、MRI 和 ECT 等，DSA 在骨静脉畸形或血管相关性疾病上仍有不可替代的作用。

【适应证】 良性骨肿瘤和肿瘤样病损以外科手术治疗为主，对于发生在骨盆、椎体等部位的病灶手术治疗较为困难者，介入治疗可发挥一定的作用。

骨恶性肿瘤强调以综合治疗为主，手术切除病灶仍是最主要的治疗方法。介入治疗作为其中之一的手段，其目的在于：

(1) 在术前进行化疗栓塞，可以缩小肿瘤灶，在肿瘤表面形成假包膜，从而减少术中出血，提高病灶的切除率，降低致残率，在保肢疗法中具有重要意义。

(2) 术中治疗结合术后的介入治疗可以减少肿瘤复发率，延长患者的生存时间。

(3) 对于不能手术，拒绝手术或术后复发的患者，介入治疗作为一种姑息治疗手段，可以减轻或消除患者的症状，减轻患者的痛苦，达到提高患者生命质量的目的。

(4) 对于脊柱/骨盆、颅底等手术治疗困难的部位，介入治疗与放射治疗配合已成为主要的姑息治疗手段。

【禁忌证】 骨肿瘤的血管内介入治疗无绝对禁忌证，严重的凝血功能障碍、感染或多器官功能衰竭的患者为相对禁忌证。

【手术操作及造影表现】 技术要求同其他介入治疗，动脉插管一般取股动脉入路。采用 Seldinger 技术插管，导管头端置于肿瘤区供血动脉主干做造影，以全面了解肿瘤的部位、大小、范围，特别是肿瘤的供血动脉的数目，有无与脊髓动脉的危险吻合，是富血或乏血，有无肿瘤染色，以及有无动静脉瘘等，然后尽可能将导管头端超选择插入肿瘤供血动脉的最远端，进行动脉内的化疗灌注和(或)栓塞。

良性骨肿瘤的血管造影表现大部分表现为乏血性病灶，供血动脉不增粗，肿块周围血管被推压移位。但也有一部分病变表现为富血供病灶，有新生血管及肿瘤染色，但早期静脉引流和动-静脉瘘极少见。恶性肿瘤的造影表现为供血动脉增粗，可见不规则肿瘤新生血管及血管湖、动-静脉瘘等，实质期肿瘤染色。

介入治疗的方法主要有以下两种：

一、血管内治疗

1. 动脉内灌注化疗

(1) 大剂量冲击疗法：是最常用的方法。一次性灌注大剂量的化疗药物后即拔管，一般在一个月后重复灌注化疗。常用药物有氟尿嘧啶(5-FU) 500～1000mg、顺铂(CDP) 120～200mg、阿霉素(ADM) 30～50mg、丝裂霉素(MMC) 6～10mg 等，单独或联合使用，联合应用时要适当减少剂量。术后要注意保肝，保肾治疗，同时给予静脉解救剂硫代硫酸钠的双路疗法，可减轻 CDP 对肾脏的毒性。

(2) 皮下埋置微型药盒灌注法：该方法是在插管灌注化疗后将特制的导管保留于靶血管内，外端接微型储药盒，将药盒埋于胸部或下腹部皮下。通过储药盒注射药物可进行定时冲击性化疗或持续性化疗。

(3)保留导管定时灌注法：该方法是将导管插入靶血管后保留导管定时进行药物灌注。具体用药方法不定，可持续性小剂量灌注，也可隔日交替用药。

2. 栓塞治疗 骨肿瘤的栓塞治疗是通过选择性的动脉插管，向骨肿瘤的供血动脉注入栓塞剂，以栓塞肿瘤血管，从而达到肿瘤缺血坏死缺血的目的，对良性骨肿瘤可以达到微创治愈，对恶性骨肿瘤往往结合动脉内灌注化疗，施行化疗栓塞，可以缓解症状，减少术中出血，利于手术保肢和姑息治疗。

栓塞材料选择：作为术前栓塞，以明胶海绵为首选，作为介入治疗手段，可选用明胶海绵和钢圈、PVA、无水乙醇等永久性栓塞材料。碘油作为末梢栓塞剂能进入肿瘤的微小血管内，有利于防止微循环水平上的侧支循环形成，造成肿瘤组织完全坏死。肿瘤可与化疗药物混合，延长药物作用时间。

单纯栓塞可用于良性骨肿瘤的微创治疗，如骨血管瘤、动脉瘤样骨囊肿、骨巨细胞瘤、幼年性血管纤维瘤等，部分较小肿瘤甚至可完全治愈，无需手术。也适用于肿瘤巨大需行瘤段截除血供丰富估计出血较多的肿瘤，如破坏范围较大的动脉瘤样骨囊肿和骨巨细胞瘤。

临床最多的是对恶性骨肿瘤的化疗栓塞，即插管成功后先灌注化疗药再栓塞肿瘤血管，目前应用化疗栓塞的目的主要有以下两个。

一是术前化疗栓塞，适用于各种恶性骨肿瘤，因血供丰富疗效明显，如骨肉瘤、恶性骨巨细胞瘤、恶性纤维组织细胞瘤、转移瘤等。术前化疗栓塞可以减轻症状缩小肿瘤，促使假包膜形成，减少术中出血提高保肢手术成功率，减少局部复发，最大限度保留肢体功能。骨盆、骶尾部肿瘤、头颈部肿瘤及其他脊柱肿瘤因部位深而且供血丰富尤其适合术前化疗栓塞。

二是姑息治疗，对不能手术或拒绝手术的恶性骨肿瘤患者，化疗栓塞可限制肿瘤的生长，减轻症状，缓解对化疗放疗等治疗无效的顽固性疼痛，提高患者的生存质量。

【疗效评价】 恶性骨肿瘤的动脉内灌注化疗及栓塞的短期疗效是肯定的，这可通过以下几点来评价：

(1)临床症状改善。

(2)碱性磷酸酶下降。

(3)影像学检查见新生骨化，肿块变小，边界变清，包膜形成。同位素骨显像可见肿瘤区放射性物质浓度变淡。

(4)血管造影见肿瘤血管减少，消失，紊乱血管改善，供血动脉干变细，肿瘤染色变淡，瘤体变小等。

(5)组织病理学检查见灌注化疗后的肿瘤内的许多小血管内皮变性，坏死，进而使血管狭窄闭塞使肿瘤组织缺血坏死。

(6)镜下可见细胞核破坏，异常的有丝分裂减少或消失，肿瘤细胞肿胀等改变。

本案例经右肱动脉插管后行腹主动脉下端造影，显示双侧髂内动脉向肿瘤供血，可见明显肿瘤染色(图 11-3-2)，用微导管逐支超选择进入各支供血动脉，用 200μm 的 PVA 颗粒栓塞，再行腹主动脉下端造影肿瘤染色消失。次日患者行骶骨尾肿瘤切除术。术前估计出血约 6000ml 以上，术中实际出血仅 1800ml。病理示骨巨细胞瘤(Ⅱ级)。

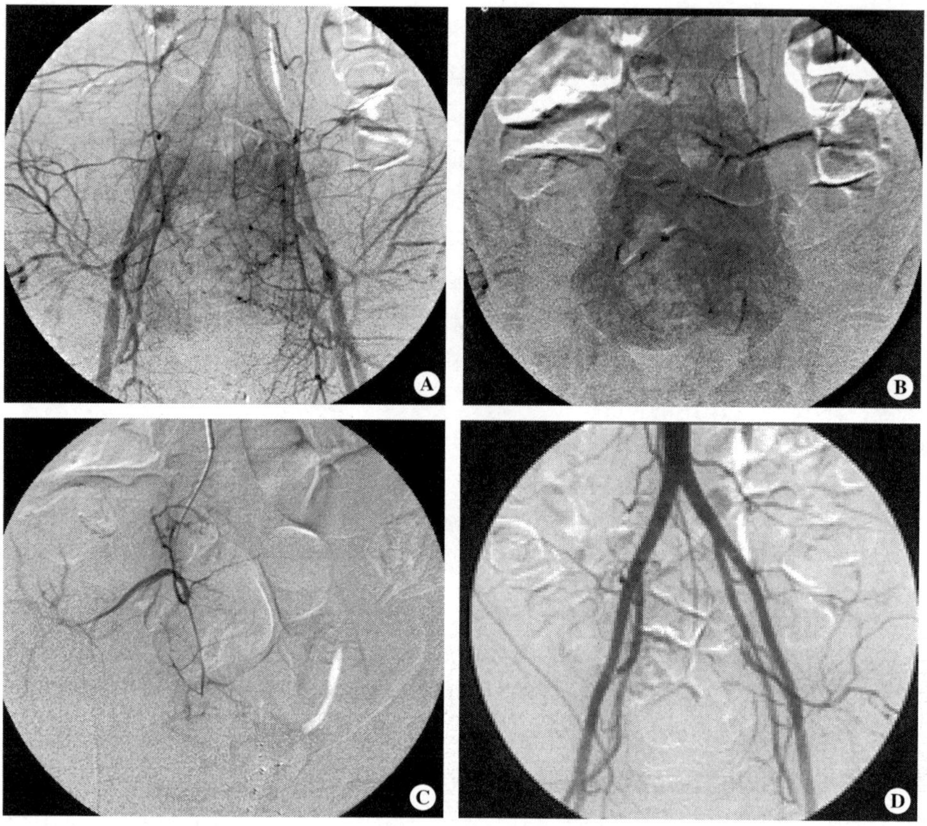

图 11-3-2 自右肱动脉穿刺行腹主动脉下段造影，显示双侧髂内动脉向肿瘤供血(A)，较多细小血管，可见肿瘤染色(B)，用微导管逐支超选择进入各支供血动脉(C)，以直径 200μm 的 PVA 颗粒栓塞，再行腹主动脉下段造影肿瘤染色趋于消失(D)

【并发症及其防治】 骨肿瘤栓塞治疗常见并发症是栓塞后综合征，主要见于四肢骨肿瘤，表现为病变部位疼痛加重、肿胀、不同程度的发热等。一般在栓塞术后 1 周内出现，2～5 天缓解。

严重并发症少见，有异位栓塞，血栓形成和局部皮肤缺血坏死，特别是误栓脊髓根部大动脉致截瘫，因此栓塞时要十分熟悉栓塞部位的血管解剖，选择合适的导管和栓塞剂。操作要轻柔、熟练，掌握注射压力，切忌在供血动脉入口处注射栓塞剂。栓塞过程中要严密监视以防栓塞剂反流，同时注意抗凝，对骨肿瘤供血血管伴存大量分支分布者栓塞时应注意勿注入大量的栓塞剂，不要使用永久性末梢血管栓塞剂，以免引起局部皮肤的缺血坏死。骨盆区域的肿瘤主要由髂内动脉供血而盆腔内血供存在着髂内外动脉的广泛吻合支，只要栓塞剂不到达毛细血管水平，仅使用明胶海绵和钢圈不会造成脏器与盆壁的损伤，四肢区域的组织血管吻合支较少，栓塞后并发症较多，栓塞治疗结束后要密切观察肢体血供、感觉和运动情况，以便早发现及时处理。

二、非血管内治疗

1. 经皮肿瘤切除术 某些较小的骨肿瘤尤其是骨样骨瘤在手术切除时往往难以精确定位，为确保疗效需做较大范围的骨组织切除，因而创伤大、具有潜在骨折危险。经皮切除法可以治疗这些骨肿瘤，具体操作是在CT引导下先行经皮穿刺活检，继而通过活检针置微型钻头于瘤巢内，对病灶进行钻切，也可将射频电极置入瘤巢内利用射频产生的热量来破坏肿瘤组织还可使用激光等其他热凝固术，其适应证为骨样骨瘤、软骨母细胞瘤。同时，热凝固术对溶骨性转移瘤的止痛效果良好。并发症有肌内血肿、骨折和骨髓炎等。

2. 经皮注射药物治疗　在影像导引下先做骨穿刺活检确诊后，于病灶内局部注入药物来达到治疗病变的目的，如局部注射甲基强的松龙、醋酸氢化泼尼松或醋酸盐甲基脯氨酸治疗单腔性骨囊肿。治疗机制可能为药物抑制和破坏囊壁的纤维膜(清除产生囊液的病理基础)。

第四节　深部软组织内阳性异物取出术

【案例 11-4-1】

患者，男性，30岁。右大腿枪伤伴金属异物存留，右膝关节屈曲受限。X线诊断为右大腿软组织金属异物存留(图 11-4-1)。临床诊断为“右大腿软组织内金属异物存留”。

问题：

(1)深部软组织内阳性异物取出术如何选择皮肤进针点？

(2)深部软组织内阳性异物取出术术中如何游离异物？

阳性异物即为X线下可视的异物，如金属碎片、铅弹和断针等。软组织内阳性异物在临床上经常碰到。金属异物不在重要部位，或金属异物较小，不引起任何症状者，可以不用取出，以免加重损伤。存留主要对患者心理上造成一定的负担，部分可引起局部胀痛不适等临床症状，而重金属异物存留对机体有一定的毒性作用。因此，多主张尽可能取出。因局部软组织内异物可随体位不同、推压软组织等使其形态、相对位置发生变化，使异物定位变得困难，开放性外科手术更显复杂，有时单个异物经多个切口、很长时间也不一定能取出，创伤较大。在X线透视下介入医生利用影像及介入技术取出异物创伤小，操作简便，在临床上较实用有效。

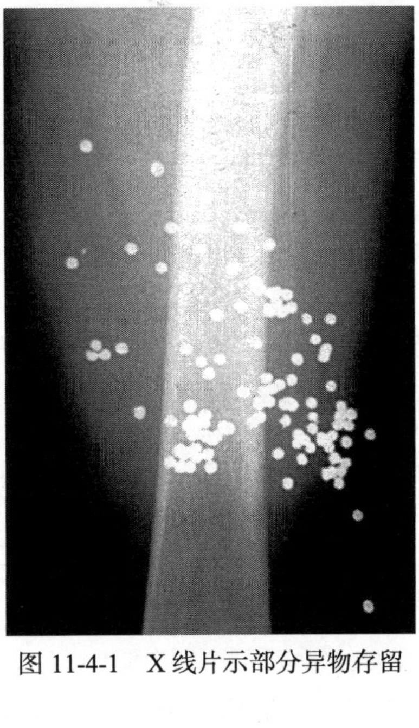

图 11-4-1　X线片示部分异物存留

【诊断】　诊断主要靠X线，如果异物在位置较深的部位邻近大血管或神经最好做CT检查，了解与周围重要组织的关系。根据临床病史及影像学检查诊断容易。

【适应证】　异物原则上均应取出，特别在下列情况应尽早取出。

(1)异物尖锐，可能损伤周围重要组织脏器。

(2)异物位于重要组织如血管、神经周围。

(3)异物随着机体的运动而移位者。

(4)引起患者疼痛不适等症状或心理负担较重者。

(5)异物存留合并感染者，应该感染控制后进行。但如果异物是导致感染的根源或导致感染迁延不愈，应尽早取出。

(6) 对于无症状的异物是否取出，主要取决于患者的心理承受状况和取异物对患者的创伤。

采用介入的方法取出异物创伤小、成功率高、并发症少，适应证可适当放宽。

【禁忌证】

(1) 本术不适于在异物合并感染时施行，应在感染控制后进行。

(2) 位于大血管等危险部位的异物是否取出，应进行充分的讨论和风险评估，再做决定。

(3) X 线透视下不显影的异物不宜采用本法取出。

【器械】 钳夹式椎间盘摘除器套装，含穿刺定位针，系列扩张管，外套管和髓核钳，外套管外径为 0.58cm，小手术包。

【技术要点及步骤】

1. 确定异物的位置 术前行必要的 X 线检查，以确定异物的大小、形态、数量及位置。对可能位于血管和神经附近的异物，可行超声和 CT 检查以确定其关系。

2. 选择皮肤进针点 原则为首先应确保进针点至异物的途中无重要的血管、神经。其次在患者较舒适的体位上，应尽量使皮肤进针点与异物之间的距离最短。透视下旋转体位或 X 线球管，观察异物离皮肤最近处，并在皮肤上做标记，即为皮肤进针点。如为长条状异物，应选离皮肤较近的一端为靶端，皮肤进针点与靶连线的方向尽量与异物在体内的方向平行，这样有利于异物一次性整体取出，减少长条状异物在机体内断裂的机会。

3. 穿刺 在皮肤进针点局部消毒铺巾，局麻，皮肤切一约 1.0cm 长小口。透视下将定位针刺向异物处。为减少 X 线损伤和提高穿刺的准确性，可将 X 线球管或人体旋转，使 X 线的方向与皮肤进针点和异物连线的方向成 90°，然后在侧位透视下将定位针刺向异物处。正侧位透视均证实针尖触及异物，偏差较大时应重新穿刺。对长条状异物，应尽量在异物在体内方向平行穿刺靶端。

4. 建立工作通道 确认位置正确后，先用系列扩张管沿定位针逐级扩张穿刺通道。过程中应缓慢旋转推进扩张管，使其头端触及异物，避免改变方向和异物移位。最后引入外套管，撤出扩张管。

5. 游离异物 由于异物常有纤维组织包裹并与周围组织粘连，所以必须先将其游离。方法有：用外套管游离。在外套管引入到异物正前方时，旋转推进外套管，使异物进入外套管内。推进时，可于对侧顶住加压，或推向骨性结构，以防止其滑动。为减少对异物周围组织的损伤，应尽量在建立取异物通道时，使外套管头端触及异物。此法不需要撕裂周围组织，创伤小，但有时难以完全将异物游离。多作为基本的游离方法。对于靠近神经的球形异物，如采用钳夹和撕裂异物周围组织的方法时，可出现明显的神经牵拉症状，甚至可对神经造成损伤，此时采用外套管罩住异物后，小心地敲击外套管，利用振动和外套管的“扫扒”使异物游离和自行从外套管滑出，从而可以最大限度地减少对神经的损伤。

6. 用髓核钳游离 经外套管送入髓核钳达异物旁，稍后退外套管，使钳嘴伸出夹住异物，缓慢旋转并外拔髓核钳或与外套管一起外拔，撕裂异物周围组织。如难以钳住异物，周围又无重要的组织器官，可用髓核钳先夹住异物周围组织，缓慢旋转并外拔髓核钳将其撕裂，松解异物与周围组织，以利于钳住异物。

7. 用血管钳游离 对颈部异物，位置不是太深，在工作通道建立后，采用髓核钳游离不规则形异物有困难时，可直接采用血管钳经工作通道游离异物，以克服外套管限制髓核钳活动的缺点。

上述三种游离异物的方法可结合起来应用。以外套管游离为基础，然后进行髓核钳和(或)血管钳游离。长条状异物，如断针/钢丝等，应游离其靶端。

8. 取出　异物被良好游离后，即可在重力作用下沿外套管直接到体外。采用髓核钳或血管钳夹住异物后，缓慢旋转和向外拔，即可同时将异物游离和拔出体外。异物体积较大时，可与外套管一起拔出体外。长条状异物，在游离其靶端后，沿其在体内的方向，多可整体拔出体外。如异物在体内时间较长，有可能已断裂或易断裂，此时，取出一段后，应同法取出另一段。

【术后处理】　观察切口有无明显出血，如有予以压迫止血。小切口可直接用弹力胶布粘合。较大者，需缝合一针。术后常规给予抗生素 3 天。

【疗效评价及并发症】　深部软组织阳性异物用介入的方法取出成功率为 94%～100%。并发症发生率低，主要为局部伤口感染、血肿、极少有神经及其他脏器损伤。

本案例分 3 次全部取出异物 107 粒，大部分用血管钳直接取出，部分采用髓核钳夹住异物取出，无并发症发生。

第五节　腰椎间盘突出症的介入治疗

【案例 11-5-1】

患者，女性，26 岁。主诉左下肢疼痛 6 个月余。查体发现左直腿抬高 30° ，跟腱反射减弱。MRI 示 L_5～S_1 椎间盘巨大突出(图 11-5-1)。临床诊断为“腰椎间盘突出症(L_5～S_1)”。

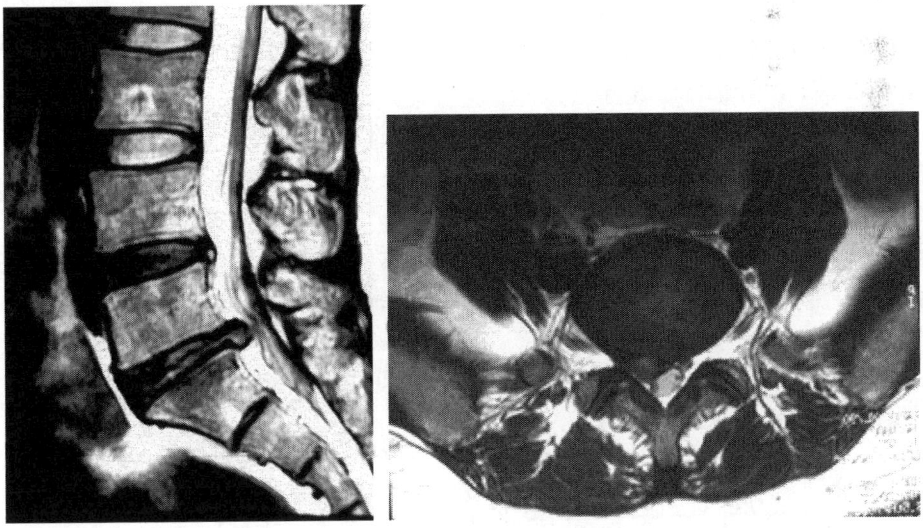

图 11-5-1　MR 示 L_5～S_1 椎间盘突出

问题：

(1)腰椎间盘突出症有哪些介入微创治疗方法？各有何优势？

(2)臭氧治疗椎间盘突出症的机制是什么？

腰椎间盘突出症(LDH)是一种常见病及多发病，在人群中的发病率大约为 15%，微创介入椎间盘消融术在腰椎间盘突出症的治疗上已得到越来越广泛的认可。这一微创介入技术经过多年发展，已经形成臭氧消融术、射频热凝术、激光减压术胶原酶溶盘术、椎间盘旋切术、等离子消融术等多种方法。经国内外医者多年临床实践，多种介入方法中经皮臭氧消融术、经皮激光椎间盘减压术及等离子消融术因自身优势较为被广大患者所接受，应用范围较广。

【诊断】 腰椎间盘突出症在临床上主要表现为腰背痛及下肢放射性疼痛即坐骨神经痛，大多与劳累和外伤有关，严重者出现大小便失禁及肌肉瘫痪。根据临床症状/体征，神经系统检查及影像表现，诊断相对不难。

主要介入治疗方法有以下几种：

一、经皮穿刺臭氧消融及脊神经根阻滞术

1. 机制 臭氧治疗腰椎间盘突出症的根本原理在于：①氧化作用：氧化髓核内的蛋白多糖，使突出的髓核回缩，达到机械性减压的目的。②抗炎作用：通过拮抗炎性反应中的免疫因子释放/扩张血管，改善静脉回流、减轻神经根水肿及粘连，从而达到缓解疼痛的目的。③抑制免疫反应：纤维环断裂后释放的糖蛋白和β-蛋白等作为抗原物质，使机体产生免疫反应，臭氧具有抑制免疫的作用。④镇痛作用：臭氧的镇痛作用直接作用于椎间盘表面、邻近韧带、小关节突及腰肌内广泛分布的神经末梢，这些神经末梢因被炎症因子和突出髓核所释放的化学物质(如 P 物质或磷酸酶 A2 等)激活而产生疼痛。

2. 适应证及禁忌证

(1)适应证

1)临床症状明显，包括持续性腰腿痛、跛行。

2)脊神经受压体征阳性或皮肤感觉异常，如直腿抬高试验阳性。

3)经 4 周以上保守治疗效果不佳。

4)经 CT 或 MRI 等影像学确诊为包容性或单纯性椎间盘突出或膨出，并且影像学表现和临床症状体征相一致。

5)经外科手术治疗或其他椎间盘微创治疗效果不佳。

6)经保守治疗但久治不愈的腰痛，无明显神经受压症状，但经影像学证明有相应平面的椎间盘病变，如椎间盘突出，并排除其他原因所致。

(2)对明显钙化、骨性或侧隐窝狭窄、椎体滑脱黄韧带肥厚、有马尾神经压迫症状、椎管内或脊椎其他疾病、CT 或 MRI 提示突出髓核有明显粘连、较大的髓核突出和游离者慎用或禁用臭氧髓核消融术。

3. 仪器设备

(1)C 形臂 X 线机：能进行正、侧位透视，电视监视，清晰度高。也可在 CT 引导下操作。

(2)医用臭氧治疗仪：能产生浓度至少为 50μg/ml 的 O_2-O_3 混合气体，能实时显示臭氧浓度及压力。臭氧浓度稳定，有氧化还原系统。

(3)穿刺针：斜面针或锥形多侧孔空心针，直径为 20～22G。

(4)注射器：2～20ml 各种规格医用塑料注射器。

(5)氧气：高压瓶装医用臭氧。

4. 技术路线

(1)后外侧入路手术方法：患者健侧卧位，髂骨过高者可采取下侧肢体屈曲、上侧伸直、腰下垫一枕头，以使椎间隙充分舒展开来。采用后外侧穿刺入路，通常取脊柱中线旁开 8～10cm 处为穿刺点。常规消毒铺单，1%～2%利多卡因溶液局麻。21G 多侧孔乙醇注射针或 Chiba 针行侧后方入路穿刺，穿刺角度大约为 45°。穿刺必须要在标准的侧位下进行，穿刺针沿腰椎小关节外沿进针，侧位透视在椎体后缘平面针尖触及纤维环，此时感觉阻力明显增加。沿此路径进针通常针尖都能保证在椎间盘中央(图 11-5-2)。若 L_5～S_1 间隙穿刺有困难，可采用斜位穿刺法，即将影增器向术者方向倾斜约 30°，再向足侧调整角度，显示 L_5 椎体下缘、上关节突前缘及髂嵴上缘组成的三角。沿此三角进针定能成功。

将医用臭氧治疗仪与医用纯氧气瓶连接，设定输出的混合气体 O_2-O_3 浓度为 25～40μg/ml。用注射器获取 O_2-O_3 混合气体 10ml(注意不用主动抽取，以免混入空气，而是利用输出气体的压力自动进入)匀速注入椎间盘内。纤维环完整者推注时阻力较大，透视下可见气体在盘内呈不规则线带状弥散。纤维环后破裂后气体进入硬脊膜外腔，透视下显示为椎体后缘线状透亮影。而纤维环前破裂则显示为椎体前沿前纵韧带下气体影。若见气体影在椎体中部显示，提示为纤维环侧方破裂。

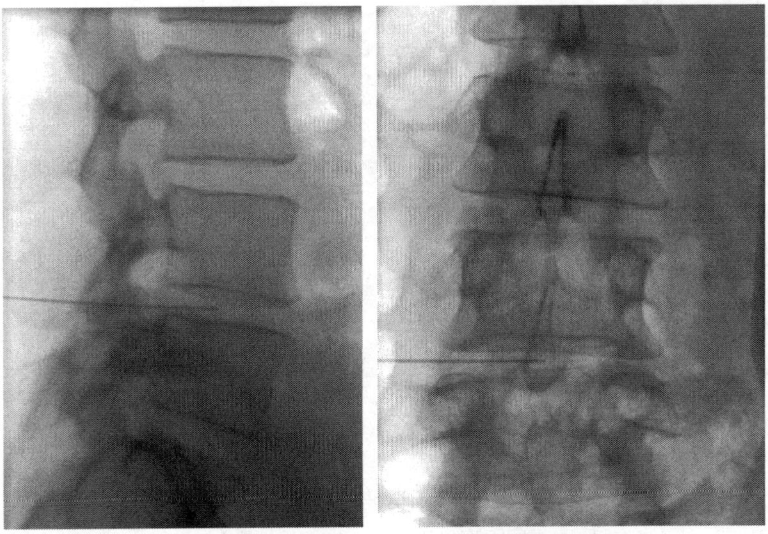

图 11-5-2 正侧位透视证实针尖在椎间盘内

退针到椎间孔后缘平面，注意观察有无血液及脑脊液自针尾滴出。注入浓度为 30～40μg/ml 的 O_2-O_3 混合气体 10～15ml。可见气体在硬脊膜外腔及腰大肌间隙弥散。再注入镇痛抗炎液行神经根阻滞后即可拔针。镇痛消炎液的配方为得保松 7mg、甲钴胺 0.5mg 加 2%利多卡因溶液 5ml。

(2)小关节内侧缘入路手术方法：患者平卧，距脊柱中线约 1.5cm 的患侧相应椎间隙作为穿刺点。透视下沿该点垂直进针，紧贴小关节内侧缘进入突出的髓核部。应密切观察有无脑脊液溢出。若有脑脊液滴出应停止进针，放弃此穿刺路径。部分患者在穿刺中感觉下肢放射性疼痛，应考虑针尖刺入马尾神经，亦应停止穿刺。侧位透视下进针至病变椎间隙后 1/5 区域，定位准确后同前注入 O_2-O_3 混合气体 3～5ml。过程中注意观察推注臭氧时阻力大小及患者的反应，及时询问患者有无头晕、腰痛及下肢感觉异常。透视下注意观察气体弥散及分布情况。退针至椎体后缘平面，再注射镇痛抗炎液 5ml，注意观察患者反应。大多数患者会立刻感觉疼痛减轻，症状好转。此路径直接将臭氧气体及镇痛抗炎液注射至病变部位，对于神经根炎症较重者有立竿见影之效。

5. 术后处理 患者卧床休息 1 天。临床症状较轻者可回家休息，口服维生素 B_1、维生素 B_6 等。症状严重者须住院治疗，用 20%甘露醇 250ml 、地塞米松 5mg 及神经营养液静脉滴注 3 天。出院后全休 1 周，2 周后按康复计划进行腰背肌锻炼，每日 100～200 次，步行 40～60min。有条件者进行游泳锻炼，每日 500～800m。6 个月内禁止负重及参加剧烈的体育活动。

多数患者经康复锻炼后症状缓解，少数患者于 3 个月后实施加强治疗。

6. 疗效评价 临床疗效显著，总的有效率在 80%左右。

本案例椎间盘经臭氧注射 2 次后(间隔 2 个月)，3 个月时症状逐渐缓解。9 个月后复查，突出椎间盘明显回缩(图 11-5-3)。

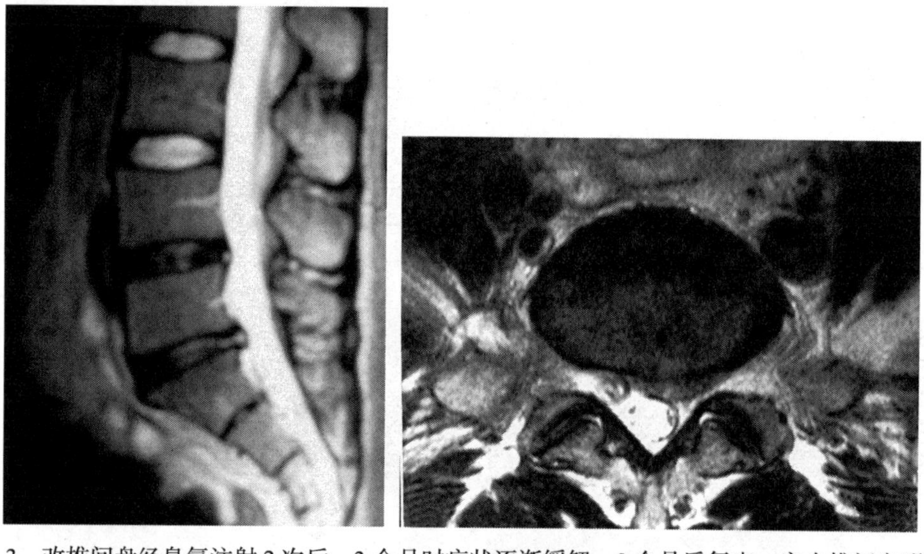

图 11-5-3 改椎间盘经臭氧注射 2 次后，3 个月时症状逐渐缓解。9 个月后复查，突出椎间盘明显回缩

7. 并发症及其防治 经皮穿刺臭氧髓核消融术不同于其他微创治疗方法的地方是具有生物特性的治疗。因臭氧具有极强的氧化力，是一种暂存状态，臭氧稳定性极差，在氧化过程中自行还原为氧和水，没有残留和污染，为绿色环保治疗。因此经皮穿刺臭氧髓核消融术在体内不会造成机械的、高温、化学的副损伤，也不会产生严重的并发症、后遗症。较细的穿刺针及无副损伤的治疗过程，能保证多间盘同时治疗并尽快完成。

少数患者有以下并发症：

(1) 腰背部剧烈疼痛：这主要在手术过程中椎间盘内注射臭氧时发生，尤其是纤维环破裂者。有时剧烈的疼痛会导致患者满身冷汗，但鲜见有疼痛性休克者。经镇痛抗炎液处理后疼痛立刻缓解。此时患者感患侧肢体无力，切忌下床行走以及摔伤。

(2) 胸闷、耳鸣及舌尖麻木：其原因认为与臭氧气体及镇痛抗炎液注射入椎旁静脉从有关。为此特别要注意穿刺针尾有无血液外溢，若有应调整针尖位置。

(3)其他罕见的有手术诱发心肌梗死、尿潴留、穿刺部血肿等。所以术前详细检查每一项指标是避免并发症的关键。

二、经皮激光椎间盘减压术

经皮激光椎间盘减压术(PLDD)是指在影像导引下，用 18G 穿刺针插入椎间盘，再将激光光导纤维通过穿刺针导入髓核，并发射激光，将腰椎间盘汽化，达到减小椎间盘压力使髓核回纳，从而减轻对神经根压迫的目的。PLDD 的治疗作用是通过以下几方面达到的：①温热效果：瞬间高热，将椎间盘汽化并吸出气体。②血管的扩张作用。③疼痛物质的减少。④免疫功能的提高。达到消炎镇痛，改善微循环，维持机体的正常状态。激光治疗仪行 PLDD 治疗后可增加腰部 80%的静脉循环量，而椎间盘突出症行 PLDD 治疗后椎间隙变窄缩短了神经根通道，缓解了因腰椎间盘突出而导致神经根受压的张力，部分髓核的消融吸出，使部分突出物对神经的压力骤减，从而起到消除神经症状的目的。

1. PLDD 手术具有严格的适应证 ①坐骨神经痛患者确有腰痛，腰痛比腿痛厉害。②下肢运动与感觉障碍。③脊神经受压体征阳性(+)。④经 CT、MRI 等检查影像学与临床症状相符，明确为单纯腰椎间盘突出者。

2.禁忌证 ①LDP 髓核脱出游离后。②同节段有手术或药物融核史或其他治疗史。③合并神经性瘤或椎管内肿瘤者。④合并椎体滑脱者。⑤合并心肺等重要脏器不全者。⑥心理障碍者。⑦感染史或伴其他皮肤疾患。

一般合并椎管狭窄者如穿刺成功，也能起到一定的效果，不列为禁忌证。

3. 经皮激光椎间盘减压术优势 因激光释放的高能量可使组织发生多种生物效应，在组织中心具有破坏作用，在组织周围具有很好的热疗作用，这种深层热疗效应用来治疗伴有下肢发凉的腰椎间盘突出症优于其他微创技术。

三、经皮穿刺等离子消融术

等离子体手术系统的工作原理：其在较低温度下形成等离子体薄层，大量 Na^+在棒头周围汽化，这些等离子颗粒在汽化棒头提供的能量作用下产生运动，当其获得足够能量时将组织细胞间的分子链撞击并断裂而形成元素分子和低分子气体(O_2、H_2、CO_2 等)，在 50℃左右既可以形成高效精确的汽化融切效果，避免了对深部组织的热损伤，且不产生固体颗粒残留。除汽化融切功能外，该系统还具有止血功能和准确的组织收缩效果。故等离子体电极既可以在较低的温度下直接将髓核组织分解，也可以对髓核组织进行精确的热疗，使髓核内的纤维汽化、收缩和固化，使其体积收缩并快速有效地降低椎间盘内压力，从而缓解症状。

手术适应证的选择：本手术适用于轻中度椎间盘突出患者，当纤维环还没破裂或部分破裂时减压的效果最佳，如果纤维环和后纵韧带都已经破裂则手术基本无效。

1. 适应证 早期或包容性椎间盘突出，以下腰痛为主的腰椎间盘突出症，且影像学检查与临床主要症状、体征一致，经 6～8 周以上保守治疗无效者。髓核游离、侧隐窝狭窄、椎间隙狭窄、椎体明显唇样增生或钙化型椎间盘突出症等则应为禁忌证。

2. 等离子体手术系统的优势

(1)融切温度低于 54℃，穿透深度仅 1 mm，无周围组织损伤。

(2)刀头设计精巧，能够到达传统器械难以到达的部位。

(3)同时具备融切、成形、紧缩、止血等多种功能。

(4)手术全过程为汽化消融，无固体颗粒残留。

(5)损伤极小，操作简单，耗时少，疗效佳，恢复快(术后2～4天可恢复日常工作)，并发症少。且可重复操作。

本手术与激光治疗相比，具有局部温度低(40～70℃)，热损伤小，疼痛轻微，可早期活动等优点。

四、经皮穿刺胶原酶溶解术

髓核化学溶解术是应用现代医学微创技术治疗腰椎间盘突出症的第一项技术。1963年Smith首次将木瓜凝乳酶用于治疗腰椎间盘突出症。该术是指通过经皮穿刺将胶原酶注射到椎间盘及突出物内或其表面，利用其化学特性溶解椎间盘的某种化学成分，从而缓解椎间盘及突出物对神经根的刺激和压迫，消除症状。

手术操作：患者取健侧朝下侧卧屈髋屈膝位，腰下垫一软枕，取腰棘突旁8～10cm为穿刺点，穿刺针与躯干矢状面呈30°～40°，如为L_5～S_1间隙需使穿刺针向头侧倾斜15°～20°，以旋转方式进针，待针尖通过纤维环内层进入髓核时阻力锐减有落空感，经正侧位透视证实针尖达椎间盘中后部即可缓慢注射溶于5ml氯化钠溶液的胶原酶600U，留针约5min后拔出。针眼处敷无菌纱布。

适应证是保守治疗无效的有症状的椎间盘突出症。

禁忌证包括对胶原酶及其衍生物过敏者，严重的腰椎滑脱，进展性的神经功能障碍，合并瘫痪者，椎管内肿瘤，马尾综合征和曾用过溶核酶治疗者。

五、射频热凝术

射频热凝术是通过磁场发出高频电流，在工作电极尖端产生变化磁场，使磁场覆盖的靶点组织内分子运动摩擦生热，热凝毁损靶点区组织，直接把突出的髓核热凝变性，凝固，收缩减少体积，解除对硬膜和神经根的压迫，同时热凝毁损同时阻断了致疼因子的释放，对损伤的纤维环进行修复，温热效应对神经根水肿，椎管内炎性反应起到了良好的治疗作用。另外射频热凝的高温效应可有效预防继发出血和感染，对于突出物较大者可以多靶点消融治疗，一次消融不彻底者还可以重复治疗。

适应证为：椎间盘源性腰痛，神经系统无阳性体征，MRI提示无神经根受压征象的椎间盘膨出或中小型突出，纤维环完整；而临床症状和体征与CT、MRI等影像学表现要一致，非手术治疗3个月无效。禁忌证为：脱垂型或游离型椎间盘突出，合并小关节骨质增生或椎体滑脱及黄韧带肥厚钙化致椎管狭窄者，已出现马尾神经综合征者。

(王江云)

参 考 文 献

陈耀庭，许林锋等. 2010. 肾动静脉畸形的数字减影血管造影术诊断及栓塞治疗的临床分析. 中山大学学报，12(3).
陈勇，李彦豪，曾庆乐，等. 2001. 透视下套管法钳取深部软组织内金属异物. 中华放射学杂志，35(4)：299-301.
陈增，司雄，胡敬仙，等. 2012. 软组织内金属异物C臂下单针定位特制钳取出术. 介入放射学杂志，21(1)：66-68.
付志刚，冯丹等. 2013. 肾动静脉畸形九例的DSA造影表现及介入栓塞治疗. 介入放射学杂志，22(11).
高义胜，王莹等. 2012. 肾动脉化疗栓塞术治疗肾癌的临床应用及疗效观察. 中华临床医师杂志，6(3).
何晓峰，俞志坚，李彦豪. 2003. 经皮穿刺 O_2-O_3 混合气体注射术治疗腰椎间盘突出症.中华放射学杂志，37：827-830.
李宝民. 2004. 神经介入血管内治疗学. 北京：人民军医出版社.
李兵，余金妹等. 2014. 不同大小聚乙烯醇颗粒在子宫腺肌症介入治疗中的临床疗效.中华临床医师杂志，8(14)：2589-2591.
李刚，高琳等. 2010. 介入治疗股骨头无菌性坏死的疗效观察. 华西医学杂志 010，25(8)：1453-1454.
李生，李宝民，周定标，等. 2002. 出血性脑动静脉畸形的影像学特点与血管内治疗.中华放射学杂志，30(11)：994-996.
李喜东，褚建国，范力军，等. 1995. 股骨头骨缺血性坏死的介入治疗. 中华放射学杂志，29(11)：753-756.
李志超 刘旸等. 2010. 移植肾动脉狭窄病因及介入治疗疗效分析. 中国医药指南，8(20).
凌锋. 1991. 介入神经放射学. 北京：人民卫生出版社.
刘建雄，夏建龙，谢林. 2012. 腰椎间盘突出症微创治疗新进展. 山西中医学院学报，1（11）：75-78.
刘静，张曦彤等. 2009. 肾动脉狭窄介入治疗中期疗效评价. 介入放射学杂志，18(6).
刘骏方，胡金香，龙清云，等. 2010. 局部化疗栓塞术为主的肌骨肿瘤的综合介入治疗（附52例报告）. 放射性实践，25(10)：1075-1078.
刘延州，邵元伟，苑桂平. 2013. 双子宫动脉栓塞术在妇产科急性大出血中的临床应用.实用放射学杂志，29(10)：1652-1654.
刘玉金，程永德. 2003. 骨肿瘤的介入治疗进展。 中国肿瘤，12(6)：334-338.
卢增新，王伯胤等. 2011. 肾动静脉畸形出血的介入诊断与治疗. 医学影像学杂志，12（7）.
罗建方 王慧勇等. 2011. 经桡动脉途径肾动脉狭窄介入治疗的初步经验. 中国介入心脏病学杂志，19(5)
马军，等. 2006. 股骨头无菌性坏死的介入治疗研究. 银川宁夏医学院.
马军，张志远，等. 2006. 股骨头无菌性坏死的影像学诊断和介入治疗进展. 宁夏医学杂志，28(7)：557-559.
孟小茜，刘士远等. 2008. 经动脉栓塞治疗肾动静脉畸形或瘘所致血尿. 介入放射学杂志，17(6)。
倪才方，唐天驷. 2000. 介入放射学在骨肿瘤诊断治疗中的价值. 中华骨科杂志，(20)S：29-31.
欧阳墉. 2000. 数字减影血管造影诊断学. 北京：人民卫生出版社.
隋邦森. 1991. 脑血管疾病——MR、CR、DSA与临床. 北京：人民卫生出版社.
孙钢. 2002. 脊柱非血管性介入治疗学. 济南：山东科学技术出版社.
谭显西，钟鸣，李则群，等. 2004. 急性破裂性颅内动脉瘤早期血管内栓塞治疗. 中国脑血管病杂志，1(5)：204-206.
腾皋军. 2005. 经皮椎体成形术. 南京：江苏科学技术出版社.
汪国祥，王新宇等. 2012. 医源性肾出血的超选择性肾动脉栓塞治疗. 介入放射学杂志，21(3).
王精兵，王悍等. 2010. 无水乙醇栓塞治疗先天性肾动静脉畸形. 介入放射学杂志，19(5).
王路昌，吴春根，程永德，等. 2011. 经皮椎体成形术治疗骨质疏松性椎体压缩性骨折的现状及问题. 介入放射学杂志，20(5)：417-420.
王希锐. 2002. 椎间盘突出症的介入治疗. 第3版. 北京：人民军医出版社.
向阳. 2003. 放射介入技术在妇科肿瘤诊断与治疗中的应用. 世界医学杂志，7(11)：40-45.
杨敏，邹英华. 2014. 肾动脉狭窄腔内治疗的误区. 临床误诊误治，27(3).
杨秀军，刑光富，史常文，等. 2011. 软组织不透X线异物透视导向经皮钳取治疗. 介入放射学杂志，20(1)：37-41.
杨祚璋，徐建波，桑成林，等. 2006. 数字减影血管造影机引导下经皮椎体成形术治疗脊柱肿瘤的临床研究. 中国修复重建外科杂志，20(10)：999-1003.
姚群立，陆建东，徐向荣，等. 2013. 子宫动脉栓塞治疗弥漫型子宫腺肌症的中、远期随访分析. 介入放射学杂志 22(11)：896-899.
余博臣，张亮，高梁斌，等. 2011. 经皮椎体后凸成形术围手术期并发症及防治的研究进展. 广东医学，32（20）：2738-2740.
张大忠，黄海等. 2004. 超选择性肾动脉栓塞治疗创伤性肾出血. 介入放射学杂志，13(6).

张丽姿，赵琳. 2013. 微创技术在妇科肿瘤治疗中的应用进展.中华临床医师杂志，7(4)：30-32.

张宇慧，周顺科. 2013. 子宫肌瘤介入治疗进展.介入放射学杂志，22（4）.

张泽富，梁惠民等. 2008. 移植肾动脉狭窄介入治疗，介入放射学杂志，17(9).

赵玉波，刘洪泽，张庆明，等. 2013. 骨质疏松性椎体骨折经皮椎体成形术治疗的进展.医学综述，19（17）：3170-3172.

周俊，胡庭杨等. 2008. 先天性肾动静脉畸形的栓塞治疗. 介入放射学杂志，17(7).

周作福. 2004. 股骨头无菌坏死的介入治疗. 实用医学影像杂志，5(4)：227-229.

Hinshaw DB et al. 1976. Adult arteriosclerotic moyamoya .Radiology，118：633.

Itek JJ，Roubin GS，Al-Mubarek N，et al. 2000. Carotid artey stenting：Technical considerations. AJNR Am J Neuroradiol，21：1736-1743.

J.Kevin McGraw，et al. 2003. society of Interventional Radiology Quality Improvement Guidelines for percutaneous Vertebroplasty. JVIR，14（9）P2，S312-315.

Nakatsuka A，Yamakado K，Maeda M，et a1 2004. Radiofrequency ablation combined with bone cement injection for the treatment of bone malignancies[J]. J Vasc Interv Radiol，I5(7)：707-712.